中药材 "毒"
古今研究概评

国家药典委员会 编

———·主编 杜冠华·———

副主编 张永祥 张 莉
高 月 秦雪梅

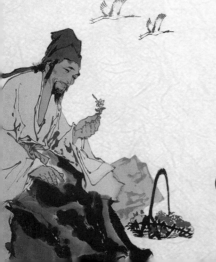

中国健康传媒集团
中国医药科技出版社

图书在版编目（CIP）数据

中药材"毒"古今研究概评/杜冠华主编.—北京：中国医药科技出版社，2018.12
ISBN 978-7-5214-0668-9

Ⅰ.①中…　Ⅱ.①杜…　Ⅲ.①中药性味—药物毒性—研究　Ⅳ.①R285.1

中国版本图书馆CIP数据核字（2018）第007617号

美术编辑　陈君杞
版式设计　南博文化

出版	**中国健康传媒集团** | 中国医药科技出版社
地址	北京市海淀区文慧园北路甲22号
邮编	100082
电话	发行：010-62227427　邮购：010-62236938
网址	www.cmstp.com
规格	710×1000mm $^1/_{16}$
印张	24 $^1/_4$
字数	422千字
版次	2018年12月第1版
印次	2018年12月第1次印刷
印刷	三河市万龙印装有限公司
经销	全国各地新华书店
书号	ISBN 978-7-5214-0668-9
定价	**138.00元**

编 委 会

主　编　杜冠华

副主编　张永祥　张　莉　高　月　秦雪梅

编　委（按姓氏笔画排序）

王月华　王守宝　王金华　方莲花　孔令雷　白晓菊　毕明刚　吕　扬

任重远　刘艾林　池　慧　杜冠华　李　莉　杨志宏　杨秀颖　张　军

张　莉　张永祥　张志芬　张维库　陈修平　竺晓鸣　周　勇　周文霞

庞晓斌　秦雪梅　高　月　强桂芬　戴　瑛

参加编写人员（按姓氏笔画排序）

于子茹　王　霖　王月华　王丹姝　王守宝　王金华　王洪权　亢泽春

方莲花　孔令雷　孔祥英　生立嵩　白晓菊　毕明刚　吕　扬　任重远

刘文斌　刘艾林　闫　蓉　池　慧　许焕丽　孙加琳　杜立达　杜冠华

杜然然　杨志宏　杨秀颖　杨海光　杨然耀　李　莉　李　超　李玉娟

李旭光　李晓秀　李韶菁　连雯雯　肖　斌　何　萍　应　剑　宋俊科

张　冉　张　军　张　莉　张　雪　张　雯　张永祥　张志芬　张维库

陈修平　陈俞材　竺晓鸣　周　勇　周文霞　周玉枝　庞晓丛　庞晓斌

赵　瑞　赵晓悦　段昌令　侯碧玉　宫丽丽　祖　勉　贺晓丽　秦雪梅

袁天翊　高　月　龚宁波　蒋　宁　富炜琦　强桂芬　蓝　希　谭　为

戴　瑛

项目秘书　李　莉　杨秀颖

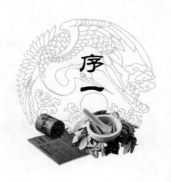

序一

鉴于目前中药在全国广泛使用过程中出现一些安全性问题，中药"毒"的问题越来越受到社会的广泛关注和政府高度重视。如何正确地、客观地认识中药的"毒"，是当今中医药工作者必须回答的现实问题，《中药材"毒"古今研究概评》应运而生。

该书通过整理历史文献及现代药理、毒理等研究结果，调研《中国药典》（2015年版）中收载的83味具有"毒"的记载的中药，从历史沿革和发展的角度，对中药"毒"的特点、毒与效、表型反应、物质基础、分子机制、临床对策及防控等进行研究，系统地分析和诠释了中药材"毒"的科学涵义，对指导临床安全用药具有重要意义。

本书作者非常重视分析研究历史经验记载。中医学对"毒"的认识自古以来积累了丰富的经验，包括广义的"毒"和狭义的"毒"两种含义。如《周礼·天官·冢宰》云："医师掌医之政令，聚毒药以供医事"；《素问·汤液醪醴论》亦云："当今之世，必齐毒药攻其中，石针艾治其外"；《类经·卷十四·疾病类·五脏病气法时》中言："药以治病，因毒为能，所谓毒者，因气味之偏也"。这里，广义的毒药是指一切具有治疗作用的药物的总称。与此同时，《素问·五常政大论》记载"大毒治病十去其六，常毒治病十去其七，小毒治病十去其八……"，把药物毒性分为大毒、常毒、小毒、无毒四类。《神农本草经·序例》记载"若用毒药以疗病，先起如黍粟，病去即止，不去倍之，不去十之，取去为度"。这里所谓的毒性是狭义的毒，是指药物对机体所产生的不良影响及损害性。而后的历代本草都沿用了这一观点，并积累了丰富的安全用药办法，包括按照毒性的大小、疾病的轻重、病程的长短，严格控制用量，并通过配伍减毒、炮制减毒，制剂减毒，以及饮食调养等，为后世安全用药积累了丰富的经验，提供了重要的保证。这也是中药沿用至今，仍然保持着比化学药物毒副作用小的一个重要原因，是古人留给我们的宝贵财富。因此，面对中药出现的一些安全性问题，就全盘否定、质疑中药存在的科学性，是极端错误的，是缺乏中医自信、缺乏文化自信的表现。

　　同时，我们也应该清醒的看到，由于历史条件、科学手段和研究方法的限制，影响了我们对中药 "毒" 的本质的科学认知，使我们临床运用中药存在着一定的安全隐患。本书汇总了全国的药理、毒理的科研成果，对中毒的原因、中毒的途径、中毒的机理、量－毒关系、时－毒关系、毒－效转换关系，以及解救措施，风险防控等进行了全面的总结和分析，为我们研究中药 "毒" 的科学内涵做了有益的铺垫，为深入开展中药安全性的研究，探索了科学方法，搭建了技术平台。同时本书明确了某些中药确实存在毒性，对机体的机能活动和组织器官有一定的损害作用，甚至危及生命，对如何保证临床安全应用起到了很好的警示作用。因此，那些认为中药来自于 "纯天然，安全无毒"，就掉以轻心，全盘肯定的观点也是错误的。

　　本书继往开来，发皇古义，融会新知，对推动中药 "毒" 的研究，对保证临床安全用药，必将发挥巨大的作用！在本书即将付梓出版之际，欣然命笔，乐以为序。

国家中医药教学名师
国家药典委员会资深顾问
北京中医药大学教授

2018年12月18日

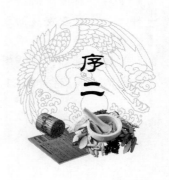

序二

在中药数千年的临床应用历史过程中，关于"毒"的问题从来没有像今天这样受到广泛重视。不仅医药领域的工作人员重视，普通百姓也在关心；不仅中国人重视，外国人也给予了极大关注。近年来，一些关于中药毒性的报道和评论不断在国内外媒体和期刊杂志上出现，已经成为重要的社会议题。

中药学发展的历史，是中华民族历代医药学家艰苦探索的历史，药学发展的每一点进步，都凝聚着历代医药学家的智慧和贡献。西方医药学的引入，使得两种医学体系产生了碰撞。这种碰撞和交叉本应成为促进共同发展的良机，但由于我国在近代内忧外患、社会动荡、科技落后等原因，中药"毒"的问题也成了一些人质疑中医药有效性的核心问题。

对于现代人来说，"毒"的概念就是对人体有害的作用表现。因此就有更多的人喜欢将中药与"毒"联系在一起来讨论问题。如何正确认识中药文献中记载的"毒"和可能产生的"毒性"，如何认识现代研究证明的毒性成分和中药作用，也是我们面临的重要科学问题。

中药是否有毒？如何认识中药的"毒"？这是我长期关注的问题，曾希望能够有药学家全面梳理中药"毒"的问题，也曾建议写一本"本草毒性纲目"，以便大家能够全面客观的认识这个问题。

杜冠华教授组织现代药学研究人员对《中国药典》（2015年版）中收录的全部有"毒"记载的83种药材，从历史演变过程和现代研究结果对其"毒"进行了比较系统的研究，完成《中药材"毒"古今研究概评》一书，这对于我们认识和研究中药的"毒"和中药的合理应用，是一件非常有意义的事情。

通过对83味中药材的"毒"进行分析研究，形成了作者对中药"毒"的系统认识，这些认识不仅基于传统文献，更参考了现代研究结果，是对中药安全性和药理作用的深入认识。

中药学是传统的药学，传统的并不是无瑕的，犹如创新的不一定是完善的一样，都需要在发展的过程中不断地修正和提高。对于传统的存在，既需要继承，也需要修正；既需要发展，更需要创新。总结已有的认识，才能够将历史的积累作为基础，在更高的起点创新和发展。为此，我希望这本书的出版能够为中药的发展产生积极推动作用。特为序。

中国工程院 院士

中国工程院 副院长

中国医学科学院 院校长

北京协和医学院

2018年12月20日

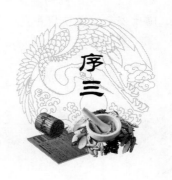

序三

　　随着中医药国际化发展，中药在国际上的影响和应用更加广泛，有关中药安全性事件的报道也不断增加，这与对中药本身特性的了解和正确使用等诸多因素相关。由于历史背景和文化差异的原因，很多人对中药的毒性至今尚缺乏全面、正确的认识。《中国药典》（2015年版）一部标有"大毒""有毒"和"小毒"的药材和饮片共有83种，主要作为临床用药的警示性参考。占收载的618种药材和饮片总数的13.43%。这些标识具有典型的传统性与经验性，既不能体现现代毒性的内涵，也不能说明临床应用的可能危害，无系统数据支撑，毒性可比性较差，更缺乏必要的防控措施。这也证明了中药毒性的复杂性、人们认识的局限性以及与现代毒性概念不尽相同。因此，对这些药材和饮片的相关毒性进行全面整理和分析，对于全面、系统了解和科学评价中药毒性，指导临床合理用药具有重要意义。

　　鉴于此，国家药典委员会设立了"中药毒性研究概览"研究课题，由中国医学科学院药物研究所杜冠华教授担任课题组负责人，组织有关专家开展了相关研究。首先对历代本草著作进行查询整理，重点选择中医药学发展的重要历史时期的秦汉、唐宋及明清时代的经典本草著作共计23部，针对《中国药典》（2015年版）一部收载的83种"毒"性药材，进行系统查阅和梳理有关其"毒"的记载及其演变过程，形成对中药"毒"的记载的传统认识。再者利用现代科技手段，采用大数据，整理现代药理、毒理等研究结果，调研《中国药典》（2015年版）中记载的83种有毒中药的历史沿革，从发展的角度，对中药毒性的特点、药效、表型、分子机制、物质基础、临床对策及危害防控等研究现状进行系统分析，并将研究结果编撰成《中药材"毒"古今研究概评》一书。

作为一本重要的参考书籍，以帮助广大读者科学认识中药"毒性"，并以期建立既符合中医药临床实际又与国际接轨的毒性界定与评价标准体系，为促进临床安全有效使用中药，推动中药的国际化和现代化奠定坚实基础。

　　衷心感谢课题组专家们辛勤的工作和取得的重要研究成果。

国家药典委员会秘书长　張偉

2018年12月25日

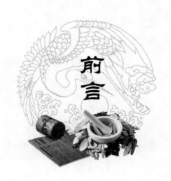

前言

　　药物是防治疾病、解除病痛、维护人类健康的重要物质基础。中医药学是中华民族在漫长的发展和与疾病斗争的历史过程中，经过长期探索和经验总结而形成的独具特色的防治疾病的健康保障体系，包括防治疾病的物质基础（药物）和使用这些药物的理论和技术体系。

　　中药是我国中医学临床应用的药物的总称。中药包括中药材（饮片）、中药制剂（成方制剂和单味制剂）。药材通常是用于生产制备成药的原材料，饮片则是指药材经过炮制后可直接用于中医临床或制剂生产使用的处方药品。中药的制剂通常称为中成药，是中医学用药的重要形式之一。在2015年版《中国药典》（一部）中，将中药分为三类，一是药材和饮片，二是植物油脂和提取物，三是成方制剂和单味制剂。在中药发展史上，药物也至少包括饮片、成药和汤剂三方面的内容，简单地称中药对于讨论科学问题就不够准确。本书将要讨论的中药材毒的有关问题，主要针对药材和饮片，而对于中药方剂和成药，仅进行了简单的描述。

　　中药学伴随着华夏文明的发展过程而发展。在中华民族长期生产生活过程中，中药在保障健康、治疗疾病、疗伤御疫、解除病痛方面发挥了积极作用，同时通过历代医药学家的辛勤劳动，内容不断丰富，理论不断成熟，疗效不断提升。中药学包含着丰富的科学和文化内涵，也包含着中华民族的智慧和奉献。

　　中药是传统药学形成的物质基础。与其他学科和知识领域一样，需要在发展的过程中不断的修正和完善。既需要继承，又需要修正；既需要研究，更需要创新。只有发展和创新，才真正能够使传统的知识积累不断发展，在防控疾病过程中发挥更好的作用。

　　中药学发展的历史，是我国历代医药学家艰苦探索的奋斗史，是探索和创新的历史。药学发展过程中的每一点进步，都凝聚着历代医药学家的贡献和智慧。但是，在西医西药进入中国以后，中药学的发展进入了一个特殊的历史时期，经过中医药研究人员的积极努力和长期探索，取得了巨大进步和发展，同时也经历了磨难和考验。

西方医药学的引入使得两种医学体系产生了碰撞。本来，这种碰撞和交叉是促进发展的良机，但是，由于我国近代特殊的社会环境，几乎所有的传统都受到了质疑。中药更是首当其冲，几经取缔浪潮，至今仍责难不断。一些媒体经常以"中药"代替具体品种，以偷换概念方法来报道中药使用中出现的问题，既表现出一种哗众取宠的浮躁心态，也表现出一种扭曲的心理。

就学科发展而言，批评和质疑是促进发展的重要因素。遗憾的是中医药学在近代发展过程中，虽然经历了各种责难和批评，却仍然没有得到令人满意的发展。认真分析中药近代发展存在的问题，虽然有多种原因，但也不能不说，没有能够切中要害或具有科学价值的批评也是重要的原因之一。

虽然中药学科的发展缺乏有价值和有见地的批评意见，但批评的声音却是不绝于耳，为了中药学的发展，认真分析这些批评意见应该是有益的。在林林总总的各种批评中，关于中药"毒"的问题最易于引起人们的关注，也最能够产生舆论效应。

对于现代药学，"毒"的概念是比较明确的，药物的毒性就是药物能够产生对人体造成损伤和危害作用的表现。毒性是一个比较宽泛的概念，对具体的药物而言，可以有多种不同的表现，如可以导致肝损伤的药物作用称之为肝毒性，引起肾损伤的称之为肾毒性等。但需要说明的是，对于以小分子为代表的西药即使能够产生一定的组织器官损伤，也不明确表述为毒性，只有这种有害作用比较严重时，才认为具有特定的毒性。

近年来，关于中药"毒"的讨论主要有两种情况，一是从中药的文献记载中发现中药的毒性，认为中药文献记载的药性中的"毒"就是现代的毒性，以此判定中药有毒；二是根据现代研究发现的中药中含有的天然成分引起的有害作用，归结为中药的毒性。这两种认识混合在一起，就成了一种扭曲的认识，即以点带面的"中药有毒"论和以偏概全的"有毒中药"称谓。特别是在抨击中药的过程中，很多人更喜欢将中药的"毒"与现代毒的概念联系在一起来讨论问题，以证明中药的毒性。这种不科学的论调严重影响着中药学的发展。

如何认识中药的"毒"呢？这是药学工作者必须考虑的问题。

为此，我们在国家药典委员会的支持下，组织了对此有兴趣的部分学者，围绕2015年版《中国药典》中收录的83味有"毒"记载的中药材，逐一收集和梳理了历史文献中关于"毒"的记载及其演变过程，并结合现代毒性研究结果，对这些药物的安全性和毒性进行研究和评价，编写了这本《中药材"毒"古今研究概评》，为认识中药的"毒"提供一些参考。

本书共分为两部分，第一部分为中药"毒"的论述，实际上是在第二部分完成后形成的认识，也是根据现代研究结果和对现有资料的分析研究，形成的对中药"毒"的系统认识和理论探讨，属于总论部分。第二部分是对《中国药典》（2015年版）中收载的83种有"毒"记载的具体药材，包括大毒10种，有毒42种，小毒31种。逐一进行关于"毒"的历史认识的综合讨论，是对《中国药典》记载有"毒"药物的具体认识，属于各论部分。第二部分是第一部分形成的基础。而药典没有收载的传统认为有毒的药物，如砒霜等，本书没有收录。

本书将《中国药典》（2015年版）收录的83种有"毒"记载中药，按照矿物类、植物类、动物类药材分类，以笔画顺序排列。通过整理这些中药的历史文献（重点选择秦汉、唐宋及明清时代的经典本草文献）及现代药理、毒理等研究结果，分析其历史沿革，从历史和发展角度，对这些药物的特点、药效、表型反应、物质基础、分子机制、临床对策及防控等进行研究，以对"有毒中药"和中药的毒性给予认识和分析，为这些有"毒"记载的药物合理应用提供系统的参考。

本书的作者多数是具有良好现代药学背景并对中药有极大兴趣的青年学者，他们以现代科学和药学的眼光，从现代药物药理学的角度，沿历史发展的轨迹，对每一味中药进行关于"毒"的历史记载和现代研究的系统梳理和分析，完成书稿。因此，本书中除引用中药历史文献外，所有表述均尽量采用现代语言的表述方法，以便能够从现代认识的角度来分析和讨论中药的"毒"相关的问题，这种表述是否符合中药传统的内涵和表达方式，还需要实践的检验。

几乎在所有的中药文献中，关于"毒"的记载使用的都是大毒、小毒、有毒等表述方式，并没有直接说明毒性。这也正说明这种毒的记载，目的在于提醒合理使用药物，关注药物安全。因此，本书也就没有贸然使用"中药毒性"的表达方式，而是表达为中药"毒"的认识，其目的也在于探讨中药文献中"毒"的内涵，研究这些有"毒"记载中药材的作用特点。同样，本书命名为《中药材"毒"古今研究概评》，而不是毒性古今研究概评，也是这个意思。

我们希望这些分析和评价，对于科学认识中药的有效性和安全性提供有益的信息。特别需要提及的是通过中药"毒"的文献和现代资料的分析和研究，形成了对中药材"毒"的基本认识，这些认识在本书的总论部分和每个药物的论述中都有体现。

在此稿付梓之际，我们感谢所有被引用和没有被引用的中药"毒"相关研究文献的作者，是广大研究人员的长期努力，为本研究提供了丰富的资料。我们感激先哲们留下的大量药学专著，这是我们认识中药的基础，是我们的宝贵财富，这些专著作为共用参考文献集中列于书后，不在章节中体现。特别感谢国家药典委员会的领导和专家对这项研究的大力支持，使本书得以顺利编撰。我们特别感谢国家中医药教学名师、国家药典委员会资深顾问、北京中医药大学教授高学敏先生，中国医学科学院北京协和医学院院校长、中国工程院院士、中国工程院副院长王辰先生，国家药典委员会秘书长张伟先生在百忙之中为本书作序并予以指导。他们渊博的中西医药学知识，丰富的临床实践和科学管理经验，对中药学内涵的深刻认识，为本书增添了智慧的光彩。

　　谨以此书纪念伟大的医药学家李时珍诞辰500年，纪念先贤们为中华民族的健康和医学发展做出的贡献。

杜冠华

2018年12月27日于北京先农坛

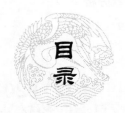

上篇　概论

❦ 下篇　《中国药典》（2015年版）❧
记载有毒的药材品种

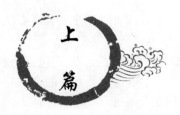

上篇

概　论

第一章 中药材"毒"的认识概论

中药是中国传统药物的现代称谓，尽管有人考证认为在古代文献中就有"中药"出现，表达的是用药平衡的意思，但作为名词使用，还是西方医学传入以后，为了与西药的区别而产生的。中药包括药材或饮片，成药和方剂。中药的毒必然也包括药材、饮片和成药及方剂的毒。

人们认识药物作用的历史也是认识药物毒的历史，对于中药的毒的认识是和药的认识同步出现的。中药的毒是中药药性理论的重要组成部分，也是指导临床安全用药的重要理论依据。中药毒的有或无、大或小，是合理遣药配伍、确定用药剂量、控制用药时间、选择给药方法等用药模式的主要依据之一。

通常我们说的中药，实际上泛指用于根据方剂制备成药或煎汤用的药材和饮片，也包括中药成药和汤剂。中药成药（简称中成药）是指以中药材为原料根据中药方剂配伍组方加工制备而成的各种固定剂量的药物制剂形式，有人又根据制剂的处方特点将中成药分为成方制剂和单味制剂。汤剂是中药传统主要临床应用方式，是根据医生开具的处方将多种饮片通过水煎（或其他方式）制成的供饮用的溶（汤）液。

在2015年版《中国药典》（一部）中，中药共分为三类，一是药材和饮片，二是植物油脂和提取物，三是成方制剂和单味制剂，这种分类在逻辑上概括了中药的全部内容。本书将要讨论的中药材"毒"有关问题，就是针对药材或饮片进行讨论，而对于中药制剂、植物油脂和提取物虽有涉及却没有进行专门的讨论。

中药的"毒"在中药学文献中是对于药物药性的描述，通常采用大毒、小毒和有毒三级分类的方法表述，如《中国药典》则采用这种表述方法描述了一些药物的药性。但在历史文献中也有不同的分类方法，如"微毒"、"剧毒"和"无毒"等。这些记载是中药药性的重要内容。

第一节 中药"毒"的一般认识

随着时代的进步和对中药的不断研究，关于中药"毒"的存在形式有了一定变化，大体可以分为三种形式：药学文献记载的具体药物的"毒"；传统认识药物的"毒"和现代研究认识的药物"毒性"。

一、中药文献中记载的"毒"

在大量中药历史文献中，对中药毒的描述是作为药性来标注的，只有部分药物标注了有毒或无毒。

历史文献中对中药"毒"的记载，最早出现在《神农本草经》中。在这部现存最早的药学专著中，将药物分为上中下三品：上药"无毒"；中药"无毒有毒"，斟酌其宜；下药主治病，"多毒"。"下药"主要是具有明显治疗作用的药物，而"上药"是无毒可以久服用于调理身体和补益的药物。

在此后的药学文献中，对药物的"毒"的记载均为对具体药物的描述，成为药物药性的重要组成部分。这种描述在有些药物中表述为不同程度和类型的"毒"，也将一些药物标注了"无毒"。这种表述可以更具体的指导临床用药，但是，对于多数药物，缺乏"毒"或"无毒"的描述，一般只能作为无毒理解，实际上是对中药认识和系统分类不够完善的结果。这些药物多数对人体不会产生明显的不良影响，虽没有关于"毒"的描述，也不影响这些药物的正常应用。

二、中药应用中认识的"毒"

在药物应用过程中，人们认识了药物的一些特殊作用，将这些作用表述为药物的"毒"，是对药物作用认识的补充。

经过长期的临床实践和药物应用经验的积累，人们认识到使用药物必然会产生对身体的影响，而这种影响有些是可控的，有些是有害的，就成为一般认为的"毒"。如关于"是药三分毒"的一般认识，就是对于中药临床应用产生的非治疗作用而对人体有不利影响的描述；再如在用药中采用的"以毒攻毒"的治疗方法，所说的毒也是指药物对人体产生的不利作用。这些关于"毒"的表述实际上是对药物产生的对机体的不利作用的认识。这些毒的内涵与现代药学中认识的"毒"是基本一致的，这种对"毒"的认识有利于药物的合理使用。

在中药临床应用的实践中认识的"毒"依然对药物的治疗作用和有害作用没有明显的区分，这种对毒的表述是对药物作用警示性的提示。

三、现代研究对中药"毒"的认识

现代研究是指应用现代药理学的方法对中药及其成分进行安全性和毒性的研究，在这些研究中，通常研究的对象是药物的提取物、组分或化合物成分。

采用现代药理学技术方法研究中药是认识中药作用及其作用机制的一大进

步，特别是采用现代技术方法评价中药的安全性，探索其可能的毒性，在中药新药研究中也具有重要意义。

但是，现代研究的中药毒性通常是观察对机体、器官或组织是否产生了影响，由此研究获得结果实际上与中药文献记载的 "毒" 具有不同的内涵。现代研究是针对具体的药物（包括具体药物中含有的化学成分）产生的特定作用，这种作用与传统记载的 "毒" 一般没有直接关系，是对中药作用和安全性的新认识。特别是在某种中药材中发现有毒性作用的化学成分，也是研究和发展的正常成果，如何管控这些有毒成分，降低这些成分引起的毒性，是临床应用需要关注的。

因此，对于中药，尤其是中药材和饮片的 "毒" 的认识，需要根据具体药物进行分析，准确描述 "毒" 的内涵和应用特点是至关重要的。中药文献中记载的 "毒" 不能等同于现代的毒性作用，而是对药物作用特点描述，其中包含可能产生的对机体的有害作用（毒性作用），也包括产生的能够治疗疾病但影响机体功能的药理作用。

对于 "大毒" 类中药，其有害作用则比较显著，古代文献中对这类药物不仅描述其有害作用，而且还给予了相应的应用指导建议，如 "慎用"，"外用" 等。但是，对这类药物仅仅用 "大毒" 描述是远远不足以指导临床用药，有必要进行更深入的认识和具体的指导建议。

第二节　中药材 "毒" 的临床意义

从历史文献关于中药 "毒" 的记载内容分析，记载 "毒" 的目的在于凸显药物作用的特点，提示临床用药需特别关注。或者可以认为，关于 "毒" 表述与其他药性不同，其他药性指导如何使用药物，而 "毒" 的记载则主要发挥提示关注安全用药。

一、古代文献中药材 "毒" 的记载提示安全用药

从《神农本草经》的分类表述可以看出，古人对于药物毒的认识还是比较笼统的，其中描述的 "毒" 包含两层意思：一是药物服用之后可能对身体产生不利的影响，这与后来认识的毒性是一致的；二是药物服用之后对身体产生明显的作用，而这种作用是可以调节疾病状态的治疗作用。将 "毒" 与 "效" 混合描述，可以达到提示安全用药的目的，也是对药物作用认识过程的历史痕迹，这方面已有大量文献讨论，在此不再赘述。

传统应用的药物绝大多数是天然的物质，虽有经过加工和炮制的产品，多数仍然保留了天然产物的特性。这些药物用于治疗疾病，是综合的作用。对某

种药物提示有"毒",重要的是提示医生在使用时加以关注,以达到最佳的治疗效果。但对于具体毒性表现的认识是有限的,也不会因为有"毒"而禁止使用。

在传统药学文献中,对于具有"大毒"记载的药物其安全提示则要具体的多了,多数毒性突出的药物,在文献中也明确记载"外用,不可口服",或限制用药的剂量,这种安全意识和用药措施与现代药学实际上是一致的。但由于时代的局限,认识也有极大的局限性。

二、中药的现代安全性评价是对中药毒性的深入认识

如果说现代药理学技术方法还不足以评价中药的药理作用,那么采用现代药理学技术方法进行药物安全性评价却能较好的认识中药的安全性。

中药的现代研究和开发,既不能摆脱传统的基础,也不能拘泥于传统的认识,特别是在药物安全性评价方面,传统认识与现代研究是可以很好结合的。采用现代安全性评价的方法研究中药的遗传毒性、生殖毒性以及更具体的组织器官毒性等评价,对于安全使用中药具有重要意义。通过这样的评价,可以修订传统简单的"毒"表达,从传统药物毒的内涵中分离出毒性作用和非毒性的药理作用,正确描述可能存在的毒性作用或影响安全性的因素,是对中药认识的进步,也可促进中药的合理使用。

尤其是对于药材的安全性研究,认识其毒性和有效性对于组方应用具有重要的指导意义。将中药材的药理作用和毒性作用分离,明确认识药材的毒性表现,可以采取调整剂量和合理配伍等方法,达到发挥其治疗作用,避免其毒性作用的目的。这也符合中药传统用药的基本要求。

采用现代药理学技术方法进行中药安全性评价,与评价化学药物一样,虽然不能完全保证药物的安全性,但结合传统用药的知识积累,将会更有效的提高中药临床应用的合理性。

三、中药材(饮片)的毒与制剂的安全性

在文献记载的中药中,关于毒的记载主要表现在中药材或饮片中,对中药材或饮片进行毒性或安全性的评价,可以对临床用药提供必要的安全性保障。但是,中药的制剂或汤剂是根据中药组方理论配伍后经过加工(成药制备或汤剂煎煮)制成的,不仅配伍可以影响药物对人体的作用,包括毒性,而且加工或煎煮过程也可能对其中的成分产生影响,从而导致在人体内反应的变化,包括治疗作用的变化和不良影响的变化,或者认为毒性作用的变化。

一般情况下,药材或饮片含有引起机体有害作用或毒性作用的物质,在制剂中就有可能产生毒性反应,在制剂中发挥作用的可能性依然存在,在临床应

用应当给予关注。

但是，需要特别注意的是中药饮片炮制的目的多数是希望通过炮制在源头降低毒性，减少毒性成分，提高药物的疗效；而在组方过程中，处方的药物组成也有通过相互作用降低毒性的药物配伍，这种配伍有些已经证明能够达到降低毒性的目的。此外，传统的加工工艺也考虑了降低毒性的目的，希望加工过程的处理，形成的成药可以减少毒性。通过上述多种途径的控制，制剂的毒性可以有所降低，但仍需要更多的研究加以证实。

第三节　中药材的 "毒" 与现代药物毒性

在讨论中药的 "毒" 的时候，对毒的理解和认识也存在许多误区。虽然都是用了一个毒字，但由于没有确定的概念和固定的内涵，导致研究和讨论也处于混乱状态。这种 "毒" 的含义差异，导致一些研究成果对中药的发展产生了极大的不良影响。在进行中药 "毒" 的现代研究中，有几个概念是应该进行区分的。

第一，现代的毒性认识。我们现在通常说的毒是现代认识的毒性作用，这种毒性是指能够对人的身体产生显著的损害，导致人器质性或功能性的病变，或导致人的死亡。因此，人们一旦谈到毒性，必然就想到了这种危害，中药有毒也就必然产生这样的效果。中药是否可以产生这样的危害，可以肯定的说，有些中药是能产生毒性作用，甚至有些中药的毒性还相当强，比如雄黄、砒霜等等。中药用药理论中的以毒攻毒通常指的就是这类药物，在治疗寄生虫感染性疾病或其他恶性疾病时，这些药物能表现出肯定的作用。

第二，药物的不良反应。药物有些作用是与治疗无关的反应，这些反应有时对机体还可以产生不良的作用，在现代药理学中称为不良反应。中药在使用过程中，通常也会出现各种不良反应，在传统药物作用记载中，这些反应通常记为 "毒"，以提示医生用药时要倍加小心。这种毒一般也是对机体有不良影响的，在临床用药时，通常采用配伍或对药物进行炮制，以降低不良反应。

第三，药物的治疗作用，也就是药效反应。这与古代人们对毒的认识有关，古代人们将各种物质在应用于人体后，包括口服或皮肤接触或其他方式作用于人体，能够在人体产生的所有作用的表现，均称为 "毒"，尤其是能够通过调节人体机能表现出的作用，如催吐、解热、泻下等。这种表达方式在《神农本草经》中还有明显的痕迹。《神农本草经》在描述 "下药" 时认为，这些药物是有毒的、是能够治病的药物，这里表述的有毒就包含着使用以后会产生明显作用的意思，也就是治疗疾病的基础。其中下药与上药的区别就在于 "多毒，主治病" 和 "无毒，主养命"。中药历史文献中记载的 "毒"，无论大毒、有毒、小毒，都包含多种内涵，不能简单地与现代的 "毒性" 等同看待，也不能用现代的"毒性"来替代。

因此，将有"毒"记载的药材称为"有毒中药"是错误的概念。近年来，人们开始关注"有毒中药"，并开展了大量关于"有毒中药"的研究，这种研究命题本身就是错误的，因为根据这个命题，就将中药分成了有毒和无毒两大类。而这种分类历史上没有，现代也没有，将中药按照有毒和无毒进行分类是不合理的。即使中药文献中有关于"毒"的记载，也只能称为有"毒"记载的中药。即使我们不讨论药物的特性和分类依据，简单地将有"毒"记载的中药或其他中药称为"有毒中药"，这个概念也是不准确的。

同样，笼统地认为"中药有毒"是对中药治疗作用和安全性的片面认识。我国古典医药学家对药物的毒性都有比较合理的认识，而现代科学发展了，却简单判断为中药有毒，是不准确的表述。产生这种判断的原因很多，或是以偏概全，或是以点代面，或是根本不理解药物毒的内涵。当然，还有一种说法，就是"中药无毒"，这种说法与"中药有毒"同样是片面的。

第四节　天然产物和中药中的有毒化学成分

近年来，随着化学分离技术和生物评价技术的不断进步，在中药中发现了一些具有一定毒性的化合物，这些化合物的发现，使中药毒性问题成为很多人关注的热点，包括国外的专业期刊杂志也使用"中药有毒"为标题大肆宣扬。其实，这种有毒的化学成分的发现是一种正常现象，正如我们在天然产物中发现有益的药物一样，有毒的物质是一种自然存在。

分析现代药物发展的历史，可以看到，天然产物中的有毒成分是人们最早认识的药物，包括简箭毒中发现的简箭毒碱，洋地黄中发现的洋地黄皂苷，都是剧毒的物质，也是重要的药物。

有些天然产物中的化合物会有毒性，但不代表所有的天然产物都有毒性，中药中可以发现一些有毒的化合物，但并不代表所有的药材或中药都有毒性成分，这是非常简单的道理，重要的是如何控制和利用这些物质，保证用药的安全，这是药学研究的重要内容。

天然产物中存在有毒的化合物有多种，主要有以下类型。

（1）重金属类化合物　这类化合物主要存在于矿物药物中，如朱砂、雄黄、轻粉、砒霜等，这些物质已经证明对人体是有害的，一般情况下可以称为毒物。但是，任何有毒的物质都与使用的剂量有密切关系，在适当的剂量下，毒物也可以产生药理作用，甚至产生治疗疾病的作用，使用砒霜治疗白血病获得成功，就是典型的例子。

（2）有毒蛋白和多肽类化合物　这类物质主要存在于动物的毒腺中，如蛇毒、蝎毒等，其中有些成分是剧毒的物质。中药中有大量的动物药材，其中多数记载为有毒，就是根据这些动物伤害人后中毒的表现得出的结论。但在药物应用过程中，这些毒性物质依然可以成为药物，目前已经开发出活性显著的药物。另一方面，在作为药材使用的动物，虽然可能依然存在毒性物质，但在处理过程中多数发生了变化。比如全蝎，其体内必然含有一定的蝎毒，但全蝎经过干燥过程，这种毒性物质就减少了，特别是经过高温处理后，毒性消失，全蝎甚至可以作为食品食用。

（3）具有毒性的化合物　这些具有毒性的化合物主要是指作用显著，对人体有害的化学成分。这些高活性的化学成分，可能是药物发挥药理作用的基础，如乌头或附子中的乌头碱，在一定剂量是可以有显著的毒性，但在合适的剂量下，也可以产生显著的药理作用，发挥治疗疾病的作用。也有一些化合物，目前已经发现其对机体产生有害作用，但还没有发现其有益的用途，这些研究也是重要的进步，有助于更合理的使用药物。

中药材（饮片）中发现有毒化合物，是对中药药理作用和不良反应的深入认识。这些毒性物质的存在，对药物的使用可能产生不同的影响。天然产物中的有毒物质的存在，可能发挥不同的作用，在使用时应该区别对待。一是对人体有害的物质的存在，应该在使用时控制其成分的存在和含量，控制其可能产生的有害作用；二是对人体显著影响，其毒性和药理作用与剂量有关，应该严格控制使用的剂量；三是这些成分在治疗过程中产生显著的不良反应和副作用，在应用时应有明确的认识，也可以利用中药方剂的优势，有效控制不良反应的发生。此外，在制备制剂的过程中，也可以通过合理的工艺减少或控制这些物质的含量，进一步提高中成药的治疗效果和安全性。

第五节　中药"毒"的现代认识

一、中药"毒"的内涵评价

中药"毒"的记载实际上包含三个方面的内容（图1-1）。

（1）用药警示　通过有毒无毒或毒的大小，提示医生提高安全用药和合理用药的意识，根据病人的具体情况慎重考虑用药的剂量、时间以及用药方法等可以对药效和毒性产生影响的因素，达到最小危害和最佳治疗效果。这种标识主要出现在药材和饮片中，也是《神农本草经》中传递的主要信息。

（2）药性标识　主要是为了说明药物作用的强弱、缓急和可能产生身体反应的程度，既是药物治疗作用表达方式，也包括药物不良反应的内容。这种药性的表达依然是对药材或饮片作用的说明。用毒来表示药物作用是远古沿袭下来的表达方式，在早期文献中表现明显，《神农本草经》中也有体现。

（3）药物毒性　也就是现代意义上的毒性作用，这种毒性作用是一种狭义概念，主要是指对人体有害或可以产生损伤或不良影响的作用。至于这种作用是否也可以产生治疗作用，并不在此范围之内。这种毒性是与药理作用截然分开的，就是对于同一物质作用的不同方面，也分别用毒性和药理作用分别来标示。

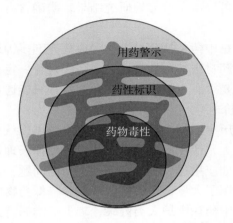

图1-1　中药文献中记载"毒"的内涵示意图

二、中药"毒"的现代表达

中药"毒"的记载和表达方式在中医数千年的用药历史中发挥了积极作用，并没有因为"毒"影响了药物治疗疾病的应用，也没有因为"毒"的内涵宽泛而干扰了药物的应用，这种表达方式在传统医药学中已经成为普遍接受的概念。

综合现代研究结果评价显示，在现代这种表达方式对于中药的现代研究和国际交流却存在严重的影响和障碍。因为中药的"毒"，引发了大量不必要的麻烦和消耗，甚至有大量资金投入到中药的"毒"的研究中，这种研究虽然在一定程度上对加深认识中药"毒"的物质基础和机制有重要价值，但由于围绕"有毒中药"和"中药有毒"的基本认识偏颇，研究成效必然有限。

根据现代认识中药和应用中药的需要，特别是根据中药现代研究取得的认识结果，应该重新梳理中药毒的表述方法。

（1）关于用药警示，可以采用系统规范和具体说明　系统规范就是对所有使用中药者，进一步强调合理使用，警示不良反应，突出药理学要求，达到安全用药的目的。对于有明显损伤机体作用中药，具体说明该药物的具体使用要求，如传统文献中表述的"仅供外用"、"孕妇禁用"等方式表达。

（2）关于药性标识，可以采用现代药理学术语准确表达　对于作用强、显效快、反应显著的药物，应明确说明作用特点和量效关系，准确表达药物作用。如乌头，应该说明心血管系统的药理作用和产生的不良反应，如心律失常等。

（3）关于毒性作用，应该明确毒性的成分和毒性特点　由于这种毒性的作用需要大量的研究来认识，就有必要进行针对性的研究，特别是结合临床出现的不良反应和现代研究结果，在说明产生毒性特点的同时，说明已经认识的物质基础。如在现阶段，可以给予可靠地研究结果，明确含有马兜铃酸的药材在一定剂量下的毒性反应。

特别需要说明的是中药包括药材饮片和成药方剂多种形式，药物的毒性也需要具体进行说明，药材中的毒性物质在成药中是否一定存在？方剂中的多种药材同时使用过程中是否有新的作用出现？这些都只能通过实践来认识，不断完善中药的安全性评价内容。

纵观中药使用的历史，综合现代研究的结果，可以认为中药的有效性是不容置疑的，其含有的大量活性成分是世界公认的发挥药理作用的物质基础。中药的安全性是中药长期应用过程中始终受到关注的问题，不仅通过观察证明了药物的毒性，而且采用了大量合理的方法规避和降低药物的毒性作用，提高治疗效果。在新时代，中药在维护人类健康，减少疾病痛苦方面将会发挥更为重要的作用，因此，对中药进行现代科学研究，依然是我们面临的重要任务。

（杜冠华）

第二章 《中国药典》记载中药材"毒"的概况

中华人民共和国成立之初，百废待兴，各行各业均需要修复和规范，中央人民政府为了保障人民用药，鉴于当时我国临床应用西药急需指导和标准的实际情况，于1953年编撰出版了第一版《中国药典》。其中仅收载了当时常用的西药，没有收录中药。

1953年《中国药典》出版后，经过10年应用，到1963年，出版了《中国药典》（1963年版），收载了中药，并将中药饮片的毒性以"小毒"、"有毒"和"大毒"的方式进行表述，这一记录方式沿用至今，也是历史文献中常用的表达方式。

第一节 历版《中国药典》收录中药材标识"毒"的概况

从1963年开始，《中国药典》收载中药，包括中药材（饮片）和成药，并作为《中国药典》（一部）独立编撰出版。以后历版《中国药典》收录有"毒"记载的中药材数量有所变化，以1977年版《中国药典》收录有"毒"记载的中药最多，历版《中国药典》记载有"毒"的中药材数量见表2-1。

表2-1 历版《中国药典》记载的有"毒"中药数量

版本	小毒	有毒	大毒	总计
1953	–	–	–	–
1963	23	34	7	64
1977	53	36	10	99
1985	17	33	7	57
1990	19	37	9	65
1995	23	38	9	70
2000	24	38	10	72
2005	25	37	10	72
2010	31	42	10	83
2015	31	42	10	83

从数量上看,《中国药典》历版收录的有 "毒" 记载的药物均在 100 种以内,1985 年版最少,只有 57 种,而最多的是 1977 年版,共有 99 个中药材品种收录,而且在 1977 年版中红粉和冰凉花在其性味中并没有标注其 "毒" 性,但在使用注意中注明,红粉有毒,不可内服;冰凉花本品毒性较大,应慎用,对这两个品种,也作为有毒记载的中药材统计。历版《中国药典》不仅总数变化不大,不同类型的品种数量也基本一致。

一、《中国药典》中记有 "大毒" 的药物

记载 "大毒" 的药物自 2000 年以来都是 10 种,最多收载也没有超过 10 种。在品种方面涉及到 16 个品种,历版药典收载的药物品种见表 2-2。

表 2-2　历版《中国药典》收载的有 "大毒" 的中药材品种

1953	1963	1977	1985	1990	1995	2000	2005	2010	2015
—	川乌	川乌	川乌	川乌	川乌	川乌	川乌	川乌	川乌
—	马钱子	马钱子	马钱子	马钱子	马钱子	马钱子 马钱子粉	马钱子 马钱子粉	马钱子 马钱子粉	马钱子 马钱子粉
—	天仙子	天仙子		天仙子	天仙子	天仙子	天仙子	天仙子	天仙子
—	巴豆	巴豆	巴豆 巴豆霜	巴豆 巴豆霜	巴豆 巴豆霜	巴豆 巴豆霜	巴豆 巴豆霜	巴豆 巴豆霜	巴豆 巴豆霜
—			红粉	红粉	红粉	红粉	红粉	红粉	红粉
—				闹羊花	闹羊花	闹羊花	闹羊花	闹羊花	闹羊花
—	草乌	草乌	草乌	草乌	草乌	草乌	草乌	草乌	草乌
—		斑蝥	斑蝥	斑蝥	斑蝥	斑蝥	斑蝥	斑蝥	斑蝥
—	附子 瓦松	三分三 冰凉花 雪上一 支蒿 照山白							
	*	*		*					

*代表天仙子 (莨菪子),1977 年版记载为莨菪子 (天仙子)

在《中国药典》(2015 年版) 中出现的并标记为 "大毒" 的药物中,历版药典均收录的品种有川乌、马钱子、巴豆、草乌共 4 个品种,另外五个品种在不同版的《中国药典》中有所不同,如斑蝥有 8 个版本收录,巴豆霜、红粉有 7 次收

载，闹羊花有6次收录，而马钱子粉有4次收录。

其中，马钱子粉的收录反映了现代中药毒性研究中关注了药物毒性不稳定的现象，通过炮制加工制成的马钱子粉，已经标注了其中的活性成分的含量，为临床准确使用马钱子粉提供了实验依据，同时提供了可以通过检测控制质量的指标。

除了上述2015年版的10味中药在药典中记载为"大毒"，还有一些品种也曾经在药典中标注为"大毒"的形式出现，但2015年版没有收载。这些药物有附子、瓦松、三分三、冰凉花、雪上一支蒿和照山白，共6种。

二、《中国药典》中标记有"有毒"的药物

《中国药典》记载"有毒"的药材数量变化也不大，最少的1963年版34种，最多是2010年和2015年版的42种。

在2015年版《中国药典》收载的42种药材中，有16种出现在历版药典中，这16种药材是千金子、天南星、木鳖子、半夏、全蝎、芫花、金钱白花蛇、轻粉、香加皮、洋金花（风茄花）、商陆、硫黄、雄黄、蓖麻子、蜈蚣、蟾酥。有4种出现在8个版本的药典中，即土荆皮、白附子、华山参、附子。有3种药材7次药典收录，即甘遂、苍耳子、牵牛子。13种药材有6版收录，包括干漆、山豆根、仙茅、白果、朱砂、两头尖、苦楝皮、制川乌、制草乌、京大戟、常山、罂粟壳、蕲蛇。有5版收录了千金子霜，4个版本收录了白屈菜、狼毒，2个版本收录了三颗针，只有2015年版收录的品种有臭灵丹（草）和制天南星。

还有27种药材曾经在不同版本的《中国药典》中被作为有毒的药材收录，但在2015年版中没有收录，其中水蛭被收录了5次，竹节香附（两头尖）、胆矾、库豆草收录了3次；八厘麻、了哥王、马尿泡、水半夏、关白附、莪大夏、海芋（痕芋头）、甜瓜蒂、猫眼草出现过2次。还有被药典收录了1次的14个品种，即土鳖虫、大风子、白花蛇（蕲蛇）、白狼毒、关木通、红大戟、虻虫、禹白附、臭灵丹草、射干、拳参（重楼）、硇砂、斑蝥、蜂房。

在这些2015年版没有收录为"有毒"的药材，有些是没有再继续收录，有些是收载在"小毒"药材中，如水蛭、土鳖虫、红大戟等。说明这些药物的毒分级有所变化。

三、《中国药典》中标记有"小毒"的药物

历版《中国药典》中收载为"小毒"的药物数量变化较大，1985年版收载最少，仅有17种，1990年版为19种，到2015年版共收载了"小毒"药物31种，其中有9版收载的品种有：川楝子、苦杏仁、急性子、蛇床子、吴茱萸、南鹤虱、猪牙皂、鹤虱；有8版收载的有：土鳖虫、小叶莲、北豆根、红大戟、草乌

叶、鸦胆子；有7版收载的有：艾叶、地枫皮、苦木、重楼、蒺藜；有6版收载的有：丁公藤、九里香、两面针、绵马贯众；有4版收载的有：大皂角、水蛭；有3版收载的有：金铁锁、绵马贯众炭、翼首草；另外飞扬草、榼藤子和紫萁贯众被作为 "小毒" 的药物收载了2次。

曾经在《中国药典》中标注为 "小毒" 出现过2次但在2015年版中未收载的药材有：仙茅、白花菜子、白果、苦楝皮、常山等5种，其他曾经收载过1次的品种有34种，其中有些在不同的版本中被作为 "有毒" 的品种收载，如罂粟壳、干漆等。这些出现过1次的 "小毒" 记载的药物有：八角枫、干漆、川桐皮、乌梢蛇、凤仙透骨草、甘遂、石楠叶、龙葵、地椒、过岗龙、光慈姑、丢了棒、关白附、红毛七、苍耳子、杜衡、虎掌草、鱼腥草、京大戟（龙虎草）、牵牛子、祖司麻、桃儿七、黄芫花、蛇蜕、旋覆花、萱草根、蛤蚧、雷丸、蜂房、榜嘎、豨莶草、罂粟壳、辣蓼、蕲蛇。

分析历版《中国药典》收录中药关于 "毒" 的记载情况可以看出，这些药物 "毒" 的来源主要依赖于历史文献的传递，但也有一些变化具有鲜明的时代色彩。例如，在1977年版收了一些新的品种，这些品种是经过近代临床应用认识的新中药材，关于这些药物的毒的来源，沿袭了传统的方法，将有明显作用的药材，为了使用的慎重，标记为 "小毒" 作为提示。

还有一些药物确实具有明显的毒性，使用剂量大的情况下可以产生严重的机体的不良反应，为了更好的控制临床毒性反应，产生了能够通过控制毒性成分含量的炮制品，由于这些炮制品中的活性成分（或产生毒性的成分）能够定量控制，其临床作用和毒性反应也能够得到有效控制。如马钱子粉、巴豆霜等，这些炮制的品种有效控制了临床安全性，是现代药物研究成果。

综合分析《中国药典》记载中药品种 "毒" 的总体情况，可以看出，这些记载主要是沿袭传统的文献资料，少数结合了现代研究的结果，但总体上没有新的认识和提升。例如有些药物在历史文献中有 "毒" 的记载，但实际上并没有明显的毒性表现，这种情况可能出于用药的谨慎，并没有进行修正。有些药物可以产生明显的药理作用，但实际上并不会产生影响人体的不良反应，这类毒性应该重新认识。

第二节 《中国药典》(2015年版)记载中药材 "毒" 的概况

中药关于 "毒" 的记载最早的药学文献是《神农本草经》，而在《神农本草经》的有毒，其中也包含着药物对机体产生的显著作用，这种作用可能是治疗疾病的药理作用。

古代文献尽管对药物的毒性有了记载，但对于药物毒的概念和标准却没有准确的或详细的说明，由此导致众多的误读，尤其是近年来，这种误读就更为普遍，把药物的记载"毒"直接与现代的"毒性"认识混为一谈，也产生了一些错误的认识。

古代对药物的认识是在医疗实践中积累的知识，这种知识的积累是十分可贵的，但也会产生偏差，有时这种偏差还会很严重，需要医药学家进行不断更正和调整。

一、药物"毒"的记载概况

（一）《神农本草经》中的有"毒"记载药物

在《中国药典》（2015年版）中收录的83种有"毒"记载的药材中，共有36种记载于《神农本草经》中，占药典收载有"毒"记载全部药物的43%。由此可见，有多半现在记载有"毒"的药物，是后世发现使用的药物，这也体现了药学研究的进步。

《中国药典》（2015年版）中记载"毒"的药物中，属于《神农本草经》"上药"的有蛇床子、干漆、朱砂。这几种药物现在看来，如果长期使用或是使用不当，对人体可以产生显著的不良影响，这些对机体有害的作用是在长期使用过程中逐渐认识的。而在古代，或许因为临床使用的还非常有限，没有广泛的观察和记录，或许是由于有些药物来源稀少，或临床应用有限，没有观察的毒性。

《中国药典》（2015年版）中记载"毒"的药物中，属于《神农本草经》"中药"的有苍耳子、吴茱萸、土鳖虫和蒺藜。这些药物在《中国药典》（2015年版）中的记载也是小毒，提示这些药物使用应当注意，可能产生不良反应。

《中国药典》（2015年版）中记载"毒"的药物中，有29种药典中记载有"毒"的药物为《神农本草经》的"下药"，这些品种为：大皂角、川楝子、天仙子、天南星、巴豆、巴豆霜、甘遂、半夏、芫花、两面针、川乌、附子、制川乌、制草乌、草乌、苦杏仁、苦楝皮、制天南星、京大戟、闹羊花、重楼、狼毒、常山、商陆、绵马贯众、紫萁贯众、水蛭、斑蝥、蜈蚣。

（二）秦汉以后开始记载毒性的药物

《中国药典》（2015年版）中记载有毒的药物中，有41种在《神农本草经》中没有记载，是秦汉以后到清代期间发现并使用的药物，这些药物相关的"毒"也是自《神农本草经》之后的药学专著中开始记载。

秦汉以后经过历代医家的探索和研究，发现了更多的药物能用于治疗疾病，这些药物和已有的药物一样，有些有明显的毒性，有些有明显的对人体的作用，其中有明显毒性的药物，最早记载的医药学家在总结观察结果的基础上，进行了比较客观的评价，并给出了有毒的结论。

这些在《神农本草经》之后记载有"毒"的药物有：苦木、猪牙皂、仙茅、香加皮、蓖麻子、红粉、轻粉、马钱子粉、草乌叶、马钱子、白附子、华山参、蕲蛇、牵牛子、两头尖、洋金花、罂粟壳、白屈菜、蟾酥、全蝎、土荆皮、木鳖子、千金子、千金子霜、急性子、雄黄、硫黄、白果、红大戟、榼藤子、金铁锁、鹤虱、三颗针、艾叶、丁公藤、鸦胆子、飞扬草、南鹤虱、绵马贯众炭、臭灵丹草、北豆根。

（三）从药典开始记载毒性的药物

在《中国药典》（2015年版）中有"毒"记载的83种药材中，有6种药材，在历史文献并没有出现，而是自《中国药典》开始收载的。这些药材是现代药物研究的结果，是现代发现的药物并对其安全性给予了评价，这6种药材为金钱白花蛇、山豆根、小叶莲、翼首草、地枫皮、九里香。

《中国药典》开始收录的这几种药材多数是1977年以后开始收录的，除了这6种有"毒"记载的药物外，还有一些无"毒"记载的药物也有收录。这些药物集中展示了自1949年以后的20世纪50年代、60年代、70年代，在我国严重缺医少药的情况下，广大医药科技工作者寻找、研究、评价药物取得的成果，也反映出明显的时代特征。这一时期是特殊时期，中国医药科学家在极其困难的条件下，做出了巨大牺牲，取得辉煌的成就，为解除人民疾苦贡献了智慧和力量。

二、中药材"毒"的现代研究认识

在《中国药典》（2015年版）中收录的83种有"毒"记载的药材中，其可能产生的对机体的危害作用实际与记载的大毒、有毒和小毒并不完全一致，这些药物的临床表现和作用特点也表明，中药的"毒"的记载并不是简单的对人体的损伤或有害的作用，这种记载的实际临床意义与现代的毒性和安全性有一定关联，又有所不同。

根据现代研究结果，我们分析了这些药物作用的特点，根据其临床应用的治疗要求和安全特点，结合现代研究的结果，对这些药材的毒性特点进行分析和讨论。在本章的讨论中，我们所说的"毒"或"毒性"均为现代药理学和药物毒理学范畴内的认识，以便对这些药物的评价符合现代药理学要求。

（一）毒性显著的药物

现代研究证明，在《中国药典》（2015年版）中收录的83种有"毒"记载的药材中，有些药材应用后可以引起人体明显的损伤或与治疗无关的有害反应，可以认为毒性显著，根据现代评价的结果，有24个是值得关注的药物，他们是朱砂、红粉、轻粉、干漆、苍耳子、闹羊花、重楼、商陆、京大戟、草乌、制草乌、草乌叶、附子、川乌、制川乌、巴豆、巴豆霜、白附子、天南星、制天南星、马钱子、马钱子粉、蓖麻子、蜈蚣。

这些药物的特点是煎煮或其他方法处理之后仍可以对机体产生显著的作用，在使用剂量较大时，这些作用总体表现为对机体的损伤和影响，需要在临床应用中特别关注，在制备成药时也应该严格限制使用的剂量。

（二）效与毒作用均突出的药物

在《中国药典》（2015年版）中收录的83种有"毒"记载的药材中，有一些是治疗作用显著的药物，这类药物既有较强的药理作用，可以有针对性的治疗疾病，又有一定的不良反应，这类药物有40个。他们是吴茱萸、京大戟、草乌、草乌叶、制草乌、附子、川乌、制川乌、巴豆、巴豆霜、川楝子、苦楝皮、两面针、甘遂、半夏、天仙子、芫花、苦杏仁、狼毒、常山、马钱子粉、马钱子、白附子、华山参、牵牛子、两头尖、洋金花、罂粟壳、白屈菜、土荆皮、木鳖子、千金子、千金子霜、山豆根、小叶莲、金钱白花蛇、蕲蛇、蟾酥、斑蝥、全蝎。

这些药物的特点是具有明显的药理作用，多数是治疗疾病处方中的重要药材，通常有肯定的药理作用，但同时也可以产生明显的不良反应。现代研究显示，这些药物产生的药理作用具有比较明确的物质基础，多数是药理作用比较强的化学成分，而在这些药物产生的不良反应中，有些是药理活性成分由于剂量过大产生的反应，这些不良反应与药理作用的物质基础是一致的。也有一些药物产生不良反应或是毒性的物质基础与药理作用的物质基础不同，是独立的一些活性物质产生的毒性作用。对于这类毒性作用的物质，在使用时应该通过不同技术方法使之减少和排除，以达到安全用药的目的。

（三）毒性成分与药效无关的药物

在有"毒"记载的中药中，有些药物的毒性作用与其疗效无关，其物质基础也不一样，对于这类药物应该通过现代技术手段研究加以利用，减少或去除药材中含有的有毒物质，保留其药效物质，最终达到用药安全的目的。这类药物目前认识的还十分有限，主要原因是对药物研究还不够深入，对其中化学成分的活性和毒性还缺少准确的评价。例如根据当前的认识，白果中含有大量黄酮类化合物、萜类化合物、内酯类化合物和有机酸类化合物等，目前研究结果显示，在这些化合物中，多数具有生物活性，而少数化合物如白果酸等有机酸类，就有一定毒性。在药物制剂中去除这些有毒性的化合物，有利于提高药物应用的安全性。

（四）无明显毒性的药物

在《中国药典》（2015年版）中有"毒"记载的药物中，有相当比例的药物实际应用中并没有发现明显的毒性作用，也没有明显不良反应出现。特别是经过现代药理学的研究，无论是提取物或是分离得到的单体化合物成分，均没有观察到明显的毒性反应。这些药物多数作用温和，短期使用无明显不良反应或毒性，这些药物所以长期标示为有毒，主要原因是沿袭了传统已有的记载，缺少变更的标准和依据。对于这类药物，在有相关安全研究证明没有具体的毒性作用，也没有发现临床应用不良反应的报道，就应该根据实际情况，取消有"毒"的标识。

根据现代研究结果，没有明显毒性的药材如：丁公藤、九里香、三颗针、土鳖虫、大皂角、飞扬草、水蛭、艾叶、北豆根、地枫皮、红大戟、金铁锁、南鹤虱、臭灵丹草、绵马贯众炭、紫萁贯众、蒺藜、楤藤子、鹤虱、翼首草等。当然，对于这些药物，也应该说明的是用法用量，脱离了用法用量讨论作用也是不符合实际的。

（五）动物药的毒性分析

对于多数动物药，其毒性应进行特别说明，而不应该采取简单的有毒无毒进行标识。对于多数动物药，就动物完整的活体而言，作为口服使用，除其特殊部位具有的毒性物质外，整体具有毒性的是罕见的，如蝎、蛇等，对于这类体内特殊部位具有毒性的动物，当去除有毒部位，经口使用一般是安全的。而对于作为药材使用的干燥动物全体，其体内的毒性物质已经存在于干燥体内，这些药材直接使用，可能会有毒性存在，这是需要特别注意的。传统药物中记载的"毒"，多数与此有关。如干燥全体蟾蜍可能就含有一定量的蟾酥，使用一定剂量后产生不良反应也是必然的。

此外，对于一些体积小的有毒动物，其中的毒性物质虽然集中在某些部位，但由于无法分离和去除，这类药物使用时特别加以注意是应该的，但需要说明毒性的特点。另外有些昆虫类的药物，其体内可能含有一些特殊的物质，包括具有活性的多肽和蛋白，可能被特异体质的人吸收而产生过敏反应或毒性作用，可以作为特别注意的事项加以说明，以确保用药安全。

也有一些动物药物，虽然其确实含有毒性物质，但经过干燥或高温处理，毒性可以完全消失，使用也就安全了，这类药物也应该根据实际情况予以说明，如全蝎。另有一些药物本身可能就是无毒的，也应该加以说明，如水蛭，经过大量临床应用证明其全体制成的粉末口服并无不良反应，应该取消其毒的标识。

　　特别需要注意的还有动物药材的治疗作用，对于多数动物药材，通常利用其毒性作用来发挥治疗作用，完全去除毒性也就降低了药物的治疗作用，对于这类药物，如果没有可以替代的药物，在使用时也应该说明安全范围，而不是简单的以 "毒" 来表述。

　　在有 "毒" 记载的动物药材中，如土鳖虫、蜈蚣、斑蝥，其毒性物质基础与药物治疗作用的物质基础需要进一步研究，以明确其毒性与疗效的物质基础。而对于水蛭，目前的制剂口服后未见明显的毒性，应该取消关于毒的表述。而对于全蝎，虽然含有一定的毒性，但民间作为食物已经在使用，应说明无毒的制备方法。蟾酥是比较特殊动物，干燥全体作为药材使用，有效成分应该是其含有分泌物的皮肤，由于这些分泌物确有一定的毒性，控制用量是很重要的。而蕲蛇、金钱白花蛇等蛇类，其毒腺中的有毒物质通常也是治疗疾病的有效物质，合理使用非常重要。

（六）矿物药的毒性分析

　　《中国药典》（2015年版）中记载 "毒" 的药物中，共有6种矿物药，即：朱砂、红粉、轻粉、雄黄、硫黄。这些药材存在很多需要解决的问题，如吸收问题、体内代谢过程和体内蓄积、重金属的毒性等。在传统用药的方法中，这些药物都是在复方在制剂中使用，现有研究显示，方剂或成药中的这些有毒性的矿物质，毒性明显降低，这可能与复方使用有关。

　　在现代对医药认识的条件下，矿物类药物，尤其是含有重金属离子的药物在临床应用具有极大的限制和障碍，特别是人们认识到这些金属离子对人体的危害，无论如何使用这些物质都有一定的困难。对于这类药物，如果在其药理作用和治疗的疾病有可以替代的药物时，应该尽量减少这类药物的使用。如果发现这些药物独特而且不可替代的药理作用，如三氧化二砷治疗白血病，这些药物的应用将会受到重视。

（七）中药的有效成分和有毒成分

　　随着时代的发展，应用现代技术方法研究中药已经有了近一个世纪的积累，化学研究，药理学研究以及相关学科的研究，使我们更深刻的认识到传统药物发挥作用的物质基础和作用机制，尽管我们还不能完全解释传统药物治疗疾病机制和效果，但对中药中成分的研究已经取得一定进展。

　　在有 "毒" 记载的中药材的研究中，我们已经认识了大量的化合物，并进行了大量生物活性和安全性评价。现代研究结果显示，中药中发挥治疗作用和产生毒性作用的物质基础可能存在三种情况，一是发现具有治疗作用和显著药理活性的化合物；二是发现既有药理作用又有毒性作用的化合物；三是具有毒性作用的化合物。实际上，这种分类方法是一种理想的分类方法，实际上很多化合物并不容易这样划分。

具有显著药理作用的化合物是新药研发的重要资源。对于具有显著药理作用而且具有显著治疗疾病作用的化合物，可以开发成为现代药物，用于治疗疾病。目前临床上应用的药物中，很多药物都是来源于天然产物的化合物。

具有药理作用并具有毒性作用的化合物是比较常见的。自然界存在的物质具有自身的特点和规律，中药化学成分表现的多样性，是普遍现象。对于一种化合物，同时具有药理活性和毒性作用是多数活性化合物的共同特点。对于这些化合物，如果能够发现可以治疗疾病，并能够采取适当的方法避免或减弱其不良反应或毒性，也可以成为临床应用药物。而对于这些化合物，在中药临床应用中可能发挥着更为重要的作用，但这种作用尚需要大量研究来证明。

在中药中发现有毒性的成分也是正常现象。虽然纯粹只有毒性的化合物成分也是非常罕见的，包括目前认识的马兜铃酸，也可能隐藏着尚未发现的药理作用。但是，对于只认识到毒性作用的化学成分，在没有有效控制条件下，避免使用是正确的措施。

目前对于记载有"毒"的中药材的研究还不充分，对这些药物毒性成分的深入认识，将有利于深入认识中药的药理作用及其物质基础，有利于临床应用这些药物治疗疾病，为保障人民健康做出贡献。

（宋俊科 杜立达 杨秀颖 李 莉 杜冠华）

第三章　中药毒理学的理论传承与发展

安全、有效、质量可控是药品的三大基本要素，安全居其首位。随着中药在世界范围内的广泛使用以及药品不良反应监测体系的不断完善，中药中毒事件频频发生。中药的安全性受到广泛重视，中药的毒性也开始成为人们关注的重点。

中药中毒事件显现出中药的毒理学问题，如1985~2000年的龙胆泻肝丸事件，很多中老年患者长期服用龙胆泻肝丸后均出现尿毒症，甚至肾衰竭。究其原因，是因为龙胆泻肝丸中将含有马兜铃酸的关木通代替了无毒的木通，长期服用含马兜铃酸的中草药导致机体肾脏损害。此外，还有何首乌、补骨脂、川乌等多种中药材以及相关中成药的不良反应临床报道，中药的安全性问题越来越受到政府高度重视和社会的广泛关注。

因此，了解中药毒理学发展历程，加强中药毒理学研究，开展有毒中药的毒性成分、毒性机制以及相关限量标准研究对于中药毒理学学科发展具有重要的指导意义。

第一节　中药毒性概念的形成过程

中医药对中药毒性概念的认识，古今有很大的差异。古代常常把毒药看作是一切药物的总称，毒性是药物的一种偏性；又认为毒性是药物副作用大小的标志。随着科学的发展，医学的进步，后世对中药毒性的认识逐步加深。所谓毒性一般系指药物对机体所产生的不良影响及损害性，包括急性毒性、亚急性毒性、亚慢性毒性、慢性毒性和特殊毒性如致癌、致突变、致畸胎、成瘾等。中医药学对中药"毒性"的认知历史悠久，从远古时期对"毒即是药"的模糊认识，到《神农本草经》中对中药进行毒性分级的嬗变，为中药毒性理论体系的形成和发展奠定了基础。

一、远古我国人民对药和毒的认识

追溯中药毒性的起源，来源于远古时期神农尝百草[1]。西汉初陆贾《新语·

道基》篇记载："神农以为行虫走兽难以养民，乃求可食之物，尝百草之实，察酸苦之味，教民食五谷"[2]。中国传统药学奉神农为始祖，故人民茹草饮水，采树木果实，生吃螺、蚌之肉，故尔常被疾病、毒物所伤。于是《淮南子·修务训》中云："神农乃教农播种五谷，亲尝百草之滋味，水泉之甘苦，令民知所避就。当此之时，一日而遇七十毒"。《史记·补三皇本纪》云："神农氏以赭鞭鞭草木，始尝百草，始有医药"，晋代皇甫谧《帝王世纪》云："炎帝神农氏……尝味草木，宣药疗疾，就夭伤人命"。对于神农"宣药疗疾"，《圣济总录·中药毒》云："神农尝百草，一日而七十毒以辨相得、相反、相恶、相畏。至于有毒、无毒，各有制治。然药无毒，则疾不瘳"[2]。以上史料真实记录了远古时期药物发现以及对药物毒性认识和应用的过程，由最初的口尝身受辨别有毒无毒，无毒者为"食"，有毒者为"药"，逐渐认识到"有毒者"也具有双重性，即既有害亦有利，有毒者亦可为"药"。尽管这些经验的积累还是零星和肤浅的，但对后世进一步正确认识中药毒性，准确运用有毒中药攻疾却病奠定了基础。

夏商周时期，经过更多的实践探索，对中药毒性的认知也更加深入，毒性分级的概念出现，对中药毒性反应的治疗也积累了初步的经验。《周礼·天官冢宰》载："医师——掌医之政令，聚毒药以供医事"。《素问·汤液醪醴论》云："黄帝曰：上古圣人作汤液醪醴，——今之世不必已何也？岐伯曰：当今之世，必齐毒药攻其中，镵石针艾治其外"[3]。《素问·脏气法时论》又云："毒药攻邪，五谷为养，五果为助，五畜为益，五菜为充，气味合而服之，以补精益气"。《圣济总录·中药毒》释之为："然药无毒，则疾不瘳。《内经》所谓知毒药为真者，乃用药之要也"[4]。以上史料记载了春秋战国以前人们对中药毒性的理解，即能够用于治病的药物统称为"毒药"。

然而随着中药毒性理论的不断发展和对中药毒性认识的不断深入，人们逐步认识到药物作用的两重性，有毒药物须严格控制，而无毒药物也不可多服久服。《素问·五常政大论》云："帝曰：有毒无毒服有约乎？岐伯曰：病有久新，方有大小，有毒无毒，固宜常制矣。大毒治病，十去其六，常毒治病，十去其七，小毒治病，十去其八，无毒治病，十去其九，谷肉果菜，食养尽之，无使过之，伤其正也"[5]。表明毒药的毒性有大小，应根据病情酌情使用，适可而止，以不伤正、不伤人为宜。这种根据药物毒性大小，将药物划分为"大毒"、"常毒"、"小毒"、"无毒"的分类方法，是中医对药物毒性分级的最早模式。

此后，进一步认识到与中药毒性相关的影响因素不仅仅在于药物本身，还与个人体质有关，并且对于中药毒性反应的发生提出了最初的预防和治疗方法。《灵枢·论痛》云："胃厚色黑、大骨及肥者皆胜毒[5]""瘦而薄胃者皆不胜毒"。《素问·五常政大论》又云："能毒者以厚药，不胜毒者以薄药"。

以上史料说明药物毒性反应的发生与个人体质状况密切相关，有毒中药的使用需根据个人体质和耐受程度进行合理应用。我国现存最早《五十二病方》首次提出了乌头类药物有毒，并且"毒乌豙（喙）者，饮小童弱（溺）"。最初提出了对于乌头类药物中毒的解救方法，并且为后世的中药中毒治疗方法提供借鉴。

二、秦汉时期对药物的毒的认识

秦汉时期，我国现存最早的本草学专著《神农本草经》的问世，标志着对中药毒性认识渐趋全面。"药有酸、咸、甘、苦、辛五味，又有寒、热、温、凉、四气及有毒无毒。"书中收载365种药材，并根据有毒无毒将中药分为上、中、下三品，云："上药一百二十种，为君，主养命以天，无毒，多服、久服不伤人。欲轻身益气、不老延年者，本上经"；"中药一百二十种，为臣，主养性以应人。无毒、有毒，斟酌其宜，欲遏病补虚羸者，本中经"；"下药一百二十五种，为佐使，主治病以应地。多毒，不可久服。欲除寒热邪气、破积聚愈疾者，本下经"。在具体药物条目下标有"毒性"的著作，最早见于《吴普本草》，如大黄："神农、雷公：苦，有毒；扁鹊：苦，无毒。"此后，历代本草著作在各药条目下，一般都有"有毒"或"无毒"的记载，或按大毒、有毒、小毒或微毒以标注其毒性的大小，指导用药安全。如在乌头、附子等药项下，记有"味辛温有毒"，贯众"味苦微寒有毒"，芫花"味苦温有毒"，巴豆"味辛温有毒"等。这使人们更谨慎地使用有毒中药，从而预防中毒[6]。

随着对有毒中药的理解和认识不断深入，逐渐认为毒性药物虽然能损伤机体，但若能妥善加以利用，是可以变害为利。《淮南子·缪称训》云："天雄、乌豙，药之凶毒也，良医以活人[7]"，故天雄、附子、乌豙虽有毒，但良医仍能汇而藏之以活人，足以说明当时能够掌控中药的毒性并使其为患者所用。

为了进一步合理地使用有毒中药，提出了"七情"合和配伍理论[8]。药有阴阳配合，子母兄弟，根叶华实，草石骨肉。有单行者，有相须者，有相使者，有相畏者，有相恶者，有相反者，有相杀者。凡此七情，合和时视之。当用相须、相使者良，勿用相恶、相反者。若有毒宜制，可用相畏、相杀者。不尔，勿合用也"。同时提出了使用有毒中药的基本准则，《神农本草经》曰："若用毒药疗病，先起如黍粟，病去即止，不去倍之，不去十之，取去为度。""药性有宜丸者，宜散者，宜水煎煮者，宜酒渍者，宜膏煎者，亦有一物兼宜者，亦有不可入汤酒者。并随药性，不得违越"。即使用有毒中药，应严格把握适应证，同时根据药性与毒性的特征特点，选择适宜的剂量和剂型，中病即止，不效渐加，取效有度，根据病情，辨证用药。

汉代张仲景从药物炮制、方剂配伍、服用方法等方面制定了有毒中药应用的基本法则，被誉为史上合理使用有毒中药第一人。其《伤寒杂病论》明确记载了常用有毒中药的炮制减毒和配伍制毒方法。如乌头用蜜炙，附子用火炮，半夏汤洗去滑、姜制，芫花熬等；组方用半夏多与生姜配伍，附子常配甘草、人参、干姜等。其运用有毒中药探索的经验一直为后世所效法。

三、唐宋以后对药物毒的认识

宋元明清时期，对有毒中药的内涵、毒的特性与效能、控毒等关键问题的探索更加深入，强调和突出"毒–效–证"之间的关系，为有毒中药的运用以及中药毒理学理论体系的构建积累了丰富的经验[9]。《内经》所谓知毒药为真者，乃用药之要也"[10]。《类经·五脏病气法时》更加明确指出："药以治病，因毒为能"[11]。如附子，《本草新编》谓："附子之妙，正取其有毒也。斩关而入，夺门而进，非藉其刚烈之毒气，何能祛除阴寒之毒哉……以毒治毒，而毒不留，故祛寒而阳回，是附子正有毒以祛毒，非无毒以治有毒也"[12]。说明正是中药的毒性才使其发挥了显著的治疗效能，即毒为药之效能。

《类经·五脏病气法时》提出了毒为药之偏性的理论："所谓毒者，以气味之有偏也"，故药物的"毒性"，又指药物的"偏性"。药之所以能祛邪疗疾，正因为其具有某种偏性，以偏纠偏。自宋代以后，医家在前人用毒控毒经验的基础上，结合临床实践经验，总结出多种行之有效的用毒经验。如《卫济宝书》云："猛烈之疾，以猛烈之药，此所谓以毒攻毒也"。明代张仲景在《类经·五脏病气法时》中云："药以治病，因毒为能，所谓毒者，以气味之有偏也……欲救其偏，则惟气味之偏者能之，正者不及也"[13]。可见药物的毒性即偏性，治疗疾病需以偏纠偏。《本草蒙筌》云："有药有毒之急方者，盖药有毒，攻击自速，服后上涌下泄，夺其病之大势是也"。是谓病重势危时，可据病位之上下，顺其病势，因势利导，以夺其病势，祛其邪气，是治病之捷法，乃《黄帝内经》所谓"其上者引而越之"、"其下者引而竭之"的具体运用[9]。

四、现代对中药毒的认识

1949年以来，国家十分重视中医药学的发展，迄今为止，共发布11版《中国药典》，为中药的安全合理应用提供了法律保障。国家药政部门颁布的《关于医疗用毒性药品的管理规定》，为毒性药材的安全使用提供了行政上的保障。出版了多部反映当代本草与中药学学术水平的代表著作，如《中药志》《全国中草药汇编》《中药大辞典》《中华本草》《毒药本草》《有毒中药大辞典》等，其中包括对毒性药材的标注及毒性成分、毒理描述、中毒解救方法、如何防范中药毒性的发生等内容。对中药毒性的认识在人类历史发展的进程中得以不断丰富与发展[14]。

第二节　中药毒理理论的发展

一、中药毒性理论的起源

人们对中药毒性的最初认识来源于《淮南子·修务训》中所记载的："神农……尝百草之滋味，水泉之甘苦，令民知所避就，当此之时，一日而遇七十毒"。《史记·补三皇本纪》云："神农氏以赭鞭鞭草木，始尝百草，始有医药"。神农尝百草的传说客观上反映了我国劳动人民认识药物毒性的艰苦实践过程，同时为人们发现药物与药物的毒性奠定基础。

二、中药毒性理论的萌芽

战国秦汉时期，《黄帝内经》中最早记载了关于药物毒性的相关理论，其中"有故无殒"思想的提出为我国中医学和中药毒性理论的发展奠定了坚实的理论基础[15]。中医传统理论认为，中药的毒性是其治疗作用的基础。《素问·五常政大论》云："大毒治病，十去其六，常毒治病，十去其七"。据此，《景岳全书·类经》里对中药毒性的含义做了如下概括："药以治病，因毒为能，所谓毒者，因气味之有偏也……所以去人之邪气。"即中药的毒性成分也是其发挥广泛药效作用的重要物质基础。但在对中药进行安全性评价时，又必须将中药的毒性和治疗作用区分开来，《黄帝内经》"有故无殒"的思想为我们提供了相关的理论依据。《素问·六元正纪大论》："黄帝问曰：妇人重身，毒之何如？岐伯曰：有故无殒，亦无殒也。帝曰："愿闻其故何谓也？ 岐伯曰：大积大聚，其可犯也，衰其大半而止，过者死。"张景岳对此作出如下解释："重身，孕妇也，毒之，谓峻利药也，故如下文大积大聚之故，有是故而用是药，所谓有病则病受之，故孕妇可以无殒，而胎气亦无殒也，殒，伤也。"即对中药的认识已不局限于孤立地研究药物本身，而是更多关注药物与机体的相互关系。当机体有邪气时，药物作用于病邪，发挥其治疗作用；而当药物作用于正常机体时，毒性作用就会显现出来。"有故无殒"的思想在历代多用于指导妊娠期的用药，但究其原理，实为对中药药性与毒性的认识，强调的是药与证之间的密切联系。此外，《黄帝内经》还指出要在安全剂量范围内使用有毒中药方可避免中药中毒反应的发生。所谓治疗就是用药物之偏纠正疾病之偏，凡药都具有不同程度的毒性（毒副反应），应当尊崇"谷肉果菜，食养尽之"的养生方法。若机体出现阴阳失衡而求之于药，也应根据病情的治疗需要选用大毒、常毒、小毒、无毒之药，所谓"有毒无毒，所治为主。适大小为制也"，且最多也只是"无毒治病，十去其九"。即：切不可过度用药，甚至连谷肉果菜这样的食物也不可使用过度。为了调和或减轻中药的毒性，《黄帝内经》提出了"君、臣、佐、使"的方剂配伍理论，其中佐药和使药常有调和峻烈药物之毒性的作用。《黄帝内经》为中药毒性理论的形成奠定了坚实的基础，但是缺少具体的践行方法及保障这些理论落实的具体要素[4]。

《神农本草经》是我国现存最早的本草专著，首次提出将"有毒、无毒"作为分类标准将中药分为上、中、下三品，并根据四气五味、炮制方法、配伍制剂、用药原则等联系起来对中药的基本理论进行了简要的论述，并提出了一些对于中药中毒反应的救治方法。《神农本草经》为后世形成具有可行性的中药毒性理论提供诸多实践经验和方法，但对于"毒"的含义的诠释仍然笼统而模糊。同一时期《吴普本草》对中药毒性理论进行了进一步的阐释。文中对各药之下的大毒、有毒进行了明确的标注和记载，对药物毒性进行了二级定量分级，个别药物还有七情的记载。如"丹砂……畏磁石，恶咸水"。另外还有药物的形态描述、产地、采收、功效、主治等。这为界定药毒性提供了更多的规范。《淮南子》中有记载："天雄，乌喙最凶毒，良医以活人"。说明当时人们对有毒中药能够正确对待，并能够正确合理驾驭药物的毒性。《伤寒论》一书更加全面地记载了有毒中药的适应证、配伍、炮制、剂型以及用法用量等。这一时期，中药毒性理论已逐渐与中医治疗学有机结合，中药毒性系统理论初步形成。

三、中药毒性理论的发展

陶弘景撰的《本草经集注》是中国现存较早的本草专著，是以《神农本草经》为基础，对晋代以前的名医记录进行整理和注释而成的综合性本草著作，其所建立的中药理论体系是中医药理论框架形成的重要标志，进一步推动了中药毒性理论的发展[16]。在《神农本草经》中，首次将"毒"的概念规范为药物的不良反应，明确将中药毒性列入中药药性理论的范畴，并根据"大毒"、"有毒"、"小毒"进行了三级定量分级。《本草经集注》遵循了《神农本草经》有关药物毒性的概念界定，进一步阐释了有毒药物的服用方法，并总结了药物解毒实例。如"毒中又有轻重，且如狼毒、钩吻，岂同附子、芫花辈耶"，因此提出"皆须量宜"的原则，即应根据药物毒性的不同，采用不同的剂量标准。更具实际意义的是，《本草经集注》还创设了"解毒"专篇，介绍了各类中毒的处理方法，包括解虫兽毒5条、解病邪毒3条、解药毒25条、解食物毒7条、解服药过剂闷乱1条，共41条。如以黄连汁、大豆汁、生藿汁、葛蒲汁、寒水石煮汁解巴豆毒；以生姜汁煮干姜汁解半夏毒等，这些解救中药中毒的有效方法有些至今仍有很高的临床应用价值。这是本草中最早的"解毒"专篇，不仅为后世临床合理应用有毒中药提供借鉴，还深刻影响了后世本草的编写体例[17]。

魏晋时期服石成为风尚，名医皇甫谧就因服寒食散而造成损害，《晋书·皇甫谧》有云"又服寒食药，违错节度，辛苦荼毒，于今七年"。可见社会风尚会对药物毒性的认识产生有很大影响，但临床实践又检验了人们主观认识的正确性，促进了中药毒性理论朝着正确的方向发展。南朝的《雷公炮炙论》是我国第一部炮制专著，为后代的中药加工炮制确立了操作规范[18]。配伍是中药最为常见的用药形式。通过复方配伍降低中药的毒副作用，扩大有毒中药的治疗范围是古今公认的保证临床用药安全有效的措施之一，也是中医药的特色之一。在长期的医疗实践中，中医药形成了一系列配伍减毒理论。七情配伍中的相杀、相畏配伍是专门对有毒中药配伍减毒理论的论述。配伍减毒理论的提出使重要毒性的界定较前一时期更加具体，炮制方面专著的出版及不断更新和修改，进一步发展了中药毒性理论。

四、中药毒性理论的充实

隋朝巢元方在《诸病源候论》中提到："凡药物云有毒及有大毒者，皆能变乱于人为害，亦能杀人。但毒有大小，自可随所犯而救解之。"对药物的毒性标记进行了阐释，这种认识一直沿用至今。唐显庆四年颁布了经政府批准，由苏敬负责的具有国家规模和水平的第一部官修本草《新修本草》，是我国也是世界第一部国家药典[20]。药典作为专门记载药品标准的典籍，是一个国家有关药品质量规格的最高法典。通常由国家组织力量编撰，并由政府颁布施行，具有法律的约束力，为药品的生产、供应、检验和临床应用提供了依据。药典的出现对中药毒性理论的发展具有里程碑式的意义。唐开元年间，陈藏器编撰了一部用以总结唐代药物学的一部重要著作《本草拾遗》[20]，此书扩展了用药范围，并对中药毒性进行了大毒、有毒、小毒和微毒的四级定量分级，且进行了详细标记。至五代韩保昇等编成《蜀本草》，总结了本草中七情畏恶药物，首先统计七情数目，"相恶者六十种，相反者十八种"，为防毒、控毒提供了新方法，此时期，中药毒性理论得到了进一步的充实。

五、中药毒性理论的扩展

《四库全书总目提要》中说："儒之门户分于宋，医之门户分于金元"，这一时期，医家争鸣，产生了诸多医学流派，也产生了很多学术观点，丰富了中医学的内容，同样也壮大了中药毒性理论的知识。宋代唐慎微编撰的《证类本草》将书中有毒药物的药性和功用中标明了"有毒"或"有大毒"、"有小毒"、"微毒"，约计266种，同时附以制法，为后世提供了炮制相关资料。北宋时期《太平圣惠方》记载了"十八反"的内容，南宋时期《宝庆本草折衷》引用了《经验方》里的"十九反"歌诀，《儒门事亲》首次记载"十八反"歌诀，《珍珠囊补遗药性赋》正式提出"十九畏"歌诀。

用药配伍禁忌理论的提出使中药毒性理论得以进一步发展壮大，这一时期多项著作问世。如寇宗奭的《本草衍义》指出中药之"良"、"毒"的重要性，进一步加深了对中药毒性的理解和掌控能力。张子和在《儒门事亲》说："凡药皆毒也，非止大毒、小毒谓之毒，虽甘草、苦参，不可不谓之毒，久服必有偏胜。"这些都说明了当时的人们了解了药物的毒性的治疗作用，也了解了药物的毒副反应，对药物毒性的界定是明确而全面的。另外，在《儒门事亲》中还可见到中医特色的毒理痕迹，如"服银粉、巴豆大毒之药，入于肠胃，乳食不能胜其毒，毒气循经而上，至于齿龈，齿龈牙缝，为嫩薄之分，反为害也。""乃邪热之毒在于皮肤，以磁片撒出血则愈，如不愈，则以拔毒散扫三、二十度必愈矣。"

总之，中医药在宋金元时期，不仅是著作众多，而且在理论方面开始分化，既有毒性即是药性之说，又有毒性与药性的从属关系的论述，还有对毒性就是药物毒副反应的论述，还正式提出"十八反"和"十九畏"配伍禁忌理论。临床医家对中药毒性的把握更加全面、客观，临床应用更加纯熟，中药毒性理论发展也进一步壮大。

六、中药毒性理论的基本完善

明代医药家李时珍在《本草纲目》中对中药毒性作了最系统的总结，其编撰工作的完成标志着中药毒性理论的基本完善。书中对每一味药按释名、集解、修治、气味、主治、发明、附方等项分别叙述，详细地介绍了药物名称的由来和含义、产地、形态、真伪鉴别、采集、栽培、炮制方法、性味功能、主治特点。根据实物说明和临床实践经验对药物进行详细的记载，内容翔实，突出了辨证用药的中医特色，使中药毒性理论的更具系统性和全面性。如《本草纲目》载："砒乃大热大毒之药，而砒霜之毒尤烈；鼠雀食少许即死，猫犬食鼠雀亦殆，人服至一钱许亦死；（蓖麻）捣膏以箸点于鹅马六畜舌跟下，即不能食，点肛门内，即下血死，其毒可知矣；芫或作杬，其义未详；去水言其功，毒鱼言其性，大戟言其似也……"其试验，具有现代动物实验的思想，给现代中药毒理研究以启迪。《本草纲目》不仅描述了有毒药物中毒的情况，还对未标明有毒的药物和因配伍不当造成中毒的也有详细记载。比如有"（曼陀罗）花，子有毒，……并入麻药。相传此花笑采酿酒饮，令人笑；舞采酿酒饮，令人舞，予尝试之，饮须半酣，更令人或笑或舞引之，乃验也"的记载。

明代，中药毒性的含义得以全面的阐释。张景岳在《类经》里对中药毒性的含义作如下概括："药以治病，因毒为能，所谓毒者，因气味之有偏也。盖气味之正者，谷食之属也，所以养人正气；气味之偏者，药饵之属也，所以去人之邪气。"另《本草正·毒草部》云："又如药之性毒者，何可不避？即如《本草》所云某有毒某无毒，余则甚不然之，而不知无药无毒也。故热者有热毒，寒者有寒毒，若用之不当，凡能患者者，无非毒也。即如家常茶饭，本皆养人之正味，其或过用误用，亦能杀人，而况乎以偏味偏性之药乎？"此外，又有医家提出"毒药，谓药之峻利者。"可见这一时期对中药毒性的理解更加全面、更加细致，对毒性的掌控能力也有极大的提升。经过历史长河的淘炼，中药毒性理论得到了基本完善[21]。

七、中药毒性理论的近现代发展

近年来，结合中药药理和毒理学研究，对中药毒性理论的认识更加深入具体。《中药大辞典》将药物毒性的大小分为剧毒、大毒、有毒、小毒、微毒五级，为最详细的中药毒性分级方法，中药理论工作者将中药"毒"的含义概括为三个方面。

（1）本身具有一定毒性的中药，如乌头、马钱子等，现已探明乌头碱对心脏有很强的毒性作用，而马钱子所含番木鳖碱则兴奋中枢神经，过量引起呼吸肌痉挛而致死亡。

（2）历代皆言无毒之品，但在单味使用过程中，或提纯成单体经其他途径给药时，呈现出明显毒性反应，如甘草、黄连等。甘草是最常用的中药之一，而国外学者曾先后报道长期服用甘草或甘草甜素可引起假性醛固酮增多症，黄连及其成分小檗碱则被人认为会造成新生儿葡萄糖-6-磷酸脱氢酶（G-6-PD）缺乏，会引起严重的新生儿溶血性黄疸而禁用。

（3）机体在不同机能状态下，由于药物的不当使用引起的损伤，即所谓"疮家不可发汗"，"虚邪之体忌用下法"。

八、现代中药毒理学研究的应用与发展

传统中药在中国发展几千年，其悠久的历史佐证了其疗效的独特性且具有强大的生命力。19世纪中叶，西方医药进入我国，出现了中西两大医学体系的碰撞和渗透。我国老一辈医药学家，开始应用现代毒理学的理论、技术和方法来研究中药的毒性、毒作用机制以及产生毒作用的物质基础。自此，中药毒理的现代研究才逐渐形成并不断发展，形成了中药毒理学的研究规范。

自20世纪20年代以来，国内外学者应用现代毒理学方法对中药的毒性进行了研究。如对关木通肾毒性机制的实验研究，在动物模型上确认大量短期服用关木通及其复方均出现肾毒性，并呈现急性肾小管上皮细胞损伤为主而并伴随肾间质纤维化的组织病理学特点。此外，还有中药毒性成分、毒性机制等多方面多角度的研究，研究方法涉及中药急性毒性、长期毒性、局部毒性、溶血性、光敏性、依赖性等实验内容。

近代以来，我国逐步颁布了中药毒理学研究相关的法规。1992年卫生部制

定发布了《有关中药部分的修订和补充规定》；1994年卫生部颁发《中药新药研究指南》；1999年国家药品监督管理局出台了《中药新药药理毒理研究的技术要求》；2005年国家食品药品管理局发布了《中药、天然药物研究技术指导原则》；2007年规定中药注射剂或5类以上创新药物非临床安全性评价应在通过《药物非临床研究质量管理规范》(Good Laboratory Practice，GLP)认证的实验室进行。由此可见，中药毒理学研究逐渐走向规范化、法制化的轨道[6]。

近年来，国家高度重视有毒中药的研究和应用，先后支持国家自然科学基金项目、国家973项目、国家中药GLP平台建设等100多个项目，研究对象涉及传统有毒中药和现代有毒中药。研究内容包括有毒中药物质基础、基础作用机制、解毒机制等方面。今后，中药毒理研究将在继承传统的基础上，借鉴现代毒理学的研究思路和方法，为中药安全性评价提供理论、方法及规范，对中药毒理学研究与不良反应检测提供标准体系、评价体系与方法学示范[22]。

（高　月）

参考文献

[1] 平静，王均宁，张成博.远古至秦汉中药毒性理论及嬗变的文献研究［J］.中华中医药杂志，2012，27（4）：995-998.

[2] 汉·陆贾.新语.见诸子集成（三）［M］.长春：长春出版社，1999.

[3] 宋.赵佶.圣济总录［M］.北京：人民卫生出版社，1962.

[4] 周宜，陈钢，张新渝，等.《黄帝内经》中的中药毒性理论［J］.四川中医，2009，27（3）：33-34.

[5] 任廷革.黄帝内经灵枢经［M］.北京：人民军医出版社，2006.

[6] 彭成.中药毒理学［M］.北京：中国中医药出版社，2014.

[7] 刘安（汉）.见诸子集成［M］.长春：长春出版社，1999.

[8] 周祯祥，蔡青.七情配伍理论研究［J］.湖北中医杂志，2005，27（10）：31-32.

[9] 于鹰，王均宁，张成博.魏晋至明清对中药"毒性"认知发展的文献研究［J］.中华中医药杂志，2014，29（5）：1344-1346.

[10] 赵诘（宋）.圣济总录［M］.北京：人民卫生出版社，1962.

[11] 张介宾.类经［M］.北京：人民卫生出版社，1965.

[12] 陈士铎，徐春波.本草新编［M］.北京：中国中医药出版社，1996.

[13] 东轩居士.卫济宝书［M］.北京：人民卫生出版社，1956.

[14] 廖明阳.我国药物毒理学研究现状与展望［J］.中国药理学与毒理学杂志，2015，29（5）：727-728.

[15] 周宜，陈钢，夏丽娜，等.从《内经》"有故无殒"思想看中药毒性研究［J］.中国中医基础医学杂志，2007，13（5）：342-343.

[16] 孙鑫，钱会南.《本草经集注》对《神农本草经》中药学理论体系的发展［J］.环球中医药，2016，9（12）：1484-1486.

［17］尚志钧．梁·陶弘景《本草经集注》对本草学的贡献［J］．北京中医药大学学报，1999，22（3）：7-8．

［18］张成俊，周澜．《雷公炮炙论》经典炮制方法及研究［J］．现代中药研究与实践，2007，22（3）：50-52．

［19］谢新年，郑岩，谢剑鹏．《新修本草》成书概要及其学术价值［J］．中医学报，2010，25（6）：1235-1236．

［20］袁鑫，张水利，詹敏．《本草拾遗》土芋的本草考证［J］．中国中药杂志，2010，35（9）：1204-1208．

［21］郑君，张成博，张昆．中药毒性理论的渊源及沿革［J］．四川中医，2011，29（1）：67-69．

［22］高月．中药安全性研究基础与方法［M］．北京：军事医学出版社，2017．

第四章　中药毒及毒性的现代认识

"毒"作为中药的一种性能概念在我国中医药学中具有悠久的历史，中医药学所提出的一系列用药原则和方法组成了具有独特内涵的中药"毒"的理论，为认识中药的性质、功能、毒性等提供了理论依据。

应用中药治疗疾病，须正确理解中药毒的概念，明确中药毒的内涵，既不能简单认为中药无毒，也不能简单认为中药有毒。中药的毒是一个特殊的定义，如不加限定地将其视为有毒或无毒，并将其绝对化，既不符合客观实际，也有违科学原则。为此，重新审视中药毒性，明确中药毒的概念，并对其进行科学评价具有重要的实际意义。

在传统的中药文献中，对药物药性的表述有四气、五味和毒的有无，毒的概念出现与认识药物是同步的，传说的神农尝百草的故事反映的就是药物毒的认识。在中药的古代药学著作中，对药性描述就包括"有毒"或"无毒"的内容，虽然在文献中将毒作为药性来论述，但并没有记载为药物的毒性，这既是文字表达的特点，也与对药物作用和毒性的认识有关。

近年来，随着中医药现代研究的进步和药物应用扩展，有关中药不良反应和毒性事件的报道逐渐增多[1~6]。进一步凸显出中药毒的再认识与研究的重要性。因此，在准确理解中药传统对毒的利用和防控经验的前提下，科学认识和评价中药的毒及中药毒性特征是重要的研究课题。

第一节　中药毒的传统认识

一、中药毒的传统内涵

"毒"在我国古汉语中的本意是一个中性形容词，表示"多也"、"重也"、"剧也"、"峻烈也"等，清代段玉裁在《说文解字注·第一篇下》注云："'毒'兼善恶之辞，犹'祥'兼吉凶，'臭'兼香臭也。"据此推之，毒应既指"恶而厚"（坏），亦指"善而厚"（好）。随着语言的不断发展，时至今日"毒"字的含义已更多指"恶而厚"（害）[7]。"毒"字本意的双重性及衍变是中药毒性含义模糊，辨识困难的根本原因[8]。

从古代对中药"毒"的认识过程来看，中药"毒"的科学内涵大致可以概括广义之"毒"与狭义之"毒"。所谓广义的"毒"主要有两种涵义：①药物的总称。即"毒"与"药"通义，"毒"即是药。古人对药毒不分，认为凡可治疗疾病的药物皆称为毒药。中医对药物"毒"的描述最早见于《周礼·天官·冢宰》[9]，谓"医师掌医之政令，聚毒药以供医事"，这里的"毒药"是药物的总称。明代《类经·卷十二》[10]云："毒药者，总括药饵而言，凡能除病者，皆可称之为毒药"。②"毒"即药物的偏性。中医药学认为，药物之所以能治疗疾病，就在于他具有某种偏性。临床用药是利用中药具有的偏性，以祛除病邪，调节脏腑功能，纠正阴阳盛衰，调整气血紊乱，以使之恢复平衡，从而达到治愈疾病的目的。古人常将药物的这种偏性称之为"毒"。

古人对药的毒的认识最早应是源于在寻找食物过程中对药物的发现和认识，并在实践经验中逐渐积累所得。从某种意义上说，中药学的发展史也是中药毒性的认识史。《淮南·修务训》中记载："神农尝百草之滋味，水泉之甘苦……一日而遇七十毒。"《黄帝内经·素问·脏气法时论》亦有"毒药攻邪，五谷为养，五果为助"之说。

此为古人对中药毒认识的第一阶段，集中在西汉以前，认为凡治病之药皆为毒药，反映了这一时期医生在用药过程中，对疗效和毒性已经有了一定的认识[11]。此时表述的毒实际上是统指能够对人体引起反应的作用，既包括治疗疾病的药理作用，也包括对人体有害的作用。

东汉时代，我国第一部药物学专著《神农本草经》明确指出药物的毒，并根据有毒、无毒概念，将药物分为上、中、下三部分，书中称为上药、中药、下药，后世称为"三品分类法"，因而也有"上品"、"中品"、"下品"的说法。大体上是把可久服补虚的药物看作无毒，而攻病愈疾的药物称为有毒，并指出"下品多毒，不可久服。"说明下品多有毒，但却是用来治疗疾病的药物，这是关于中药毒的最早文献记载。

隋代巢元方《诸病源候论·解诸药毒候》所说："凡药云有毒及大毒者，皆能变乱，于人为害，亦能杀人。"即明确地指出"毒"是药物的毒副作用[12, 13]。这种认识是在古人对毒的认识的基础上，进一步明确了毒的变迁和概念，是对中药毒认识的补充，将药物毒的治疗作用的另一方面更明确的表述出来，这种对毒的认识更接近现代对药物毒的认识。由此可见，随着中药的长期应用，古人对于中药毒性的认识也逐步深入，此阶段的中药毒逐渐聚焦于对人体有害的作用，与现代认识开始趋于一致[14]。

金代《儒门事亲·卷二》[15]云："凡药有毒也，非止大毒小毒为之毒，甘草、苦参不可不谓之毒，久服必有偏胜"。可见，每种药物都具有各自的偏性，中药理论将这些偏性统称为"毒"。所谓狭义的"毒"，即指药物可以对人体造成伤害的性质。有毒的药物，大多性质强烈，作用峻猛，极易损害人体，常用治疗量范围较小，安全性低。药量稍微超过常用治疗量，即可对人体造成伤害。正如隋代《诸病源候论·卷二十六》[16]云："凡药物云有毒及大毒者，皆能变乱，于人为害，亦能杀人"。明代《类经·卷四》[17]云："毒药，为药之峻利者。"据此推断，砒石、雄黄、轻粉、千金子、巴豆、芫花等有毒中药即为"药之峻利者"，而其中"毒"即为狭义概念，指药物可以对人体造成伤害的性质。

由这些历史文献可以看出，中医药学家在长期临床应用过程中，通过细致的观察、合理的考证和总结，对中药的毒的认识不断明确和准确，中药毒的概念也在不断完善。

二、中药毒的分级认识溯源

中药的毒性属性主要是历代医药学家在长期医疗实践中，在不断观察分析基础上逐步提炼而来。历代中医本草以中药毒性特征的差异将中药分为"剧毒"、"大毒"、"常毒（中毒）"、"小毒"、"微毒"、"无毒"等不同，力求能准确地表达各类中药的毒性大小及作用强弱。

在古代药学文献中，不同时期及著者对药物毒性认识的不同，毒性分级标准略有差异。

关于中药毒分级的最早现存文献是东汉时期的《神农本草经》，在该书中将药根据毒的有无分为上、中、下三部分：分别为上药一般无毒，可久服；中药或有毒，或无毒；下药则认为是可以治病的有毒药物。但没有在具体的药物项下标注毒的内容。

《黄帝内经》将方药分为大毒、常毒、小毒和无毒4类，提出"大毒治病，十去其六；常毒治病，十去其七；小毒治病，十去其八；无毒治病，十去其九"的用药预期效果，并提出用药"须无使过之，伤其正也。"（《素问·五常政大论》）

在具体药物条目下标注其毒性，首见于魏晋时期的《吴普本草》，以大毒、小毒二级定量分级。后世的历代本草大多遵循此法，于每药的条目之下标注其毒性分级。

李时珍《本草纲目》将中药的毒分为四级，分别为大毒、有毒、小毒或微毒，在所收载的1892种中药中，有312种被标明出不同的毒类型，并对药物的应用及解毒方法等有了较以前诸本草更为详细的记载。在这一时期对药物毒的认识更关注于对人体的有害作用，与药物的治疗作用有了较大的分离，但并没有将毒与效截然分开。

可以说，传统中药毒性分级主要是源于历代医药学家的经验和认识，尚缺乏客观的指标和对比的数据。因此，同一种药在不同文献中的记载有明显不同的现象也常出现。此外，即使属同一级别的毒，实际的临床表现也存在明显差异。此后历代药学专著中对药物的"毒"的标识都沿用这种形式。

可见，中药"毒"或者"毒性"作为中药的一种性能概念在我国具有悠久的历史，它既概括反映了中药的偏性及由此产生的治疗效应，又反映出药物有毒无毒的安全特征及在一定条件下对机体的不良影响或损害性，古人根据中药毒的性能特征所提出的一系列用药原则和方法组成了中药学科具有独特内涵的"药毒理论"，为认识中药的性质、功能、毒性等提供了理论依据。应当指出的是，这些有关中药毒性认识基本上都是靠人体尝试或者经验知识取得的，古代中药"毒"或者"毒性"与现代中药毒性概念中所谓引起功能障碍、病理变化及死亡的内涵是有所不同，中药"毒性"及"药毒理论"对指导临床安全、有效地使用中药，仍具有一定现实性的指导价值[17]。

现代中药毒的研究中，虽然对中药的"毒"给予了极大的重视，但并没有取得实质性进展。现代研究对中药毒的分级与传统分级方式比较，虽然已开始考虑毒性反应的剧烈程度和治疗量与中毒量的接近程度，但中药的毒性分级迄今尚无统一标准，仍沿用了历史文献的记载方法，而且相互间也不够统一[18]。如《中国药典》（2015年版）一部共收载药材与饮片618种，有毒中药共计83种，在"性味与归经"项下仍沿用历代本草的记载将其标注为大毒、有毒、小毒三级。也只是作为临床用药的警示性参考。《中药大辞典》则采用五级划分法，将中药毒性的大小分为剧毒、大毒、有毒、小毒和微毒。但是，这些分级虽然考虑了一些研究结果，但鲜有创新内容，更少研究获得新的认识，依然是根据传统记载内容进行的转录。

总之，"中药毒的分级"作为中药特有的量化方式，对中药可能产生人体危害程度给予标识，在中医药发展历史上较好地指导了中药的临床应用。但历代本草对毒性分级上多沿袭历代诸家本草之说，没有详细的评估标准，缺少现代研究的系统数据支持，因而不够准确，常给中药毒的现代认识带来混乱。

中药关于毒的标准的缺乏，也导致不同的专著对中药毒的界定存在差异性，如仙茅、山慈菇、艾叶、蛇床子和细辛等很多药材在《中国药典》和《中药学》等不同的著作中记载也不一致[24]，这在一定程度上影响了其对临床的指导作用，也越来越不能适应安全用药的要求。因此有必要对于中药毒的分级进行规范化和标准化研究。

第二节　中药毒的现代认识

一、现代对中药毒的认识

现代医学对药物毒性的研究形成了专门的学科——"毒理学"。毒理学是一门研究外源因素（化学、物理、生物因素），尤其是外源性化学物质对生物体的毒性反应、严重程度、发生频率和毒性作用机制的学科，也是对毒性作用进行定性和定量评价的科学[19]。现代药物毒性概念是指药物对机体产生的不良影响及损害性，包括急性毒性、亚急性毒性、慢性毒性和特殊毒性等的不同。

传统本草与现代药物学有着汇融性，现代研究对中药毒的认识，实际上多数是借鉴并接受了毒理学的观点，对中药的毒性进行研究和评价。因此，现代毒理学的研究和认识是对中药安全性的补充和丰富，但与中药传统记载的毒并不完全对等。现代研究认为，中药毒性的产生可以从三个方面来阐释：①和药物本身的毒性成分有关，如巴豆、斑蝥、乌头等中药主要是由含有的巴豆油、斑蝥素、乌头碱这些具有强烈毒性成分产生的毒性。②和患者的体质过敏有关，同一药物用于不同患者，有些患者可能产生不良反应，中药在临床应用过程中引起过敏反应并不少见，其中以引起过敏性休克和各种药疹者居多。③和某些药物用量过大或服用过久有关，如相关报道显示木通在一般用量时无毒性反应，但当一次剂量超过 60 g，则可能导致急性肾功能衰竭，又如甘草是最常用的平和之药，但如长期过量服用，亦会导致低血钾症，出现血压升高、排尿不利、浮肿等中毒症状。在现代药物学影响下的中药学毒性理念已有相当程度的转变，毒性即药性的概念已被毒副作用取代。

因此，现代中药毒性概念与中药毒性的传统内涵之间既有共性，也有不同。共性是中药传统上的狭义之毒与现代中药之毒均强调了药物对机体的不良反应，也就是对机体造成的不良影响或损伤，甚至致死[20]；不同是传统中药之毒是在中医理论指导下，在长期临床应用观察和经验积累的医疗实践基础上发展而来，具有经验性、整体性、抽象性特点，而现代中药毒性概念则以化学及动物实验为基础，与生理、生化、病理等现代医学相结合，具有直观性和具体性特点。因此，离开中医理论谈中药毒性，似有偏颇。

二、现代对中药毒性的分级

中药的毒性分级迄今尚无统一标准，在现代文献著作中对中药毒性分级，基本沿用历代分级方法进行中药毒性分级，只有详略有所不同。《中国药典》从 1977 年版开始至 2015 年版均对中药进行了 "毒" 的标注，并采用大毒、有毒、小毒三级划分法，对所载药物也未作分类，而是按药名首字之笔画作顺序编次[21]。

也有专著如《有毒中药大辞典》和《常用有毒中药的毒性分析与配伍宜忌》使用四级划分法，前者将有毒中药分为极毒、大毒、有毒和小毒，后者分为剧毒、大毒、有毒和小毒[22]。《中药大辞典》则采用五级划分法，将中药毒性的大小分为剧毒、大毒、有毒、小毒和微毒，为最详细的中药毒性分级法。除了分级的差异外，不同的专著对标识有毒的中药的界定、剂量也存在差异，这在一定程度上影响了其对临床的指导作用[23, 24]。关于中药有毒、无毒的记载和毒性强弱程度的分级上，缺乏实验数据和客观的判断标准，导致中药毒性的评价不系统、不准确。中药的毒性至今无统一定义[25, 26]，这种现象严重制约了中药的应用和发展前景。

近年来，国际上报道的中药不良反应事件中，小柴胡汤、黄连、马兜铃、千里光、益母草、何首乌等，均非《中国药典》所记载的有"毒"中药，由于国内缺乏系统的中药毒性的相关研究资料，面对国外对中药相继出台的一些禁令，难以及时做出有理有据、科学可信的应对措施，其原因之一在于没有对中药做过系统的毒性研究。国外报道的这些中药毒性事件，因《中国药典》未标明毒性，故一经报道不良反应的发生就会放大对中药毒性的渲染。因此，明确中药毒和毒性的概念，准确科学地标识中药的"毒性"，对于中药的发展、应用和传播是十分重要而紧迫的任务。

三、中药的毒性成分及中毒机制

有毒中药品种多、成分复杂，毒性物质基础多样，且在不同的病理（病证）状态下，毒性物质基础与药效物质基础的角色可以发生转换，毒效关系密切。目前研究表明，有毒中药的毒性物质结构多样，按毒性物质的结构类型，主要可以分为以下几类。

（1）生物碱类，如含乌头碱的川乌、草乌、附子、雪上一枝蒿，含士的宁、马钱子碱的马钱子，含莨菪碱、东莨菪碱的天仙子、洋金花，含常山碱的常山、麻黄碱的麻黄、蒺藜碱的蒺藜、苦楝碱的苦楝子，含秋水仙碱的山慈菇、光慈菇、野百合，含苦参碱的山豆根、广豆根、苦参等。

（2）糖苷类，如含强心苷的万年青、八角枫、夹竹桃、无梗五加、蟾酥等，含氰苷的杏仁、桃仁、枇杷仁、郁李仁、白果等，含皂苷的商陆、黄药子等，含苍术苷的苍耳子，含黄酮苷的芫花、广豆根等。

（3）二萜类，如含雷公藤二萜的雷公藤，含闹羊花毒素的闹羊花，含土荆皮二萜酸的土荆皮，含大戟二萜类的大戟、芫花、甘遂等。

（4）毒蛋白类，如含植物毒蛋白的巴豆、苍耳子、蓖麻子、商陆、木鳖子等，含动物毒蛋白的全蝎、蜈蚣、金钱白花蛇等。

（5）其他有机类毒性物质，如含马兜铃酸的关木通、广防己、细辛、马兜铃、青木香、天仙藤等，含吡咯里西啶生物碱的千里光、款冬花等，含蒽醌的大黄、何首乌、芦荟等[27]。

近年来围绕中药毒性和毒理展开的一系列研究表明，中药毒作用机制主要包括四个阶段，即：毒性物质从暴露部位到靶部位的转运，终毒物与靶分子的反应，细胞功能障碍及其导致的毒性，修复与修复紊乱引起的毒性。其中有毒生物碱中以双B型的乌头碱、新乌头碱等的毒性最强。中毒机制是过量的乌头碱先兴奋、后麻痹各种神经末梢，刺激迷走神经中枢，甚至麻痹血管运动中枢、呼吸中枢以致引起心源性休克、呼吸衰竭而致死亡；有毒苷类如杏仁中含有的苦杏仁苷，其在水中的溶解度大，性质不稳定，易被消化酶或同存在于种仁中的苦杏仁苷酶水解。苷元分解可产生有毒的氢氰酸，小剂量氢氰酸有镇咳作用，大剂量则抑制细胞色素氧化酶和呼吸中枢，引起中毒；斑蝥外用其有毒动物蛋白对皮肤有较强的刺激作用，能引起局部红肿、起疱，甚至糜烂。斑蝥素对泌尿系统和消化系统有刺激作用，少数患者会有心动过速和手指、面部麻木等症状；马兜铃酸致肾病的机制目前认为与以下因素有关：诱导肾小管细胞凋亡，促进肾间质成纤维细胞增生或活性增高，引起肾小血管管壁缺血[28]。有毒中药的毒性物质多样，产生毒性的机制相当复杂，研究的广度和深度都有待加强。

第三节　中药毒的现代研究存在的问题和对策

一、中药 "毒" 的概念和特征不明确

在现代研究中，对毒的认识和评价实际上是现代药物毒理学的内容，药物有无毒性主要根据具体的实验结果而确定。而中药的 "毒" 概念完全不同，更重要的是现代文献中沿袭传统记载的信息，却没有给出准确的概念，导致中药在安全性和毒性研究中的陷入混乱的境地。

科学准确地表征每一味中药的毒性特征是保证中药安全使用的重要依据，但迄今为止，包括《中国药典》(一部) 在内的现代中药学专著仍沿用历代本草的经验进行分级 (如大毒、有毒、小毒)，标识中药的 "毒"，这种对毒的分级标准尚缺乏客观的评判标准及实验数据，虽然有些文献给出了LD_{50}值来界定毒性程度，由于LD_{50}的局限性，仍然不能准确客观的反映中药的毒，导致中药毒性评估的不系统和缺乏科学的分级标准[29, 30]。

大多数 "有毒中药" 和常用中药的毒性成分远未弄清。"有毒中药" 和常用中药毒性靶器官、安全剂量范围、有效剂量与最小有毒剂量的安全窗、量–毒关系等并不完全明确。如《中国药典》(2015 年版) 中，仅有 13 种有毒中药的含量测定项下对指标成分同时做出了含量上限与下限要求，其指标成分多既为有效成分又为有毒成分，其他 70 种有毒中药缺乏相应的毒性控制指标。

此外，大多数有毒记载的中药和常用中药的毒性成分远未得到充分认识。这些有毒记载的中药和常用中药的毒性靶器官、安全剂量范围、有效剂量与最小有毒剂量之间的安全窗、量–毒关系等也并不完全明确。上述中药毒性的化学、毒理学乃至毒代动力学等特征的研究数据明显缺乏。

对于上述问题，加强中药基础研究工作，认识中药毒效物质基础，明确中药量–毒（ 安全剂量、最大耐受量、中毒剂量 ）、毒–效关系，了解毒性靶器官、

毒性的可逆性等基本数据，为有毒中药的临床安全、合理用药提供参考和指导[31]。确定中药的"毒"的概念，建立一套科学、客观、合理并符合现代认识的中药毒性分类标准，对其毒性强弱和特点进行准确表述，使中药毒性分级有据可依。

二、中药的"毒"和"效"关系不清晰

中药"毒"的问题既给中药的推广应用造成了一定困难，同时也为中医药的进一步发展提供了方向。正确对待中药毒性问题，既不可谈毒色变，又不可默然视之，要认清本质[22]。中药的毒性与功效是客观存在的，是中药的基本属性，但并不意味着任何中药，在任何情况下都会对人体造成伤害，引起毒性反应。中药使用后，是否对人体造成伤害，出现毒性反应，以及毒性的大小，主要与药物的毒性、机体的状态和临床是否合理应用有关。

因此，中药毒效的研究，必须应用中医整体观的思维方式，对中药"毒"的"品、质、性、效、用"进行多维评价[32]，对一些有"毒"记载的中药或有严重不良反应的中药的"毒–效"物质基础—"毒–效"机制—增效减毒原理进行整合分析，从而揭示有毒中药"毒""效"的物质基础，阐明"毒""效"物质对机体的作用、作用环节与效应，以及"毒""效"物质基础在体内吸收、分布、代谢、排泄的动态变化过程及在不同的病理（病证）状态下，毒性物质基础与药效物质基础的角色相互转换的条件、过程、结果。要坚持中医药理论特色，结合现代技术方法，综合研究中药在实际应用中存在的安全性问题，破解中药"毒–效"研究的难题。

三、建立适合中药特点的安全性评价体系

中药是在中医理论指导下用以防病治病的药物，以中医辨证论治理论为指导，是中药毒性理论现代研究成功开展的前提和基础。以中医理论为指导，才能保证中药毒性现代研究的最终成果能够科学阐释中药毒性的本质，准确描述中药毒性理论的科学内涵，逐步实现发展创新中药毒性理论的目的。同时，在中药安全性研究方面引入现代毒理学理论、技术和方法也是势在必行的工作，应用现代技术方法，有利于正确评价和客观对待中药的不良反应和毒副作用。中药的安全性评价需要结合具体中药自身特点，用准确可靠的科学数据和理论揭示其药效与毒性相关的物质基础、作用原理以及临床应用规律，从而为有毒中药的精准使用和中药产业可持续发展提供科学支撑。

中药的毒的相关内容是中药药性理论体系的重要组成部分，是指导临床安全用药的重要理论依据，在指导中药临床应用方面发挥了重要的作用。开展中药毒性研究，不能盲目照搬化学药的研究模式，而应在中医药体系框架下考察

中药毒性，强调以整体的、动态的、辨证的观点认识、理解、应用及科学研究中药的"毒"属性。采用整体、动态、辨证的中医思维，借鉴现代科学的研究方法，建立中药毒性界定及分级的客观指标，加强中药毒性调控要素体系的研究，重视毒性中药的临床运用与机体的相关性研究，在结合中医药理论与实践基础上，有效整合与运用生物学、药理学、毒理学、统计学等现代科学技术手段与方法，开创中药毒性研究的新思路，为科学论证中药毒性的相关传统理论，揭示中药毒性更多科学内涵，促进临床安全有效使用毒性中药、促进中药国际化与现代化奠定基础。

现代医学所描述的药物毒性是专指药物对机体产生的危害作用，而对于不同的作用也有不同的表述方法，如药物的不良反应，药物引起的急性毒性、慢性毒性，以及器官和功能相关的毒性作用，如肾毒性、肝毒性、生殖毒性等。而现代对中药毒性的认识也将一般药物毒性的认识与中药文献记载的"毒"混淆，简单认为中药的毒就是指对机体所产生的严重不良影响及危害作用，这种认识对中药的研究产生了一定的误导。

现代药物毒性反映的是药物的安全性和药物产生身体危害的表现，这种作用通常由独立的化学成分引起，而这些化学成分多数可以认为是毒性成分的。也就是说中药毒性是由于药物所含有毒性成分引起的毒性反应，毒性成分不同其毒理机制及毒性反应的表现亦不同。而传统中药毒性认识基本上都是靠人体尝试或者经验知识取得的，因此传统的中药毒性与现代的中药毒性概念中之间既有共性，也有不同。共性是中药传统上的狭义之毒性与现代中药之毒性均强调了药物对机体的不良反应，不同是传统中药毒性是在长期临床应用观察和经验积累所得，而现代中药毒性概念则以化学物质和动物实验结果以及临床有关现象为基础。

目前中药毒性的现代实验研究主要是借鉴现代毒理学的一些研究方法，除了传统中药毒理研究常用的急性毒理研究和长期毒理研究外，其完整的概念还应包括有毒中药的遗传毒性、生殖毒性、致癌性，机体对药物的毒代动力学观察，以及基于药物代谢酶和代谢组的中药配伍毒性研究[32]。通过对中药毒性的研究，揭示中药对机体产生毒性作用的分子机制，明确其毒性靶器官和毒性物质基础。根据现代研究资料并结合临床应用的经验，进行药物毒性和药效的综合评价，深层次加以探讨，为临床安全合理用药提供依据。

总之，凡是药物均有一定的生物活性，中药有毒无毒以及毒性强弱都是相对的。用之得当，可以调偏扶正，产生治疗作用；用之不当，则可动乱，产生毒副反应。鉴于中药毒性的复杂性以及与现代毒性概念的不同，我们应形成对有毒中药和中药毒性的科学认识，加强中药毒性调控体系的研究，重视毒性中药的临床运用与机体的相关性研究，并结合现代药理学、毒理学、生物学等知识丰富研究的技术和手段，减少中药使用过程中的不良反应，提高中药的安全、合理应用。

（蒋　宁　周文霞　贺晓丽　毕明刚）

参考文献

［1］Gromek K，Drumond N，Simas P. Pharmacovigilance of herbal medicines［J］. Int J Disast Risk Safe Med, 2015, 27（2）：55-65.

［2］Teschke R，Wolff A，Frenzel C, et al. Review article：Herbal hepatotoxicity-an update on traditional Chinese medicine preparations［J］. Aliment Pharm Thera, 2014, 40（1）：32-50.

［3］CHAN K, ZHANG H, LIN Z X. An overview on adverse drug reactions to traditional Chinese medicines［J］. Brit J Clin Pharmaco, 2015, 80（4）：834-843.

［4］ZHAO P, WANG C, LIU W, et al. Acute liver failure associated with traditional Chinese medicine：report of 30 cases from seven tertiary hospitals in China［J］. Crit Care Med, 2014, 42（4）：296-299.

［5］ZHANG L, YAN J, LIU X, et al. Pharmacovigilance practice and risk control of traditional Chinese medicine［J］. Acta Psychiat Scand, 2015, 83（4）：262-266.

［6］Ng AWT, Poon SL, Huang MN, et al. Aristolochic acids and their derivatives are widely implicated in liver cancers in Taiwan and throughout Asia［J］. Science Translational Medicine, 2017, 9（412）：eaan6446.

［7］路志正，宁军，路洁.论稀有、有毒中药的合理使用［J］.北京中医, 2007, 26（5）：259-263.

［8］李志勇，李彦文，董世芬，等.对中药毒性特征研究的思考［J］.云南中医学院学报, 2011, 34（1）：53-56.

［9］周礼.崔高维点校［M］.沈阳：辽宁教育出版社, 1997：8.

［10］张景岳.类经评注［M］.郭教礼点校.西安：陕西科学技术出版社, 1996.

［11］刘树民，罗明媚，李玉洁.中药毒性理论及研究进展［J］.世界科学技术—中医药现代化, 2003, 5（3）：45-48.

［12］关建红，翁维良.对中药"毒性"与毒性分级的思考［J］.中国中药杂志, 2008, 33（4）：485-487.

［13］孙圆媛，高月.中药毒性的研究概况［J］.航空航天医药, 2003, 14（4）：253-255.

［14］王军辑校.金元四大家医学全书——儒门事亲［M］.天津：天津科学技术出版社, 1992.

［15］巢方元.诸病源候论［M］.太原：山西科学技术出版社, 2015.

［16］高晓山.中药药性论［M］.北京：人民卫生出版社, 1992.

［17］梁琦，谢鸣.中药毒性及其内涵辨析［J］.中西医结合学报, 2009, 7（2）：101-104.

［18］孙文燕，侯秀娟，王斌，等. 中药毒性分级概况与研究思路探讨［J］. 中国中药杂志，2012，37（15）：2199-2201.

［19］周立国. 药物毒理学［M］. 北京：中国医药科技出版社，2009.

［20］夏东胜. 中药毒性历史溯源与现代认识的比较与思考［J］. 中草药，2011，42（2）：209-212.

［21］于智敏. 常用有毒中药的毒性分析与配伍宜忌［M］. 北京：科学技术文献出版社，2005.

［22］胡锡琴，赵梅英，卫培峰. 中药毒性分级剂量标准的统一性［J］. 陕西中医，2005，26（7）：705-706.

［23］白晓菊，赵燕. 对加强有毒中药研究的思考［J］. 中国药物警戒，2010，7（11）：660-663.

［24］吴克让. 试论中药的毒性分级［J］. 中药材，1989，12（5）：38-43.

［25］李冀，杨蕾. 中药毒性三辨［J］. 中医药学报，2003，31（3）：20-21.

［26］彭成. 中药毒理学新论（一）［J］. 中药与临床，2014，5（1）：1-5.

［27］尹君. 中药毒性再认识思考［J］. 2012，27（4）：818-821.

［28］赵军宁，叶祖光. 传统中药毒性分级理论的科学内涵与《中国药典》（一部）标注修订建议［J］. 中国中药杂志，2012，37（15）：2193-2198.

［29］赵军宁，杨明，陈易新，等. 中药毒性理论在我国的形成与创新发展［J］. 中国中药杂志，2010，35（7）：922-927.

［30］叶祖光，张广平. 中药安全性评价的发展、现状及其对策［J］. 中国实验方剂学杂志，2014，20（16）：1-6.

［31］彭成. 系统中药与多维评价［J］. 中药与临床，2010，1（1）：7-10.

［32］王宇光，马增春，梁乾德，等. 中药毒性研究的思路与方法［J］. 中草药，2012，43（10）：1875-1879.

［33］夏青，张晓昕，徐柯心，等.《中华人民共和国药典》2015版收载的有毒中药毒性研究概况［J］. 环球中医药，2017，10（3）：377-384.

第五章 中药临床应用中对毒性的防控

中药学是由复杂物质基础、多领域技术方法和特殊理论体系组成的完整的学科，中药的物质基础包括原材料，加工炮制后的药材或饮片，加工制备的可供使用的成药和汤剂等剂型。因此，讨论中药"毒"的问题就不仅仅是某一方的内容，应该包括全部中药的各种物质。

中药从天然产物到用于临床的饮片或成药，需要多种加工过程，这种加工过程，可以改变药物的药理作用，如提高药效和安全性，降低毒性和不良反应，提高药物适用性等。在这些加工过程中，重要的加工目的之一就是降低毒性。中药的毒性在临床应用过程中随时间变迁逐步被历代医药学家认识，药物对机体有效，但也可能有危害，药效与毒有时无法分离。

临床应用中药治疗疾病，医生的治疗原则就是提高治疗效果，减少对机体的不良影响。为了达到治疗的目的，对中药的毒性防控就成为医药学家重视的问题。中药的毒性受到多种因素影响，如"十八反"和"十九畏"即是中药临床应用安全意识的一种体现。复方的有效性和安全性是综合效应，也是防控毒性的重要途径。通过长期实践中医临床不仅对毒性有防控，使用过程中也有毒的防控，形成了包括炮制、配伍、剂型、用量用法等在内的多种减毒理论、技术和方法。

中药在长期临床实践中积累了丰富的控制中药安全性的技术方法，在此我们简单讨论常见的控制毒性的方法，具体内容可以参阅相关书籍。

第一节 炮 制

中药炮制是根据传统中医药理论、辨证论治、自身性质等对中药材进行加工的传统中医药制药技术，是中医临床防控中药毒性反应的主要方法之一。药材炮制手段和方法各异，但减毒增效始终是炮制的重要内容和目的。尽管在炮制历史沿革中，古代医药学家对炮制的原理认识并不清楚，但炮制能够减轻甚至消除中药毒性在中医临床实践中得到了确切验证。

古代药学著作中记载了大量炮制减毒方法。对于毒性成分与有效成分部位不同的中药，可采取去除含有毒性成分的部位达到减毒目的。对于毒性成分与药效成分类似或一致的药材，炮制可以起到减毒存效的作用。可以通过蒸、煮、炒、砂烫、水飞、加辅料等多种炮制方法达到破坏或改变毒性成分的结构的目的。如川乌、草乌和附子都能引起较强的毒性反应，乌头碱等生物碱是主要的毒性成分，炮制后生物碱类成分发生水解反应，毒性大大降低，而其镇痛和抗炎等活性有一定的增强[1]。巴豆中巴豆油（Crotonoil）含有致癌物质，巴豆毒素（Crotin）也是其毒性成分，通过去油成霜或加淀粉混匀稀释，可使巴豆油含量控制在18%~20%，即可安全使用[2]。

近年来，用化学和药理活性指标结合方法对传统炮制方法进行了大量规范化研究，新型的炮制工艺和新设备的研究也有了长足的发展。对炮制的机制研究也有了深入进展，分析发现炮制前后的成分变化起到关键作用。炮制是传统中医药长时间实践的结晶，方法和技术也在不断创新，有效的炮制方法是中药临床应用中对中药毒性防控的一个有力措施。

第二节　配　伍

中医在临床中常采用配伍组方治疗疾病，其目的是更好的治疗疾病，合理的配伍即可增加疗效，也可降低中药的毒副反应。《神农本草经》曰："当用相须、相使者良，勿用相恶，相反者；若有毒宜制，可用相畏、相杀者，不尔，勿合用也。"说明，中药配伍相互作用即可增效、减毒，也可减效、增毒。这是一种用药理念，也是一种用药规范，提出用药相互作用理念。

七情配伍中的"相杀"、"相畏"配伍是中药配伍减毒理论的体现。运用七情中"相杀"、"相畏"的关系，一种中药能减轻或消除另一种中药的毒副作用。相畏即一种药物的毒性反应或副作用，能被另一种药物减轻或消除。相杀即一种药物能减轻或消除另一种药物的毒性或副作用。相畏相杀是传统方剂配伍中减毒增效的一个重要方法。如《本草经集注》中关于半夏"有毒，用之必须生姜，此是取其所畏，以相制耳"，表明生姜能减轻和消除半夏的毒性。

中药相反相成配伍则是指两味或多味中药之间药性（主要指四气、五味、升降浮沉）、体质、功能、作用特点等方面相互对立、相互统一、相制相用的配伍关系[3]。通过药物间配伍，寒热共投、补泻兼施、行守结合、升降相因、散敛相配、刚柔相济等配伍形式，使机体气机升降有序，恢复"阴平阳秘"的平衡状态，从而达到纠偏减毒的作用[4]。附子配伍大黄、黄芩、黄连、栀子、木通等几味寒性中药均有一定的减毒作用，其中以大黄和黄芩的减毒作用最强。功用相近的中药配伍组方，可利用功效相近药物的协同作用，也可有效减轻毒副作用的发生。如汉张仲景《伤寒论》中含有毒中药附子的经典方剂"四逆汤"，研究显示甘草对降低附子的毒性起到主要作用。四逆汤组方配伍充分考虑有效性和安全性，干姜在促进附子的药效作用中发挥主要作用，甘草在降低附子的毒性中发挥主要作用。正如《证治要诀》云："附子无干姜不热，得甘草则性缓"。

随着对药物配伍应用认识的深入以及临床用药经验的积累，药物配伍减毒机制亦逐渐明确。通过配伍可降低复方中药物毒性成分的溶出率，减少体内毒性成分的浓度，改变体内药物代谢动力学参数，提高药物有效成分的生物利用度。如四逆汤，方中通过甘草配伍附子以发挥缓和附子峻烈之性的作用。甘草在与附子共煎的过程中可以减少附子有毒生物碱溶出，达到减轻或消除附子毒性的作用。有报道甘草配伍马钱子后，马钱子中主要生物碱士的宁和马钱子碱的含量均有不同程度的降低，其中士的宁的含量下降显著，提示甘草可抑制马钱子中毒性生物碱的溶出[5]。

历代医家在临床中通过配伍组方减少毒性的同时，也关注到配伍不当则引起毒性的增加，如"十八反"、"十九畏"。如山豆根与大黄配伍后极易发生毒性反应，以头昏眼花、足软无力举步、手指颤抖为典型症状[6]。

第三节　制　剂

合适的制剂可以延缓有毒中药的毒性成分在机体内的释放与吸收，是增效减毒的一种方式。《神农本草经》云"药性有宜丸者，宜散者，宜水煎者，宜酒渍者，宜煎膏者……"，提示中药的制剂类型影响药效的发挥和毒性反应。传统制剂通过将有毒中药制成蜜丸、蜡丸、糊丸等剂型，延缓药物在体内的吸收，进而降低药物的毒性，即为"丸者缓也，不能速去病，舒缓而治之也"。现代制剂在保持传统制剂特色的基础上，吸纳现代制剂的工艺技术优势，特别通过药物缓控释、纳米化、环糊精包合、固体分散等现代技术，制备得到缓控释制剂、靶向纳米制剂、定位释药制剂等新剂型，以改善药物溶解度、影响体内吸收代谢、实现组织靶向性等，充分实现毒性药物的"减毒增效"[7]。

第四节　合理用药

合理用药，因病用药，中医强调见效即止，这也是临床防控中药不良反应的措施，同时要考虑疾病的状况，如身体条件、病的条件。中药的毒性通常与用药剂量密切相关，严格控制用药剂量对于毒性防控至关重要。服用有毒中药一般从小剂量开始，应按照"控制剂量，逐次添加"的原则，病未愈再逐渐加大剂量，中病即止。也就说起到治疗效果，达到治疗目的后，应该及时停药，不要随意延长治疗时间，用药时间过长，有可能导致中药毒副反应的发生。另外，控制煎煮时间等因素也可减弱药物对机体的刺激性或毒性。如《伤寒论》

中麻黄汤是将麻黄先煮去上沫，再加入其他药物煎煮，这样有利于消除服麻黄所致胃中不适感。

总之，中药临床应用中对毒性的防控具有重要理论价值和现实意义，炮制、配伍、制剂、合理用药等是实现减毒增效的重要手段。运用现代科学技术研究新型防控措施，从药理活性、毒性反应、代谢特征等多层次研究药物作用和产生毒性的物质基础，从治疗作用的特点和规律研究提高疗效和减少毒性的措施，探讨防控措施降低或消除中药毒副反应的机制，将为中药临床合理应用提供依据。

（张　莉　杜冠华）

参考文献

[1] 蔡宝昌，秦昆明，吴皓，等.中药炮制过程化学机理研究 [J].化学进展，2012，24（4）：637-649.

[2] 张艳春.方剂配伍的减毒作用研究 [O].南京中医药大学，2009.

[3] 于川，樊巧玲.方剂配伍增效减毒之原理探究 [J].中医药导报，2007，13（7）：89-91.

[4] 张广平，叶祖光.有毒中药控毒理论和方法概述 [J].世界中医药，2014，9（2）：132-136.

[5] 闫静，朱海光，刘志强，等.马钱子与甘草配伍前后生物碱成分的变化规律 [J].分析化学，2007，（8）：1218.

[6] 肖良辉.山豆根与大黄配伍后毒性反应3例 [J].江西中医药，1991，40（5）：50.

[7] 胡慧玲，傅超美，赵萱，等.中药制剂"毒与效"的整合探析 [J].中国中药杂志，2016，41（18）：132-136.

第六章　中药毒性现代研究文献分析

　　药物的安全性历来是医药学工作者和病人用药过程中始终关注的内容。中药作为应用数千年历史的传统药物，在长期应用过程中形成了保障安全有效的理论和技术，建立了系列有效的防控措施。但是，随着社会发展和科学进步，人们对中药的毒性开始从新的角度给予关注和研究，发现了一些历史上未曾发现的安全隐患，并由此引起了国内外的关注和讨论，推动了中药的现代研究，也由于一些非科学因素而影响中药的发展。

　　关于中药毒性的现代研究开始于20世纪五、六十年代，中华人民共和国的成立为科学研究提供了良好的社会环境，迫切的社会需求对医药研究提出了新的要求，中药的安全性研究也受到了广泛重视，而且引起了国际社会的关注，研究内容也越来越广泛。这既是对传统药物安全性的重视，也是探索中药创新的重要内容。由于在中药的古典文献中确实存在着"毒"的记载，更使研究人员对中药的毒更为关注。虽然现代研究的中药"毒性"与中药文献中记载的"毒"不是同一个概念，但关注的都是药物使用的安全性，而且近年来对于中药毒性的重视确实不断增强，研究越来越深入，研究内容越来越广泛，这对中药的现代研究具有重要意义。

　　对于中药毒和毒性的研究不仅受到中国学者关注，国外学者也给予了关注，研究论文不断增加，为认识中药安全性提供了大量研究资料。为了整体了解中药毒性研究的概况，本章对中药毒性的研究文献进行了分析研究。

第一节　中药毒性研究的中文文献

　　在研究中药毒性相关研究文献的检索过程中，单纯采用"中药"作为物质的检索主题词，以"毒性"为并列主题词，联合对中国期刊全文数据库（CNKI）中涉及1979年~2018年的文献进行检索，检索时间为2018年11月，并对检索结果进行人工甄别，获得了中药毒性相关的研究文献5469篇。而采用"中药"、"中草药"、"中草药提取物"作为物质的检索主题词，以"毒性"为并列主题词，联合对中国期刊全文数据库（CNKI）进行检索，获得相关研究文献5815篇。由此可见，在国内研究的中药毒性相关的文献中，有部分是针对原植物或草药进行的研究，这些研究对于认识中药的毒性和评价安全性具有重要意义。

采用"中药"作为物质的检索主题词，以"毒性"为并列主题词，以"精确查询"作为匹配，通过中国生物医学文献服务系统（SinoMed）对1949年～2018年11月的文献进行检索。同时通过中国期刊全文数据库（CNKI）、万方数据知识服务平台、中文科技期刊全文数据库（VIP）、中国中医药期刊文献数据库、中国生物医学数据库（CBM）相互补充检索，并进行人工甄别，获得了中药毒性相关的研究文献15990篇。其中包括核心期刊9031篇，中华医学会期刊323篇，循证文献2840篇。由这些文献资源可以看出，对中药毒性和安全性的研究受到了广泛的重视。

一、中药毒性相关文献量的年度变化和引用情况

由图6-1可见，通过中国生物医学文献服务系统获得的现代关于中药毒性研究的相关文献量共15990篇，其变化情况大致可以分为4个阶段。

第一个阶段是中华人民共和国成立以后到改革开放（20世纪70年代末），文献数量较少，但仍然在逐渐增加。在当时客观条件下，能够开展中药安全性研究，也是难能可贵的事情。

第二个阶段是从改革开放开始到20世纪末，在近二十年的期间，中药毒性相关的研究论文发表的数量稳定增加，最多一年发表文章数量超过五百篇。由此也可看出，我国科学家对中药毒性的研究在不断的深入，研究内容在不断扩展，参加研究的人员数量也在不断增加。

第三个阶段是进入21世纪后的第一个10年期间，发表文章数量先持续快速增加，到2006年论文发表量达到1300篇以上，之后略有下降。这一现象既反映出我国在医药科学研究中的重视，也表现出对中药安全性的重视。在这10年中，药物的不良事件频频发生，国外毒性研究结果也在出现，对中药的关注和质疑也在增加，研究必然受到重视。文献量的变化正好反映出我国中药现代研究的快速发展过程。分析这一阶段快速提高的原因，大概可以归纳为3个主要方面：一是根据时代发展要求，对中药安全性的重视，更多的医药科学家进行了研究；二是这一阶段中药不良反应和不良事件以及国外对中药毒性的报道，对中药毒性研究提出了新的要求；三是国家对中医药的现代研究给予了巨大支持，促进了中药的相关研究。

第四个阶段是2011年以后，中药毒性相关的论文发表量处于高位稳定状态，文献年发表数量维持在700篇上下，显示出我国从事中药毒性研究的人员队伍基本稳定，处于科学研究的稳定发展时期。但是从2016年开始，文献量呈逐年递减趋势，这种减少是正常的波动，还是开始了新的调整，需要继续观察。但需要说明的是，研究文献的减少可能与重要科学问题的解决和需要关注问题的减少有关，是科学研究的正常现象，也可能与其他因素有关，如国内评估体

系对论文的要求，导致更多的研究结果在国外发表有关。

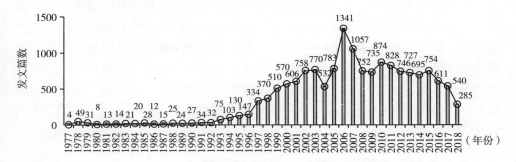

图6-1 中药毒性现代研究中文文献量年度变化

国内期刊发表的中药毒性相关文献也受到了同行的关注，总被引频次为17648，篇均被引频次3.48，发表文章的引用情况总体表现与论文发表的数量变化一致，也曾逐年上升的趋势，结果如图6-2所示。

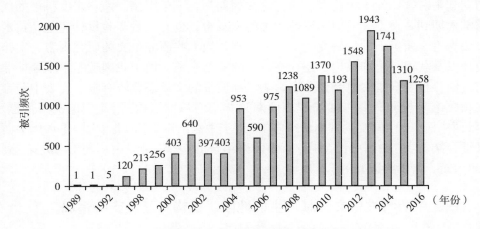

图6-2 中文期刊发表的中药毒性相关文献的引用频次

二、中药毒性研究文献的主题分类

从现有文献研究的内容分析，这些与中药毒性有关的文献并不是专门的毒性研究报道，多数是在药物治疗作用研究的同时进行了安全性评价。这些研究中，大约有4000余篇文献涉及到肝脏和肝脏疾病，是相关疾病最多的文献。其次在心脏病、肿瘤等方面的研究中也占有较高比例。在中药毒性相关研究论文中，涉及的疾病种类很多。这些文献中涉及到的疾病多数与治疗的疾病有关，是在治疗过程中发现的相关的毒性。也有一部分是中药的毒性表现，如肝毒性、肾毒性等等。此外，关于中药制剂的研究有2856篇文献，其中有1041篇为中药注射剂的研究，显示出近年来对中药注射剂安全性的重视。中药注射剂的毒性是近年来备受重视的问题，而且由于有了中药注射剂毒性事件的报道，使一部分人连同中药注射剂的疗效和作用也一并置疑，导致中药注射剂的应用受到严重挑战。目前在中药的临床应用中问题非常突出，一方面严格限制中药注射剂的应用，另一方面中药注射剂临床应用量不断增加。这种现象提示，对中药注射剂进行没有偏见的科学评价依然是中药现代化的课题。而在这些中草药毒性相关研究的5815篇文献中，中草药相关的文献量达到321篇，这与天然产物的研究有密切关系。

三、中药毒性研究发表论文的期刊分布

中药毒性相关的中文论文发表在多种期刊，发表论文量前10名的期刊共发表论文1959篇，占总发表论文量的12%，表明相关论文发表的期刊分布比较广泛。从发表的期刊学科分析，中药毒性相关的研究论文主要发表在中医药相关的期刊中。这些发表中药毒性研究论文的期刊，不乏审稿严谨、态度科学的优秀学术期刊。在发表的中药毒性相关的文章中，也有大量实验设计完整，技术方法先进，质量上乘的研究论文。但也有相当一些研究论文的研究内容、实验设计以及获得结果和结论，还存在一定的商榷余地。由于我国近年学术评估导向，使科技期刊发文也受到一定影响，高质量的文章还比较有限。发表中药毒性相关论文数量最多的前10位国内期刊有《时珍国医国药》《中国中药杂志》《陕西中医》《中国实验方剂学杂志》《辽宁中医杂志》《河北中医》《现代中西医结合杂志》《中国中医急症》《中西医结合肝病杂志》《中草药》，最多达到300余篇，最少接近150篇。

四、中药毒性中文文献产生的地区、机构和基金支持情况

在SinoMed检索中药毒性领域相关的15990篇文献中，文献排名前10位的地区主要分布于中国华东和华北地区，华中、华南、西南和东北地区也有分布。文献量排名前5位的为江苏省、北京市、广东省、山东省、河南省，发文量均在1000篇以上。排名后5位的省份分别为湖北省、浙江省、河北省、四川省、黑龙江省，发文量在500~1000篇。这与医药领域的研究水平和产业发展有密切关系。

在CNKI检索中药毒性领域相关的5469篇文献主要集中在中医药大学，如北京中医药大学、南京中医药大学，发表文章200余篇；成都中医药大学、广州中医药大学、山东中医药大学，都在100篇以上；黑龙江中医药大学、上海中医药大学、天津中医药大学、河南中医药大学发表的文章也超过了50篇。这些中医药大学也是国内科研基础较好的学校。此外，国家食品药品监督管理总局药品审评中心的专家也发表了系列关于中药毒性的文章，体现了这些审评专家

对学术问题的关注。中药毒性相关的现代研究多数是在各种基金资助下完成的，在全部基金来源中，以国家自然科学基金支持发表的文章最多，有403篇；国家重点基础研究发展计划（973）支持的有 176 篇；其他国家科技计划如国家科技支撑计划、国家科技攻关计划也有研究论文发表。除了国家基金和科研计划支持外，一些地方政府也给予了大力支持，如广东省中医药管理局基金、北京市自然科学基金、江苏省自然科学基金、广东省自然科学基金、北京市科技计划项目等都有 10 多篇标注的文章发表。

第二节　中药毒性研究的英文文献

一、中药毒性研究相关英文文献量历史变化情况

以科学引文索引（Science Citation Index，SCI）数据库Web of Science为检索对象，普通模式下以 "traditional Chinese medicine OR Botanicals"（中药或植物）和 "toxicity"（毒性）为主题词，检索所有年份（—2018年）、所有核心合集（SCI-EXPANDED、SSCI、A&HCI、CPCI-S、CPCI-SSH、BKCI-S、BKCI-SSH、ESCI、CCR-EXPANDED、IC）的相关文献，数据库更新时间为2018年11月。在Web of Science数据库中检索到相关文献9332篇，文献类型包括期刊文献、综述、学报论文、著作章节等。检索式采用 traditional Chinese medicine（中药）和toxicity（毒性）对WOS，DIIDW，KJD，RSCI，SCIELO等数据库所有年份的数据进行检索，共获得相关文献6685篇，表明国际研究不仅重视中药的安全性，而且也会关注植物的有关毒性。以上两种检索模式获得结果可以看出，在英文文献中，有大约1/3 是关于植物研究的文献，而这些关于植物毒性相关的研究有些也涉及到中药的内容。从文献发表的年度分布情况可以看出，关于中药毒性的研究文章从20世纪中期到现在发文量持续增加，与中文文献的数量变化比较，整体变化趋势基本一致。结果见图6-3。

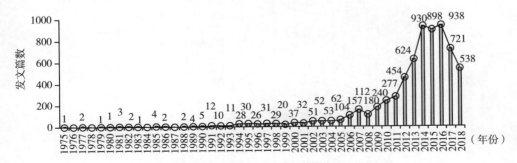

图6-3　中药毒性相关英文文献历年发表量

文献引用情况与发表情况基本一致，都是随社会发展而发展，论文被引用的频率在2005年以后快速增加，表明近年来关于中药毒性的相关研究受到了全球的关注。但2017年后的引用频次明显有降低趋势，这种现象的原因还需要进一步分析。结果如图6-4所示。

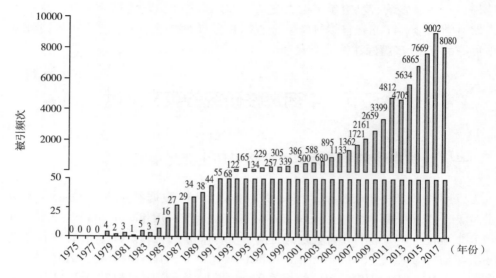

图6-4　中药毒性相关研究英文文献历年引用频次

二、中药毒性研究英文文献的发表期刊涉及领域

中药毒性研究英文文献发表涉及的领域非常广泛，包括科技、生命科学生物医学、技术等，均有篇文章发表。中药毒性相关文献还涉及到物理科学、社会科学和人文科学，这种分布表现出国际社会对中药安全性的重视。

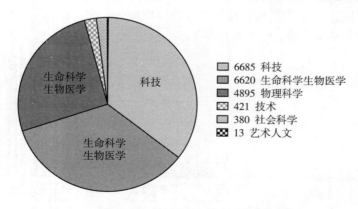

图6-5　中药毒性研究英文文献涉及的科学领域

　　从中药毒性相关英文文献发表的期刊，在医学和生命科学领域主要出现在药理学、生物技术应用微生物学、生物化学分子生物学等与药物的研究密切相关的研究方向。但也有一些毒性相关研究文献也出现在非医药科学相关期刊，如植物科学、农业等，表明这些研究内容涉及到了广泛的领域。

三、中药毒性英文文献产生的地区、机构和基金支持情况

　　中药毒性研究英文文献的作者分布在全球，按照国家/地区排名情况，中国和美国位居前列，反映了科研实力与研究结果的一致性，也反映出我国对于中药毒性领域的重视。其后是中国台湾、日本、韩国、英国、德国、澳大利亚、印度等国家和地区，众多国家科学家的参与将推动国际社会对中药毒性的科学认识。中药毒性研究英文文献发表量最多的机构有中国科学院、香港大学、南京中医药大学等，这些研究不仅包括中药的毒性和安全性，也有一些植物的研究，而且还有大量植物研究机构参与了相关工作。在中药毒性研究方面，英文文献标注的支持基金涉及到世界发达国家的多项基金，发表英文文献最多的资金资助机构主要有中国国家自然科学基金委员会、美国国立卫生研究院（NIH）等。在中国，还有中国高等教育基金委员会（CAPES）和中央高校基本科研专项资金的支持。在美国，除了 NIH 是主要的支持机构外，还有美国国家科学基金会、美国国家癌症研究所等多家机构。正是由于这些基金的支持，才推动了中药的现代研究，使我们对中药的安全性有了比较全面的认识。

　　文献资料是研究成果的表现形式，中药毒性相关研究资料为我们认识中药毒性提供了重要的信息资源，充分利用这些文献资料，进行科学合理的分析和整理，将能使我们全面认识中药的毒性本质和安全性的特点，促进中药在世界范围的广泛应用，为人类健康做出新的贡献。

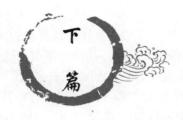

下篇

《中国药典》（2015 年版）
记载有毒的药材品种

第七章 矿物类有毒记载的中药材

在《中国药典》（2015年版）中共收载有毒的矿物类中药5种，其中轻粉记载为有"大毒"，其他四种（朱砂，红粉，雄黄，硫黄）均记载为"有毒"。

在传统中医临床实践中，曾经使用或有记载的矿物类药物有多种，如石膏、朴硝等，这些药物多数为无"毒"的记载，有些甚至作为补益药物使用。也有一些药物在传统应用中记载为"有毒"，但《中国药典》（2015年版）没有收载，如砒霜，在此也就不作讨论。

有些矿物类药物疗效确切，并且没有明显的毒性，传统应用于多种疾病的治疗，不仅物质基础明确，而且机制也为现代医学所认识，其中有些已经为临床所用，如碳酸钙类的物质。有些目前还没有深入全面的认识，有待进一步研究。

有些矿物类药物是现代研究证明有毒，但在传统文献记载中并没有认识到这种毒性，这对于矿物类药物，也是属于正常的现象，因为这些药物的毒性潜伏期非常长，可能短期使用，特别是由于其物质来源极为有限，临床用量极小，也就难以发现其毒性。随着科学的发展，这些被证明有毒的物质应该进一步规范使用，或在有替代药物的条件下，更多的应用替代药物，以保证治疗过程的安全性。

有些有毒的药物，经过现代研究，发现其新的用途或发现了特殊的作用，可以开发出新的药物。如砒霜在抗肿瘤中的应用，就是矿物类药物应用的实例，对于这类药物的研究具有重要的借鉴作用。

朱砂
CINNABAR

朱砂，又名丹粟、朱丹、赤丹、汞沙、真朱、光明砂、辰砂，为硫化物类矿物辰砂族辰砂，主含硫化汞（HgS）。为粒状或块状的集合体，呈颗粒状或块片状，鲜红色或暗红色，条痕红色至褐红色，具光泽。体重，质脆，片状者易破碎，粉末状者有闪烁的光泽。气微，味淡。

《中国药典》（2015年版）记载，朱砂性味甘、微寒，有毒。归心经。具有清心镇惊，安神，明目，解毒之效。用于心悸易惊，失眠多梦，癫痫发狂，小儿惊风，视物昏花，口疮，喉痹，疮疡肿毒。本品有毒，不宜大量服用，也不宜少量久服；孕妇及肝肾功能不全者禁用。

1. 历史文献关于朱砂毒的记载

朱砂的药用记载最早可追溯到秦汉时期的《神农本草经》，将朱砂列为上品、无毒，并首次提出了朱砂能转化成水银，其记载："味甘，微寒。主身体五脏百病，养精神，安魂魄，益气明目，杀精魅邪恶鬼。久服，通神明不老。能化为汞，生山谷。"秦汉魏晋南北朝时期的《名医别录》《吴普本草》《本草经集注》对朱砂药用也有记载，其中《吴普本草》记载朱砂有毒。

至唐宋时期记载朱砂药用的书籍有《新修本草》《药性论》《开宝本草》《证类本草》《本草衍义》，其中有毒性记载的有唐代《药性论》，宋代《证类本草》。《药性论》记载："丹砂，大毒，若经伏火及一切烹炼，则毒等砒，服之必毙。"《证类本草》记载："（丹砂）可烧之，出水银。"并言"郑康成注周礼以丹砂、石胆、雄黄为五毒。古人惟以攻疮疡，而本经以丹砂为无毒，故人多炼冶服食，鲜有不为药患者，胜乎服饵者，当以为戒"。此时期古人对朱砂有了比较深入的了解，认为朱砂经过高温炼制能变为有毒的水银。

自元明时期开始，记载朱砂的医药古籍数量开始逐渐增多，并对其毒性特点有了比较详细的描述。记载朱砂药用的本草古籍有《汤液本草》《本草发挥》《本草纲目》《本草经疏》《药性解》《本草乘雅》《景岳全书》《本草品汇精要》《本草蒙筌》。其中有毒性记载的有明朝的《药性解》《景岳全书》《本草蒙筌》。《本草纲目》引何孟春《余东录》曰："丹砂性寒而无毒，入火则热而有毒，能杀人，物性逐火而变。丹砂之畏磁石、碱水者，水克火也。"《药性解》记载：丹砂，味甘，生者微寒，无毒；炼者大热，有毒。进一步说明了朱砂炮制后毒性的改变。《本草蒙筌》：味甘，气微寒。生饵无毒，炼服杀人。说明这时医家已经认识到，使用朱砂毒性较小，但加热有毒的现象。

清朝时期记录朱砂的药用书籍最多，并描述了朱砂中毒后的解毒方法，其中有药用记载的如《本草新编》《本草备要》《本经逢原》《本草崇原》《本草求真》《得配本草》《本草经解》《神农本草经读》《神农本草经百种录》《本经疏证》《本草新编》《本草分经》和《医学衷中参西录》。有毒性记载的有《本草求真》《本草备要》《本经逢原》《本草新编》，特别是《本经逢原》记载了解毒方法："甘，微寒，无毒，研细水飞用。入火则烈。毒能杀人。急以生羊血、童便、金汁等解之。"

2. 现代毒性相关研究

（1）毒性的反应　朱砂超量服用或服用方法不当可能造成汞中毒。朱砂主要为慢性中毒，表现为黏膜损伤（口腔金属味、口腔黏膜溃疡、牙龈炎）、胃肠炎（呕吐血样物、腹痛、腹泻）、神经损害（视物模糊、精神紊乱、听力下降等）、肾功能损害（少尿、无尿、肾功能衰竭）等是汞中毒的表现[2]。

（2）毒性的物质基础　现代研究显示，朱砂的毒性反应为重金属汞的慢性中毒反应，朱砂的主要成分是HgS，毒性远远小于其他形式的汞，这与HgS有较低的溶解度并且不易被肠道吸收相关[3, 4]。当朱砂经过加热等方式加工后，HgS可分解为汞，同时朱砂本身也含有少量的游离汞和可溶性汞（如$HgCl_2$）。此外，口服朱砂后，人体肠道也可能将少量HgS转化可溶性汞[5, 6]。

（3）毒性的分子机制　现代医学对朱砂毒性研究已经比较全面和深入，其含有的毒性物质汞在各个器官蓄积，并不易排除体外，以肝肾的蓄积最为明显[7~9]，因此朱砂中毒最先表现为肝肾毒性，其作用机制与氧化应激，影响细胞色素P450酶的基因表达有关。朱砂中的游离汞和可溶性汞易透过血脑屏障，与神经细胞上的巯基、硒离子高度结合，消耗谷胱甘肽，产生自由基，破坏线粒体功能，增加脂质过氧化，减少一氧化氮的产生，激活热休克蛋白，导致细胞膜通透性改变并抑制Na^+，K^+–ATP酶活性，非特异性的抑制半胱氨酸。此外，朱砂中的汞可以导致大脑神经递质的失衡，引发神经胶质细胞炎症反应。另外，朱砂对生殖、胚胎发育、免疫系统、遗传也均有毒性研究报道[6, 10~12]。

3. 毒性的临床对策和表现

朱砂的不良反应为不合理用药引起。临床报道的中毒病例中，反复用药蓄积中毒病例所占的比例较大，这些病例也都有不同程度的超量服药。成人中毒者往往超剂量服药1~2个月。虽然也有服药时间相对较短（13日）中毒的，但与其服用方法不合理有关，例如与猪心共同煎煮加热，导致可溶性汞增加[13]。水飞炮制可以较好地减少可溶性汞和游离汞含量，以降低朱砂的毒性[14]。《中国药典》（2015年版）特别指出内服用药剂量为0.1~0.5 g，且多入丸散服，不宜入煎剂。因此，避免朱砂中毒的关键在于合理用药，包括合理炮制、严格控制用药剂量和用药时间、采取合理的用药方法、摒弃不合理的中药加工方法、避免朱砂遇火或长期研磨。另外，肝、肾功能不全者应禁用，孕妇应禁用，儿童应慎用[15]。

朱砂解毒主要采用能与汞形成络合物的排汞制剂治疗。大量朱砂引起的急性中毒，可以采用活性炭洗胃以吸附游离汞排出。此外，可采用肌内注射二巯基丙醇油剂或二巯基丙磺酸钠，或采用口服青霉胺来解毒。汞中毒的主要靶器官是肾脏，可引起肾功能衰竭，可进行血液透析或腹膜透析治疗。有些中药也可促进汞排出，如采用土茯苓15 g，贯众、通草各9 g，或用猪苓、甘草、泽泻、金银花各15 g用以驱汞[15]。

4. 毒性和药效评价

（1）毒性的特点及与药效的关系　朱砂主要的治疗作用为镇惊安神，其机制与汞对中枢神经系统的抑制作用相关，同时也损害中枢神经系统。胃肠道对汞的吸收随年龄增加而降低，因此小儿服用朱砂时可吸收更多的汞，并且小儿的肝肾发育不完善，解毒和排泄能力差，更容易造成汞中毒[16]。

（2）毒性在复方中的表现 《中国药典》（2015年版）收载有46个含朱砂的成方制剂，有23个在"功能与主治"或"用法与用量"中明确可用于小儿，如一捻金、七珍丸、小儿惊风散、小儿百寿丸、小儿至宝丸、紫雪等，其余未明确小儿慎用或禁用[16]。

中药的配伍可以有效起到整体复方制剂增效减毒的作用，但是未见中药复方配伍对于朱砂减毒的报道。

（3）药效学特点与毒性的防控 朱砂在合理用药范围内对中枢神经系统有抑制作用，发挥镇惊安神的疗效。但是不合理用药，特别是超量使用反而会适得其反，对包括中枢神经系统在内的各个器官造成不可逆损伤。基于目前对朱砂的毒性作用研究显示，朱砂中的主要成分是HgS，其溶解度极小，对机体的毒性作用远小于游离汞和可溶性汞，而这两种形式的汞是朱砂的主要毒性成分，在朱砂中含量甚微。因此，控制朱砂的炮制方法、用法用量，特别是需要长期服用含朱砂制剂的患者，需要更加严格控制朱砂用量，防止毒性蓄积。在长期服用含朱砂制剂的同时建议定期检测机体中汞的含量，指导含朱砂制剂的服用。

结论

朱砂作为常用中药，由于其毒性肯定，而且毒理作用尚不明确，应在临床上控制使用，儿童、孕妇更需禁用。

参考文献

［1］袁珂注释.山海经校注［M］.北京：北京联合出版公司，2014：5.

［2］梁爱华，商敏凤.朱砂的毒性研究概况［J］.中国中药杂志，2005，30（4）：249-252.

［3］Liu J，Shi JZ，Yu LM.Mercury in traditional medicines：is cinnabar toxicologically similar to common mercurials［J］.Exp Biol Med（Maywood），2008，233（7）：810-817.

［4］唐峰，吴琨，何海洋，等.朱砂、朱砂安神丸与甲基汞、氯化汞的毒性对比研究［J］.中国中药杂志，2010，35（4）：499-503.

［5］杨咪咪，王旗.我国中药中重金属毒理学研究进展［J］.中国药理学与毒理学杂志，2016，30（12）：1359-1368.

［6］In vitro studies on dissolved substance of cinnabar：Chemical species and biological properties.J Ethnopharmacol，2010，131（1）：196-202.

［7］梁爱华，李春英，薛宝云，等.朱砂汞在大鼠体内的蓄积性研究［J］.中国中药杂志，2009，34（23）：3068-3072.

［8］梁爱华，王金华，薛宝云，等.朱砂对大鼠的肝肾毒性研究［J］.中国中药杂志，2009，34（3）：312-318.

［9］梁家铭，米金霞，吴文斌，等.朱砂灌胃给药后汞在孕大鼠脏器内的分布和排泄途径研究［J］.上海中医药大学学报，2011，25（6）：71-75.

［10］丁通，骆骄阳，韩旭，等.朱砂的毒性的研究进展及配伍必要性分析［J］.中国中药杂志，2016，41（24）：4533-4540.

［11］Carocci A, Rovito N, Sinicropi MS, et al.Mercury toxicity and neurodegenerative effects［J］. Rev Environ Contam Toxicol, 2014, 229: 1-18.

［12］Huang CF, Liu SH, Lin-Shiau SY.Neurotoxicological effects of cinnabar（a Chinese mineral medicine, HgS）in mice［J］. Toxicol Appl Pharmacol, 2007, 224（2）: 192-201.

［13］陈学良，陈晓梅，裴玉丽，等.朱砂致溶血性贫血1例［J］.山东医药，1997，37（12）：57.

［14］朱新科，张启明，程美丽.朱砂的毒性及炮制研究进展［J］.中国药业，2005，14（6）：94.

［15］梁爱华，徐严菊，商敏凤.朱砂的不良反应分析［J］.中国中药杂志，2005，30（23）：1809-1811.

［16］金伟军，周阳海，张志东.含朱砂中药成方制剂安全性问题的探讨［J］.今日药学，2008，18（3）：56-58.

（杨海光　李　莉　王月华　杜冠华）

红粉

HYDRARGYRI OXYDUM RUBRUM

红粉，又名灵药、三白丹、三仙散、小升丹、三仙丹、升丹、红升、小红升、升药、红升丹、黄升丹。由氧化汞组成，橙红色片状或粉状结晶，片状的一面光滑略具光泽，另一面较粗糙。粉末橙色。质硬，性脆；遇光颜色逐渐变深。气微，味淡。

《中国药典》（2015年版）记载，红粉气微。味辛，性热；有大毒。归肺、脾经。具有拔毒，除脓，去腐，生肌功效。用于痈疽疔疮，梅毒下疳，一切恶疮，肉暗紫黑，腐肉不去，窦道瘘管，脓水淋漓，久不收口。外用适量，研极细粉单用或与其他药味配制成散剂或制成药捻。本品有毒，只可外用，不可内服；外用亦不宜久用；孕妇禁用。置干燥处，遮光，密闭。

1. 历史文献关于红粉毒的记载

含汞矿物药在我国已沿用千余年，如水银曾在本草中出现，但早期文献并没有关于红粉的应用记载。秦汉时期的药学著作如《神农本草经》《吴普本草》《名医别录》《本草经集注》等，均无红粉的相关记载。及至唐宋元明时期，在《新修本草》《证类本草》《本草拾遗》《汤液本草》《本草纲目拾遗》《植物名实图考》《本草品汇精要》《本草经解》《药鉴》《本草蒙筌》《本草新编》《神农本草经疏》等药学著作中也未见红粉的相关记载。

关于红粉的毒的记载，最早出现在清代，赵濂在《医门补要》中指出："少壮者可少用，若幼孩，老人及虚体者用之生变"；"三仙丹，新者性燥，用于提脓散内，则有痛蚀肌之虞；用于长肉方中则无毒尽肌生之效。须得陈去三十年者，燥性转平，始堪入药"。这些记载说明当时已经认识到红粉的毒性，而且毒性很强。民国初年的张山雷在《疡科纲要》指出："俗谓陈久不痛，新炼者则痛，殊不尽然。颐尝以新炼之丹试用，亦未作痛，但研必极细，用时止用新棉花蘸此药末，轻轻弹上薄贴，止见薄薄深黄色已足，如多用之则痛矣。门外人见之，必谓吝惜药末，不肯重用，而不知此丹力量甚厚，必不可多乎"[1]。自清代开始应用红粉治疗疮疖脓肿等病症，已经发现其毒性甚大，在用法用量上均有要求和规定。

2. 现代毒性相关研究

（1）毒性反应　有关红粉的毒性以及临床应用的安全性研究较少。《中华人民共和国药典》只注明"本品有毒，只可外用，不可内服。外用亦不宜久用"。慢性毒性多见于长期使用含有红粉的外用制剂，导致慢性汞蓄积，表现为黏膜损伤（口腔金属味、口腔黏膜溃疡）、胃肠炎、神经损害（视物模糊、精神紊乱等）及肾功能损害。关于红粉的外用毒性，近年来的临床试验和动物实验表明，创面应用红粉后有不同程度的汞吸收，汞在体内有蓄积性，过量可对脏器造成损害甚至导致死亡[2]。

（2）毒性的分子机制　肝肾毒性：含汞矿物药外用后汞进入机体，在肝脏和肾脏的蓄积造成慢性肝肾毒性作用，不仅与其使用剂量和时间有关，还与皮肤的状况有关，轻度破损的皮肤吸收的汞少于破溃严重的皮肤，因此临床应用于溃疡较严重、面积较大的患者时，需要密切关注用药安全[3]。在肾脏，汞主要蓄积在集合管、近端小管等处，与富含巯基的蛋白质结合，导致机体多种酶活性降低或失活；此外，汞经皮肤吸收进入机体，出现脂质过氧化，导致细胞不可逆损伤[4]。

神经系统毒性：含汞矿物药经口服或外用均可进入脑组织，抑制脑 Na^+，K^+-ATP 酶活性可能是其导致神经毒性作用的原因[5, 6]，可引起听力损伤[7]。

胚胎及遗传毒性：机体吸收的汞可透过胎盘屏障在胚胎蓄积造成毒性损伤[8]。

（3）毒性的物质基础　临床使用的外用升丹即是含有红粉的制剂，由于各医家根据其临床经验，选用的药物亦略有不同，《疡医大全》载有"小升丹"组方仅为水银、火硝、白矾。《医宗金鉴·外科心法要诀》所载红升丹的处方由朱砂、雄黄、水银、火硝、白矾、皂矾组成，称为"大升丹"[8]。

小鼠一次经口给药的半数致死量为（120.98 ± 1.71）mg/kg，按急性毒性的分级，红升丹属中等毒性的药物[9]。红升丹中的汞化合物能从伤口吸收，用药 4 小时后血、脑、肝、肾等组织含汞量明显升高，以肾脏含汞量最高，其次为肝、血、脑；毒性蓄积实验结果表明，红升丹的毒性具有蓄积性，属轻度蓄积[10]。对 39 例急、慢性感染创面患者外用升丹制剂研究，升丹的成人安全日剂量是 ≤ 0.1 g[11]。

3. 毒性的临床对策和表现

急性汞中毒的临床表现主要有皮疹、发热、头晕、头痛、震颤、口腔－牙龈炎、胃肠炎、急性支气管炎、间质性肺炎、明显蛋白尿、急性肾衰竭、急性中度或重度中毒性脑病等。慢性汞中毒的临床可见神经衰弱综合征、口腔－牙龈炎、手指震颤、近端肾小管功能障碍、性格情绪改变、上肢粗大震颤、明显肾脏损害、慢性中毒性脑病等。急性中毒者可见肾肿大，皮质增厚，肾小管上皮肿大坏死。

4. 毒性和药效评价

（1）毒性的特点及与药效的关系　现代研究认为升丹有抑菌，促进肉芽组织生长等作用。研究表明，红升丹具有广泛的抗菌作用，升丹中氧化汞游离出的微量汞离子和病原菌呼吸酶中硫氢基结合而导致细菌体窒息而死亡[12]。Hg^{2+} 是一种强蛋白质巯基结合剂，影响酶、辅助因子和激素的功能[13]。汞中毒肾损伤病人的病理学检查中，可以观察到肾小管—间质、肾小球间毛细血管丛扩张，基底膜不均匀增生增厚，蛋白质渗出，肾小管上皮浊肿，远曲小管中出现透明管型等改变[14]。对神经系统，无机汞的毒性表现相对较轻，主要是小脑浦肯野细胞和颗粒细胞数量的减少以及体积的下降[15]。Hg^{2+} 对生殖系统的毒害作用表现为危害男性的精子，病理检查可见曲细精管嗜酸性变性，间质细胞增生，附睾输出小管上皮脱落、充血、水样变性、附睾管精子减少，死精子增多[16]。对女性生殖功能的毒害主要表现在对于雌激素的抑制方面，急性毒理试验表明 4 mg/m³ 汞蒸气可以影响雌性动物的发情期，使小鼠雌二醇降低，黄体酮升高[17]。

（2）复方中的毒性表现　升丹为水银、火硝、白矾各等分混合升华而成的加工品，主要成分氧化汞，还含有少量的硝酸汞、四氧化三铅、二硝酸铅等。升丹为外科用药，性辛热，有大毒，功效为拔毒化腐生肌，常用于痈疽溃后，脓出不畅，或腐肉不去，新芽难生。因其药性太猛，仅用于外用制剂中，如九一丹、八二丹、七三丹、五五丹、九黄丹等[18]。由于是外用制剂，有关含矿物药外用制剂药理毒理研究的报道较少。

（3）药效学特点与毒性的防控 急性和慢性有机汞中毒主要损害神经系统，并累及心、肝、肾，尤其在肾脏蓄积量最高。在汞引起肾功能损伤的早期，常规检查难以发现异常，可通过使用免疫技术来测定尿中这些微量酶和蛋白的变化，为临床评价汞接触者的肾功能的首选或筛选参考指标[19]。根据我国1974年颁布的慢性汞中毒的诊断标准，在考虑汞接触史的基础上，将慢性汞中毒分为4级：汞吸收、轻度中毒、中度中毒及重度中毒[20]。

结论

红粉作为含汞化合物，具有显著的毒性，古人应用红粉治疗局部严重感染，就是借助其毒性治疗疾病，并明确规定只可外用，不可口服，这是在当时没有更好的药物治疗这类疾病的艰难探索和无奈选择。根据红粉传统应用的效果和目的，鉴于其毒性远大与其可能产生的药理作用，而现代对其适应证已经有了大量疗效更好而且更安全的药物，红粉及其他含汞且作用相似的药物已经失去作为药物应用的条件，除非发现新的疗效更突出且不可替代的治疗作用，目前不宜再继续作为药物使用。

参考文献

［1］刘忠恕，王锐.升、降丹药的研究近况［J］.中成药研究，1986，（2）：33-35.

［2］王晓烨，林瑞超，董世芬，等.含汞矿物药的毒性研究进展［J］.中国中药杂志，2017，42（7）：1258-1264.

［3］王桂英，含林，张旭辉，等.朱红膏治疗慢性皮肤溃疡的临床安全性研究［J］.北京中医药，2016，35（1）：70.

［4］王乐平，罗玲，董建勋，等.中药外用制剂朱红膏对皮肤溃疡模型大鼠肾脏过氧化及金属硫蛋白的影响［J］.中国中医药信息杂志，2011，18（12）：47.

［5］Young Y，Chuu J，Liu S，et al. Neurotoxic mechanism of cinnabar and mercuric sulfide on the vestibulo-ocular reflex system of guinea pigs［J］. Toxicol Sci，2002，67（2）：256.

［6］Chuu J，Liu S，Lin-Shiau S. Differential neurotoxic effects of methylmercury and mercuric sulfide in rats［J］. Toxicol Lett，2007，169（2）：109.

［7］Chuu J，Hsu C，Lin-Shiau S. Abnormal auditory brainstem responses for mice treated with mercurial compounds: involvement of excessive nitric oxide［J］. Toxicol，2001，162（1）：11.

［8］李永刚，潘立群.外用升丹制剂研究进展［J］.辽宁中医药大学学报，2011，13（10）：88-89.

［9］刘忠恕，方金福，李竞.红升丹的毒性实验研究［J］.天津中医，1986（4）：24-25.

［10］陈荣明，许芝银.小鼠皮肤创面外用升丹及其制剂对肾脏的毒性和机理初探［J］.南京中医药大学学报，1995，11（2）：73-75.

［11］潘立群，陈荣明.升丹制剂临床安全用药的指标观察［J］.江苏中医，2000，21（8）：40.

［12］左金明，胡宝生，袁勇.红升丹和黄升丹抑菌效果的实验［J］.基层中药杂志，1999，13（4）：14.

［13］Farhana Z, Shamim J R, Soghra K, et al. Low dose mercury toxicity and human health［J］. Environmental Toxicology and Pharmacology, 2005, 20: 351-360.

［14］Gian PG, Caterina AM, La P. Molecular mechanisms triggered by mercury［J］. Toxicology, 2008, 244: 1-12.

［15］Lash LH, Putt DA, Hueni SE, et al. Interactive toxicity of inorganic mercury and trichloroethylene in rat and human proximal tubules: Effects on apoptosis, necrosis and glutathione status［J］. Toxicology and Applied Pharmacology, 2007, 221（3）: 349-362.

［16］王灿，金焕荣，张朝红，等.氯化汞对小鼠精子的毒性和生育力的影响［J］.卫生毒理学研究，1993：67-69.

［17］郑徽.汞的毒性效应及作用机制研究进展［J］.卫生研究，2006，35（5）：663-666.

［18］王臬，李萍.升丹临床应用研究评述［J］.中医学报，2012，27（6）：722-724

［19］王丽辉，谢兰兰，鲁翼雯，等.汞接触者与肾功能指标的关系探讨［J］.职业卫生与应急救援，2004，22（3）：142.

［20］王移兰.劳动卫生学［M］.北京：人民卫生出版社，1993：42.

（王月华　杜冠华）

轻粉
CALOMELAS

轻粉，又名汞粉、峭粉、水银粉、腻粉、银粉、扫盆、甘汞等，系用水银、皂矾、食盐为原料经烧炼升华制成的氯化亚汞（Hg_2Cl_2）结晶。

《中国药典》（2015年版）记载，轻粉味辛，性寒，有毒。归大肠、小肠经。外用杀虫、攻毒、敛疮；内服祛痰消积、逐水通便。外用适量，研末掺敷患处。内服每次0.1~0.2 g，一日1~2次，多入丸剂或装胶囊服。

1. 历史文献关于轻粉毒的记载

根据现存历史文献，在我国古代早期没有轻粉作为药物使用的记载。秦汉时期的药学著作如《吴普本草》《名医别录》等均无轻粉的相关记载。

轻粉始载于唐代陈藏器的《本草拾遗》，又名汞粉，该书仅载有其主治，而无气味。至宋代的《嘉祐本草》，始名水银粉。之后逐渐开始有了轻粉的气味归经等记载[1]。

及至明清时期，李时珍的《本草纲目》和倪朱谟的《本草汇言》中均有了更详细的记载。《本草纲目》记载：轻粉，辛、苦、有毒。并描述其为"下痰涎、推积滞、利水肿臌胀之药也"。关于其毒性，李时珍描述："若服之过剂，或不得其法，则毒气被蒸，窜入经络、筋骨、脏腑，莫之能出，涎毒虽去，血液耗亡，筋骨失养，营卫不从，变为筋挛骨痛，发为痈肿、疳漏，或手足皲裂，虫癣顽痹，经年累月，遂成废人，其害无穷"。这是对汞中毒表现最早而且最详细的描述。

《本草汇言》记载：轻粉味辛，气燥，有毒。升也，浮也。该书还详细记录了升炼轻粉的方法。关于毒性该书指出"《神农经》言其无毒，误也，凡闭结由于虚燥血不润泽者；小儿惊风、痰涎壅上，由于内热者；疳积病由于脾胃两虚者；杨梅结毒，发于气血两虚，久病之人者，临用尤须斟酌"。此外，《本草汇言》中还列举了诸多关于轻粉治疗不同疾病的集方，如《幼科证治准绳》《郑氏化金丸》《郑氏利惊丸》《经验方》《圣惠方》《方脉正宗》等。

由此可见，我国古代早期没有将轻粉作为药物使用的记载，唐代时期始有记载。明清时期《本草纲目》《本草汇言》对其毒性有了详尽的记载，说明轻粉的毒性已有了充分认识。

2. 现代毒性相关研究

（1）毒性反应 轻粉具有化腐生肌、杀菌灭毒之功效。临床上多以外用为主，主要用于治疗皮肤创口的愈合、梅毒、疮疡等疾病。相比朱砂、红粉等含汞药物，轻粉的毒性相对较小，但长期或大量接触将引起毒性反应[2]。

轻粉急性中毒常发生于口服给药后，一般在服用数分钟到数十分钟，多为局部炎症，如腐蚀性口腔炎、咽喉黏膜充血、水肿、牙龈肿痛、溃烂、胃肠炎等；继而可导致全身中毒表现如恶心、呕吐、腹痛、腹泻、里急后重、脓血便等，严重者昏迷、休克，甚至发生急性肾功能衰竭[3]。

轻粉慢性中毒多见于有轻粉接触史的患者，常出现头痛、头昏、易疲倦、精神障碍及植物神经功能紊乱等症状，还有的会出现轻度手指、舌、眼睑震颤、口腔黏膜充血、溃疡、齿龈肿胀或出血，一般无永久性伤残情况[4]。

（2）毒性的物质基础 轻粉系用水银、皂矾、食盐为原料经烧炼升华制成的氯化亚汞（Hg_2Cl_2）结晶。轻粉主要成分氯化亚汞见光或加热易分解成毒性更大的金属汞和氯化汞[5]。此外，还含有 Na、Zn、Pb、Ga、Cu 等元素及少量氯化汞[6]。研究显示，轻粉中的 Hg_2Cl_2 及可溶性汞盐为其主要毒性成分。

研究显示，轻粉在炼制过程中，其毒性与水银的用量有一定关系。若用量不足，轻粉生成的化学反应不完全，会导致二价汞的量增多；且汞量不足则不能使硫酸高汞还原成硫酸亚汞；若用量过多，则汞升华掺入到轻粉中，会导致氯化亚汞含量降低，杂质增多，毒性增强。因此，轻粉在炼制中，水银的用量一定要适当[5]。

轻粉长期外用也会造成汞的蓄积毒性。对轻粉主要成分 Hg_2Cl_2 的经皮吸收研究显示，亚汞离子可以透过皮肤进入机体[7]。除含汞毒性成分，其他微量成分对轻粉毒性作用的影响仍有待进一步研究。

（3）毒性的分子机制　轻粉汞（一价汞离子）吸收入血后非常不稳定，能快速被转化成无机汞（二价汞离子）和金属汞[8]，金属汞在体内大约几分钟就能被过氧化氢酶氧化成二价汞离子。因此，轻粉在体内的作用模式与无机二价汞离子类似。

巯基是人体酶的活性中心，研究显示，汞能与富含巯基的蛋白质结合，导致体内多种酶活性降低或失活，进而影响细胞膜的功能、线粒体的功能及能量代谢，引起中枢、自主神经功能紊乱，消化道、肾脏损害等[9]。此外，汞可引起脂质过氧化和氧化应激反应，导致自由基生成增多，最终导致多种细胞功能的损伤[10]。

二价汞离子随血液分布至各个组织脏器，并可在血液、肾脏、肝脏、脑等组织蓄积，其中肝、肾中的浓度较高[11]。研究表明，氯化汞具有显著的肾脏和肝脏毒性，且存在时间和剂量依赖性[12]。其肾脏毒性主要与诱发脂质过氧化增强及引起钙、铁、锌、铜等微量元素代谢障碍有关[13]；而其肝脏毒性十分迅速，可能是对肝细胞产生的直接毒性，而不需通过巯基耗损和脂质过氧化等中间过程[14]。

另外，孕妇禁用，主要是因为汞离子能经皮吸收透过胎盘屏障，并在胎儿组织蓄积，这可能与其能转化成脂溶性高的金属汞有关[15]。

3. 毒性的临床对策和表现

轻粉过量容易引起汞中毒，因此，在临床应用中应严格注意用药量、用药浓度、用药疗程，避免高浓度使用。内服不得超过《中国药典》规定的用量 "每次 0.1~0.2 g，一日 1~2 次"。长期外用亦可引起蓄积中毒。但目前，轻粉临床外用的用量，《中国药典》（2015 年版）仅描述为 "外用适量，研末掺敷患处"，尚未有统一的用药标准。

对汞中毒患者应立即脱离汞接触。口服中毒者，应立即用碳酸氢钠或温水洗胃催吐，硫酸镁导泻。吸入汞中毒者，应立即撤离现场。还需要进行驱汞治疗：对于急性汞中毒者，应首选二巯基丙醇磺酸钠（DMPS）肌内注射；严重中毒则可静脉注射[16]。对于慢性汞中毒患者，可采用 DMPS 125~250 mg 肌内注射，每日 1~2 次，连用 3 日，间隔 4 日为一疗程，应根据病情及驱汞情况决定疗程数[17]。同时，应结合补液，纠正水、电解质紊乱，口腔护理，应用糖皮质激素等手段改善病情。

4. 毒性和药效评价

（1）毒性的特点及与药效的关系 有研究报道，患者服用轻粉中药丸1粒，每粒含轻粉0.020 g，剂量虽然在药典规定范围内，服用6日后仍出现了轻度的急性汞中毒现象[3]。另外还有一些口服轻粉导致急性汞中毒和死亡的案例[18]。对轻粉的主成分Hg_2Cl_2的研究显示，小鼠口服LD_{50}为180 mg/kg，大鼠口服LD_{50}为210 mg/kg[19]。轻粉临床用药多以外用为主，尚未有统一的用药标准，一般以适量为限。有研究显示，大鼠连续1个月每日外用轻粉 ≥ 0.096 g/kg会出现慢性汞中毒[20]。

（2）毒性在复方中的表现 基于现代研究可知，轻粉发挥药效作用和引起毒性反应的主要成分为氯化亚汞。其在复方中的毒性表现主要是由于使用方法不当、剂量过大或者长期使用导致的急性汞毒性（例如急性胃肠炎或急性肾损伤）或慢性汞毒性（例如黏膜损伤、胃肠炎、神经损害或肾功能损害）。另外，红粉外用时如使用酒精或醋调后外涂，可促进汞的经皮吸收，易出现中毒[19]。

（3）药效学特点与毒性的防控 目前含汞药物的安全使用问题受到了广泛的关注。含汞药物的毒性主要来自于汞，同时其有效成分不可分，只有适当控制剂量以避免引起毒性反应。

临床上，轻粉主要作为外用药用于皮肤病的治疗。《中国药典》仅规定"外用适量，研末掺敷患处"，临床上多凭医生的经验用药，尚没有统一明确的使用限量标准。已有轻粉及含轻粉的中药外用不良反应的报道[21, 22]，应引起注意。另外，皮肤在有破损、糜烂等损伤时，轻粉的透皮吸收率显著增加，其中毒风险大大增加。

结论

轻粉发挥药效作用和引起毒性反应的主要成分为氯化亚汞。毒性成分可通过不同的途径进入机体导致急性或慢性毒性。长期外用轻粉时，也可能通过皮肤吸收造成蓄积中毒。因此，轻粉的内服和外用剂量是限量。鉴于其治疗作用尚未发现特殊优势，传统作用已被替代，轻粉可不再作为药用。

参考文献

[1] 梅全喜.中药轻粉的探讨[J].中医药信息，1988，6：5-10.

[2] Kang-Yum E, Oransky SH. Chinese patent medicine as a potential source of mercury poisoning[J]. Vet Hum Toxicol, 1992, 34（3）: 235-238.

[3] 李安，孙利梅，王涤新.含轻粉中药丸导致急性汞中毒[J].药物不良反应杂志，2010，12（2）：120-121.

[4] 卢秀玉.口服中药"轻粉"中毒1例[J].法医学杂志，2000，16（4）: 253-254.

[5] 李向高.四种中药丹剂的制造及其化学原理[J].天津医药杂志，1962，（7）:

405–406.

［6］高天爱.矿物药及其应用［M］.北京：中国中医药出版社，1997：67.

［7］Palmer RB, Godwin DA, Mckinney PE. Transdermal kinetics of a mercurous chloride beauty cream: an in vitro human skin analysis［J］. Clin Toxicol. 2000; 38（7）: 701–707.

［8］Clarkson TW, Magos L. The toxicology of mercury and its chemical compounds［J］. Crit Rev Toxicol, 2006, 36（8）: 609–662.

［9］江秀卿，安凤云.轻粉中毒致神经系统损害三例报告［J］.临床神经病学杂志，1996，9（1）：57.

［10］王晓烨，林瑞超，董世芬，等.含汞矿物药的毒性研究进展［J］.中国中药杂志，2017，42（7）：1258–1264.

［11］邱恒，孙新民，黄雯，等.玉红膏重复给药大鼠体内汞的吸收及蓄积研究［J］.中国中药杂志，2013，38（6）：884–888.

［12］谭雪艳，周曼曼，王海波.轻粉本草研究综述［C］.第十九届全国药学史本草学术研讨会暨2017年江苏省药学会药学史专业委员会年会论文集，2017：88.

［13］陈敏，谢吉民，曹友清，等.氯化汞对小鼠肾脏的急性毒性机制探讨［J］.中国工业医学杂志，2001，14（5）：266–268.

［14］朱砂，郑波，杨铟，等.氯化汞的肝细胞毒性与脂质过氧化［J］.同济医科大学学报，1993，22（6）：423–426.

［15］Holmes P, James KAF, Levy LS. Is low–level environmental mercury exposure of concern to human health［J］. Sci Total Environ, 2009, 408（2）: 171–182.

［16］陈新谦，金有豫，汤光.新编药物学［M］.17版.北京：人民卫生出版社，2011：885–886.

［17］牟稷征，王丽霞.外用含汞制剂引起中毒的病例分析［J］.临床药物治疗杂志，2015，13（1）：62–64.

［18］李长征，孙贤学，张岱忠.轻粉中毒死亡1例［J］.中国法医学杂志，2001，16（S1）：44–45.

［19］邱恒，王旗.中药轻粉临床外用的风险评估［J］.中国中药杂志，2015（14）：2706–2710.

［20］胡小靖，孙新民，黄雯，等.经皮反复给予玉红膏对大鼠器官毒性的研究［J］.药物不良反应杂志，2013，15（5）：248–253.

［21］朱凤岐.氯化亚汞皮肤吸收所致多脏器衰竭致死1例［J］.中华劳动卫生职业病杂志，1997，6：364.

［22］郑华，黄国范，田树敏，等.外用药汞剂引起中毒性肾病一例报道［J］.上海第二医科大学学报，1998，2：109–110.

（许焕丽　王月华　杜冠华）

雄黄
REALGAR

雄黄，为硫化物类矿物雄黄族雄黄，主含二硫化二砷（As_2S_2）。纯品为暗红色晶体。

《中国药典》（2015年版）记载，雄黄，味辛，性温；有毒。归肝、大肠经。具有解毒杀虫，燥湿祛痰，截疟之功效。用于痈肿疔虫咬伤，虫积腹痛，惊痫，疟疾。常用量0.05~0.1 g。

1. 历史文献关于雄黄毒的记载

雄黄始载于《神农本草经》，是我国传统的矿物类中药。《神农本草经》及《吴普本草》中无雄黄毒性相关记载。自东汉之后的历代主要本草文献均多有记载，并对其药性和毒性认识进行了补充。《名医别录》载："味甘，大温，有毒"。《本草经集注》《新修本草》《开宝本草》及《证类本草》载："雄黄，味苦、甘、平、寒、大温，有毒"。《本草蒙筌》载："味苦、辛、甘，气平、寒。无毒。一云大温有毒"。《本草纲目》载："雄黄，味苦、性平、寒、有毒"。《中国药典》（2015年版）记载，雄黄，辛，温；有毒。虽然对雄黄药性的认识有一个变化过程，但历代医家对雄黄"有毒"这一特征是具有共识的。

在认识到雄黄"有毒"这一特点的基础上，一些本草中明确标示了雄黄中毒的解毒方法，以便使其更好地应用于临床。如《本草经集注》《本草蒙筌》中指出误中雄黄毒者，可以防己解之。《得配本草》认为雄黄畏南星、地黄、莴苣、地榆、黄芩、白芷、当归、地锦、苦参、五加皮、紫河车、五叶藤、鹅肠草、鸡肠草、鹅不食草、桑叶、猬脂。《本草从新》记载："醋浸，入莱菔汁煮干"。土宿真君认为南星、地黄、莴苣、五加皮、紫河车、地榆、五叶藤、黄芩、白芷、当归、地锦、鹅肠草、鸡肠草、苦参、鹅不食草、圆桑、猬脂，皆可制雄黄。

2. 现代毒性相关研究

（1）毒性反应　雄黄对人体的神经系统、消化系统、泌尿系统、心血管系统、造血系统、皮肤以及新陈代谢等都可造成不同程度的损害。雄黄可引起中枢神经系统缺氧，造成功能障碍，出现头痛、头晕、四肢疼痛、乏力等症状，严重的出现抽搐、昏迷甚至死亡；雄黄对胃肠系统有一定的刺激作用，引起恶心、腹痛、腹泻；雄黄对肾小管和肾小球有直接的影响，导致急性肾功能衰竭；砷能够影响骨髓系统，大剂量的砷能够使得红细胞发生形态改变，同时抑制白细胞生成；长期应用雄黄，引起皮肤过度角化；中毒剂量的砷可使大部分器官组织变性坏死。此外，砷可经乳汁排出，引起婴儿中毒[1]。

（2）毒性的物质基础　雄黄的毒性成分，目前尚存在争议。一般认为$\alpha-As_4S_4$主要形态是不溶于水，溶于稀酸，难被人体吸收，一般认为毒性很小。As_4S_4不稳定，空气中经光照后会逐渐转化为剧毒的As_2O_3和As_2O_5，均可溶于水，是雄黄产生毒性或发挥治疗作用的主要成分。另有研究指出，雄黄的毒副作用来自于其中的砒石、铅石、铝矿石等含有有毒杂质As_2O_3被机体吸收有关[2]。

雄黄的活性和毒性与其所含的砷元素在体内的存在状态密切相关[3]。雄黄的主成分砷进入人体后会转化成多种砷的形态，主要包括：无机砷（亚砷酸盐和砷酸盐）、有机砷小分子（甲基砷酸、丙甲基砷酸）、含砷的生物大分子和含砷的有机化合物（砷胆碱、砷甜菜碱、乳酸三甲基砷、砷酯和砷糖等）[4]。无机砷的毒性比有机砷大，亚砷酸（As^{3+}）大于砷酸（As^{5+}），甲基砷酸和二甲基砷酸毒性稍低，砷甜菜碱和砷胆碱几乎无毒。

（3）毒性的分子机制　雄黄中的可溶性砷化物为一种细胞原浆毒，主要是影响细胞的抗氧化能力，特别是影响含有巯基的酶。进入机体后作用于酶系统，易与丙酮酸氧化酶的巯基结合，使之失去活性，从而减弱酶的正常功能，抑制细胞的氧化和呼吸，严重干扰组织代谢，造成胃肠道不适，呕吐，血尿，抽搐，昏迷乃至死亡[5, 6]。

雄黄口服后少部分会被人体吸收，通过系列反应形成有机态的化合物[7]。大致过程为无机态的 As 与谷胱甘肽（GSH）结合生成 ATG（arsenic triglutathione），再与大分子蛋白通过巯基键结合形成不稳定的络合物，在蛋白分子上进行甲基化反应，进行一次甲基化生成一甲基砷酸盐，两次甲基化生成二甲基砷酸盐，之后有机分子与大分子蛋白结合[8, 9]。在这些生成的有机物质中，一甲基砷酸盐（Ⅲ）和二甲基砷酸盐（Ⅲ）被氧化生成一甲基砷酸盐（Ⅴ）和 二甲基砷酸盐（Ⅴ），二者都会导致 DNA 链断裂，引起基因突变[10]。

3. 毒性的临床对策和表现

雄黄毒性随剂量的增大和用药时间的延长明显增强。临床使用雄黄时，应特别注意使用剂量和疗程，并密切观察患者临床反应。雄黄中毒多见于其不规范的长期大量使用，较常见的是慢性的一种蓄积性的中毒，所以"中病即止"显得尤为重要。

雄黄炮制减毒的方法很多，传统的雄黄入药炮制方法记载于《神农本草经》，此后沿用的炮制方法有干研法、水飞法、煮法、熬法、油煎法、复制法、火飞法等，其中历时最久的方法当属干研法和水飞法，水飞法为现在药典使用的方法。这些炮制方法目的主要在于净化、制粉、减毒和改变功效的作用[11]。

4. 毒性和药效评价

（1）毒性的特点及与药效的关系　雄黄药理作用广泛，具有抗病毒、抗炎、抗结核、治疗蛇咬伤方面的作用，还可用于治疗皮肤疾病、防治冠心病心绞痛、抗白血病[12]。尤其近年 As_2O_3 被美国 FDA 批准用于治疗白血病进一步证明了其药理作用。

（2）毒性在复方中的表现　我国从 1963 年版《中国药典》开始收载雄黄，规定用量不断减少，由原来的 0.3~1 g 减少到 0.05~0.1 g。并有很多含有雄黄的中药制剂，如：六应丸、牛黄解毒丸（片）、牛黄抱龙丸、牛黄镇惊散、局方至宝散、小儿惊风散、小儿清热片、小儿化毒散、牙痛一粒丸、珠黄吹喉散、暑症片等。值得注意的是，在这些含雄黄的制剂中，成方制剂中雄黄的日用量并未减少。按其服用剂量计算，每日摄入雄黄的量远超过药典规定上限（0.1 g）的例子很多，因此，在服用这些复方时可能出现毒性。

（3）药效学特点与毒性的防控　雄黄复方制剂的毒性远远低于常见的砷化合物，低于雄黄，其不良反应多与超剂量、超疗程的不合理使用有关[13, 14]。通过对雄黄合理的组方配伍，可降低毒性，发挥功效。组方配伍可通过影响物质溶出、体内代谢和系统保护效应等而产生对雄黄的减毒作用。

结论

雄黄药用已有约 2000 年的历史，是治疮杀毒之要药，应用甚广。目前又发现雄黄具有抗急性早幼粒细胞白血病的作用，是对 As_2O_3 用途的确证，为该类药物的应用提供了新的依据。雄黄复方制剂的使用更广泛，但雄黄含砷，具有细胞原浆毒性，在剂量较大、用药时间较长的情况下仍然可能引起一定的毒性，在临床上应合理应用，权衡利弊。

参考文献

［1］彭平建.应警惕雄黄制剂中砷的毒性［J］.中医药信息，1996，（2）：21–22.

［2］戴卫波，梅全喜.中药雄黄药用历史沿革及其安全性探讨［J］.时珍国医国药，2012，23（7）：1836–1837.

［3］叶祖光，王智民，王跃生，等.安宫牛黄丸中朱砂和雄黄的药理作用特点与安全性评价［J］.医学研究杂志，2005，19（9）：102–105.

［4］Goering PL, Aposhian HV, Mass MJ, et al. The enigma of arsenic carcinogenesis：role of metabolism［J］. Toxicol Sci. 1999, 49（1）：5–14.

［5］Yamamoto A, Hisanaga A, Ishinishi N. Tumorigenicity of inorganicarsenic compounds following intratracheal instillation to the lungs of hamsters［J］. Int J Cancer, 1987, 40：220–223.

［6］Jha AN, Noditi M, Nilsson R, et al. Genotoxic effects of sodium ar–senite on human cells［J］. Mutat Res, 1992, 284：215–221.

［7］Hayakawa T, Kobayashi Y, Cui X, et al. A new metabolic pathway of arsenite：Arsenic–glutathione complexes are substrates for human arsenic methyltransferase Cyt19［J］. Arch Toxicol, 2005, 9（4）：183–191.

［8］潘月华，白利珊.从砷的分布结构特性探讨其作用与危害［J］.微量元素与健康

研究, 2013, 30 (5): 71-73.

[9] 安艳, 李全太. 无机砷甲基化代谢诱发氧化应激与砷致癌作用机制研究进展 [J]. 中国地方病学杂志, 2006, 5 (1): 115-117.

[10] 安艳, 高增林. 砷甲基化代谢产物的作用机制 [J]. 职业卫生与病伤, 2000, 5 (3): 176-177.

[11] 钟萌. 雄黄炮制降毒方法的研究进展 [J]. 中国药房, 2007, 18 (33): 2633-2635.

[12] 史国兵. 中药雄黄的临床应用及其毒副作用. 药学实践杂志, 2002, 2 (5): 267-270.

[13] 孙旌文, 魏从建. 86例六神丸不良反应/事件文献分析 [J]. 中国药物警戒, 2015, 12 (7): 428-431.

[14] 童元元, 张力, 杨金生, 等. 基于文献分析的牛黄解毒片 (丸) 安全性影响因素及对策研究 [J]. 中国中药杂志, 2010, 35 (10): 1342-1345.

（李玉娟　王月华　杜冠华）

硫黄
SULFUR

硫黄为自然元素类矿物硫族自然硫, 采挖后, 加热熔化, 除去杂质; 或用含硫矿物经加工制得。呈不规则块状。黄色或略呈绿黄色。表面不平。有特异的臭气, 味淡。

《中国药典》(2015年版) 记载, 硫黄味酸, 性温; 有毒。归肾, 大肠经。具有外用解毒杀虫疗疮; 内服补火助阳通便之功效。外治用于疥癣, 秃疮, 阴疽恶疮; 内服用于阳痿足冷, 虚喘冷哮, 虚寒便秘。外用适量, 研末油调涂敷患处。内服1.5~3 g, 炮制后入丸散服。

1. 历史文献关于硫黄毒的记载

硫黄始载于《神农本草经》, 以 "石硫黄" 为名载于卷二·玉石 (中品) 部。书中描述硫黄 "味酸, 温, 有毒; 归肾、大肠经, 主妇人阴蚀, 疽痔恶血, 坚筋骨、除头秃, 能化金银铜铁奇物。"

秦汉时期的《吴普本草》对于硫黄的毒性进行了初步讨论: 硫黄 "神农、黄帝、雷公曰, 有毒; 医和、扁鹊曰无毒。"

同时期的《本草经集注》主要记载了硫黄的特性和功效, 但对于其毒性并无详细说明。同时期的《名医别录》并无硫黄的相关记载。

及至唐宋元时期, 在《新修本草》《开宝本草》和《汤液本草》等药学著作中, 仅记载了硫黄的特性与功效, 但对其毒性也无详细说明。而同时期的《本草拾遗》并没有硫黄的相关记载。

　　而宋代唐慎微在《证类本草》中对硫黄的毒性有了较全面总结和深入探讨，如文中记载"神农、黄帝、雷公认为硫黄咸，有毒。而医和、扁鹊认为苦，无毒。""药性论云：石硫黄，君，有大毒。"并提供了解决方案"以黑锡煎汤解之，及食宿冷猪肉。""煎余甘子汁，以御其毒也。"

　　到了明代，李时珍在《本草纲目》中将硫黄称作"石硫黄"、"将军"、"阳侯"等，李时珍认为："硫黄秉纯阳火石之精气而结成，性质流通，色赋中黄，故名硫黄。含猛毒，为七十二石之将，故药品中号为将军。外家谓之阳侯。"此书记载硫黄"味酸，性温，有毒"，可主治妇人阴蚀疽痔恶血，坚筋骨，除头秃；疗心腹积聚，邪气冷癖在胁，咳逆上气；壮阳道，补筋骨劳损，风劳气，止嗽，杀脏虫邪魅；长肌肤益气力，老人风秘，并宜炼服等。基于硫黄有毒的认识，李氏记录了硫黄采用服饵补益的用法，降低用量从而控制硫黄的毒性。

　　明代李中梓在《本草新编》写道硫黄"有毒，至阳之精"，认为"其性大热，用之不得其宜，亦必祸生不测，必须制伏始佳"，提出"此物用寒水石制之大妙""不知寒水制硫黄，非制其热，制其毒也。去毒则硫黄性纯，但有功而无过，可用之而得其宜也。"该描述认识到硫黄的毒性，又指出经过炮制可减少毒性。可以初步认为是对硫黄中毒性成分的认识。该毒性并不是硫元素所导致的，所以通过炮制可以降低或消除。

　　明代倪朱谟在《本草汇言》（公元1624年），提出"中病即已，不可假此，以尝服多服也。"并认为"人身之中，阳尝有余，阴尝不足，病寒者少，病热者多。苟非真病虚寒，胡可服此大热毒药。"说明倪朱谟也认识到硫黄"有毒"，而且这种毒性是与硫黄的热性相关。可以认为是与硫黄药理作用相关，是由于使用剂量过大引起的不良反应。

　　明代的《本草品汇精要》《本草蒙筌》《本草原始》等也记载了硫黄"有毒"的特性。而《药鉴》并无硫黄的相关记载。

　　清代医学家张锡纯著有《医学衷中参西录》，在此著作中十分推崇硫黄，通过多年的品验和实践，力主硫黄无毒之论："盖硫黄原无毒，其毒即其热也。使少服不觉热，即于人分毫无损——更可常服之。"认为"硫黄之性，温暖下达，诚为温补下焦第一良药"。总结为"十余年间，用生硫黄治愈沉寒痼冷之病不胜计。今邑中日服生硫黄者数百人，莫不饮食加多，身体强壮，皆愚为之引导也"。张锡纯的论述与其用法用量密切相关，这种作用可能与硫黄在体内产生硫化氢有关。而硫化氢的研究近年也有新的认识。

　　除上述药学著作外，清代《本草纲目拾遗》、记载了硫黄"有毒"的特性，而《植物名实图考》《本草经解》并无硫黄的相关记载。由上可见，我国医药古籍有关硫黄毒性的记载表明，历代医家经过实践中的细致观察，确证了硫黄以有毒作为概括。

2. 现代毒性相关研究

（1）毒性反应 在现代临床案例中，硫黄的使用案例有限，且多外用。少用入丸、散剂内服，故中毒现象少有发生。且对于硫黄的毒性反应也因临床使用剂量，复方组成等有不同的认识。有皮肤涂抹硫黄粉而引起中毒的病例[1]，有长期服用含硫黄的复方制剂引起中毒的病例[2]；同时亦有报道用硫黄治疗腹泻，每日嚼服生硫黄达30 g而未见毒性反应者[3]。故现代临床报道，硫黄的用量悬殊较大。

据实验报道，小鼠口服硫黄的LD_{50}为20 g/kg，属于微毒之品[4]。

本品为有毒之品，其中毒剂量为10~20 g，硫黄的中毒潜伏期为0.5~2小时。临床中毒表现为，轻度中毒后可有畏光、流泪、眼刺痛及异物感、流涕、鼻及咽喉灼热感、角膜炎、结膜炎等。中度中毒出现中枢神经症状，有头晕、头痛、心悸、气短、恶心、呕吐、便血、全身无力、体温升高、呼吸困难、发绀、肝大、黄疸、中毒性视功能障碍，共济失调，呼出气体有臭蛋味。重度中毒患者出现呼吸困难，神志模糊，瞳孔缩小，对光反应迟钝，发绀；继则出现惊厥、昏迷，可因中枢麻痹、呼吸抑制而死亡[1]。

（2）毒性的物质基础 硫黄为常用矿石药物之一，主含硫，此外还含有微量的硒、碲及有毒元素砷、汞等多种重金属，砷及二氧化砷的形式存在[5]。

20世纪50年代研究认为其毒性可能与含砷量有关，并按《中国药典》（1953年版）所载方法，对未经炮制和已炮制的硫黄作了含砷量的测定比较。结果表明，经加热炮制的硫黄，含砷量均明显降低，毒性降低[6]。

有实验研究显示，大鼠口服硫黄3.077 g/kg 3个月，对血常规指标无明显影响，对心、脑、甲状腺、肾脏无影响，而对肝功能和肝脏病理切片毒性反应明显，提示硫黄的毒性作用主要在肝脏[7]。

（3）毒性的分子机制 硫黄毒性分子机制包括两个方面：一是生硫黄中含有砷等有毒的杂质；另一主要是硫在肠道中形成硫化氢。过量硫黄进入肠内大部迅速氧化成无毒的硫化物（硫酸盐或硫代硫酸盐），经肾和肠道排出体外。未被氧化的游离硫化氢，则对机体产生毒害作用。硫化氢和氧化型细胞色素氧化酶中的三价铁结合，从而抑制了酶的活性，使组织细胞内的氢化还原过程发生障碍，引起组织细胞内窒息，组织缺氧。中枢神经系统对缺氧最为敏感。此外，硫化氢与组织内钠离子形成具有强烈刺激性的硫化钠，对局都粘膜产生刺激作用，表现为中枢神经系统症状和窒息症状[8]。另有研究发现，硫化氢供体硫化钠可以抑制人类结肠癌细胞系的一种亚型的细胞基因修复作用，提示硫化氢可引起基因的不稳定和基因突变而诱发肠道癌[9]。随着对硫化氢的研究越来越深入，硫化氢被认为是体内第三种气体信号分子，在神经系统、消化系统、泌尿系统、心血管系统均有重要生理作用，并具有强大的疾病治疗潜力[10]。

3. 毒性的临床对策和表现

未经炮制的天然硫黄含砷量较高，不宜内服，内服需用炮制过的硫黄，且不宜过量或久服，以免引起砷中毒。因此，历代的医书都有硫黄的炮制方法描述，如《太平圣惠方》云："细研，水飞过"，《博济方》《孙尚药方》《普济方》均描述细研法。《医方集解》中描述了猪大肠制法。李时珍描述了硫黄的萝卜制法："凡用硫黄，入丸散用须以萝卜剜空，入硫在内，合定，稻糠火煨熟。"其中，豆腐制硫黄是最普及，《医学纲目》记载："入豆腐中煮三五沸"。《本经逢原》云："入豆腐中煮七次"。现代研究结果表明，炮制可降低硫黄中的砷的含量，并且以豆腐炮制品效果最为显著[11]。因此，药典详细记载了豆腐制硫黄的方法：取拣净的硫黄块，按1:2的比例与豆腐同煮，至豆腐现黑绿色为度，取出，漂去豆腐，阴干。

硫黄毒性可能与含砷量有关。经炮制的硫黄含砷量降低，而硫含量改变很小，说明硫黄经过豆腐炮制后，可除去或降低其毒性成分[12]。未经炮制的天然硫黄含砷量较多，不宜内服。如果内服一定要用炮制过的硫黄，且不宜过量或久服，以免引起砷中毒。

4. 毒性和药效评价

（1）毒性的特点及与药效的关系　对中枢神经系统作用：硫黄对氯丙嗪及硫喷妥钠的中枢抑制作用具有明显的加强作用，对脑干有抑制性影响。

抗炎与抗菌作用：硫黄及升华硫对甲醛性"关节炎"呈现明显的治疗效果，还能降低毛细血管因注射蛋清而产生的渗透性增高。

致泻作用：硫黄内服后在体内转变为硫化氢，其在碱性环境、大肠埃希菌，特别是脂肪分解酶存在的情况下，能刺激胃肠黏膜，使之兴奋蠕动，导致下泻。但硫化氢在肠内产生极慢，故其催泻作用不强，且与用量大小无关[13]。

镇咳、祛痰作用：硫黄及升华硫有镇咳消炎作用，可使各级支气管慢性炎症细胞浸润减轻，同时能使各级支气管黏膜的杯状细胞数有不同程度的减少，还能促进支气管分泌物增加。

溶解角质，软化皮肤，杀灭疥虫：硫黄与皮肤分泌液接触，可形成硫化氢及五硫磺酸，从而有溶解角质、软化皮肤、杀灭疥虫，杀霉菌等作用[14]。

而作为硫黄内服后的产物，硫化氢则具有神经保护作用，可以抗同型半胱氨酸、甲醛、β-淀粉样蛋白等诱导的神经毒性；同时硫化氢也具有神经调节的作用，表明硫化氢具有防治阿尔茨海默病、帕金森病、抑郁症以及药物成瘾的潜力[15]。

在心血管系统方面，心脏和许多血管肌层中均有内源性硫化氢的产生，对血压、心肌收缩力、血流动力学等都有影响。其作用机制与调控Na^+，K^+-ATP通道及调节内源性NO相关[16]。

（2）毒性在复方中的表现　硫黄外用解毒杀虫疗疮，内服补火助阳通便。虽然用于临床治疗疾病已有两千多年历史，但一般都认为有毒，故内服者少，外用者多，用于内科疾病者少，用于外科疾病者多。

在皮肤病、骨科疾病治疗中，有不少含有硫黄的名方，如用于杀虫止痒的一扫光（《外科正宗》）、祛风杀虫的密陀僧散（《医宗金鉴》）、外治瘰证的香硫饼（《万病验方大全》）等。

用于内科疾病首见于《肘后方》所载玉壶丹，系硫黄一味九转而成。其后有《医门》和宋朝《太平惠民和剂局方》黑锡丹，系硫黄、黑锡二味药组成。半硫丸系硫黄、半夏、生姜汁组成。在半硫丸的复方配伍中，生姜汁的加入可降低硫黄的毒性，作为减毒措施。

（3）药效学特点与毒性的防控　硫黄发挥药效作用的主要成分为硫，引起毒性反应的主要成分为二氧化砷。尽管炮制后的硫黄安全范围较大，砷含量低，但长期过量使用依然可以产生毒性反应。从剂型来看，硫黄外用剂型包括膏剂、溶剂等。硫黄外用疗效与其浓度在一定范围内呈正比，但应注意随着浓度增加可能出现的不良反应，故需注意硫黄用法用量，疗程不宜过长。

硫黄的临床应用多联合其他中药或疗法治疗疾病，很难看出单味药的毒性作用。虽然常应用于皮肤病的治疗，但其优势病种和用法用量还需要进一步研究。

结论

结合现代研究和传统文献分析，硫黄的毒性一是来源于其含有的砷等有毒杂质；二是来自硫在体内代谢后产生的有毒物质。硫黄的药理作用并不突出，对寄生虫和皮肤感染有作用，但研究尚不充分。对于治疗疾病的药效及作用机理亦不清楚。近年关于硫化氢的深入研究可能对其作用会给予新的认识。

参考文献

［1］刘志强.急性硫磺中毒10例临床分析［J］.中国社区医师，2012，14（28）：124.

［2］孙双龙，卢延旭，牛勇，等.硫化砷与硫磺中毒的法医学检验［C］.中国科协2002学术年会，1132.

［3］贾彦波.张锡纯运用生硫磺学术经验浅识［J］.中医药通报，2008，7（1）：47-51.

［4］吴皓.生姜解半夏毒的实验研究［J］.中药材，1998，21（3）：137-140.

［5］张勇，谢丽铃，张振霞，等.硫磺在中医药中的应用概述［J］.世界科学技术，2013，15（6）：1463-1468.

［6］李希新.硫黄的药理研究与临床应用现状［J］.山东中医杂志，1993，12（8）：58-59.

［7］贾春蓉.半硫丸药物配伍毒性与毒理基因的实验研究［D］.湖北中医学院博士学位论文，20050401.

［8］Kappus H.硫化氢的毒理学［J］.国外医学·卫生学分册，1980，5：278-280.

［9］Attene Ramos M S, Wagner E D, Gaskins H R, et al. Hydrogen sulfide induces direct radical-associated DNA damage［J］. Mol Cancer Res, 2007, 5（5）:

455-459.

[10] Wang R. Two's company, three's a crowd: can H$_2$S be the third endogenous gaseous transmitter [J]. FASEB J, 2002, 16（13）: 1792-1798.

[11] 苏作林. 炮制硫磺的辅料用量探讨 [J]. 中药材, 1989, 12（6）: 29-30.

[12] 杜薇, 王建科, 李光立. 硫黄炮制方法的探讨 [J]. 中国医院药学杂志, 1998, 18（1）: 32-33.

[13] 吴剑威. 硫黄在医药与农业领域中的应用 [J]. 中国现代中药, 2011, 13（5）: 50-52.

[14] 谷鑫桂, 樊一桦, 孟向文, 等. 近十年来硫黄在中医外治法中的应用概述 [J]. 亚太传统医药, 2017, 13（10）: 32-34.

[15] Moore PK, Bhatia M, Moochhala S. Hydrogen sulfide: from the smell of the past to the mediator of the future [J] Trends Pharmacol Sci, 2003, 24: 609-611.

[16] Zhao W, Zhang J, Lu Y, et al. The vasorelaxant effect of H$_2$S as a novel endogenous gaseous KATP channel opener [J]. EMBO J, 2001, 20: 6008-6016.

（张　舟　王月华　杜冠华）

第八章 植物类有毒记载的中药材

在《中国药典》(2015年版)中共收载有毒的植物类中药70种,其中8种记载为有"大毒",如巴豆、草乌、川乌、马钱子、闹羊花、天仙子等;29种记载为有"小毒",如艾叶、北豆根、草乌叶、川楝子、大皂角等;余下33种记载为有"有毒",如白附子、白屈菜、白果等。

丁公藤
ERYCIBES CAULIS

丁公藤,又名麻辣子藤、包公藤,为旋花科植物丁公藤 *Erycibe obtusifolia* Benth. 或光叶丁公藤 *Erycibe schmidtii* Craib 的干燥藤茎。为斜切的段或片,直径1~10cm。

《中国药典》(2015年版)记载,丁公藤味辛、性温,有小毒。归肝、脾、胃经。具有祛风除湿,消肿止痛之功效。用于风湿痹痛,半身不遂,跌扑肿痛。用于配制酒剂,内服或外搽,常用量3~6 g。

1. 历史文献关于丁公藤毒的记载

根据现存历史文献,在我国古代早期没有丁公藤作为药物使用的记载。秦汉时期的药学著作如《神农本草经》《吴普本草》《名医别录》《本草经集注》等均无丁公藤的相关记载。唐宋元时期,在《新修本草》《证类本草》《本草拾遗》《汤液本草》等药学著作中未见丁公藤相关记载。明清《本草纲目拾遗》《植物名实图考》《本草品汇精要》《本草经解》《药鉴》《本草蒙筌》《本草新编》《神农本草经疏》等也未见丁公藤的相关记载。

丁公藤的功效始载于1969年《(广州空军)常用中草药手册》,被认为"辛,温,有毒。",且孕妇忌服。《全国中草药汇编》《中药大辞典》《中华本草》等沿用了同样的说法。丁公藤收录于《中国药典》,始于1977年版,认为丁公藤"辛、温,有小毒","虚弱者慎服;孕妇忌服"。

2. 现代毒性相关研究

(1)毒性的反应 丁公藤的中毒症状表现为副交感神经亢进,中枢性震颤、心律失常等[1]。但是,每1 kg晾干的丁公藤及光叶丁公藤用40%的乙醇室温浸提7天,重复上述浸提步骤3次,合并后于50℃挥干;所获得的提取物对ICR小鼠按5 g/kg一次性口服给药，观察14天，进行急性毒性研究，结果未发现毒性作用。表明丁公藤醇提物口服LD$_{50}$>5 g/kg[2]。慢性滴眼试验，兔内眼及外眼部未见明显损害。正常自愿者滴眼试验和匹罗卡品类似，虽有短暂球结膜血管扩张，但无不适感觉[3]。

（2）毒性的物质基础　丁公藤具有抗炎镇痛、提高免疫力、缩瞳、改善心血管功能等作用。其主要活性成分包括香豆素类、绿原酸类、生物碱类等成分。其中，生物碱类化合物丁公藤甲素和莨菪烷衍生物6β-乙酰氧基去甲莨菪烷既是丁公藤的主要药理活性成分，也是主要毒性物质基础。

丁公藤甲素苯甲酸盐小鼠腹腔给药的急性LD$_{50}$为（8.85±1.2）mg/kg[3]。急性中毒组织病理检查小鼠及猴大致相同，主要是内脏器官淤血。亚急性给药试验提示有一定的积蓄性。

东莨菪素小鼠静脉注射一次最大耐受量100 mg/kg，观察72小时，未见任何毒性反应[4]。6β-乙酰氧基去甲莨菪烷（6β-AN）的LD$_{50}$为6.22 mg/kg[5]。中毒症状表现为副交感神经亢进，大剂量组动物有类似氧化震颤素的中枢震颤。家兔静脉注射大剂量（30 μg/kg）6β-乙酰氧基去甲莨菪烷，可见心律失常，如窦性心动过缓、房颤、室性早搏、二联律、室颤乃至停搏，动物在5分钟内死亡[6]。0.003%~0.0045%浓度的6β-AN给家兔滴眼，每日2次，连续4个月，未见眼部及全身表现有任何异常改变[7]。

（3）毒性的分子机制　丁公藤之所以产生毒性，主要是由于6β-乙酰氧基去甲莨菪烷和丁公藤甲素激活M胆碱受体，使副交感神经亢进，发生中枢性震颤、心律失常等不良反应。6β-乙酰氧基去甲莨菪烷和丁公藤甲素都是特异性M胆碱受体激动剂。M胆碱受体的亲和力和内在活性6β-乙酰氧基去甲莨菪烷>丁公藤甲素>匹罗卡品[8, 9]。

3. 毒性的临床对策和表现

由于丁公藤具有一定毒性，且可能的毒性物质与药理活性物质相同，机制也一致；因此，临床使用时，需重视剂量并控制好用药频率，从而保证安全性。发生东莨菪素中毒时，阿托品和东莨菪碱为特异性解毒剂[3]。

4. 毒性和药效评价

（1）毒性的特点及与药效的关系　丁公藤的毒性机制与药理活性一致。丁公藤甲素具有缩瞳作用、剂量依赖的减慢心率和降压作用以及中枢M胆碱震颤作用；莨菪烷衍生物6β-乙酰氧基去甲莨菪烷有可能用于缓解窦性心动过速。

（2）毒性在复方中的表现　以丁公藤为主要药材已开发出多种中成药，包括风湿跌打药酒、丁公藤风湿药酒、丁公藤滴丸、复方丁公藤胶囊、丁公藤注射液、丁公藤滴眼液、丁公藤碱Ⅱ眼药水等。

由于历代中医药缺乏对丁公藤配伍的记载，需重视丁公藤毒性在复方中的表现。丁公藤注射液的安全性尤其应引起重视。

（3）药效学特点与毒性的防控 解毒试验证明，抗胆碱能药阿托品是一个高度特异性解毒剂，为临床用药提供了安全保证。

结论

丁公藤历代未见记载，直到现代，其药用价值才得以开发。丁公藤中主要含有特异性M胆碱受体激动剂6β-乙酰氧基去甲莨菪烷和丁公藤甲素，导致副交感神经亢进。其发挥药理作用的物质与产生不良反应的物质基础一致。由于临床应用时间有限，且丁公藤的现代药理研究较少，其安全性有待进一步论证。尤其对于注射制品的使用，更需注意。因此，临床使用时要根据用药目的，严格控制使用剂量，并控制好用药频率，从而保证安全性。关于丁公藤 "毒" 的记载运用了中药传统方法，实际是药物作用或由于剂量增加引起的不良反应表述为 "毒"。在实际应用中，应明确不良反应的特点，不宜用 "毒" 来简单描述。

参考文献

［1］国家中医药管理局《中华本草》编委会.中华本草［M］.上海：上海科学技术出版社，1999.

［2］Chen Z, Liao L, Zhang Z, et al. Comparison of active constituents, acute toxicity, anti-nociceptive and anti-inflammatory activities of Porana sinensis Hemsl., Erycibe obtusifolia Benth. and Erycibe schmidtii Craib［J］. J Ethnopharmacol, 2013, 150（2）: 501-6. doi: 10.1016/j.jep.2013.08.059.

［3］孙琛，谢国斌，俞霭瑶，等.包甲素的毒性研究［J］.上海第二医科大学学报，1986, 6（4）: 294-296+375.

［4］姚天荣，陈泽乃，易大年，等.包公藤（Erycibe obtusifolia Benth.）的化学研究——Ⅱ.新缩瞳药——包公藤甲素的结构［J］.药学学报，1981, 16（8）: 582-588.

［5］王丽平，姚天荣.新缩瞳药包公藤甲素类似物的研究［J］.上海化工，1992, 17（4）: 24-27.

［6］姚渭珍，周冠怀，钟运琴，等.6β-乙酰氧基去甲莨菪烷对心血管的药理作用［J］.上海第二医科大学学报，1990, 10（4）: 277-280.

［7］孙琛，俞霭瑶，姚渭珍，等.6β-乙酰氧基去甲莨菪烷的眼科药理及临床研究［J］.上海第二医科大学学报，1991, 11（3）: 199-203.

［8］俞霭瑶，孙琛.包公藤甲素的中枢M-胆碱能效应［J］.上海第二医学院学报，1985,（3）: 189-191+233.

［9］俞霭瑶，孙琛，金正均.包公藤甲素的药效动力学研究［J］.上海第二医学院学报，1983,（2）: 44-46+94.

（应　剑　杨秀颖　杜冠华）

九里香

MURRAYAE FOLIUM ET CACUMEN

九里香，又名千里香、七里香、石辣椒、九秋香、满山香等，为芸香科植物九里香 *Murraya exotica* L.和千里香 *Murraya paniculata*（L.）Jack的干燥叶和带叶嫩枝。全年均可采收，除去老枝，阴干。

《中国药典》（2015年版）记载，九里香味辛、微苦，性温；有小毒。归肝、胃经。具有行气止痛，活血散瘀之功效。用于胃痛，风湿痹痛；外治牙痛，跌扑肿痛，虫蛇咬伤。常用量6~12 g，除去杂质，切碎后使用。

1. 历史文献关于九里香毒的记载

根据现存历史文献，在我国古代早期没有九里香作为药物使用的记载。秦汉、魏晋时期的《神农本草经》《吴普本草》《名医别录》《本草经集注》，唐宋元时期的《新修本草》《证类本草》《开宝本草》《本草拾遗》《汤液本草》等均未见九里香的相关记载。可能与传统中医药尚未使用九里香作为治疗药物，或因来源有限应用不广泛有关。

九里香的药用信息最早记载于《本草纲目》，曾引傅滋《医学集成》谓："治肛痛，以九里香草捣碎浸酒服。"有人疑即本种。清代何谏的《生草药性备要》[1]记载，"千里香，味辛，性温。止痛，消肿毒，通窍。能止疮痒，祛皮风，杀螆疥。叶圆，如指头大。体藤生真香异味，又名满山香。"，说明九里香的药用功效，可以用来止痛，消肿，治疗昆虫咬伤或寄生虫引起的皮肤瘙痒、流水等，但未记载其毒性。

《生草药性备要》为岭南中草药专著，是一部地方特色突出的本草著作。《岭南采药录》[2]补充其用法功效："煎水洗，杀疥虫。"，但仍未记载其毒性。而明清时期的《本草品汇精要》《本草蒙筌》《药鉴》《本草新编》《本草汇言》《本草原始》《神农本草经疏》《本草经解》《本草纲目拾遗》《植物名实图考》则无该药记载。

九里香的毒性记载最早出现在《中国药典》（1977年版）中，其中载有："辛、微苦，温；有小毒。"此后除1985年版和1990年版外，其余各版均收载该药，并记载"有小毒"，可能是基于现代研究结果的结论。

2. 现代毒性相关研究

（1）毒性的表型反应　九里香或千里香临床应用目前未见有毒性反应的报道。但是千里香根煎剂福建民间用于中期妊娠引产数百例，有发热（38.5~40.5℃）及发冷副反应[3]。

有文献报道千里香 *Murraya paniculata*（L.）Jack皮经分离、提取、纯化和处理后获得的不同样品给药后不良反应：千里香 *Murraya paniculata*（L.）Jack皮水煎、浓缩、95%乙醇沉淀、继以95%乙醇和丙酮洗涤，真空干燥后磨成粉，得棕褐色皮粗提物。粗提物按糖蛋白的提取、分离、纯化方法再分别单用Sephadex G100柱层析或CTAB络合或磷酸氢钙吸附等处理（样品Ⅰ~Ⅳ），5 mg/30 g小鼠腹腔注射给药，可见轻者有扭体现象，然后呈现安静状态，重者除上述症状外，还表现出腹泻、竖毛、萎缩、呼吸急促、瘫卧不起等现象，严重者死亡；尸体解剖，内脏（心、肝、肾、脾、肺等）有瘀血及出血。粗提物再配合柱层析、吸附酸溶或CTAB络合两种方法处理（样品Ⅴ~Ⅸ），其毒副作用也较低，样品Ⅴ~Ⅸ小鼠腹腔给药LD_{50}分别为21，56，31，24和9.3 mg/20 g。10 mg/kg狗静脉注射给药样品Ⅰ~Ⅳ，四个给药组均出现副反应。样品组Ⅰ，Ⅱ和Ⅲ三组副反应较轻，有流涎、排便现象，而样品Ⅳ有严重吐泻、瘫卧不起、反应迟钝、厌食、甚至便血等副反应。样品Ⅴ~Ⅸ给狗静脉注射，则无异常反应。豚鼠抗原性试验，样品Ⅵ肌注给药0.5 mg/30 g，隔日注射同等剂量，第15天再1 mg/30 g腹腔注射给药，结果未见有过敏症状发生。家兔热原试验，粗提物及样品Ⅵ，Ⅶ和Ⅸ均呈阳性反应，样品Ⅸ反应较轻，平均每只兔体温上升0.7℃。化合物Ⅵ用于临床中期妊娠引产，1.6 mg/kg羊膜囊腔给药，8例中有7例胎儿完全自然排出，成功的7例在宫缩高峰时有发热38~39.5℃副反应，胎儿娩出后发热也自然消退至正常。失败的1例无发热副反应，以前列腺素E_2引产也未成功[3]。

（2）毒性的物质基础及分子机制　千里香抗生育的主要有效成分之一蛋白多糖可能由于与热原物质有类似的化学结构而呈现热原样的发热副反应[3]。

九里香嫩枝叶中的主成分则为香豆素，而千里香嫩枝叶中的主成分为多甲氧基黄酮类，此外它们还都含有生物碱类和挥发油类成分[4, 5]。尽管这些化合物是从九里香或千里香中发现，但目前尚未证明这些化合物与九里香或千里香的毒性或不良反应相关。

3. 毒性的临床对策和表现

九里香药材临床主要应用于表面麻醉及局部麻醉，阑尾脓肿，作为知名成药三九胃泰的主药之一，用于治疗胃溃疡及慢性胃炎已有20年，未见明显的不良反应，具有较高的安全性[4, 6]。

千里香是目前市场上九里香药材的主要商品来源，但九里香并未见抗生育作用研究报道[5]。千里香发挥抗生育作用的同时有发热的不良反应，影响其临床应用。以碱或过氧化氢等多种去热源方法处理，热源试验可转阴，但效价也随之消失[4]。从千里香茎皮中分离得到的糖蛋白羊膜腔内给药试用于临床中期引产获得成功，但有发热、寒战等副作用，据其临床引产分析认为此系胎盘内引起严重的化学炎症所致，用肾上腺皮质激素有明显缓解作用。采用联合用药方式可以缓解糖蛋白引起的升温，糖蛋白10 mg/kg兔静脉注射给药，用氯丙嗪2.5 mg/kg，可完全阻止该糖蛋白的升温，但对子宫肌呈抑制作用；可的松25 mg/kg对糖蛋白引起的升温有缓解作用；复方氨基比林针剂

1 ml/kg在开始2小时呈现缓和升温作用，继而兔温持续上升，次日晨全部兔体温恢复至原水平[7]。

4. 毒性和药效评价

现代药理学研究发现，九里香具有抗生育和终止妊娠[3, 7, 8]、抗炎镇痛[9]、抗菌[10]、杀虫[11]等作用。小鼠毒性实验与抗早孕实验表明，千里香皮煎剂腹腔给药，最低有效剂量12.5 mg/30 g表现有轻度刺激症状（扭体），稍大剂量有腹泻现象，大剂量（LD_{50}的1/2）表现有萎缩、竖毛、闭眼，大于LD_{50}剂量表现有呼吸急促、肌肉失调、伏卧、举尾、抽搐而死亡。九里香皮煎剂腹腔给药LD_{50}为14.14 g/kg，而剂量为25 mg/30 g抗早孕率即达80％以上，从毒性与疗效的关系来看，认为临床应用比较安全[9]。单次灌胃给予大鼠千里香叶50%乙醇水提物（2000和5000 mg/kg）14天，无竖毛、腹泻和运动能力改变等异常的中毒症状，也未引起大鼠死亡，血液学指标也未见改变，仅生化指标可见血糖和甘油三酯水平的轻微改变[12]。

结论

九里香毒性在历代本草古籍中未有记载，《中国药典》自1977年版收录九里香且标注为小毒以来，一直未作修改。现代临床及实验研究亦未对九里香进行系统的毒性研究，而在临床应用中也未发现相关的毒性反应。千里香根煎剂福建民间用于终止妊娠可见有发热及发冷等副作用，但其他的毒性反应未见报道。《中国药典》将九里香作为药物收录并标示为有小毒，其依据可能来自于民间验方的临床观察。因此，对九里香进行系统的毒性研究，包括其所含化学成分的药效及毒性评价，将有助于明确其毒性反应的具体表现、分子机制和物质基础。

《中国药典》（1977年版）收录九里香 *Murraya exotica* L. 1种原植物，1995年版重新收录后，即为九里香 *Murraya exotica* L .和千里香 *Murraya paniculata*（L.）Jack 2种原植物，入药部分为其干燥叶和带叶嫩枝。但这两种植物的主成分并不同，前者为香豆素，而千里香嫩枝叶中的主成分为多甲氧基黄酮类[5]。同时，二者虽为不同的原植物，但二者所具有的药理作用通常归为九里香的药效作用。因此，需要对千里香和九里香的化学成分进行系统的比较研究，辨明两者的化学成分差异，建立九里香中药材科学质量标准；同时，应对千里香和九里香2种药材开展深入的药理活性和作用机制研究，为资源的合理开发利用和保障临床合理用药提供参考[4]。

综上所述，九里香作为药物具有行气止痛，活血散瘀之功效。可用于胃痛，风湿痹痛；外治牙痛，跌扑肿痛，虫蛇咬伤。临床上用于中期妊娠引产可见有发热及发冷副作用，千里香茎皮中分离获得的糖蛋白引起的发热、寒战副作用，采用肾上腺皮质激素联合用药有明显缓解作用。目前因缺少足够的相关研究结果和临床证据，尚不能明确其确切的毒性部位、毒性成分以及有毒剂量。由于相关资料缺乏，具体应用中应参考现有临床应用方式，谨慎应用。

参考文献

［1］何谏.生草药性备要［M］.北京：中国中医药出版社，2015，上卷二.

［2］萧步丹.岭南采药录［M］.广州：广东科技出版社，2009，平生部十七.

［3］王淑如，吴梧桐，陈琼华.九里香皮抗生育物质的分离、效价与毒性［J］.中国药科大学学报，1987，18（3）：183-186.

［4］梁海珍，刘冰语，屠鹏飞，等.中药九里香的研究进展［J］.中国医院用药评价与分析，2016，16（11）：1441-1446.

［5］郭培，柳航，朱怀军，等.九里香化学成分和药理作用的研究进展［J］.现代药物与临床，2015，30（9）：1172-1178.

［6］文娱，李晓晖，尤文质.九里香的研究进展［J］.中国民族民间医药，2016，25（12）：66-68.

［7］张宗禹，韦松，陈安兰，等.九里香糖蛋白成分终止孕兔妊娠及其机理［J］.中国药科大学学报，1989，20（5）：283-286.

［8］陈琼华，王淑如，张宗禹，等.九里香的抗生育作用［J］.中国药科大学学报，1987，18（3）：213-215.

［9］吴龙火，刘昭文，许瑞安.九里香叶的抗炎镇痛作用研究［J］.湖北农业科学，2011，50（21）：4435-4437.

［10］骆焱平，郑服丛，杨叶.128种南药植物提取物对6种病原菌的生长抑制作用［J］.热带作物学报，2005，25（4）：106-111.

［11］卢远倩.九里香农用活性研究及成分分析［D］.海口：海南大学，2012.

［12］Fan YF, Liu S F, Chen XD, et al. Toxicological effects of Nux Vomica in rats urine and serum by means of clinical chemistry, histopathology and 1H NMR–based metabonomics approach［J］. J Ethnopharmacol, 2018, 210: 242–253.

（李　莉　方莲花　杜冠华）

三颗针
BERBERIDIS RADIX

三颗针，又名铜针刺、豪猪刺、刺黄柏、刺黄连、小檗、子檗等，因其茎常生三叉状针刺而得名。三颗针为小檗科植物拟壕猪刺 *Berberis soulieana* Schneid.、小黄连刺 *Berberis wilsonae* Hemsl.、细叶小檗 *Berberis poiretii* Schneid. 或匙叶小檗 *Berberis vernae* Schneid. 等同属数种植物的干燥根。春、秋两季采挖，除去泥沙和须根，晒干或切片晒干。自唐代以来，三颗针已有1300多年的药用历史。《中国药典》1977年版、2010年版和2015年版均予以收载。

《中国药典》（2015年版）记载，三颗针性味苦、寒，有毒。归肝、胃、大肠经。具有清热燥湿、泻火解毒的功效。用于湿热泻痢，黄疸，湿疹，咽痛目赤，聤耳流脓，痈肿疮毒。常用量为9~15 g。

1. 历史文献关于三颗针毒的记载

三颗针最早出现在我国药学史上第一部官修本草《新修本草》（公元659年）中，记载："小檗，味苦，大寒，无毒。主口疮，痔匿，杀诸虫，去心腹中热气。"南北朝时期陶弘景称为子檗，并描述"子檗树小，状如石榴，其皮黄而苦，又一种多刺，皮亦黄，亦至口疮。"

之后历代重要本草古籍，如《本草拾遗》《开宝本草》《本草纲目》《本草品汇精要》《本草蒙筌》《药鉴》《本草经解要》《本草汇言》《本草原始》等未见三颗针毒性的相关记载。

三颗针的药用资源在东北、四川、甘肃、陕西、山西、河北、河南、山东、湖北、贵州、云南、青海东部及新疆等地区均有分布，在我国生长近200种，资源非常丰富，常替代黄连、黄柏使用，在各地作为民间药材广泛应用[1~3]。《陕西中草药》记载："清热燥湿，泻火解毒，抗菌消炎。治急性肠炎，痢疾，黄疸，白带，关节肿痛，阴虚发热，骨蒸，盗汗，痈肿疮疡，口疮，咽炎，结膜炎，黄水疮。"《云南中草药》记载："苦，寒。清热解毒，消炎，止痢。治痢疾，疮痈肿痛，结膜炎，小儿口腔糜烂。"《四川中药志》（1960年版）记载三颗针"性寒，味苦，无毒。"

《山东省中药材标准》（2002年版）、《甘肃省中药材标准》（2008年版）及《湖南省中药材标准》（2009年版）等对三颗针的性味归经及功能主治的描述均较为相似，如"苦，寒。归肝、胃、胆、大肠经。清热燥湿，泻火解毒。用于湿热腹泻，痢疾，黄疸，目赤肿痛，咽喉肿痛；外治跌打损伤，湿疹湿疮。"现代本草著作《中华本草》《中药大辞典》（第二版）对三颗针药性也未做有毒记载。

《中国药典》于1977年版、2010年版和2015年版收录了三颗针药材及饮片。在这三版药典中，对三颗针毒性的描述不尽相同。1977年版药典记载"苦，寒"，而2010年版及2015年版记载"苦，寒；有毒"。

通过分析古籍本草著作，以及近现代各地区的草药记、中药志、中药材标准、本草专著、历版药典，可以认为，自古至今，历代医家、学者对三颗针"清热燥湿，泻火解毒"的功用是达成共识的，对其"味苦，性寒"的药性认识也是古今一致的，但对于三颗针是否有毒、毒性如何，古今均未有详实的记载或描述，有待于进一步考证和现代医药学的深入研究。

2. 现代毒性相关研究

三颗针流浸膏腹腔注射对小鼠的LD_{50}为3.1 g/kg[4]。按成人体重60kg计算，相当成人服用三颗针186 g，为《中国药典》（2015年版）常用量9~15 g的12~20倍[5]。

当前研究文献，对三颗针流浸膏、粗提物、有效提取部位等的毒性报道并不多见，对其药效单体成分的毒性报道也存在冲突之处。

三颗针富含小檗碱、药根碱、巴马汀、小檗胺等异喹啉类生物碱，药效学研究认为这些生物碱是三颗针的主要药理活性成分。1962年Haginawa首次报道了实验小鼠口服小檗碱的LD_{50}为329 mg/kg[6, 7]。

但近期国内研究显示，口服单体小檗碱的急性毒性较小[8]。试验中，小檗碱以最大灌胃剂量3000 mg/kg给予实验大鼠后，未见大鼠死亡，半数致死量和最大耐受量未检出。慢性毒性试验中，给予大鼠小檗碱0.25、0.5和1 g/（kg·d），连续给药12周，与对照组大鼠相比，除中、高剂量组大鼠出现稀便现象，各剂量组大鼠在行为学、血液学、生化、脏器指数等方面均无显著差异。研究显示，小檗碱对大鼠没有明显的急慢性毒性，可安全连续口服[9]。

小檗碱为黄连、黄柏、三颗针等临床常用药材的主要化学成分。但在2015年版《中国药典》中未将黄连、黄柏列入"有毒"药材。由此，有关三颗针毒性是否由其主要化学成分——异喹啉类生物碱引起，是否另有其毒性表征成分，均有待深入展开系统的现代毒理学研究。

当前，关于三颗针在复方中毒性表现的研究报道也较为少见。较早的相关实验研究显示，肾型高血压犬连续15日灌服（15 g生药/kg）针仙合剂（三颗针代替黄柏加入二仙合剂简称针仙合剂），第16~20日剂量增加为30 g/kg，实验犬血压、心电图、肝肾功能均无显著改变。停药2周后，继续灌服10 g/kg三颗针流浸膏2周，仍未见明显毒性反应[4]。

结论

三颗针是小檗属数种植物干燥根的通称。小檗属植物在我国生长近200种，资源十分丰富。三颗针已有1300多年的药用历史，民间常替代黄连、黄柏使用，在全国各地应用广泛。由于三颗针的植物来源种类较多，分布范围广，其有效成分生物碱的分布与含量差异十分显著。

自古至今，历代医家、学者对三颗针"清热燥湿，泻火解毒"的功用及其"苦，寒"药性的认识是一致的。但对于三颗针是否有毒、毒性如何，古今均未有详实的记载或描述。根据现代化学成分研究分析其有效成分及其引起不良反应的成分，有关于毒的记载应是其不良反应。

参考文献

[1] 肖培根，刘国声，陈碧珠，等.三颗针植物资源的综合利用［J］.中国药学杂志，1979，14（8）：381–382.

[2] 马志刚，张建民，王芳，等.优良资源植物——三颗针的质量考查研究之一［J］.中国医学生物技术应用，2002，3：61–66，78.

［3］王勤，邱多隆，马志刚.优良资源植物——三颗针的质量考查研究之三［J］.中国医学生物技术应用杂志，2003，1：49-53.

［4］朱巧贞，方圣鼎，陈维洲，等.三颗针降低血压的作用［J］.药学学报，1962，9（5）：281-286.

［5］李建红.三颗针的临床应用及质量控制方法［J］.中国中医药现代远程教育，2013，11（4）：117-119.

［6］Haginawa J, Yakugaku zasshi. Adverse effects of herbal drugs［J］. 1962, 82（1）：726-731.

［7］曾美怡，李敏民，赵秀文.国外有关小檗碱毒性反应的报道［J］.中药新药与临床药理，1995，6（3）：47-48.

［8］马秉亮，马越鸣.黄连提取物与单体小檗碱急性毒性差异的药动学机制研究［C］.2016年第六届全国药物毒理学年会论文集，391.

［9］张洪超，谭伟，褚晴晴，等.盐酸小檗碱慢性毒性实验［J］.解剖科学进展，2015，21（2）：159-162.

（杨志宏　王　霖　杜冠华）

干漆

TOXICO DENDRI RESINA

干漆，为漆树科植物漆树 *Toxicodendron vernicifluum*（Stokes）F. A. Barkl.的树脂经加工后的干燥品。一般收集盛漆器具底留下的漆渣，干燥。

《中国药典》（2015年版）记载，干漆味辛，性温；有毒。归肝、脾经。具有破瘀通经，消积杀虫之功效。用于瘀血经闭，癥瘕积聚，虫积腹痛。常用量2~5 g，炮制后入丸散用。

1. 历史文献关于干漆毒的记载

根据现存历史文献，在我国古代早期秦汉时的药学著作《神农本草经》就有关于干漆性味和功效的记载，并列为上药："干漆味辛温无毒。主绝伤补中，续筋骨填髓脑，安五藏，五缓六急，风寒湿痹，生漆去长虫。久服轻身耐老。生川谷。生汉中，夏至后采，干之。"此外，《名医别录》中记载："干漆，有毒。主治咳嗽，消淤血，痞结，腰痛，女子疝瘕，利小肠，去蛔虫。"《本草经集注》记载干漆"无毒有毒"。而《吴普本草》则无干漆的相关记载。

及至唐宋元时期，在《新修本草》《开宝本草》《汤液本草》等药学著作中均记载干漆"无毒、有毒"。其中《开宝本草》有关于干漆产地、性状以及用药禁忌等记载："今梁州漆最佳，益州亦有，广州漆性急易燥。其诸处漆桶上盖里，自然有干者，状如蜂房，孔孔隔者为佳。生漆毒烈，人以鸡子白和服之，去虫。犹有啮肠胃者，畏漆人乃致死。外气亦能使身肉疮肿，自别有疗法。仙方用蟹消之为水，炼服长生。"提示干漆存在毒性，并且这种毒性是与病人的身体状态相关，也可能与过敏反应有关。除上述药学著作，唐宋元时期的《本草拾遗》和《证类本草》无干漆的相关记载。

从明清时期有了对干漆的详细记载，如明末医药家倪朱谟的《本草汇言》（公元1624年）中记载："干漆，味辛，气温，有微毒，气味俱厚，降也，阳中阴也，通行肠胃，入厥阴肝经。"同时描述了干漆的形状和生态学特征，"干漆，出汉中、金州、梁州者最善，益州、广州、浙江亦有次之。木高数丈，干如柿，叶如椿，花如槐，实如牛奈子。木心色黄，夏至后刻取坎限，以竹管承之，滴汁即成漆也。汉中金州者，色极黑，广、浙者，色稍黄，入药以色黑自然干者，状如蜂房，孔孔间隔，但性急易燥，热则难干，天寒阴雨亦易燥，湿者不堪入药。"说明入药的干漆需干不能湿，否则有毒。此外，还记载："漆得蟹而化成水，盖物性相制然也。如误中其毒，以铁浆或黄栌木汤，或豆汤，或蟹汤并可。凡经闭不通等证，由于血虚而非瘀血结块阻塞者，切勿轻饵。"说明当干漆食用不当可导致中毒。书中也提到，"漆性燥烁而烈，急而有毒，不可服之。血者，有形之物也，形质受病，惟辛温散结者，可入血分而消之，干漆是也。瘀血消，则中脏自补，筋骨自续，而脑髓自充矣。瘀血消，则骨蒸自退，虫劳自除，咳嗽自止矣。"提示漆本有毒，干漆才可用药。明代《神农本草经疏》也有关于干漆"无毒、有毒"记载，这种表述与使用方法有关。

由上可见，由于干漆广泛使用，其毒性在早期便得到公认。这也表明，历代医家经过不断观察验证，既肯定了干漆对疾病的治疗作用，也认识到干漆食用不当便具有毒性，这些毒性与病人的状态有关。又指出误中漆毒者可采取的解毒方法。除上述药学著作，《本草纲目》《本草品汇精要》《药鉴》《本草新编》《本草原始》《本草经解》《本草纲目拾遗》《植物名实图考》《医学衷中参西录》等未见干漆的相关记载。

2. 现代毒性相关研究

（1）毒性的反应　干漆有毒，临床使用前均需对干漆进行烧制以降低毒性。20世纪80年代就有报道，接触漆树暴发接触性皮炎[1]。

（2）毒性的物质基础　临床所用煅干漆由生干漆经煅制而成，目前对生干漆的成分已有较多研究，生干漆是自然氧化聚合物，主要成分为漆酚、漆酶、漆树多糖、含氮物、树胶质和水分等。此外，生漆中还含有油分、甘露糖醇、葡萄糖、微量的有机酸、烷烃、二黄烷酮以及钙、锰、镁、铝、钾、钠、硅等元素，还发现有微量的 α，β-不饱和六元环内酯、二甲苯类物质以及甲基苯甲醛类物质等挥发性致敏物组分[2]。

（3）毒性的分子机制　干漆具有强烈漆臭，有较强毒性，且易致人发生严重过敏，炮制后的干漆毒性明显减弱，仅有轻微臭味，故推测此类有明显臭味的挥发性物质可能是干漆的毒性成分。通过气质联用发现干漆毒性成分中二甲苯类物质含量最高，其次为甲基苯甲醛类物质，两类物质相对含有量大于90%。质谱解析研究表明，干漆药材的挥发性成分主要包括有二甲苯类、三甲基苯类、苯乙酮、丙基甲苯类、甲基苯甲醛类等多种苯环上氢被烷基取代的衍生物和有机酸类化合物[3]。根据文献报道，这些物质对人体均有一定的毒性危害，对眼、黏膜和上呼吸道、皮肤有刺激性，接触后可引起头痛、头晕、恶心、麻醉等，还可引起中枢神经和肝肾等多器官损伤，重者可有躁动、抽搐或昏迷，有的有癫病样发作。其中二甲苯类物质长期吸入还能导致再生障碍性贫血，并出现神经衰弱样症状，导致胎儿的先天性缺陷[4]。此外，干漆的炮制需经炒制或锻制等高温过程，因漆酶是一种蛋白质，漆多糖是一种杂多糖，推测其中的漆酶与漆多糖在炮制过程中可能已部分或全部破坏。采用漆酚醋酸铅反应及漆酚显色反应进行检测，煅干漆无漆酚反应，推测漆酚也可能被破坏，因此漆酚、漆酶和漆多糖可能是生漆中致敏性组分。

3. 毒性的临床对策和表现

为了更好的将干漆应用于临床，历代医家都很重视干漆的毒性控制。采取的方法除了用量控制外，还包括特定的炮制、组方配伍等。由于炮制后的干漆色谱图中虽然仍有二甲苯类和甲基苯甲醛类物质的色谱峰，但峰强度明显降低，证明了干漆经过炮制后毒性明显减弱，毒性反应也随之发生变化，从而达到"减毒增效"或"减毒存效"的目的。

干漆炮制方法：2015年版《中国药典》规定，取干漆，置火上烧枯；或砸成小块，置锅中炒至焦枯黑烟尽，取出，放凉。山东省寄生虫病防治研究所为满足临床要求，在实践过程中摸索出一套炮制干漆的方法，具体方法就是将大块干漆砸碎后用火点燃，着火后及时翻动，待表面燃烧后及时将明火用水扑灭，堆在一起让暗火焚烧，直到将干漆内的油烧尽为止，摊开，再用水扑灭暗火，晾干、粉碎备用，采用这种方法可以用于大批量炮制处理干漆以供临床使用[5]。这种方法燃烧程度较难控制。

干漆组方配伍是常见的减毒方法，有报道加郁金、仙鹤草、五灵脂、白矾、硝石、枳壳（麸制）、马钱子粉制成的平消片（胶囊）具有活血化瘀、止痛散结、清热解毒、扶正祛邪之功效，临床主要用于肿瘤的辅助治疗，具有缓解症状、缩小瘤体、抑制肿瘤生长、提高人体免疫力以及延长患者生命等作用[6]。除平消片（胶囊）在临床上应用较广外，以干漆组方的大黄蟅虫丸在临床上也多有应用，大黄蟅虫丸具有驱瘀生新之功效，临床主要用于慢性肝炎、肝硬化、脂肪肝、脑血栓以及静脉曲张等疾病的治疗[7]。

4. 毒性和药效评价

（1）毒性的特点及与药效的关系　干漆药理活性广泛，包括解痉作用、心血管系统作用、抗凝血酶作用。临床可用于治疗臌胀、肝硬化、肠易激综合征、血栓闭塞性脉管炎、瘀血型颅脑损伤、慢性盆腔炎、子宫内膜异位、血吸虫病、猪囊尾蚴病、丝虫病和肿瘤等[8]。干漆引起毒性反应和发挥药理活性均与其所含的漆酚、漆酶和漆多糖成分密不可分，三者既是有效成分，也是毒性成分。有报道漆多糖具有多种生物学活性，如抗肿瘤、抗HIV、抗凝血作用等。此外，干漆毒性成分中二甲苯类物质等可能跟药效无关。

（2）毒性在复方中的表现 干漆主要功能为祛瘀、破积、通经、止痛、杀虫、破瘀血、消血等。干漆复方中平消片（胶囊）有活血化瘀、止痛散结、清热解毒等功效。

（3）药效学特点与毒性的防控 基于现代研究可知，干漆毒性成分中二甲苯类物质可采用炮制等减毒的方法去除，还需加强对干漆有效部位或天然活性成分的研究，将为干漆更好的临床应用起到促进作用。

结论

干漆有一定的治疗作用，也可产生与治疗作用无关的毒性作用。由于干漆产生不良反应是由于其含有与疗效无关的物质，应预以去除，以提高使用的安全性。干漆的治疗作用也应深入评价，以避免不良反应发生，更好服务于临床应用。

参考文献

［1］Powell SM，Barrett DK. An outbreak of contact dermatitis from *Rhus verniciflua* (*Toxicodendron vernicifluum*)［J］. Contact Dermatitis. 1986, 14（5）：288-9.

［2］赵猛，魏朔南，胡正海. 干漆及其原植物漆树的研究概况［J］. 中草药，2010, 41（3）：附10-12.

［3］王少敏，陆继伟，孟莉，等. 顶空进样GC/MS法研究干漆中的挥发性毒性成分［J］. 中成药，2014, 36（3）：567-571.

［4］李映丽，吕居娴，牛晓峰. 干漆的生药学研究［J］. 中国生漆，1988，7（2）：1-4.

［5］吕桂月. 中药干漆炮制工艺改进［J］. 中成药，1990，12（4）：45.

［6］程嘉艺，阎醒予，刘守义. 平消片主要药效学研究［J］. 中成药，2008, 30（3）：350-352.

［7］梅全喜，刘铁球. 大黄蟅虫丸的临床新用途［J］. 中药材，2001, 24（10）：779-780.

［8］金莲花. 中药干漆的药理作用及临床应用［J］. 现代医药卫生，2007, 23（16）：2467-2468.

（周　勇　宋俊科　杜冠华）

土荆皮（土槿皮）
PSEUDOLARICIS CORTEX

土荆皮，又名荆树皮、金钱松皮、罗汉松皮，古书中亦有用"川槿皮"。本品为松科植物金钱松*Pseudolarix amabilis*（Nelson）Rehd.的干燥根皮或近根树皮。

《中国药典》（2015年版）记载，味辛，性温；有毒。归肺、脾经。具有杀虫，疗癣，止痒的功效。用于疥癣瘙痒。外用适量，醋或酒浸涂擦，或研末调涂患处。洗净，略润，切丝，干燥制成饮片备用。

1. 历史文献关于土荆皮毒的记载

秦汉时期的《神农本草经》《吴普本草》《名医别录》《本草经集注》等药学著作均无土荆皮的相关记载。

唐宋元时期的《新修本草》《本草拾遗》《圣济总录》《太平惠民和剂局方》《开宝本草》《证类本草》《汤液本草》等药学著作也未见土荆皮相关记载。

明清时期的《本草纲目》《本草品汇精要》《救荒本草》《本草蒙筌》《药鉴》《本草汇言》《本草原始》《植物名实图考》《本草经解要》《本草新编》《本草经解》《本草从新》《神农本草经疏》《草木正义》《草木便方》均未见土荆皮的相关记载。

值得注意的是明代刘文泰等编撰的《本草品汇精要》中记载的"木槿"为无毒，主肠风泻血、痢后热渴，做饮服之，令人得睡。为内服药，而在《神农本草经疏》中虽未出现"土槿皮"的名称，但是在卷十四中记录"木槿"项下，在其"疏"表述中却提到"木槿，《本经》气平无毒，而今人用治癣疮，多取川中所产，肉厚而色红者弥良"；"主治参互"中记录了"扶寿方"以川槿皮一两等复方外用治疗牛皮癣的方剂，"简便方"以川槿皮入煎外擦治疗癣疮有虫等用法，说明本处木槿已与之前记录的药材有所变迁，并且已经与现代土槿皮（土荆皮）用法十分接近了。提示《神农本草经》中曾有木槿的记载，但现辑本无木槿皮。

"土槿皮"其名最早记载于清代赵学敏的《本草纲目拾遗》（公元1765年）中，在卷六，木部中黄葛树项下有川槿皮的记载，并指出产于川中称为川槿皮，产于他省为土槿皮。

清代《青囊立效秘方》（公元1883年）和《饲鹤亭集方》（公元1892年）也有记载。

由上可见，土荆皮开始入药始于清代，应用的方剂以治疗顽癣、牛皮癣久治不愈，还可治粉刺、牙落重生，使用方法均为外用，依据《本草纲目拾遗》中描述"川槿皮：生川中，色红皮浓，而气猛烈，产孟获城者，只一株，传为武侯遗植，杀虫如神，生剥其皮，置蚁其上即死，今亦罕有。"推测该药材可能存在较强毒性。

现代中药著作《中药大辞典》中未记录土荆皮，但是《毒药本草》的第二十五章"有毒外用药及其他"第1017页记载了土槿皮，味辛、苦、微温，有毒。具有杀虫止痒、祛风除湿功效，治皮肤疥癣、湿疹等。该书非常详细地记录了土槿皮的现代药理作用包括：抗真菌作用、抗生育作用、抗肿瘤作用、止血作用。还包括化学成分研究和古今验方。其使用方法均为涂擦或者研末外用。

需要注意的是《中华本草》中第4362条记录木槿皮，异名有"槿皮"，"川槿皮"，这与《本草纲目拾遗》中的"川槿皮"不是同一种植物，应避免误用。

2. 现代毒性相关研究

（1）毒性反应　有关土荆皮的毒理研究主要集中在生殖毒性，包括可以影响雌性生殖功能，抗早孕、中孕作用，抗早孕主要表现为死胎。此外，还可以抑制卵子受精[1]。土荆皮甲酸的犬亚急性毒性实验中记录了犬中毒症状主要为呕吐、腹泻、便血等消化道症状，显微镜下观察可见胃肠道黏膜及黏膜下组织广泛的出血点，而其他器官未见明显的异常[2]。土荆皮乙酸小鼠静脉给药后出现痉挛、头颈部强直，5分钟左右痉挛缓解，呈无力迟缓状态，出现张口呼吸等中毒症状。大鼠灌胃给药出现腹泻、厌食等中毒症状[3]。有临床外用治疗湿疹等病例报道，但未见人类中毒症状描述。

土荆皮甲酸经阴道给药对于大鼠和犬具有明显的抗生育作用，在大鼠交配后6天一次阴道给药即可以引起全部孕鼠妊娠终止。交配后7~9天连续口服给药均有明显的抗早孕作用，主要表现为死胎。研究还表明本品对大鼠有抗中孕作用[2]。土荆皮乙酸含量最高，具有非常广泛的药理活性，包括抗菌、抗肿瘤、抗生育等作用，其毒性大于土荆皮甲酸，其中对于生育系统的毒性主要体现在抗早孕，在有效剂量能使妊娠大鼠的蜕膜细胞变性、出血和坏死。它对培养的人蜕皮细胞有杀伤作用。给予妊娠7~9日的大鼠土荆皮乙酸灌胃后，发现大鼠子宫肌层和内膜层的血流量显著低于对照组。因此，降低早孕大鼠子宫血流量可能是土荆皮乙酸造成胚胎死亡的重要原因[4]。

（2）毒性的物质基础　土荆皮分离得到的化学成分包括二萜类、三萜及其内酯类化合物、甾体类化合物、挥发油、有机酸、酚类还有苯甲酸吡喃糖苷衍生物等。

（3）毒性的分子机制　土荆皮中分离的三种有机酸分别为土荆皮甲、乙、丙酸，为二萜类化合物，研究报道具有抗生育作用的主要是土荆皮酸A、B及土荆皮乙酸葡萄糖苷[3]，其中土荆皮乙酸在土荆皮中占的比例最大，其具有抗真菌[5]、抗肿瘤、抗生育、抗血管生成等作用[3, 6]，也是产生毒性的成分。土荆皮毒性研究较多，但其分子机制尚不太清楚。

3. 毒性的临床对策和表现

《毒药本草》中详细记录土荆皮口服可致中毒。主要表现为呕吐、腹泻、便血、头晕，甚至烦躁不安、大汗淋漓、面色苍白等。尚未见有死亡病例报告。救治方法：催吐、洗胃、导泻、输液等方法可以择情选用。

4. 毒性和药效评价

（1）毒性的特点及与药效的关系　土荆皮具有四大药理活性：抗真菌、抗肿瘤、抗生育、抗血管生成。

土荆皮乙酸对球拟酵母菌和白色念珠菌的抑制作用显著，其疗效和两性霉素 B 相当，对发癣菌和石膏样小孢子菌也有抑制作用[7]。对于白色念珠菌，土荆皮乙酸的抑菌作用最强，土荆皮甲酸次之[8]。研究发现土荆皮乙酸侧链18位上的羧基和4位乙酰基为其抗菌活性必需基团，其抗真菌作用的主要成分为羧基[4]。

土荆皮乙酸有细胞毒活性，但对正常细胞无明显细胞毒性。对肝癌 BEL-7402、直肠癌 SW620、胃癌 SGC7901、膀胱癌5637等细胞株有明显的细胞毒活性。对卵巢癌 SKOV3 和宫颈癌 Hela 细胞有明显的抑制作用，能促进人黑色素瘤 A375-S2 细胞的凋亡，其机制是通过上调 Bax 蛋白表达，下调 Bcl-2 表达，诱导其凋亡[9, 10]。

土荆皮乙酸通过抑制 VEGF 促内皮细胞生存信号转导通路中的 ERK1/2，KDR/flk-1 和 Akt 的磷酸化，诱导内皮细胞凋亡，抑制血管生成。还有研究发现土荆皮乙酸是一个微管蛋白结合剂，通过 HUVECs 发现，土荆皮乙酸可呈剂量依赖性抑制细胞增殖、迁移和管状结构形成[4]。

（2）毒性在复方中的表现　现代可以查到土荆皮的复方共11个，其中2010年版药典2个，2015年版药典1个，其余为国家中成药标准汇编2个，原卫生部药品标准中药成方制剂2个、新药转正标准4个。制剂品种以酊剂、擦剂、洗剂、泡腾片、散剂为主，使用方法为外用。癣宁搽剂、癣宁搽剂（癣灵药水）、癣湿药水、复方土荆皮酊、止痒酊中土荆皮作为君药，洁身洗液、清肤止痒酊作为臣药，复方清带散、洁尔阴泡腾片、洁尔阴洗液、甘霖洗剂等作为佐使药物。

（3）药效学特点与毒性的防控　基于现代研究可知，土荆皮发挥药效作用的主要成分为土荆皮酸，尤其是土荆皮乙酸和甲酸，其中乙酸比例大，药理作用广泛，本草古籍中未见土荆皮炮制方法，但所记录用药方法多为外用，即通过局部用药起到治疗作用，且减少药物吸收，通过这一方法可以避免治疗作用之外的毒性反应。

结论

土荆皮是有毒中草药，其有毒成分与有效成分一致，因此在用于治疗皮肤病的同时可产生毒性作用，外用杀虫止痒，现主要用于治疗皮肤疥癣、湿疹等。现代研究发现土荆皮具有抗真菌、抗生育、抗癌、止血等药理作用。这些作用尚未发现明显的优势，宜慎用。

参考文献

［1］胡晓丞，张树峰. 中药生殖系统毒性的研究进展［J］. 承德医学院学报，2011，28（01）：82-84.

［2］王伟成，赵世兴. 土荆皮甲酸的抗生育作用和毒性. 生殖与避孕，1989，（01）：34-37.

［3］李晓翠，苗爱东，张洪峰，等. 土荆皮的研究进展［J］. 现代中西医结合杂志，2014，23（29）：3301-3304.

［4］吴兵. 土荆皮乙酸的研究进展［J］. 中国医院用药评价与分析，2015，15（10）：1422-1423.

［5］陈洁，符纯美，晏继红，等. 传统中药的体外抗真菌作用研究［J］. 西北药学杂志，2013，28（05）：495-497.

［6］冯苏秀，郭洪祝，刘鹏，等. 土荆皮化学成分研究［J］. 中草药，2008，（01）：10-12.

［7］黄江涛. 抗真菌单味及复方中药试验研究进展［J］. 河北中医，2012，34（09）：1426-1428.

［8］刘军，孙美玲. 土荆皮中药消毒剂杀灭白色念珠菌效果观察［J］. 中国消毒学杂志，2005，（03）：301-303.

［9］胡云，李克深，吴效科，等. Caspase 3 在土荆皮酸诱导卵巢癌 SKOV3 细胞凋亡中的作用［J］. 中国妇幼保健，2009，24（20）：2852-2853.

［10］李克深，胡云，霍贵成，等. 土荆皮酸诱导卵巢癌细胞系 SKOV3 凋亡的实验研究［J］. 中华中医药杂志，2009，24（07）：921-923.

（赵　瑞　王金华　杜冠华）

大皂角

GLEDITSIAE SINENSIS FRUCTUS

大皂角，又名皂角、皂荚、皂吉、猪牙皂荚、悬刀、角针实、乌犀、眉皂、鸡栖子，为豆科植物皂荚 *Gleditsia sinensis* Lam. 的干燥成熟果实。呈扁长的剑鞘状，有的略弯曲，长 15~40cm，宽 2~5cm，厚 0.2~1.5cm。质硬，摇之有声，易折断，断面黄色，纤维性。种子多数，扁椭圆形，黄棕色至棕褐色，光滑。气特异，有刺激性，味辛辣。

《中国药典》（2015 年版）记载，大皂角味辛、咸，性温；有小毒。归肺、大肠经。祛痰开窍，散结消肿。用于中风口噤，昏迷不醒，癫痫痰盛，关窍不通，喉痹痰阻，顽痰喘咳，咳痰不爽，大便燥结；外治痈肿。常用量1~1.5 g，多炮制捣碎入丸散用。外用适量，研末吹鼻取嚏或研末调敷患处。孕妇及咯血、吐血患者忌服。

1. 历史文献关于大皂角毒的记载

根据现存历史文献，在我国古代早期《神农本草经》开始即有大皂角作为药物使用的记载，在下经（下品）木部描述了大皂角的药理学特性，味辛咸温，主风痹，死肌，邪气，风头，泪出，利九窍，杀精物，属于有卉能治病的药物。生川谷。此后《吴普本草》《名医别录》《证类本草》和《本草纲目》等著作均有大皂角作为药物记载。

而在诸多中医药古籍中记载大皂角有毒的著作从明代李时珍的《本草纲目》（公元1552~1578年）开始，李时珍木部第三十五卷，描述皂荚气味辛、咸，温，有小毒。此后明代倪朱谟编撰的《本草汇言》（公元1624年）卷之九木部乔木类中言皂荚味辛、咸，气温，有小毒。由此可见，到明后的药学著作中明确了大皂角具有小毒。

2. 现代毒性相关研究

（1）毒性的反应　对鱼类的毒性很强，高等动物对它一般很少吸收，故主要为对局部黏膜的刺激作用，使分泌增加等。但如服用剂量过大或胃肠黏膜有损伤或注射给药，均可产生全身毒性，出现血细胞溶解，特别是影响中枢神经系统，先痉挛，后麻痹，呼吸中枢麻痹而导致死亡。大量皂荚中所含之皂苷不仅刺激胃肠黏膜，导致呕吐，腹泻；而且腐蚀胃黏膜，发生吸收中毒。

（2）毒性的物质基础及分子机制　国内外学者对皂荚化学成分的研究主要涉及皂荚的棘刺和皂荚荚果。皂荚刺主要含黄酮、酚类、氨基酸、皂苷等化学成分，皂荚荚果的化学成分主要为萜类、黄酮类、酚酸类、甾体类等，而其主要活性成分是三萜皂苷[1]。研究表明，三萜皂苷为皂荚中主要活性成分，具有抗炎[2,3]、抗过敏[4,5]、抗肿瘤[6-8]、抗病毒、改善心肌缺血等药理作用，其显著的抗炎和抗癌活性成为当前研究的热点[1,9]。皂荚中的五环三萜及其糖苷类化合物，含量达17%~20%。目前研究只限于不同皂荚化学成分的生理和药理作用。

而对皂荚具体的毒性物质基础、毒性的分子机制，目前国内外尚缺乏资料。毒物代谢动力学研究资料亦缺乏。

3. 毒性的临床对策和表现

目前国内外临床资料尚未见皂荚中毒的个案报道。

结论

我国古代早期《神农本草经》开始即有大皂角作为药物使用的记载，归有毒治疗的下品药物，从明代李时珍的《本草纲目》开始记载其有小毒。此后明代倪朱谟编撰的《本草汇言》亦言其有小毒。但近现代对皂荚具体的毒性研究关注不够，其毒性的物质基础、毒性的分子机制目前国内外资料尚缺乏。目前国内外临床资料尚未见皂荚中毒的个案报道。由于皂荚药用局限，对其毒的认识尚不充分，从现有资料看，其毒的表现应属于使用时可能出现的不良反应。

参考文献

［1］梁静谊，蒋建新，张卫明.皂荚化学组成的研究［J］.中国野生植物资源，2003，（03）：44-46.

［2］Li KK, Zhou X, Wong HL, et al. In vivo and in vitro anti-inflammatory effects of Zao-Jiao-Ci（the spine of Gleditsia sinensis Lam.）aqueous extract and its mechanisms of action［J］. J Ethnopharmacol, 2016, 192: 192-200.

［3］Kim Y, Koh JH, Ahn YJ, et al. The Synergic Anti-inflammatory Impact of Gleditsia sinensis Lam. and Lactobacillus brevis KY21 on Intestinal Epithelial Cells in a DSS-induced Colitis Model［J］. Korean J Food Sci Anim Resour, 2015, 35（5）: 604-10.

［4］Shin TY, Kim DK. Inhibitory effect of mast cell-dependent anaphylaxis by Gleditsia sinensis［J］. Arch Pharm Res, 2000, 23（4）: 401-6.

［5］Dai Y, Chan YP, Chu LM, et al. Antiallergic and anti-inflammatory properties of the ethanolic extract from Gleditsia sinensis［J］. Biol Pharm Bull, 2002, 25（9）: 1179-82.

［6］Yu J, Li G, Mu Y, et al. Anti-breast cancer triterpenoid saponins from the thorns of Gleditsia sinensis［J］. Nat Prod Res, 2018: 1-6.

［7］Yi JM, Kim J, Park JS, et al. In Vivo Anti-tumor Effects of the Ethanol Extract of Gleditsia sinensis Thorns and Its Active Constituent［J］, Cytochalasin H. Biol Pharm Bull, 2015, 38（6）: 909-12.

［8］Lee SJ, Ryu DH, Jang LC, et al. Suppressive effects of an ethanol extract of Gleditsia sinensis thorns on human SNU-5 gastric cancer cells［J］. Oncol Rep, 2013, 29（4）: 1609-16.

［9］程晓华，熊玉卿.五环三萜皂苷的药理作用研究进展［J］.中草药，2007，（05）：792-795.

（王洪权　宋俊科　杜冠华）

山豆根

SOPHORAE TONKINENSIS RADIX ET RHIZOMA

山豆根，又名山大豆根、黄结、苦豆根，为豆科植物越南槐 *Sophora tonkinensis*

Gagnep.的干燥根和根茎。

《中国药典》（2015年版）记载，本品根茎呈不规则的结节状，顶端常残存茎基，其下着生根数条。根呈长圆柱形，常有分枝，长短不等，直径0.7~1.5 cm。表面棕色至棕褐色，有不规则的纵皱纹及横长皮孔样突起。质坚硬，难折断，断面皮部浅棕色，木部淡黄色。有豆腥气，味极苦。

山豆根味苦，性寒；有毒。归肺、胃经。具有清热解毒，消肿利咽之功效。用于火毒蕴结，乳蛾喉痹，咽喉肿痛，齿龈肿痛，口舌生疮。常用量3~6 g。

1. 历史文献关于山豆根毒的记载

根据现存历史文献，在我国古代早期没有山豆根作为药物使用的记载。秦汉、魏晋时期的药学著作如《神农本草经》《吴普本草》《名医别录》《本草经集注》等均无山豆根的相关记载。

山豆根的药用信息最早记载于宋代的《开宝本草》（公元973年）中，认为山豆根"味甘，寒，无毒。主解诸药毒，止痛，消疮肿毒，人及马急黄发热咳嗽，杀小虫。"

自《开宝本草》始，山豆根在宋朝以后的本草古籍中有记载。明代李时珍在《本草纲目》（公元1552~1578年）记载"甘、寒、无毒。"。中医药古籍中大多将山豆根的毒性记载为"无毒"，如明代《本草经疏》和清代《本草新编》等均以"无毒"记载。明代缪希雍在《本草经疏》（公元1625年）中记载"山豆根得土之冲气，而兼感冬寒之令以生，故其味甘苦，其气寒，其性无毒"。清代陈士铎在《本草新编》（公元1689年）中记载"山豆根，味苦，气寒，无毒。入肺经。止咽喉肿痛要药，亦治蛇伤虫咬"。

由上可见，山豆根在古代文献中均记载"无毒"，除上述药学著作，明清时期《本草品汇精要》《本草蒙筌》《药鉴》《本草汇言》《本草原始》《医学衷中参西录》《本草纲目拾遗》《植物名实图考》《本草经解》等均未见山豆根的相关记载。提示山豆根在临床应用并不是非常广泛。

山豆根有毒的记载最早出现在现代文献中，1980年前后陆续出现了山豆根临床中毒病例报道[1~4]。1985年出版的《中国药典》明确指出山豆根"苦，寒；有毒"。此后各版药典均照此记载。这种"有毒"的记载可能与其应用日益广泛，出现了用药相关的不良反应报道有关。

2. 现代毒性相关研究

（1）毒性的反应　古代中医药应用中对山豆根毒性的认识不足，山豆根的毒性认识在现代得已发展。使用剂量过大是造成山豆根毒副作用的主要原因，山豆根毒副作用的临床症状主要表现为神经毒性反应、胃肠道反应及过敏性药疹等[5]。中毒后可出现恶心、呕吐，重者出现肌肉痉挛或全身抽搐，甚至可导致呼吸停止而死亡[6~7]。

（2）毒性的物质基础　研究表明，山豆根主要含生物碱、黄酮及多糖类成分。从山豆根分离得到生物碱类成分20多种，总生物碱1.34%~1.88%，以苦参碱、氧化苦参碱为主，还有少量的臭豆碱、金雀花碱、N-甲基金雀花碱、槐果碱、氧化槐果碱、槐氨、槐醇、（-）-14β-乙酸基苦参碱、（+）-14α-乙酸基苦参碱等[8~10]。总生物碱是主要的毒性物质基础，苦参碱、金雀花碱是其毒性成分。从毒性表现来看，山豆根毒性成分的靶器官涉及神经系统、消化系统、呼吸系统，也可能影响心血管系统。

（3）毒性的分子机制　研究证实，山豆根的毒性主要是由苦参碱、金雀花碱等生物碱引起的。现代研究表明苦参碱有类似烟碱的作用，即导致胆碱自主神经系统兴奋，胃肠道平滑肌收缩，胃肠蠕动加快，呼吸肌麻痹，唾液腺、汗腺等分泌增强，中枢神经系统麻痹，瞳孔缩小，神经肌肉接头阻滞，临床表现为头昏呕吐、出汗、步态不稳、惊厥等症状，严重者甚至导致呼吸停止；山豆根中所含的金雀花碱具有强毒性，能反射性地使呼吸中枢和血管运动中枢产生兴奋，导致呼吸急促、心跳加快及血压升高[11]。

3. 毒性的临床对策和表现

古代用药中对山豆根毒性认识的欠缺，导致古代典籍用药记载中对山豆根毒性、炮制减毒、配伍减毒以及毒性反应和中毒解救等安全性相关记载缺乏。古代应用中认为山豆根无毒，因此古籍记载其炮制方法多净制，缺乏减毒炮制的方法记载。古代中医药古籍中对山豆根的炮制记载较少，仅有"采根曝干"和"刮去皮制用"。

也有研究认为，山豆根配甘草可减少毒性反应。山豆根与甘草配伍，降低小鼠肝损伤程度，且当配伍比例是1∶2时疗效更加显著[12]。根据中医理论，山豆根苦燥降泄，久服必伤阴，配伍甘润阴柔之品可以调和山豆根的燥性；山豆根苦寒，易伤脾胃，配伍甘味药可以调和山豆根的苦寒之性，从而得以减毒[13]。

4. 毒性和药效评价

（1）毒性的特点及与药效的关系　山豆根药理活性广泛，包括具有抗肿瘤、抗炎抑菌、抗氧化、抗衰老、抗心律失常、保肝、提高免疫力等药理作用[14]。抗肿瘤及保肝是其较为活跃的研究领域，已初步阐明了抗肿瘤活性物质基础为其所含的苦参碱和氧化苦参碱，保肝的物质基础为其所含的氧化苦参碱。而苦参碱和金雀花碱是其毒性的主要物质基础，故苦参碱既是药效成分又是毒性成分[15]。

山豆根既有保肝作用，同时在一定情况下又具有肝毒性。虽然已初步阐明了肝毒性的物质基础可能为其所含的生物碱，尤其是其中的苦参碱，但其肝毒性的"量-时-效"关系及作用机制尚不清楚。

（2）毒性在复方中的表现　山豆根，有清热解毒，消肿利咽之功效，常用于火毒蕴结，乳蛾喉痹，咽喉肿痛，齿龈肿痛，口舌生疮。含有山豆根的复方包括豆根汤、豆硼冰片散、理咽散等。

（3）药效学特点与毒性的防控　基于现代研究可知，山豆根发挥药效作用的主要成分为苦参碱和氧化苦参碱，引起毒性反应的主要成分为苦参碱和金雀花碱。在山豆根临床应用时不仅要考虑控制山豆根使用剂量，采用炮制、配伍、制剂等减毒的方法，而且加强对山豆根有效部位或天然活性成分的研究，将为山豆根更好的临床应用起到促进作用。

结论

在古代文献中对山豆根均记载"无毒"，这可能与山豆根在复方中用量少，未见其毒性反应有关。现代研究提示，山豆根在应用中既可以产生有效的治疗作用，也可以产生与治疗无关的其他作用，甚至对机体有害的作用。生物碱是山豆根发挥药效和产生毒性反应的物质基础。需深入研究其临床应用，客观认识其毒性，并深入研究其药理毒理机制，以期在山豆根减毒增效方面有更深入的认识，从而更好地保障山豆根的疗效与用药安全。

参考文献

［1］天津市药品检验所药检室.山豆根的临床毒性反应和动物试验［J］.天津医药，1976（9）：423.

［2］王震.山豆根中毒三例报告［J］.广西中医药，1980（1）：42.

［3］李正东，王秀珍.山豆根中毒病例报告［J］.中医药学报，1982（2）：30.

［4］丘龙章，王文光.服陕西产山豆根引起急性中毒9例［J］.新医学，1982（z1）：588-589.

［5］谭成明，房慧伶，胡庭俊.山豆根生物活性成分及药理作用的研究进展［J］.广西农业科学，2009，40（11）：1494-1497.

［6］李本好，王晓平，李凯，等.中药中毒引起的哑急性坏死性基底节脑病4例报告［J］.中医药临床杂志，2000，12（3）：208-209.

［7］李凯，杨任民，范远新.山豆根中毒引起亚急性坏死性基底节脑病2例报告［J］.中国中西医结合杂志，1995，15（6）：封3.

［8］窦金辉，李家实，阎文玫.山豆根生物碱成分的研究［J］.中国中药杂志，1989，14（5）：40-42.

［9］中国科学院植物研究所.新编拉汉英植物名称［J］.北京：航空工业出版社，1996：689.

［10］章育中.山豆根（越南槐）叶中分出的两个新的苦参型羽扇豆碱：（—）-14β-乙酸基苦参碱和（＋）-14α-乙酸基苦参碱［J］.国外医学中医中药分册，1999，21（6）：42.

［11］焦万田.中药不良反应与治疗［J］.北京人民军医出版社，1996：123.

[12] 潘双凤，华碧春.甘草降低山豆根致小鼠肝毒性的实验研究[J].江西中医药大学学报，2016，28（5）：90.

[13] 陈清阳.解"药毒"方药治则治法与配伍规律研究[D].福州：福建中医药大学，2014.

[14] 谭成明，房慧伶，胡庭俊.山豆根生物活性成分及药理作用的研究进展[J].广西农业科学，2009，40（11）：1494–1497.

[15] 郑丽娜，孙虎，谢元璋，等.山豆根化学成分与功效、毒性相互关系的研究进展[J].食品与药品，2011，13（05）：205–209.

（李晓秀　王月华　杜冠华）

千金子
SEMEN EUPHORBIAE

千金子，又名续随子、打鼓子、一把伞、小巴豆、看园老、拒东，为大戟科植物续随子 *Euphorbia lathyris* L. 的干燥成熟种子，呈椭圆形或倒卵形，长约5 mm，直径约4 mm。表面灰棕色或灰褐色，具不规则网状皱纹，网孔凹陷处灰黑色，形成细斑点。

《中国药典》（2015年版）记载，千金子味辛，性温；有毒。归肝、肾、大肠经。具有泻下逐水，破血消癥之功效；外用疗癣蚀疣。用于二便不通，水肿，痰饮，积滞胀满，血瘀经闭；外治顽癣，赘疣。临床常用剂量1~2 g，去壳，去油用，多入丸散服，外用。孕妇禁用。

1. 历史文献关于千金子毒的记载

根据现存历史文献，《本草拾遗》首载此药，在《日华子本草》和《蜀本草》中也出现千金子的相关记载，《开宝本草》将其收为正品。在《圣济总录》《是斋百一选方》中有关于千金子的配伍应用。

千金子的药用信息最早记载于唐代陈藏器的《本草拾遗》中，以"续随子"为正名将千金子收入《本草拾遗》草部卷第三中，对千金子的产地及生态学特征进行了描述，"生蜀郡及处处有之。苗如大戟，一名拒东，一名千金子"，介绍了千金子在四川、云南、贵州处处可见，形态与大戟相似。此书最早明确记载千金子"味辛，温，有毒"，主治"妇人血结月闭，癥瘕、疥癣、瘀血、蛊毒、鬼疰，心腹痛，冷气胀满，利大小肠，除痰饮积聚，下恶滞物。茎中白汁，剥人面皮，去䵟黵"。在《蜀本草》中，记录了千金子功能主治但没有关于其毒性的记载，之后在《开宝本草》中也有千金子"有毒"的记载。

明代，在《本草纲目》中，李时珍以"续随子"为名，将千金子收入"草部"。在"气味"项中记载千金子"气味，辛温、有毒"，主治"小便不通、水肿、症块、蛇咬伤"。但由于千金子的毒性，每证各有汤引。

明代，《本草正》把千金子归为"毒草部"，写道"千金子，味辛，性温，有毒"，功效为"逐瘀血，消痰饮食积，瘕癖，除蛊毒鬼疰，水气冷气，心腹胀满疼痛，腹内诸疾，利大小肠，祛恶滞，及妇人血结血闭瘀血等证"。在服用方法里提到"研碎酒服，不过三颗，当下恶物，甚者十粒"，说明已经充分认识到千金子的毒性，并且注明平时服用不要超过三颗，对于顽疾最多才可以用到十颗，并且不能长期服用。

清代，黄宫绣在《本草求真》中，把千金子归到泻水部，并注明"毒草"，写道"味辛气温有毒"，主治"大泻胸中湿滞。以其以毒攻毒故也。气味形质功用。颇有类于大戟、泽漆、甘遂。故书亦载此属克伐之味。若脾胃虚寒泄泻，服之必死。"该描述既肯定了千金子特有的对疾病的治疗作用，也认识到千金子毒性强，又指出如果脾胃虚寒导致腹泻的患者服用会危及生命。

清代，陈其瑞在《本草撮要》中描述千金子"味辛温有毒。入手足阳明太阳经。功专破血行水。去壳，以色白者压去油，用十数枚煎服，治痰饮神效，一名续随子"，指出经过炮制可减少毒性。此后千金子可引起毒性反应得到公认。

由上可见，《本草拾遗》第一次记载千金子时就已经明确了其毒性，历代医家经过实践中的细致观察，确证了千金子除了治疗作用之外，有显著的不良反应，以大毒作为概括。

2. 现代毒性相关研究

（1）毒性的反应　千金子药性猛烈且临床用药剂量为1~2 g，表现中毒剂量为9~15 g。千金子的毒性损伤作用可见于胃肠道及中枢神经系统，多因服药剂量过大或误服而导致中毒，中毒轻者可见头晕头痛、剧烈的恶心呕吐、心悸汗出、面色苍白等，严重者则出现血压下降、呼吸浅粗、大汗淋漓、四肢厥逆、脉微欲绝等危症[1]。

此外，大戟科来源的中草药多具有肝、肾毒性。作为大戟科植物中的一种，千金子也可能具有这方面的毒性，还需经过实验证实，为临床用药提供信息。

（2）毒性的物质基础　千金子中含有二萜醇及其酯类化合物、甾醇类化合物、香豆素类化合物、黄酮类化合物、挥发油化合物、脂肪油化合物以及其他化合物。

千金子的毒性成分在不同极性的溶媒中均存在，但在脂溶性溶媒中存在量最大。所以，千金子的毒性成分可能为一种或一类脂溶性较大的成分[2]。千金子中总脂肪油占48%，其中含油酸、棕榈酸、亚油酸、甘油酯及多种二萜醇酯等。2010年版《中国药典》规定千金子必须炮制去油后使用。目前认为，千金子主要毒性成分可能是二萜类成分，已有20多种不同骨架类型的300多种大戟二萜酯被分离出来，主要为巨大戟烷（Ingenane）和续随子烷二萜烷（Lathyrane）

两种骨架的二萜类成分，但对其毒性研究鲜有报道。

目前，千金子的毒性成分尚没有完全确证，千金子制霜减毒的机制也尚不明确。

（3）毒性的分子机制　萜类成分为大戟科药用植物主要的毒性成分。现代研究表明该科植物具有抗癌和抗白血病的活性，同时也有致炎和致癌等副作用，这对癌症的治疗和发病机制研究有着重要的价值。目前研究发现，千金子主要毒性成分可能是二萜类成分，但对其毒性的分子机制鲜有报道。

3. 毒性的临床对策和表现

从千金子最早被收录开始，历代医家都很重视千金子的毒性控制，采取的方法除了用量控制外，还包括特定的炮制和组方配伍等。千金子经配伍或炮制去油，从而达到"减毒增效"或"减毒存效"的目的。

千金子炮制方法主要有四种，分别为制霜法、煮制法、炒制法和酒制法，其中以制霜法记载最多。制霜法又按脂肪油的含有量的不同分为蒸霜法、热霜法和冷霜法[3]。李群等[4]在古法制霜的基础上，开发提油返油法，HPLC进行含量测定发现新法制霜具有高效率、易质控的特点。

在千金子炮制前后成分变化的研究中，李群等[5]指出蒸霜法得到的脂肪油含量最低，热霜法次之，冷霜法得到的脂肪油含量最高；薄层色谱法分析显示，炮制前后脂肪油成分差别不大。

4. 毒性和药效评价

（1）毒性的特点及与药效的关系　现代药理学研究表明，千金子具有致泻、抗肿瘤、美白和抗菌、抗炎等作用。千金子引起胃肠道毒性反应和发挥药理活性与其所含的二萜类成分相关。Aldof W等[6]研究发现，千金子中6，20-环氧千金二萜醇苯乙酸酯二乙酸酯（即千金子素L1）是致泻的主要成分。随后，宋卫国等[7]发现了除千金子素L1外，千金子素L2为另一致泻成分。另外，研究发现千金子中除千金子素L5具有细胞毒性和抗肿瘤作用以外，应该还存在着其他具有细胞毒的成分，也具有抗肿瘤作用。房子婷等[8]以千金子素L3为主成分制成的千金子美白祛痘霜，用于治疗临床黄褐斑、雀斑等，总有效率达86.8%。至于千金子中其他二萜类成分是否具有泻下、抗肿瘤及美白作用，还有待进一步研究。

（2）毒性在复方中的表现　千金子还能与其他中药材配伍使用，具有治疗小便不通、积聚癥块、去除疣赘及解蛇毒等功效。《摘元方》记录"续随子（炒，去油）二两，大黄一两"可以去陈莝。《圣济总录》记载续随子丸包括"续随子（去皮）一两，铅丹半两"可用于治疗小便不通；"续随子三十枚（去皮），腻粉二钱，青黛（炒）一钱匕（研）"可以治疗积聚癥块及涎积。《海上集验方》中提到"重台六分，续随子七颗（去皮）"可以治疗毒蛇咬伤等。

（3）药效学特点与毒性的防控　基于现代研究可知，千金子发挥药效作用的主要成分为二萜类、香豆素等，引起毒性反应的主要成分为二萜类。因此，在千金子临床应用时不仅要考虑控制千金子的使用剂量，采用炮制、配伍等减毒的方法，而且应加强对千金子有效部位或天然活性成分的研究，将为千金子更好应用于临床起到促进作用。

结论

千金子的毒性成分在不同极性的溶媒中均存在，但在脂溶性溶媒中存在量最大。引起胃肠道毒性反应和发挥药理活性与其所含的二萜类成分相关，通常采用制霜的炮制方法减轻毒性反应。千金子霜是炮制后的药品，可以较好地减少毒性并控制其安全性。

参考文献

［1］高学敏，钟赣生.实用中药学［M］.北京：中国中医药出版社，2006：335.

［2］梁娅君，郑飞龙，唐大轩，等.千金子不同提取物对小鼠的毒性及药效学的初步研究［J］.华西药学杂志，2011，26（1）：27.

［3］孟夏，侯朋艺，陈晓辉.千金子毒性作用的研究进展［J］.中国药房，2013，24（7）：657.

［4］李群，江波.千金子炮制工艺研究［J］.中国现代中药，2007，9（9）：14.

［5］李群，王琦，黄春岭，等.千金子炮制品中脂肪油成分的研究［J］.中成药，1994，16（4）：24.

［6］Adolf W，Heeker E. Further new diterpene esters from the irritant and cocarcinogenic seed oil and latex of the caper spurge（*Euphorbia lathyris* L.）［J］.*Experientia*，1971，27（12）：1393.

［7］宋卫国，孙付军，张敏.千金子和千金子霜及其主要成分泻下作用研究［J］.中药药理与临床，2010，26（4）：40.

［8］房子婷，付建明，梁晓军.千金子美白祛痘霜的制备及疗效观察［J］.医药世界，2007（2）：105.

（闫　蓉　富炜琦　杜冠华）

千金子霜
EUPHORBIAE SEMEN PULVERATUM

千金子霜为千金子临床常用的炮制加工品，其性状为疏松的淡黄色粉末，微显油性，味辛辣。

《中国药典》（2010年版）收载了千金子药材及其炮制品，即千金子霜。千金子霜是为达到减毒的目的, 通过对千金子去油炮制得到的。此后,《中国药典》(2015年版)沿用记载千金子霜的制法:"取千金子, 去皮取净仁, 照制霜法(通则0213)制霜(取本品5 g, 精密称定, 置索氏提取器中, 加乙醇100 ml, 加热回流6~8小时, 至脂肪油提尽, 收集提取液, 置已干燥至恒重的蒸发皿中, 在水浴上低温蒸干, 在100℃干燥1小时, 放冷, 精密称定), 即得", 并测定脂肪油含量, "应为18.0%~20.0%"。

千金子霜性味归经、功能主治、用量用法及其有关毒性的记载同千金子。千金子霜临床用量为0.5~1 g, 多入丸散服。外用适量。王英姿等[1]对千金子的炮制研究作了综述, 阐明了千金子炮制减毒的机制, 为炮制工艺和安全性提供更全面的依据。将千金子制成千金子霜不仅方便使用, 更重要的是能够通过去除油性成分, 更有效地控制其使用的安全性和有效性。

在千金子和千金子霜中两种泻下成分含量测定实验中, 李英霞等[2]发现, 千金子在去油制霜后, 续随二萜酯和千金子素L2的含量均下降, 减轻了千金子的峻泻作用。于静之等[3]发现, 千金子和千金子霜的脂肪油成分组成与含量差别不大。侯晓蓉等[4]通过测定千金子和千金子霜中5种千金二萜醇酯的含量发现, 千金子霜中千金二萜醇酯的含量明显低于千金子药材。现有研究表明, 对千金子和千金子霜的质量控制都还不能达到有效控制疗效和不良反应的目的, 有待深入研究。千金子霜毒性作用可能与其药理作用相关, 但还有待进一步的研究。

参考文献

[1] 王英姿, 张超, 张兆旺. 毒性中药千金子的炮制研究进展 [J]. 齐鲁药事, 2011, 30 (1): 42.

[2] 李英霞, 袁敏, 陈永艳. HPLC测定千金子和千金子霜中两种泻下成分的含量 [J]. 中成药, 2010, 32 (3): 440.

[3] 于静之, 侯立静, 张会敏, 等. 毒性中药千金子制霜前后脂肪酸成分GC-MS分析 [J]. 四川中医, 2011, 29 (3): 70.

[4] 侯晓蓉, 万蕾蕾, 占扎君, 等. HPLC-ESI-MS测定千金子炮制前后千金二萜醇酯的含量 [C] // 2010年中国药学大会暨第十届中国药师周论文集. 北京: 中国药学会, 2010: 7601.

(闫　蓉　富炜琦　杜冠华)

川乌
ACONITI RADIX

川乌, 为毛茛科植物乌头 *Aconitum carmichaelii* Debx. 的干燥母根, 除去子根、须根及泥沙, 晒干。呈不规则的圆锥形, 稍弯曲, 顶端常有残茎, 中部多向一侧膨大，长2~7.5cm，直径1.2~2.5cm。表面棕褐色或灰棕色，皱缩，有小瘤状侧根及子根脱离后的痕迹。质坚实，断面类白色或浅灰黄色，形成层环纹呈多角形。气微，味辛辣、麻舌。

《中国药典》（2015年版）记载，生川乌味辛、苦，性热；有大毒。归心、肝、肾、脾经。祛风除湿，温经止痛。用于风寒湿痹，关节疼痛，心腹冷痛，寒疝作痛及麻醉止痛。内服宜慎；孕妇禁用；不宜与半夏、瓜蒌、瓜蒌子、瓜蒌皮、天花粉、川贝母、浙贝母、平贝母、伊贝母、湖北贝母、白蔹、白及同用。

《中国药典》（2015年版）载有的乌头来源的中药主要有川乌、制川乌、草乌、制草乌、草乌叶和附子，这些品种虽然在作用和毒性有一定差异，但毒性的表现、物质基础基本是一致的。

1. 历史文献关于川乌毒的记载

秦汉，魏晋时期未见川乌之名，但是其来源植物乌头已有广泛记载，乌头首载于《神农本草经》，列为能够治疗疾病并且有毒的下品，此后历代本草均记载乌头有毒，是应用历史悠久的有毒药物。从《名医别录》开始将乌头、射罔、乌喙、天雄分列开来描述。《本草经集注》认识到乌头与附子同根，并就乌头、射罔、乌喙、天雄的关联与区别进行了叙述。

唐宋元时期，医家一致认为乌头、射罔、乌喙、天雄源出一物，均有大毒。陶弘景对不同产地的乌头优劣进行了比较。长期应用导致优质产区的乌头资源紧张，在宋代就出现了乌头的栽培。临床中发现其与野生乌头功效存在差异，并逐渐形成"川乌头"这一称谓，产地也因栽培延续至今。在四川栽培的川乌头兴起后，其他地域生产的乌头逐渐形成了"草乌头"这一称谓，寓有"草野""草莽"之意，说明其为野生，且药性峻猛。《证类本草》所载《圣惠方》始见川乌头、草乌头之分，且记载了川乌头的炮制方法。

明清时期，草乌头在明代渐渐确立了其地位，《本草纲目》在"乌头"条目下单讲草乌头，而将川乌头与附子放在一起讨论。《本草纲目》指出其之前历代对川乌头和草乌头没有明确的区分统称为乌头。李时珍首次对川乌头和草乌头二者功效进行了总结，认为川乌头功效偏向附子，具有补命门之火的功效；而草乌头毒性大，治顽疮急疾，不可轻易使用。后来《本草汇言》《本经逢原》《得配本草》《本草求真》《本草述钩元》《本草正义》等本草皆赞同李时珍观点，单列"草乌头"一条[1]。至此，川乌（头）、草乌（头）的功效得到了系统总结，也真正确立了草乌（头）的地位。

川乌与草乌分化的直接原因是川乌头属栽培品，草乌只强调其野生，忽略了子根、母根的差异，药用部位变为包括子根和母根的块根（川乌仅为栽培乌头的母根）。药用部位的变化，造成了新的混乱，并延续至今。另外，现今对川乌性味的认识与古代不一致。现代认为乌头（川乌），性热，味辛、苦，有大毒，而古代记录其味辛、甘，温、大热，有大毒，当属引用不当的原因。

2. 现代毒性相关研究

（1）毒性的反应　乌头类中药毒性很大，属于国家特殊管理的毒性中药[2, 3]。川乌的主要毒性成分为二萜类生物碱，据报道心血管系统和中枢神经系统是其毒性作用的主要靶器官[4]。二萜类生物碱引起横纹肌、心肌、神经末梢及中枢神经系统兴奋，继而发生对上述各系统的抑制，进而产生毒性[12]。机体中毒后可累及循环、呼吸、消化、神经等系统，患者可表现出不同临床症状。循环系统症状有：血压下降、心悸、胸闷、各类心律失常等；消化系统症状：恶心呕吐、吞咽困难、流涎、腹痛、腹泻等；过敏症状有：皮疹、瘙痒等；神经系统症状有：四肢、口舌及全身麻木、全身或口腔烧灼感、头晕、出汗、烦躁、抽搐、嗜睡、神志不清、谵妄等；呼吸系统症状有：呼吸不规则、呼吸减慢、呼吸麻痹、呼吸困难等。严重时可直接导致患者死亡[5-7]。

（2）毒性的物质基础　乌头属植物的主要化学成分是二萜类生物碱，是乌头类中药的主要活性成分，同时也是其主要的毒性成分。根据其骨架碳原子数目及其类型结构上的差异，可以分为4大类：C_{20}、C_{19}、C_{18}–二萜生物碱和双二萜生物碱。其中C_{19}–二萜生物碱中的乌头碱型生物碱是目前研究最多的一类生物碱，也是最具毒性的植物成分之一[8, 9]。按照取代基的不同，乌头碱型生物碱又可分为双酯型二萜生物碱、单酯型二萜生物碱和醇胺型二萜生物碱[10]，三者的毒性大小顺序：双酯型>单酯型>醇胺型。药材中含量较高且研究报道较多的3种C_{19}–二萜生物碱为乌头碱（aconitine）、新乌头碱（mesaconitine）、次乌头碱（hypaconitine），都属于双酯型二萜生物碱，均有剧毒，是乌头类中药的主要毒效成分。灌胃给予小鼠时，三者的半数致死量（LD_{50}）值分别为1.0~1.8、1.9、5.8 mg/kg[8, 11]。川乌中以乌头碱含量最高，对心脏有明显的毒性作用，易引起心律失常。

（3）毒性的分子机制　川乌毒性主要体现在对心脏和神经系统的损害，通过二萜类生物碱（主要是乌头碱）引起毒性反应[12]。乌头碱和相关生物碱的心脏毒性和神经毒性是由于它们对包括心肌、神经和肌肉在内的兴奋性组织细胞膜上的电压敏感钠通道的作用。在电压敏感钠通道处于开放状态下，乌头碱和中乌头碱与钠通道 α 亚基的位点2呈高亲和性结合，从而导致钠通道的持续激活，同时对兴奋刺激的反应性降低[13, 14]。乌头碱和中乌头碱在体外对钠通道的亲和力与大鼠LD_{50}相关，表明钠通道的调节是导致这些生物碱毒性的原因[15]。

乌头碱的致心律失常作用是公认的。它与钠通道结合并延长其开放状态，有利于Na^+进入细胞质，通过Na^+–Ca^{2+}交换系统增加细胞内钙诱导触发活性。乌头碱的致心律失常作用也部分是由于迷走神经介导的抗胆碱能作用[16]。

乌头碱通过延长动作电位期间钠流入而具有正性肌力作用。它还可以引起低血压和心动过缓，这是由于乌头碱可激活下丘脑腹内侧核。后者在控制机械中起着重要的作用。

乌头碱的神经毒性作用是通过其作用于轴突上的电压敏感钠通道而介导的，从而通过减少乙酰胆碱诱发的量子释放来阻断神经肌肉传递[17]。

乌头碱、新乌头碱和次乌头碱可通过节后胆碱能神经释放乙酰胆碱引起回肠的强烈收缩，这种强烈收缩带来的可能后果是腹部疼痛和腹泻[18]。

3. 毒性的临床对策和表现

临床对策首先以预防为主。加强对该药物的监管，严格炮制工艺，需经盐溶液浸泡、硫黄熏蒸、水煮等方法炮制，将二萜生物碱（双酯型）转化为乌头次碱与乌头原碱，以降低其毒性[19]。在使用乌头类中药时，应遵守先煎、久煎原则，一般情况制附片需先煮煎30分钟以上，制乌头需先煮煎2小时以上；对于需长期服用此类药物患者，应采取间隔服药法，即患者服用药物3~5天后，停止7天再继续服用；严格按照药典规定控制乌头类中药应用剂量，制草乌与制川乌应用剂量为1.5~3 g，制附片为3~15 g，因为草乌之毒副反应甚于川乌，因此，临床应用时应减量使用，避免患者空腹服用药物，严格掌握药物应用禁忌证，加强乌头类中药宣传，如：心脏、肝脏、肾脏疾病患者应慎用，体弱患者应减少剂量，孕妇及传导阻滞、热症患者应禁用。

对于已经发生的乌头类中药中毒，目前临床治疗尚无针对性特效药物，只宜对症治疗为主。临床常采用急救处理包括洗胃，采用绿豆、甘草汁行灌肠和对症治疗，加强护理干预，密切观察患者生命体征变化[20]。

4. 毒性和药效的综合评价

（1）毒性的特点及与药效的关系　二萜类生物碱是乌头类中药的主要活性成分，具有强心、升压、镇痛、抗炎等多种药理作用。同时，二萜类生物碱也是乌头类中药的主要毒性成分，主要表现有心脏毒性和中枢神经毒性。乌头经蒸、煮等方法加工处理过程，所含剧毒的双酯型二萜生物碱性质不稳定，遇水、加热易被水解或分解，其C-8位上的乙酰基水解或分解，失去1分子醋酸，得到相应的苯甲酰单酯型生物原碱，即苯甲酰乌头原碱（benzoylaconine）、苯甲酰新乌头原碱（benzoylmesaconine）、苯甲酰次乌头原碱（benzoylhypaconine），其毒性为双酯型二萜生物碱的1/200~1/500。再进一步使C-14位上的苯甲酰基水解或分解，失去1分子苯甲酸，得到亲水性氨基醇类乌头原碱，即乌头原碱（aconine）、新乌头原碱（mesaconine）、次乌头原碱（hypaconine），其毒性仅为双酯型二萜生物碱的1/2000~1/4000。在炮制过程中，大量的双酯型二萜生物碱水解，得到几乎无毒性的乌头原碱，既降低了剧毒双酯型生物碱的量，又保留了部分功效，从而达到减毒存效的目的[12]。另外，在服用时要求乌头类中药先煎久煎，进一步降低汤液中双酯型生物碱的量，保证了临床用药的安全性。乌头类中药经炮制和煎煮后毒性降低，临床使用安全范围增大。然而，由于生物碱类成分既是有毒成分也是有效成分，含量减少导致毒性大大降低的同时，疗效也随之减弱。

（2）毒性在复方中的表现　药物之间通过配伍，相互制约、相互辅助而发挥增强疗效、减少不良反应的治疗效果，是中医临床用药的一个特点。川（草）乌、附子虽俱为辛热大毒之品，但方剂中通过与不同药物配伍，却可广泛应用于内、妇、儿、外科等多种疾病的治疗，其中典型的如草乌配伍麻黄用于宣散风寒；配五灵脂用于温经活络，配威灵仙用于风寒湿痹；配伍人参用于温阳益气；配伍茯苓用于利水消肿。由制川乌、麻黄、炙甘草、白芍、黄芪5味中药材组成的"乌头汤"（最早起源于《金匮要略》），是治疗风寒痹症的典型方剂。

另外，中药十八反是中药配伍禁忌的重要内容，但一些著名医家反其道而行之，常用来治疗某些危急重症和疑难杂症，其中以半夏配附子和半夏配乌头为最多。研究者以中医药在线（www.cintcm.com）方剂数据库中的84464首方剂为检索对象，共检索得到所有含有半夏–乌（附）药对的方剂1048首，其中内服方剂为811首[21]。研究者将"乌头汤"分别与"反药"川贝母、浙贝母、生半夏共同煎煮，利用Caco-2单层细胞模型，研究"反药"对"乌头汤"中主要生物碱成分吸收转运的作用。结果表明，川贝母和浙贝母可以提高"乌头汤"中生物碱的小肠吸收度，生半夏则对"乌头汤"中大多数生物碱起到降低吸收、促进外排的作用，从而降低其小肠吸收度，影响了"乌头汤"的治疗作用[22]。上述研究结果为乌头类中药复方作用机制研究提供了新的方向，进一步基于现代临床与实验的科学求证是必经之路。

（3）药效学特点与毒性的防控　中医药对中药"毒"与"效"的认识源远流长。虽然中医药对中药的安全应用有独到的认识，已形成中药毒性理论和有效控制中药毒性的方法体系，但是现阶段如何保证乌头类药物临床使用的安全、有效、可控仍是亟待解决的问题。应该深入探索乌头类中药炮制、配伍减毒的合理性及内在科学机制，弄清其主要成分、水解产物以及定量毒–效关系，进一步阐释乌头炮制或配伍应用的"减毒存效"机制。结合传统经验与HPLC、LC-MS、NMR等现代分析技术，建立更加科学合理的质量控制及评价标准[23]，大大促进乌头类中药的现代化研究，使其更加合理科学地应用于临床，使有毒中药发挥更大的价值。

结论

乌头属植物虽然具有很强的毒性，但由于其显著的药理作用，受到国内外学者的广泛关注。作为中药，在临床应用时，首先严格控制乌头类中药的剂量，应当采取小量渐增的方法，密切关注用药反应，确定合适剂量，同时要考虑个体差异，做到中病即止。其次，要确保正确的临床用法，比如内服宜制用，同时注意久煎、通过配伍减毒，以达到安全用药的目的。另外，还应该深入探索乌头类中药的主要成分、水解产物以及定量毒–效关系，进一步阐释乌头炮制或配伍应用的"减毒存效"机制。对于其中有效成分的毒性作用研究可采用现代医学的方法进行，探讨合理的应用方法，达到治疗疾病的目的。

参考文献

［1］谢晋，王德群.川乌头与草乌头分化源流考［J］.安徽中医学院学报，2009，28（5）：10-11.

［2］沈映君．中药药理学［M］．北京：人民卫生出版社，2000：382，490.

［3］师海渡，周重楚，李延忠，等．川乌总碱的抗炎作用［J］．中国中药杂志，1990，15（3）：46.

［4］陈冀胜，郑硕．中国有毒植物［M］．北京：科学出版社，1987：465，468.

［5］黄玉明，林润锋.乌头类中药临床中毒反应及治疗的分析［J］.北方药学，2015，9（6）：161-162.

［6］杨泰源.乌头类中药引起不良反应1例［J］.医药前沿，2014，14（23）：219.

［7］杨宾.乌头类中药临床不良反应研究［J］.医药前沿，2015，16（8）：290-291.

［8］刘帅，李妍，李卫飞，等.乌头类中药毒性及现代毒理学研究进展［J］.中草药，2016，47（22）：4095-4102.

［9］高黎明，魏小梅.二萜类生物碱的药理作用及构效关系研究概况［J］.西北师范大学学报：自然科学版，1999（1）：98-103.

［10］包嬺，宋凤瑞，刘志强，等.乌头碱类双酯型二萜生物碱水解反应的电喷雾质谱分析［J］.质谱学报，2009，30（1）：1-5.

［11］Singhuber J，Zhu M，Prinz S，et al. Aconitum intraditional Chinese medicine-A valuable drug or anunpredictable risk［J］. J Ethnopharmacol，2009，126（1）：18-30.

［12］赵文婷，袁颖．常用乌头类中药的毒性研究概述［J］.医药前沿，2013，12（24）：28-29。

［13］Fu M，Wu M，Qiao Y，et al. Toxicological mechanisms of Aconitum alkaloids［J］. Pharmazie，2006，61（9）：735-741.

［14］Chan TY. Aconite poisoning［J］.Clinical Toxicology，2009，47：4，279-285.

［15］Friese J，Gleitz J，Gutser UT，et al. Aconitum sp. alkaloids：the modulation of voltage-dependent Na^+ channels，toxicity and antinociceptive properties［J］. Eur J Pharmacol 1997；337：165-174.

［16］Sheikh-Zade YR，Cherednik IL，Galenko-Yaroshevskii PA. Peculiarities of cardiotropic effect of aconitine［J］. Bull Exp Biol Med 2000；129：365-366.

［17］Muroi M，Kimura I，Kimura M. Blocking effects of hypaconitine and aconitine on nerve action potentials in phrenic nerve-diaphragm muscles of mice［J］. Neuropharmacology，1990，29：567-572.

［18］Sato H，Yamada C，Konno C，et al. Pharmacological actions of aconitine alkaloids［J］. Tohoku J Exp Med，1979，128：175-187.

［19］刘艳，章诗伟，周兰，等.乌头类生物碱对心肌的毒性作用及分子毒理学研究进展［J］.中国法医学杂志，2009，24（6）：398-401.

［20］吉宜宏．浅析中药乌头不良反应原因及控制对策［J］．中国处方药，2016，14
（12）：45-46.

［21］肖志超．探究乌头类中药临床中毒反应及治疗效果分析［J］．按摩与康复医学，
2017，8（1）：65-66.

［22］李文林，程茜，唐于平，等．含十八反药对半夏与乌头类复方的组方配伍特点
分析［J］．中国中医药信息杂志，2010，17（6）：94-97.

［23］阚鸿．乌头类中药复方中化学成分吸收转运机制的体外研究［D］．长春：吉林
大学，2015.

（王守宝　龚宁波　李玉娟　杜冠华）

制川乌
ACONITI RADIX COCTA

制川乌，为川乌的炮制加工品，制法为取川乌，大小个分开，用水浸泡至
内无干心，取出，加水煮沸4~6小时（或蒸6~8小时）至取大个及实心者切开内
无白心，口尝微有麻舌感时，取出，晾至六成干，切片，干燥。性状为不规则
或长三角形的片。表面黑褐色或黄褐色，有灰棕色形成层环纹。体轻，质脆，
断面有光泽。气微，微有麻舌感。

《中国药典》（2015年版）记载，制川乌味辛、苦，性热；有毒。归心、肝、
肾、脾经。祛风除湿，温经止痛。用于风寒湿痹，关节疼痛，心腹冷痛，寒疝
作痛及麻醉止痛。常用量1.5~3 g，先煎、久煎。孕妇慎用；不宜与半夏、瓜蒌、
瓜蒌子、瓜蒌皮、天花粉、川贝母、浙贝母、平贝母、伊贝母、湖北贝母、白
蔹、白及同用。

川乌炮制的目的是降低川乌毒性，现代研究证明，炮制过程可将生川乌
中有毒的双酯型二萜类生物碱成分含量降低，以降低毒性。炮制方法主要是
通过蒸煮、浸泡、加热等方式使双酯型二萜类生物碱发生水解、热解、置换
等反应，从而降低其含量，并可通过实验条件的控制使某类生物碱（如单酯
水解型、热解型）含量有所提高，达到减毒增效的目的[1]。传统中药主要采
用炮制来实现乌头类生物碱的化学转化，如蒸煮、高温高压蒸煮、砂烫、烘
箱等物理手段来实现。而现代化学家们则采用化学反应的方式来实现这种
转化。

在临床用药中，制川乌常与甘草、干姜、黄芪、白芍等配伍使用，起到减
毒增效的作用。目前配伍机制的研究主要集中在药对研究。药对的化学研究表
明：在煎煮过程中由于双酯型生物碱水解成毒性较小的单酯型生物碱，达到了
减毒存效的目的[2]。中药十八反是中药七情中"相反"这一配伍关系的具体体

现，"半蒌贝蔹及攻乌"为传统的中药配伍禁忌。但在临床实践中，部分相反中药使用后并未发现明显毒副作用，并且有相反相成作用。历年来就多组药对进行了实验研究，受研究策略、实验思路、设计方案及实验条件等诸多因素影响，实验结果也不尽相同，争议颇多，对其来源、含义及临床应用仍未形成统一认识[3, 4]。有医家将贝母、半夏、瓜蒌、白及、白蔹分别与附子、川乌同用，治疗病例共 216 例，疗效显著并未发生不良反应[5]，该结果与配伍禁忌十八反"半蒌贝蔹及攻乌"并不一致，推断"半蒌贝蔹及攻乌"并不是绝对的配伍禁忌，在理解和应用方面对"攻乌"的表达方式加入了现代的猜想。有研究者通过用药实践经验及文献的考据，对乌头反贝母、半夏、瓜蒌进行研究，认为乌头与贝母、半夏、瓜蒌配伍是安全且有效的[6]。更多人认为，反药的配伍使用虽是历史事实，但也确实并不是一种主流应用。从另一方面来说，作为一种禁忌，反药配伍对历代临床还是起到了一定的警示作用。

结论

制川乌通过炮制降低了生川乌中有毒的双酯型二萜类生物碱成分，可以减少中毒事件的发生。另外，制川乌在临床用药中常通过配伍使用达到减毒增效的目的。其中，乌头类中药与其反药半夏等的临床应用配伍规律研究尚有待突破现有模式，在结合传统研究手段的基础上进一步应用现代多学科、多水平技术体系去阐释其科学内涵。

参考文献

［1］马婧伟.乌头类有毒中药炮制配伍减毒机制的体外模型研究［D］.长春：吉林大学，2014.

［2］翁小刚."乌头反贝母"及十八反其它药对中乌头生物碱的相关研究［D］.北京：中国中医科学院中药研究所，2003.

［3］凌一揆，罗光宇，李玉纯，等."十八反"药物相互作用的研究—生川乌反法半夏的初步试验［J］.上海中医药杂志，1987,（8）：47-48.

［4］王宇光，高月.中药十八反药理毒理研究进展［J］.中国实验方剂学杂志，2003,9（3）：60-63.

［5］沈士荫."半蒌贝蔹芨攻乌"雏议［J］.黑龙江中医药，1992,（1）：49,42.

［6］王为民.对乌头反贝母、瓜蒌、半夏的探讨［J］.时珍国医国药，2004,15（3）：183-184.

［7］李文林，程茜，唐于平，等.含十八反药对半夏与乌头类复方的组方配伍特点分析［J］.中国中医药信息杂志，2010,17（6）：94-97.

（王守宝　龚宁波　李玉娟　杜冠华）

草乌
ACONITI KUSNEZOFFII RADIX

草乌，又名堇、茛、乌头、乌喙、奚毒、鸡毒、茛、千秋、毒公、果负、耿子、帝秋、土附子、独白草、竹节乌头、金鸦、断肠草。为毛茛科植物北乌头 *Aconitum kusnezoffii* Reichb. 的干燥块根。

草乌呈不规则长圆锥形，略弯曲，长2~7cm，直径0.6~1.8cm，顶端常有残茎和少数不定根残基，有的顶端一侧有一枯萎的芽，一侧有一圆形或扁圆形不定根残基。表面灰褐色或黑棕褐色，皱缩，有纵皱纹、点状须根痕及数个瘤状侧根。质硬，断面灰白色或暗灰色，有裂隙，形成层环纹多角形或类圆形，髓部较大或中空。

《中国药典》（2015年版）记载，草乌气微，味辛辣、麻舌。具有祛风除湿、温经止痛之功效。用于风寒湿痹，关节疼痛，心腹冷痛，寒疝作痛及麻醉止痛。常用量1.5~3 g，一般炮制后用。

川乌与草乌的区别是川乌属于栽培品，以栽培乌头的母跟入药，而草乌来源于野生北乌头，药用部位变为包括子根和母根的块根，忽略了子根、母根的差异。这种药用部位的变化，曾经一度造成混乱，并延续至今。

1. 历史文献关于草乌毒的记载

草乌的毒性在我国古代早有认识，据《日华子本草》记载 "人中射罔毒，以甘草、蓝汁、小豆叶、浮萍、冷水、荠皆可解，用一味御之。" 由此说明人服用草乌会产生中毒反应。

早期的药学著作如《神农本草经》《吴普本草》《名医别录》《本草经集注》等中均有草乌的毒性记载。《神农本草经》中描述了草乌的采集和毒性，"乌喙，神农雷公桐君黄帝有毒，李氏小寒，十月采，形如乌头，有两岐相合，如乌之喙，名曰乌喙也，所畏恶使，尽与乌头同，一名萴子，一名茛，神农岐伯有大毒，李氏大寒，八月采，阴干。是附子角之大者，畏恶与附子同。"《吴普本草》中收载了草乌的形状和毒性，"乌头，正月始生，叶厚，茎方中空，叶四四相当，与蒿相似。乌喙，十月采，形如乌头，有两枝相合，如乌之喙也；所畏、恶、使与乌头同。"《名医别录》中指出其性味和应用，"射罔，味苦，有大毒。治尸疰症坚，及头中风痹痛。"《本草经集注》中描述其使用方法和毒性，"今采用四月，亦以八月采。捣笮茎汁，日煎为射罔，猎人以缚箭，射禽兽十步即倒，人中亦死。宜速解之。朗陵属汝南郡。"

西汉的《别录》中记载草乌的性味，"乌喙，味辛，微温，有大毒。"

唐宋时期的本草专著中乌头、草乌不加以区分，均以乌头使用。但都指出乌头有大毒。

明代《本草纲目》指出草乌的毒性强烈，称草乌为至毒之药，需谨慎使用，"有大毒。草乌头、射罔，乃至毒之药，非若川乌头、附子人所栽种，加以酿制、杀其毒性之比，自非风顽急疾，不可轻投，甄权《药性论》言其益阳事，治男子肾气衰弱者，未可遽然也。此类止能搜风胜湿，开顽痰，治顽疮，以毒攻毒而已，岂有川乌头、附子补右肾命门之功哉？"

清代《本草崇原》中首次指出草乌的毒性比川乌更强。"草乌之毒，甚于川乌，盖川乌由人力种莳，当时则采，草乌乃野生地上，多历岁月，故其气力尤为勇悍，犹之芋子，人植者无毒、可啖，野生者有毒、不可啖，其理一也。又川乌先经盐淹，杀其烈性，寄至远方，为日稍久，故其毒少减；草乌未经淹制，或系现取，其毒较甚。"

清代《本草述》中着重指出草乌药材的使用非实证不得使用，"草乌头类，洵为至毒之药，第先圣用毒药以去病，盖期于得当也。如草乌辈之用，固沉寒痼冷，足以相当，或寒湿合并，结聚癖块，阻塞真阳，一线未绝，非是不足以相当而战必克。如瘫痪证，先哲多用之，盖为其寒湿之所结聚，顽痰死血，非是不可以开道路，令流气破积之药得以奏绩耳。"

清代《本草求真》进一步区分了川乌、草乌和附子的功效和使用规范。"乌附五种，主治攸分：附子大壮元阳，虽偏下焦，而周身内外无所不至；天雄峻温不减于附，而无顷刻回阳之功；川乌专搜风湿痛痹，却少温经之力；侧子善行四末，不入脏腑；草乌悍烈，仅堪外治。此乌、附之同类异性者。至于乌喙，禀气不纯，服食远之可也。"

由上可见，我国古代对于草乌的毒性认识已很细致，均指出草乌为至毒之药，使用过程中应小心谨慎，以免发生中毒反应。

2. 现代毒性相关研究

（1）毒性的反应　草乌的中毒表现与川乌基本相同[1]。

生川乌、生草乌均有大毒，草乌比川乌的毒性更大。二药同用要注意总剂量的控制。

（2）毒性的物质基础　乌头类中药主要毒效成分是药材中含量较高且研究报道较多的3种C_{19}-二萜生物碱为乌头碱（aconitine）、新乌头碱（mesaconitine）、次乌头碱（hypaconitine），都属于双酯型二萜生物碱，均有剧毒。与川乌相似，乌头碱是草乌的主要毒性成分。

（3）毒性的分子机制　研究表明，草乌主要毒性成分为双酯类生物碱，其中，毒性最大的是乌头碱[2-4]。草乌毒性的分子机制与川乌基本相同。

3. 毒性的临床对策和表现

历代医家对于草乌的毒性都非常重视，使用中要求生品仅供外用，内服需要经历炮制减毒处理[5, 6]。临床上一旦发生口、唇、舌发麻，脸部以及皮肤发痒或者有蚂蚁爬行感，恶心、发慌等草乌头中毒症状，应立即到医院救治，临床使用阿托品[7]，遵循早期、足量、反复并维持阿托品化的原则，及时进行心脏听诊和心电图检查，发现心脏损害迅速给予处理，若出现心律失常，采用阿托品和利多卡因同瓶静滴是最为合理、安全、有效的方法。在前往医院救治的同时，大量口服甘草、生姜、绿豆、黑豆等中药煎剂，可明显降低毒性。

4. 毒性和药效评价

（1）毒性的特点及与药效的关系　乌头类药物含有剧毒的双酯型生物碱，其中以乌头碱为代表，其化学性质不稳定，经加热水煮后，易水解成毒性较小的单酯型乌头原碱[8]，乌头原碱的毒性只有乌头碱的1/200~1/500。乌头毒性的降低程度取决于毒性最强的乌头碱的分解程度，而这主要与炮制过程中加热温度的高低及时间的长短有关。乌头用水浸漂或浸泡等方法处理后，使乌头碱水解而降毒，但水解后的产物如苯甲酰乌头碱和乌头原碱等，在水中溶解度大，易随水流失，特别是生物碱大量流失，致有效成分亦受到损失。但若不经浸泡，乌头则难以蒸透或煮透。乌头浸泡后，毒性明显降低，且对乌头的消炎镇痛作用无明显的影响。烘炒等干热法亦可使乌头碱水解而减小毒性，但蒸煮法降毒效果较好，炮制品中总的生物碱量较高，双酯型毒性生物碱含量低。烘炒等干热法对总生物碱量的影响不大，对药效的影响也较小，但对温度要求较高。长期服用含有乌头类的中药汤剂或中成药，易蓄积中毒。乌头类禁生用，如炮制未达到合格要求，易引起中毒反应。药物动力学研究表明，等量的乌头类药品在不同的时间服用，测定其乌头碱在体内的血药浓度有显著差异，上午高于下午，中午最高，晚上则最低。故服用乌头类的中药，下午、晚上较为安全，中午服用则增加其中毒概率[9]。

（2）药效学特点与毒性的防控　草乌禁生用，必须炮制后使用。在使用中要严格控制剂量。配伍中可以添加干姜、甘草等降低毒性，同时注意服药时间及煎煮时间，从而更好的发挥疗效，保障用药安全。

结论

草乌药材的使用由来已久，现代研究表明，草乌中重要药效成分和毒性成分同为生物碱类成分，这些成分药理作用强，安全范围小，极易中毒，同时还要注意个体用量的差异与药物的蓄积作用。在草乌及其他乌头类中药，除目前认识的活性成分之外，还存在多种化学成分，这些化学成分在药效和毒性方面可能有不同特点，有待深入研究。

参考文献

［1］陈留柱. 急性草乌中毒的基础理论与临床诊治［J］. 中国民族医药杂志，2012，6：46-48.

［2］凌珊，龚千锋. 草乌的研究进展［J］. 江西中医学院学报，2011，23（3）：90-94.

［3］李进军，肖桂林. 乌头碱致心律失常机制的研究进展［J］. 中国急救医学，

2017, 37（5）477-480.

［4］田真，马丕勇，杨春燕，等.乌头碱诱发大鼠心律失常的研究［J］.中国实验诊断学，2016，20（9）：1447-1448.

［5］柴玉爽，王玉刚，花雷，等，附子乌头草乌及其炮制品的毒效比较［J］.世界科学技术-中医药现代化，2011，13（5）：847-851.

［6］王聿成，王璞，董玲，等.草乌毒性及"减毒存效"实验研究进展［J］.中国医药科学，2014，4（1）：41-43.

［7］张蕴，周郁鸿，刘淑艳.乌头类中药的临床安全用药思考［J］.浙江临床医学，2017，19（1）：191-192.

［8］刘帅，刘晓艳，李妍，等.草乌及其炮制品的急性毒性实验研究［J］.中国药物警戒，2015，12（9）：513-516，521.

［9］刘伟.毛茛科乌头属植物中毒［A］.华东区第十七次中兽医科研协作与学术研讨会论文汇编［C］，43-45.

（龚宁波　吕　扬　王守宝　李玉娟　杜冠华）

制草乌
ACONITI KUSNEZOFFII RADIX COCTA

制草乌为毛茛科植物北乌头 *Aconitum kusnezoffii* Reichb.的干燥块根的炮制品。《中国药典》（2015年版）记载，制草乌味辛、苦，性热；有毒。归心、肝、肾、脾经。功能与主治同草乌。常用量为1.5~3 g，宜先煎、久煎。

草乌的古代炮制方法多种多样[1]，唐代有姜汁煮、醋煮、山矾灰汁浸等炮制方法。宋代有炒焦、炒黑存性、盐水浸、盐水浸后麸炒、童便浸、麸和巴豆同炒黑色、盐炒、火炮、薄荷生姜汁浸、水煮、米泔浸、黑豆同煮、酒浸、盐油炒、豆腐煮、麻油浸炒等方法。元代有煨制法。明代增加了姜汁浸、醋炒、醋淬、醋浸、醋炙后麸炒、粟米炒、姜汁炒、酒淬、米泔浸后炒焦、酒煮等方法。清代又增加了绿豆同煮、面炒、面裹煨等炮制方法。"生用有力，恐太猛，所以用温火略炮"。"童便浸炒，去毒"。《本草纲目》中有"或以乌大豆同煮熟，去其毒"的记载。

《中国药典》（1963年版）用甘草、黑豆汤煮法。比较豆腐制与清水煮制法结果表明清水煮法提高了总生物碱含量，而毒性却有下降，节约了辅料，降低了生产成本。《中国药典》（1977年版）后采用了清水煮法。根据蒸法、煮法、甘草黑豆法、加压蒸法、干法等试验结果，提出蒸法（蒸5小时）比甘草黑豆法操作简便，毒性低，又有一定镇痛效果，认为蒸法、高压法可作为下一步研究方向。乌兰其其格等[2]的研究表明，采用烘制炮制和童尿泡制均能降低草乌的毒性，与生草乌比，炮制品毒性降低显著。傅素华等[3]在制草乌水煮法炮制工艺质量研究中发现，加5倍的水量，煮2小时，浸泡时间8小时的工艺稳定可行，适用于规模化草乌炮制生产。草乌的现代炮制方法为：取净草乌，大小个分开，用水浸泡至内无干心，取出，加水煮至取大个切开内无白心、口尝微有麻舌感时，取出，晾至六成干后切薄片，干燥。

制草乌主要用于风寒湿痹，关节疼痛，心腹冷痛，寒疝作痛，麻醉止痛。与川乌（炮）、炮天南星、地龙等同用，具有祛风湿，散寒止痛的作用。用于风寒湿痹，肢体疼痛，拘挛，如活络丹。与细辛、新茶芽（炒）、麝香同用，具有散寒止痛的作用，用于阳虚上攻，头项俱痛，不可忍者，如乌香散。与胆矾、细辛同用，具有散寒止痛的作用，用于一切风齿疼痛，饮食艰难，如草乌头散。

基于现代研究可知，草乌炮制过程中加热促使有毒成分乌头碱水解是炮制解毒关键，水解过程的化学变化也已基本被揭示。在制草乌临床应用时不仅要考虑控制草乌使用剂量，采用炮制、配伍、制剂等减毒的方法，严格按照炮制工艺，确保制草乌发挥疗效，降低毒副作用。

结论

结合文献调查与现代研究，我国古代就已经意识到药物具有以偏纠偏的功能，乌头类药物的毒性成分也是其发挥疗效的活性成分，只有规范的炮制，严格的辨证，精确的含量，才能达到安全用药的目的。目前制草乌方法尚未规范，有效成分和毒性物质尚无稳定控制方法，使用中应倍加注意。

参考文献

［1］韩志强，那生桑.蒙药草乌炮制方法的研究［J］.世界科学技术–中医药现代化，2008，10（1）：150–154.

［2］乌兰其其格，那生桑.草乌炮制品的药理毒理及药效学实验研究［J］.内蒙古医学院学报，2009，31（5）：482–486。

［3］傅素华，韩鹏，田利洪，等.制草乌水煮法炮制工艺质量研究［J］.西北药学杂志，2015，（3）：244–246.

（龚宁波　吕　扬　王守宝　李玉娟　杜冠华）

草乌叶

ACONITI KUSNEZOFFII FOLIUM

草乌叶为毛茛科植物北乌头 *Aconitum kusnezoffii* Reichb.的干燥叶。在中医药中基本不用，而在蒙医药和藏医药中应用广泛，并占有重要地位。夏季叶茂盛花未开时采收，除去杂质，及时干燥。性味辛、涩，平；有小毒。具有清热，解毒，止痛的功能。主要用于治疗热病发热，泄泻腹痛，头痛，牙痛。常用量1~1.2 g，多入丸散用。草乌叶含生物碱[1]，其主要成分为乌头碱。另含酚类、糖类等成分。

草乌叶在《无误蒙药鉴》《晶珠本草》《临床验方集》《蒙药方剂》《高世格梅林方》等历代医学专著中都有记载。依据蒙医药古典文献《蒙医金匮》中含草乌叶的处方有25个，约占所载处方数1.25%。《临床验方集》中含草乌叶的处方有5个，约占所载处方数1.3%。《蒙药方剂》中含草乌叶的处方有4个，约占所载处方数1.4%。《高世格梅林方》中含草乌叶的处方有6个，约占本方所载处方数1.3%[2]。以上数据充分说明草乌叶在临床应用中占有重要的地位。

草乌叶中有效和有毒成分含量较低，使用比乌头安全，但孕妇慎用。

参考文献

[1] 柳占彪，乌力吉特古斯，王怀松，等．草乌叶抗炎作用的研究［J］．天津中医药，2009，26（1）：75-77．

[2] 刘沛．草乌叶药理作用和临床应用分析［J］．中国实用医药，2010，5（5）：141-142．

（龚宁波　吕　扬　王守宝　李玉娟　杜冠华）

附子
ACONITI LATERALIS RADIX PRAEPARATA

附子为毛茛科植物乌头 *Aconitum carmichaelii* Debx.的子根的加工品。6月下旬至8月上旬采挖，除去母根、须根及泥沙，习称"泥附子"，可加工成"盐附子"、"黑顺片"、"白附片"。

《中国药典》（2015年版）记载：附子味辛、甘，性大热；有毒。归心、肾、脾经。具有回阳救逆，补火助阳，散寒止痛之功效。用于亡阳虚脱，肢冷脉微，心阳不足，胸痹心痛，虚寒吐泻，脘腹冷痛，肾阳虚衰，阳痿宫冷，阴寒水肿，阳虚外感，寒湿痹痛。常用量3~15 g，先煎，久煎。孕妇慎用；不宜与半夏、瓜蒌、瓜蒌子、瓜蒌皮、天花粉、川贝母、浙贝母、平贝母、伊贝母、湖北贝母、白蔹、白及同用。

1. 历史文献关于附子毒的记载

附子在我国传统医学上历史悠久，应用广泛且药效极为显著。

附子始载于《神农本草经》，列为下品，属治病有毒的药品。至汉末《名医别录》记载：附子"味甘，大热，有大毒"，在古代药用典籍中开始出现附子

"有大毒"的记载，同时也记录了对于附子毒性的防控措施。《本草蒙筌》记载，附子畏人参、黄芪、甘草，并黑豆、乌韭、防风。恶蜈蚣，使地胆。先将姜汁盐水各半瓯，入砂锅紧煮七沸；次用甘草黄连各半两，加童便缓薄锉。仍文火复炒，庶劣性尽除。《本草图经》记载："如方药要用乌头、附子，须炮令裂，去皮脐使之"。《本草拾遗》记载："为安全计，入汤剂的乌头、附子应先煮半小时"。《开宝本草》指出，俗方动用附子，皆须甘草，或人参、干姜相配伍者，正以制其毒故也。《神农本草经疏》认为："附子忌豉汁。地胆为之使。恶蜈蚣。畏防风、黑豆、甘草、黄芪、人参、童便、犀角"。《本草原始》载："附子生用去皮脐，熟用以水浸过，炮令皱折，其皮脐，切片炒黄色，去火毒用"。张元素认为："地胆为之使；恶蜈蚣；畏防风、黑豆、甘草、人参、黄芪、乌韭"。

附子虽然有毒，但治疗效果显著，是临床常用的中药，历代主流本草和历版《中国药典》都将其收录。《本草新编》中记载"附子有毒，用之得当，可以一服即回阳，有毒者固如是乎？附子之妙，正取其毒也……以毒制毒，而毒不留，故一祛寒而阳回，是附子正有毒以祛毒，非无毒以治有毒也"。《明医杂著》记载："附子热毒，本不可轻用，但有病病当，虽暑热时月亦可用也"。景岳认为："但附子性悍，独任为难，必得大甘之品，如人参、熟地、炙甘草之类，皆足以制其刚而济其勇，斯无往不利矣"。李时珍认为"乌附毒药，非危病不用"；近代名医恽铁樵亦云"最有用而最难用者为附子"。2015年版《中国药典》附子项下收录盐附子、黑顺片、白附片、淡附片、炮附片，谓其"辛、甘，大热，有毒"。因此，只要使用合理得当，临床应用附子非但不会引起毒性，反而常常会有"回阳救逆"的奇效。

2. 现代毒性相关研究

（1）毒性的反应　生附子毒性极强，误食或误用均可发生严重的中毒反应，甚至死亡。重度附子中毒[1]起病急，病情危重，多在口服后10~30分钟内发作，出现昏迷、休克、心律失常、呼吸衰竭、肝功能损害、肾功能损害、肺水肿甚至心跳停止。轻度附子中毒[2]则有不同程度的头晕、乏力、口舌及肢体麻木、恶心、呕吐、心悸、胸闷等症状。附子中毒最突出的体征为心律失常，其次为流涎、呼吸急促、四肢及颈部肌肉痉挛等。临床症状多为口舌及肢体麻木、胸闷、咽喉、烦躁不安，同时伴有恶心、呕吐等[3]。

（2）毒性的物质基础　附子的主要化学成分有生物碱、甾体、神经酰胺类化合物等[4]。生物碱为主要成分，具有显著的药理活性，同时也是毒性成分。生物碱含量约为7%~10%，其中以具有乌头碱（aconitine）骨架的C_{19}型二萜生物碱为主，其次为具有海替生碱（hetisan）、维替碱（veatchine）、纳哌啉（napelline）、光翠雀碱（denudatine）等骨架的C_{20}型二萜生物碱[5]。C_{19}型二萜生物碱包括双酯型二萜生物碱（乌头碱，次乌头碱，新乌头碱）和单酯型二萜生物碱（苯甲酰乌头原碱，苯甲酰次乌头原碱，苯甲酰新乌头原碱，乌头原碱）[6]。其中双酯型生物碱的毒性最大，乌头碱，新乌头碱，次乌头碱的小鼠LD$_{50}$（po）为1.8，1.9，5.8 mg/kg，分别是单酯型生物碱的50~200倍、原碱型生物碱的400~1000倍[7]。

（3）毒性的分子机制　研究证实，附子中代表性毒性成分乌头碱、新乌头碱、次乌头碱中乌头碱的毒性最强[8~10]。附子毒性的分子机制与川乌基本相同。

3. 毒性的临床对策和表现

历代医家十分重视附子的毒性，故临床上多用炮制品。附子炮制方法主要有火制法的炮、烧、炒、炙、蒸、煮和辅料制法的醋制、蜜制、姜汁制、童便制、甘草制等方法。随着现代技术的发展，又有许多新的炮制方法出现，近年有用微波炮制附子或将附子制成颗粒等新方法[11]。附子炮制减毒主要是通过炮制造成生物碱被破坏或流失，剧毒性的双酯型乌头碱能够水解成苯甲酰单酯型生物碱，进而水解成醇胺类乌头原碱类生物碱[12]。

附子经常与其他药物配伍以增强疗效和减少毒性，增强临床治疗效果，扩大临床应用范围。

附子配伍甘草能够减毒：甘草中所含的三萜皂苷类和黄酮类成分能减少有毒生物碱的煎出，拮抗乌头碱引发的心律失常[13]。研究发现，甘草能抑制附子单酯型生物碱和双酯型生物碱的溶出，最高降幅分别为63%和83%，而且下降的幅度与配伍甘草的量成正比；同时甘草中的黄酮和皂苷类成分含量也呈下降趋势，最高降幅分别为19%和55%，其下降的幅度也与配伍附子的量成正比[14]。附子配伍干姜减毒的机制可概括为煎煮过程中影响有毒生物碱的溶出、影响有毒生物碱机体吸收作用：附子与干姜共煎液中单酯型和双酯型生物碱含量均降低[15]；附子干姜组分配伍后有降低乌头碱、新乌头碱、次乌头碱单位时间内胃内吸收率的趋势和小肠内的吸收速率常数、延长半衰期的趋势，表明该配伍药对减毒增效作用的原因可能是干姜组分具有降低附子总碱中的双酯型生物碱在胃内和小肠内的吸收趋势有关[16]。

4. 毒性和药效评价

（1）毒性特点及与药效关系　附子的生物活性主要表现为强心、降压、镇痛、抗炎、增强免疫、杀虫、降血糖及毒性等作用[5]。附子的毒性作用主要表现在对服用者具有心脏毒性、神经毒性、胚胎毒性及肾毒性等方面。

附子的毒效关系密切，毒性与药效的靶器官、主要靶部位一致，主要为心脏、神经、胚胎。附子中含有多种化学成分，有些既是其有效成分，又是有毒成分[19, 20]。附子的毒性物质基础与药效物质基础在不同的状态下是可以发生转化的，比如二萜类生物碱是毒性物质基础，但发挥抗炎止痛作用时，又是药效物质基础，二萜类生物碱水解后又可转换为药效物质[21]。

（2）药效学特点与毒性的防控　附子的功效显著，随剂量增加而作用增强，同时毒性增加。附子临床使用时应从小剂量开始，逐渐加量，若需久服，应间断服用，此法尤对老年及肝肾功能不全者更为适用，可防蓄积性中毒[23]。

服用附子时要忌口，服药后不可饮酒，严禁与半夏、白及、瓜蒌壳、贝母、白蔹等药物煎剂同服，以免产生剧烈的毒副作用。还须结合患者疾病性质、年龄、体质不同，对于辨证明确的阳虚重症、实寒重症、救治虚脱休克时及中下剂量起效慢者，附子才可增加用量。老人、儿童用量宜轻，青壮年用量宜大；体格瘦弱者用量宜轻，体格壮实者用量宜大；虚寒体质宜大，温热体质慎用，必用时剂量也不宜太大[24]。对于肝肾功能不全、排泄障碍患者，应注意附子于体内蓄积引发中毒的问题。

有医家发现，附子出现中毒表现时，其临床疗效也同时增强[25~27]。附子在一定范围内大剂量运用，使用方法得当，还会取得意想不到的效果。另外，中药十八反是中药配伍禁忌的重要内容，但一些著名医家反其道而行之，以半夏配附子用来治疗某些危急重症和疑难杂症。但这种非常规用药方式也存在巨大风险，必须密切关注用药后病人反应，随时进行救治。

结论

附子含有多种作用显著的活性成分，是附子发挥治疗作用的基础。同时，这些有效成分也是产生毒性反应的物质基础。其作用和毒性反应有明显的量效关系，但安全窗较窄。因此，在使用时要严格控制剂量，防止中毒现象发生。在方剂中使用虽可降低毒性，也应给予关注。

参考文献

[1] 王良馥，陈自力.综合抢救重度附子中毒7例[J].中国中医药信息杂志，2005，86–87.

[2] 庆会江.附子急性中毒例救治体会[J].中国实用医药，2009，4（21）：185–186.

[3] 潘清海.谈附子用量和配伍的运用体会[J].中医药研究杂志，1986，6：15.

[4] 孙森凤，张颖颖.附子的化学成分研究进展[J].化工时刊，2017，31（6）：12–14.

[5] 吴克红，唐力英，王祝举，等.附子的化学和生物活性研究进展[J].中国实验方剂学杂志，2014，20（2）：212–220.

[6] 李芸霞，彭成.基于毒效整合分析的附子药动学、药效学研究[J].世界中医药，2017，12（11）：2579–2584.

[7] 周远鹏.附子及其主要成分的药理作用和毒性[J].药学学报，1983，18（5）：394.

[8] 孙博.附子主要成分对大鼠毒性作用的代谢组学研究[D].沈阳：沈阳药科大学，2009.

[9] 丁涛.附子的现代药理研究与临床新用[J].中医学报，2012，12：1630–1631.

[10] Chen R C, Sun G B, Zhang Q, et al. Research development of the toxicity of Fuzi [J]. China Journal of Chinese Materia Medica. 2013, 38, 1126–1129.

［11］李立纪，张凤雷，吴荣祖，等.新法加工附子与传统附片药效学的比较研究［J］.河南中医，2005，25（3）：32-34.

［12］陈荣昌，孙桂波，张强，等.附子炮制减毒的研究进展［J］.中国实验方剂学杂志，2014，20（15）：237-241.

［13］胡小鹰，彭国平，陈汝炎.甘草总黄酮抗心律失常作用研究［J］.中草药，1996，27（12）：733-735.

［14］周静波.附子配伍甘草、大黄、干姜调控药性物质基础研究［D］.成都：成都中医药大学，2009.

［15］越皓，皮子凤，宋凤瑞，等.附子不同配伍药对中生物碱成分的电喷雾质谱分析［J］.药学学报，2007，42（2）：201-205.

［16］陶长戈.附子干姜组分配伍的胃肠吸收动力学研究［D］.成都：成都中医药大学，2011.

［17］徐建东，王洪泉.大黄对附子解毒作用的相关性分析［J］.上海中医药杂志，1999，3：7-9.

［18］郭盛，唐于平，宿树兰，等.近10年来中药配伍减毒的现代研究进展［J］.中国实验方剂学杂志，2008，14（10）：74-79.

［19］李文红.附子的临床药理特点［J］.中国临床药理学杂志，2009，4：352-354.

［20］阎爱荣，张宏.附子的药理研究［J］.中国药物与临床，2008，9：745-747.

［21］彭成.中药附子毒效多维评价与整合分析的思路与实践［J］.世界中医药，2017，12（11）：2543-2550.

［22］叶俏波.影响方剂中附子功效发挥方向的诸因素研究［D］.成都：成都中医药大学，2009.

［23］游陈洁，徐丽娜.中药附子的毒性反应及预防［J］.湖南中医药导报，1999，5（10）：40.

［24］周艳萍，钱宇.毒性中药临床应用失误简析［J］.中国中医药现代远程教育，2014，12（1）：104-105.

［25］张存悌.中医火神派探讨［M］.北京：人民卫生出版社，2010：258.

［26］林大勇，李海波."亦药亦毒"论附子［J］.吉林中医药，2008，28（5）：371-373.

［27］黎明.附子的毒性与临床应用［J］.中国医药指南，2011，9（14）：116-117.

（段昌令　龚宁波　王守宝　杜冠华）

川楝子
TOOSENDAN FRUCTUS

川楝子，又名金铃子、川楝实，为楝科植物川楝 *Melia toosendan* Sieb. et

Zucc.的干燥成熟果实。药材呈类球形，直径2~3.2 cm，表面呈金黄色至棕黄色，微有光泽，少数凹陷或皱缩，具深棕色小点。

《中国药典》（2015年版）记载，川楝子味苦，性寒；有小毒；归肝、小肠、膀胱经。具有疏肝泄热，行气止痛，杀虫之传统功效。用于肝郁化火，胸胁、脘腹胀痛，疝气疼痛，虫积腹痛。常用剂量为5~10 g。外用适量，研末调涂。

1. 历史文献关于川楝子毒的记载

川楝子与另一药材苦楝子相似，极易混淆。苦楝子是与川楝子同科属不同植物苦楝树 *Melia azedarach* L.的果实。在明代以前的文献中，川楝子与苦楝子不分，统称为练实、楝实或金铃子，并无川楝子之名。直到明代，著名医家张景岳在《本草正》一书中始称川楝子，并附有苦楝根，首次将川楝、苦楝二者进行区分并附图[1]。故明代以前的关于川楝子毒性的记载，如楝实，应包括川楝子和苦楝子。

始载于《神农本草经》的练实（即楝实），被列为下品，属于可用于治病且有毒的品种。《名医别录》中记载其毒性："楝实有小毒"。其后《本草经集注》记载为"练实"，但未载其毒。唐代《新修本草》中记载："此物（指楝实）有两种，有雄有雌。雄者根赤，无子，有毒，服之多使人吐不能止，时有至死者。雌者根白，有子，微毒，用当取雌者。"不但指出其毒，并且认为其毒性与雌雄有关。其后除《本草求真》记载其"川楝子（专入心包小肠膀胱）。即苦楝子。因出于川。故以川名。又名金铃子。楝实者是也。味苦气寒微毒"以外，《汤液本草》《本草经疏》《本草蒙筌》《药性解》《景岳全书》《本草备要》《得配本草》《本草纲目》《医学衷中参西录》等书皆记载其有小毒。关于其毒性原因，《本草经疏》认为"其味苦气寒，极苦而寒，故其性有小毒。"《医学衷中参西录》认为"因其味苦有小毒。"由此可见，明代以前虽川楝子、苦楝子不分，但已经注意到川楝子具有一定的毒性。明代之后，对川楝子的毒性均认为有小毒。这一结论的确定，经历了一个漫长的历史过程，也反映了中医药对药物认识从模糊到清晰的历程。应当指出的是，目前尚未有研究支持和证实《新修本草》中关于楝实雄雌毒性有差异的论述。

2. 现代毒性相关研究

（1）毒性反应　动物实验显示，猪对川楝子较为敏感，食用150~200 g可中毒死亡。食后半小时出现症状，2.5小时内出现惊厥死亡。牛、羊、兔、鸟类等有相似的中毒症状，食后1小时出现中毒症状，多在24小时内死亡。成年果子狸食用250 g川楝子短时间内便出现中毒症状，主要表现为胃肠道刺激、中枢神经兴奋和抑制，肌无力，肝脏病变以及肺、脾、肾等内脏器官出血[2]。小鼠口服生川楝子80%乙醇提取物（39.5 g相当于1 kg原生药）的最大耐受量为122 g/kg，对大鼠肝脏、肾脏产生毒性[3]。

临床应用发现，应用常规剂量川楝子，一般无严重反应。但长期、过量服用，可引起中毒甚至死亡。有患者口服200 g未炮制川楝子的水煎液（300 ml）约30分钟后出现恶心、呕吐、听力障碍、视物模糊、口干、心慌、燥热、小便不畅等临床症状[4]。川楝子主要成分川楝素曾被临床用于驱蛔虫。临床报道，儿童服用川楝素片0.3~0.4 g可发生中毒，服用2~4 g即可引起死亡[5]。川楝子中毒主要为中枢抑制以及对肝脏的毒性作用。尸检可见胃、小肠的炎症以及肝肾组织血管扩张、脂肪变性、肺内淤血等。呼吸中枢麻痹与急性循环衰竭是主要致死原因。

（2）毒性的物质基础　川楝子的主要化学成分为萜类成分，包括四环三萜和紫罗兰酮型倍半萜糖苷类化合物。四环三萜类有川楝素、苦楝子萜酮、苦楝子萜醇、苦楝子萜二醇、苦楝子萜三醇、苦楝子内酯、异川楝素、脂苦楝子醇等。紫罗兰型倍半萜糖苷有川楝紫罗兰酮苷甲乙。其中川楝素被认为是川楝子的主要药效物质基础，也是药典质控的指标成分，其在川楝子药材中含量为0.020%~0.266%[6, 7]。目前，川楝素被认为是川楝子的主要毒性成分。川楝素小鼠腹腔注射、静脉注射、皮下注射和灌胃（口服）的半数致死量（LD_{50}）分别为（13.8 ± 1.2）、（14.6 ± 0.9）、（14.3 ± 1.5）和（244.2 ± 44.0）mg/kg。大鼠皮下注射的LD_{50}为9.8 mg/kg，家兔静脉注射的LD_{50}为4.2 mg/kg。小鼠的累积性毒性：LD_{50}为18.7 mg/kg，累积系数K = 1.13[5]。大鼠20~40 mg/kg灌胃可诱发胃黏膜水肿、炎症和溃疡。犬口服7.5 mg/kg即可引起中毒，8~10 mg/kg可使大部分犬呕吐，最小致死剂量为307.5 mg/kg；犬10 mg/kg、兔40 mg/kg间日一次灌胃，连续5次以及猴一次灌胃20 mg/kg均可引起肝细胞变性、肝窦极度狭窄、转氨酶升高[8]。猴的亚急性毒性试验表明，毒性指标中变化最明显的是谷丙转氨酶，其次是肌无力。川楝素在肝脏的含量比其他组织高，肝脏病理变化，也比其他脏器明显[5]，这与上述川楝子的肝毒性一致。报道差异很大，有报道小鼠口服川楝素的LD_{50}为（479.6 ± 63.43）mg/kg[9]。

妊娠5天小鼠连续3天腹腔注射川楝素（LD_{50}的1/60、1/30、1/20和1/15，LD_{50}按13.8 mg/kg计算），导致小鼠流产[10]。小鼠腹腔注射川楝素积累量达到20 μg即可引起妊娠早期小鼠胚胎异常，30 μg可引起妊娠小鼠着床后全部流产、死亡或溶解[8]。因此，川楝素具有一定的生殖毒性。

值得注意的是，异川楝素为川楝子中的另一化合物，其毒性远较川楝素高，小鼠口服急性毒性试验显示，其LD_{50}为川楝素的1/5[11]。

（3）毒性的分子机制　目前多认为川楝子毒性的来源主要有二：一是毒性蛋白，二是川楝素类化合物。前者研究很少，主要基于炒川楝子后毒性减低的推测（但据目前发表文献来看，炒后毒性是否降低尚待商榷），因加热可使得毒性蛋白变性。但编者认为关于毒性蛋白是川楝子毒性来源的观点值得商榷。其一，目前尚未发现川楝中确有较大毒性的毒性蛋白；其二，即使存在毒性蛋白，因传统用药主要是汤剂，无论生品还是炒制品，其中的毒性蛋白在煎煮过程中将会发生蛋白质变性。后者研究较多：在外周神经系统，川楝素是一种有效的神经肌肉接头传递阻断剂，作用于突触前神经末梢，抑制Ach的释放；在中枢神经系统，川楝素作用于延脑呼吸中枢，0.01~0.15 mg即可引起呼吸衰竭。此外，川楝素还可诱导胃黏膜水肿、炎症、急性肝损伤以及肌无力等症状。

3. 毒性的临床对策和表现

鉴于目前认为川楝素是川楝子的主要药效物质基础，也是其可能的毒性成分。对川楝子毒性的控制，传统上主要通过药材的炮制，包括净制、切制、酒制、炒制、炭制、醋制、盐制等[12]。目前《中国药典》（2015年版）收录了生品和炒川楝子两类。传统认为，川楝子炒焦后可缓和苦寒之性，降低毒性，减少滑肠之弊。既减轻了毒性，又增加了药效。炒品毒性的降低是源于毒性蛋白的变性还是川楝素、异川楝素含量的降低目前尚不明确。大鼠长期毒性试验显示，川楝子大剂量长期给药具有一定肝肾毒性，且存在剂量依赖性，炒制后可降低肝肾毒性反应[13]。但也有研究报道，炒黄川楝子的乙醇提取物对小鼠的急性毒性作用略大于生川楝子乙醇提取物，显示炒黄炮制川楝子无明显的减毒作用[14]。因此，对于通过炮制降低毒性的方法尚待进一步研究和确证。此外，炒制后药效是否增强，尚无报道。

4. 毒性和药效评价

（1）毒性的特点及与药效的关系　川楝子中川楝素的药理和毒理活性报道较多。在农业方面，川楝素对昆虫有拒食作用，曾用于防治农业害虫，如菜青虫、烟青虫、甘蓝夜蛾、黄刺蛾、豆荚螟、棉铃虫等。川楝素在我国从20世纪50年代起成为临床驱蛔药物，阻断蛔虫神经中枢的传导，破坏其各种解毒酶和其肠组织，削弱其消化吸收能力和呼吸代谢功能。川楝素尚具有抗肉毒毒素、抗肿瘤作用等[15]。

川楝子在临床上应用较为广泛，临床实践显示，其常规剂量毒副作用较轻微，作用缓慢，容易积累。急性中毒多为误食或川楝子中混有苦楝子之故，肝肾与中枢是主要靶器官，呼吸与循环衰竭是主要死因。川楝素可能既是其主要毒性成分，也是其主要药效成分，具有驱虫、杀虫、抗肉毒、抗肿瘤、抗炎镇痛等作用。

（2）毒性在复方中的表现　临床上川楝子单独应用较少，配伍使君子、槟榔用于治疗虫积而有腹痛者；配伍香附用于治疗肝气郁结所致胸闷胁胀，乳房胀痛，善叹息，甚或月经不调等；配伍小茴香用于治疗寒疝睾丸坠痛；妇女经行腹胀、小腹冷痛者。配伍延胡索为药对方金铃子散，具有疏肝泄热，行气止痛功效，用于肝气不舒，气郁化火，致患心腹胁肋诸痛，或发或止，口苦，舌红苔黄，脉弦数等证。研究显示，延胡索和川楝子不同炮制品之间配伍后均具有明显的镇痛和抗炎作用，其中以醋炙延胡索和炒川楝子配伍后作用较为明显。提示金铃子散中延胡索和川楝子具有协同作用，延胡索对川楝子具有增效减毒作用[16]。

养阴及收敛特性的药物白芍或具有温热散寒作用的小茴香，可对抗川楝子所致的肝损伤，可以显著降低川楝子导致的小鼠血清 ALT、AST 的升高。而甘草、柴胡、当归、丹参等减毒效果不明显[17]。这提示合理的配方可降低川楝子的毒性。

（3）药效学特点与毒性的防控　川楝子的主要药效物质为川楝素，但其也可能是其毒性成分。在不能分离药效–毒性的前提下，严格控制剂量是行之有效的方法。此外，曾有因川楝子中混有少量苦楝子而引起急性中毒的报道：处方中 7 g 川楝子中混有 1.6 g 苦楝子，患者服用首剂后半小时即感觉胃脘不舒，恶心欲吐，头晕肢软，约 3 小时后呕吐，腹泻。剔除苦楝子后，无任何副作用[18]。因此，正确地区分川楝子与苦楝子，也是控制毒性的重要一环。

结论

明代以前文献对川楝子、苦楝子未有明确的区分，但仍提示，无论川楝子还是苦楝子，均具有一定的毒性作用。现代动物实验以及误服川楝子、苦楝子的临床病例证实，川楝子过量长期服用，具有较大毒性。川楝子的毒性物质基础尚不明确，其指标性成分川楝素既是其药效成分，也是其毒性成分。鉴于川楝子中的其他成分的毒性目前研究较少，且一些成分的毒性较川楝素大（如异川楝素），故川楝子中或含有其他毒性成分。常规用量的川楝子较少引起毒副作用，这或部分源于传统的炮制以及"减毒增效"的合理配伍。鉴于高效低毒的化学驱虫药物的广泛使用，川楝子驱虫已不实用。然而对其毒性、抗肿瘤、抗炎镇痛、农业杀虫等作用、机制及应用仍有待研究。

参考文献

[1] 李进，王均宁，张成博.川楝子本草考证拾遗［J］.云南中医学院学报，2013，36（04）：24-26.

[2] 刘进辉，李文平，屈孝初，等.果子狸川楝子中毒试验［J］.中国兽医科技，1996，26（05）：41-42。

[3] 唐大轩，熊静悦，梁娅君，等.川楝子对大鼠完全急性毒性作用研究［J］.时珍国医国药，2011，22（10）：2387-2389.

[4] 卓长贵，高英，张雪美.川楝子口服过量致中毒1例［J］.中国小区医师（综合版），2005，7（118）：60.

[5] 杜贵友，方文贤.有毒中药现代研究与合理应用［M］.北京：人民卫生出版社，2006：292-299.

[6] 孟杰，朱文俊，王礼均，等.HPLC-ELSD测定川楝子中川楝素含量［J］.中国现代中药，2016，18（04）：444-447.

[7] 刘红亚，崔红梅，周绚.RP-HPLC法测定川楝子药材中川楝素的含量［J］.世

界科学技术–中医药现代化, 2008, 10（03）: 52–54.

[8] 季宇斌. 中药有效成分药理与应用［M］. 北京: 人民卫生出版社, 2011: 95–99.

[9] 石来达, 吴大奎. 川楝素驱猪蛔虫及毒性试验［J］. 云南医学杂志, 1963,（02）: 32–33.

[10] Zhang JL, Shi WY, Zhong W, et al. Effects of toosendanin on pregnancy and uterine immunity alterations in mice［J］. The American journal of Chinese medicine 2010, 38（2）: 319–328.

[11] 谢晶曦, 袁阿兴. 异川楝素的化学结构及其活性［J］. 中国药学杂志, 1984, 19（06）: 49.

[12] 李良国, 张荣娟. 川楝子的炮制历史沿革［J］. 中草药, 1997, 28（01）: 49–52.

[13] 李文华, 王英姿, 骆声秀, 等. 川楝子炒制对长期给药大鼠肝肾毒性影响［J］. 辽宁中医药大学学报, 2018, 20（01）: 48–51.

[14] 唐大轩, 熊静悦, 谭正怀. 川楝子与炒川楝子急性毒性作用比较研究［J］. 四川生理科学杂志, 2013, 35（02）: 57–59.

[15] 骆玮玮, 陆金健, 陈修平, 等. 川楝素的药理作用及机制研究进展［J］. 中药药理与临床, 2016, 32（04）: 161–164.

[16] 郑蓓蓓, 窦志英. 对金铃子散中延胡索和川楝子不同炮制品之间配伍后镇痛抗炎作用研究［J］. 天津中医药大学学报, 2011, 30（04）: 225–228.

[17] 齐双岩, 金若敏, 梅彩霞, 等. 川楝子减毒配伍规律初探［J］. 四川中医, 2009, 27（02）: 9–11.

[18] 黄如栋. 误服苦楝子引起急性中毒一例［J］. 中国中药杂志, 1992, 17（07）: 433.

（陈修平　王金华　杜冠华）

小叶莲
SINOPODOPHYLLI FRUCTUS

小叶莲, 系藏族习用药材, 藏名奥莫色, 为小檗科植物桃儿七 *Sinopodophyllum hexandrum*（Royle）Ying 的干燥成熟果实, 属鬼臼类中药。秋季果实成熟时采摘, 除去杂质, 干燥。呈椭圆形或近球形, 多压扁, 长3~5.5 cm, 直径2~4 cm。表面紫红色或紫褐色, 皱缩, 顶端稍尖, 果梗黄棕色。种子近卵形, 具细皱纹, 一端有突起, 质硬, 种仁白色, 有油性。

《中国药典》（2015年版）记载, 小叶莲气微; 味酸甜、涩; 性平; 有小毒。具有调经活血之效, 用于血瘀经闭、难产、死胎、胎盘不下。常用量3~9 g, 多入丸散服。

1. 历史文献关于小叶莲毒的记载

纵观现存历代本草专著, 秦汉、魏晋时期的《神农本草经》《吴普本草》

《名医别录》《本草经集注》；唐宋元时期的《新修本草》《本草拾遗》《证类本草》《开宝本草》《汤液本草》；明清时期的《本草纲目》《本草品汇精要》《本草蒙筌》《本草汇言》《本草新编》《本草原始》《本草经解》《本草纲目拾遗》《神农本草经疏》《植物名实图考》等均未有关于小叶莲药用历史的记载。

小叶莲最早记载于我国现存最早的藏医学古典著作《月王药诊》[1]，《晶珠本草》在其基础上加以完善，云："小叶莲又名奥毛赛、昂如都木毛、巴玛鲁鲁、奥玛斯斯、达据巴等，其治脉病、子宫病"。又《温岛合》云："治胎病的小叶莲生长在河沟林缘，果实状如牛睾丸，成熟后状如血囊，种子红紫色，状如马蔺子。根味苦、辛，叶味苦、涩，种子味甘。功效泻血病，胎病，下死胎，胎衣，开血闭"[2]。《四部医典》《协据蓝琉璃书》等藏医学文献中亦有关于小叶莲性状及功效的描述，但对于其毒性和不良反应未有记载。

鬼臼类中药是小檗科、鬼臼亚科、桃儿七属、山荷叶属、八角莲属及足叶草属药用植物的统称，鬼臼类中药多种植物来源导致异名繁多、品种混用的现象由来已久。《中国药典》（1977年版）首次收录小叶莲为小檗科植物鬼臼 *Podophyllum emodi* Wall. 的干燥成熟果实，研究表明将鬼臼之名用于桃儿七是缺乏本草考证的[3]，而后从2000年版药典起将小叶莲的植物来源更正为小檗科植物桃儿七。鬼臼类中药中多含有鬼臼毒素，因此推断小叶莲可能有毒。关于其毒性仅在《中国药典》中有所记载，1977至2015年版《中国药典》均收录小叶莲，并标注有小毒。

2. 现代毒性相关研究

（1）毒性的反应　临床上常用小叶莲作为治疗血瘀经闭、难产、死胎、胎盘不下等妇科疾病的首选藏药。鬼臼类中药服用过量可导致身体出现毒性反应，威胁消化系统和脑部神经功能。初期刺激消化道黏膜及小肠，伴有腹痛，表现为恶心、呕吐、腹泻，出现血便，继发中枢神经系统中毒反应，表现为意识模糊，深度昏迷，严重者表现为多发性神经系统疾病并发心肌损害等，最终导致衰竭虚脱休克而亡[4]。动物对毒性反应的敏感性各不相同，猫最敏感，易引起吐泻；大鼠、豚鼠和犬则较不敏感。在急性毒性试验中，灌胃给予小叶莲可引起小鼠大小便失常、神志不清、精神萎靡、体温下降、四肢无力及不能站立等现象，但症状较轻，半数致死量LD_{50}值为909.8 mg/ml[5]。

（2）毒性的物质基础　小叶莲中主要含有木脂素和黄酮两大类化学成分，木脂素类成分主要为鬼臼毒素，黄酮类成分主要为槲皮素和山奈酚。目前应用现代化学分析方法，已从小叶莲中分离鉴定了以鬼臼毒素、去氧鬼臼毒素、山奈酚、8-异戊烯基山奈酚、8，2′-二异戊烯基槲皮素-3-甲醚为主的52个成分[6]。鬼臼毒素类化合物是小叶莲的有效成分，也是主要的毒性来源。鬼臼毒素类化合物有数十种，其中鬼臼毒素、4′-去甲鬼臼毒素是主要的毒性物质，鬼臼毒苷、4′-去甲鬼臼毒苷毒性略小[5]。研究表明，小叶莲中鬼臼毒素和4′-去甲鬼臼毒素的含量分别为4.2053和0.9713 mg/g[7]。

（3）毒性的分子机制　鬼臼毒素是一种存在于小檗科植物中具有一定药效活性的环木脂内酯化合物，也是该类植物的毒性来源，抑制细胞有丝分裂是鬼臼毒素类化合物发挥毒性作用的主要分子机制。研究表明，鬼臼毒素类化合物能够与微管蛋白结合，导致微管不能聚合，进而导致染色体在复制以后不能分离，促使细胞分裂停止在 G_2/M 期，诱发细胞凋亡；能抑制细胞对胸腺嘧啶T、尿嘧啶U、腺嘌呤A、鸟嘌呤G等核苷酸的摄取，阻碍细胞 DNA、RNA 以及蛋白质的合成，引起细胞凋亡；能够捕获 Topo Ⅱ引起的DNA断裂复合物，形成 DNA-Topo Ⅱ-Drug 三重稳定复合物，导致 DNA不能正常重组，激活致死性蛋白酶的表达[8, 9]。

3. 毒性的临床对策和表现

小叶莲中毒的主要原因是用量过大，从而引起由鬼臼毒素介导的胃肠不适、正常细胞损伤及中枢神经系统抑制等不良反应。因此服用小叶莲时需明确用药目的，慢性疾病慎用，防治鬼臼毒素吸收过量导致中毒；其次，依据《现代中药材鉴别手册》中对相关中药材的剂量要求严格控制用药剂量，保证用药安全。小叶莲内服3~9 g为宜，不宜多用久服；同时，在剂型选择上，小叶莲多入丸散服，一般不宜入煎剂。

4. 毒性和药效评价

（1）毒性的特点及与药效的关系　传统记载小叶莲具有调血活经的作用，常用于闭经血瘀、难产、死胎、胎盘不下等，藏医常用于内服。现代为数不多的药理学试验显示，1、25、50、100 μg/ml小叶莲乙醇提取物及乙酸乙酯萃取物对小鼠移植性肝癌、艾氏腹水癌和裸鼠移植性乳腺癌均具有明显的抑制作用[10~12]，各提取物及分离得到的有效成分能通过影响细胞周期和线粒体膜电位抑制人乳腺癌细胞的增殖。这些药理活性与小叶莲所含的鬼臼毒素类木脂素和黄酮类成分密不可分，其中鬼臼毒素能够抑制肿瘤细胞中期的有丝分裂，对小细胞肺癌、睾丸癌、白细胞癌、淋巴肉瘤、神经胶质瘤、霍奇金淋巴瘤等多种肿瘤有特殊疗效，是小叶莲发挥抗癌活性的主要有效成分，同时也是毒性成分。

（2）毒性在复方中的表现　小叶莲具有调经活血功效，常作为复方中的君药或臣药进行使用。以小叶莲为主药的复方主要包括十一味能消丸、二十五味鬼臼丸和红花如意丸等，其中十一味能消丸为1977年版《中国药典》所收载的复方，收录至今未做修改。功能化瘀行血，通经催产。主治经闭，月经不调，难产，胎盘不下，产后淤血腹痛。二十五味鬼臼丸是传统的藏医古验方，是藏医治疗各种妇科疾病的首选药物和经典良方，用于经期疼痛、月经不调、子宫肌瘤、卵巢囊肿、子宫肌膜炎、盆腔炎、附件炎和阴道炎等，并可补血养颜。

（3）药效学特点与毒性的防控　基于现代研究可知，小叶莲发挥药效作用的主要成分是鬼臼毒素类和异戊烯基黄酮类化合物，引起毒性反应的主要是鬼臼毒素。研究发现，鬼臼毒素类和异戊烯基黄酮类化合物可能通过不同的作用途径发挥抗癌活性，这两种成分配伍使用具有协同作用，能够显著提高其抑制乳腺癌的效果。这些研究提示改变小叶莲中有效成分的组成配伍或对其进行结构改造改善药代动力学特性，加强对小叶莲有效部位或天然活性成分的研究，阐明小叶莲的药效机制及鬼臼毒素类成分的中毒机理，明确小叶莲毒性成分及其代谢产物的体内过程及量效关系，是防控小叶莲中毒的一个有效策略。

结论

古今诸多藏医学宝典将小叶莲收载作为治疗妇科疾病的特效藏药，但均未有关于其毒性的记载，仅在《中国药典》中标注为有小毒。近现代有关小叶莲的实验研究大多停留在其有效成分的分离鉴定，相关的毒性研究和临床试验较少，仅根据小叶莲所含的主要成分鬼臼毒素推测其可能有毒。目前，临床上常用小叶莲作为治疗妇科疾病的首选藏药，用量过大会引起由鬼臼毒素介导的不良反应，因此服用小叶莲时需严格控制用药剂量，防治鬼臼毒素吸收过量导致中毒。

小叶莲的植物来源桃儿七资源匮乏是制约其研究发展的重要原因。桃儿七生长周期长，人工栽培困难，加之药用需求增加，开发过度，植物资源遭到严重破坏，现已被列入《中国珍稀濒危植物目录》。近年来，国内外学者采用引种栽培及组织培养等方法大面积播种桃儿七，并建立种质资源保存库[14]，这对今后桃儿七及其果实小叶莲的研究和应用提供了可能。在资源充足的基础上，应加强小叶莲的药效学评价及相关的毒性研究，明确其有效成分与毒性反应间的联系，阐明毒性作用的作用机制，监测临床应用中的不良反应，从而为小叶莲的毒性控制提供更多的理论依据和策略，也有助于小叶莲的临床合理使用。

参考文献

[1] 卫生部药品生物制品检定所等.中国民族药志.第一卷.北京：人民卫生出版社，1984：32.

[2] 帝玛尔·丹增彭措.晶珠本草［M］.上海：上海科技技术出版社，1986：139.

[3] 尚明英，徐国钧，徐珞珊，李萍.鬼臼及小叶莲的本草考证［J］.中国中药杂志，1994，19（8）：451-453.

[4] 杨光义，杜士明，黄良永，等.鬼臼类中药毒理学研究进展［J］.中国药房，2008，19（36）：2872-2873.

[5] 陈燕，德吉，刘云华，等.藏药材桃儿七果实 HPLC 指纹图谱的研究［J］.中成药，2010，32（5）：708-711.

[6] Wang QH，Guo S，Yang XY，et al. Flavonoids isolated from Sinopodophylli Fructus and their bioactivities against human breast cancer cells［J］. Chin J Nat Med, 2017, 15（3）：225-233.

［7］叶耀辉，马越兴，张恩慧，等.藏药桃儿七与小叶莲 HPLC 分析及其毒性差异研究［J］.中国实验方剂学杂志，2014，20（18）：80-84.

［8］许晓辉，孙陶利，许莉莉，等.鬼臼毒素类新药的研发思路［J］.转化医学杂志，2014，3（3）：162-165.

［9］孙彦君，李占林，陈虹，等.鬼臼类植物化学成分和生物活性研究进展［J］.中草药，2012，43（8）：1626-1634.

［10］尚明英，蔡少青，徐珞珊，等.鬼臼类中药及其木脂素类成分的药效学研究［J］.中草药，2002，32（8）：722-724.

［11］郭帅，王璐，苏丹，等.小叶莲提取物抗乳腺肿瘤活性研究［J］.中国药房，2014，25（7）：577-580.

［12］Kong Y, Xiao JJ, Meng SC, et al. A new cytotoxic flavo-noid from the fruits of Sinopodophyllum hexandrum［J］. Fitoterapia, 2010, 81（5）：367-370.

［13］孔越，王庆辉，尚明英，等.小叶莲有效成分对人乳腺癌细胞增殖、细胞周期及线粒体膜电位的影响［J］.中国药房，2017，28（10）：1368-1371.

［14］Nadeem M, Palni L M S, Purohit A N, et al. Propagation and conservation of Podophyllum hexandrum Royle：an important medicinal herb［J］. Biol Conserv. 2000, 92：121-129.

（王丹妹　方莲花　杜冠华）

飞扬草
EUPHORBIAE HIRTAE HERBA

飞扬草为大戟科植物飞扬草 *Euphorbia hirta* L. 的干燥全草。夏、秋二季采挖，洗净，晒干。

《中国药典》（2015年版）记载，飞扬草味辛、酸，性凉；有小毒。归肺、膀胱、大肠经。具有清热解毒、利湿止痒、通乳之功效。用于肺痈，乳痈，疔疮肿毒，牙疳，痢疾，泄泻，热淋，血尿，湿疹，脚癣，皮肤瘙痒，产后少乳。常用量6~9 g。外用适量，煎水洗。

1. 历史文献关于飞扬草毒的记载

根据现存历史文献，在我国古代药学著作如《神农本草经》《吴普本草》《名医别录》《本草经集注》等均无飞扬草的相关记载。

唐宋元时期，在《新修本草》《证类本草》《本草拾遗》《汤液本草》等药学著作中也未见飞扬草的相关记载。

直至明清时期的《本草纲目》《本草原始》《本草汇言》《本草纲目拾遗》《植物名实图考》《本草品汇精要》《本草经解》《药鉴》《本草蒙筌》《本草新编》

《神农本草经疏》《医学衷中参西录》等亦未见飞扬草的相关记载。

飞扬草始载于《岭南采药录》，记作"小飞扬草"，为大戟科（Euphorbiaceae）大戟属（Euphorbia）植物飞扬草（*Euphorbia hirta* Linn）的全草或带根全草，记载为"味酸，性烈。治小儿烂头疡，疮满耳面，脓水淋漓。能消肿毒"[1]。

《生草药性备要》记载为"味酸，性烈"；《广东中药志》记载为"微辛、酸，寒"；《全国中草药汇编》记载为"微苦、微酸，凉"。上述文献均未提到飞扬草的毒性。

《福建民间草药》《闽南民间草药》《云南中草药》《台湾药用植物志》《浙江药用植物志》《贵州中草药名录》和《常用中草药手册》虽有记载飞扬草，也未记载其毒性。

《广西本草选编》中首次记载了飞扬草有小毒，其性味效用为："味辛涩，性平。有小毒。清热解毒，杀虫止痒"[2]。《南方主要有毒植物》中也指出其有小毒。1977年版《中国药典》以"飞扬草"名收录，此后历版药典未有收载，直至2010年版《中国药典》一部沿袭1977年版以"飞扬草"作为正名重新收录。

2. 现代毒性相关研究

（1）毒性的反应　飞扬草的应用记载主要集中于地方药志，多基于既往经验的积累，很少关注飞扬草的毒理效应。故在以往国内外的临床报道中，很少出现内服有毒性反应的报道。

近年来有研究报道飞扬草微凉，过量服用引起肠蠕动增加，出现腹泻、腹痛等，提出本品不能过量服用，常规用量为15 g[3]。

但也有研究报道，每日服用飞扬草制剂，相当于生药量360 g，并未见明显副作用，仅少数患者服后有腹胀、胃纳不佳等表现，但停药后即自行消失。对血、尿常规，肝、肾功能和心电图也未发现有异常改变[4]。

按2010年版《中国药典》一部中飞扬草的用法用量规定人用量9 g计算，小鼠最大受试药物量为117.6 g生药/kg，为人用量的784倍。此剂量下未观察到飞扬草水提物的急性毒性反应。有可能鲜飞扬草全株浆液有毒，但煎煮后或者干燥后内服无毒[5]。

（2）毒性的物质基础　飞扬草中的化学成分主要有多酚类、黄酮类、二萜类、三萜类、鞣酸类、糖苷类及其他化合物[6]，另外还有一些挥发性成分。

众所周知，大戟属植物通常有毒，其毒性成分多为二萜类化合物，但从文献报道来看，除20世纪80年代初有文献报道了4个二萜类化合物外，目前报道甚少。

（3）毒性的分子机制　细胞毒性的研究表明，飞扬草不同部位提取物的细胞毒性有所不同。其叶和茎提取物对卤虫的LC_{50}大于1.0 mg/ml，提示其叶和茎无毒；而其花和根提取物对卤虫的LC_{50}小于1000 µg/ml，提示其花和根可能有毒[6]。

飞扬草全草甲醇提取物对卤虫的LC_{50}为37.07 μg/ml，而其对照物三水氨苄西林对卤虫的LC_{50}为16.87 μg/ml[7]。

根据OECD推荐的标准，以小鼠口服LD_{50}（单位：mg/kg）的大小而将毒性分为四个等级：极毒（<5），高毒（5~50），中等毒（50~500），低毒（500~2000）。飞扬草叶甲醇提取物的LD_{50}远大于5000 mg/kg，提示该提取物是安全的。在研究中发现，给药后动物的活动性降低，但对给药动物的体重以及各器官（肝，肾，肺，脾脏和心脏）的重量均没有不良影响，提示飞扬草对体内重要器官无毒性反应[8]。然而，飞扬草全草甲醇粗提物按5 g/kg动物口服给药则出现轻微的毒性反应[9]。

另有研究表明[10, 11]飞扬草的6个不同提取部位对大鼠有潜在的毒性，同时发现飞扬草的水提物对小鼠睾丸及附属器官有害。

3. 毒性的临床对策和表现

历代医学药学古籍以及历年《中国药典》并未收载，一般中医习惯了用其他中药而忽略了飞扬草的应用。目前的飞扬草在民间流传的用法有很多，但多为外用。

因其有小毒，且观察到的毒性表型仅为腹泻，在服用本品时，主要控制用量即可。如果出现过量服用，可用甘草和银花，水煎服解救。

4. 毒性和药效评价

（1）毒性的特点及与药效的关系　现代药理研究和临床报道表明，飞扬草有多方面的药理活性，如抗炎、退热、镇静、抗焦虑、抗糖尿病活性、抗过敏、止泻、抗炎等作用，临床上用于肺痈，乳痈，疔疮肿毒，牙疳，痢疾，泄泻，热淋，血尿，湿疹，脚癣，皮肤瘙痒，产后少乳等疾病的治疗。

（2）药效学特点与毒性的防控　飞扬草用于治疗急、慢性肠炎，胃炎，细菌性痢疾，慢性气管炎，淋血，产后少乳，顽癣，皮炎和湿疹等疾病，尤其对降血压、抗肿瘤作用效果明显，同时，对带状疱疹疾病也取得较好的疗效。而对其毒性报道较少，其临床应用仍需进一步观察和评价。

结论

飞扬草是大戟科一年生草本植物，广泛分布于我国广西、福建、广东、江西、湖南、四川等南方省区以及世界热带和亚热带国家。

飞扬草在民间流传的用法有很多，但因其有小毒，所以临床主要制成外用洗剂使用。目前飞扬草并没有广泛地应用于临床，其确切疗效和毒性报道较少。从现有资料分析，飞扬草口服可能会产生不良反应，在缺乏资料的情况下宜慎用。

飞扬草生命力强，资源丰富，进一步确认其疗效及毒副作用，对保证该药的有效性、安全性有积极的意义。

参考文献

［1］萧步丹撰.岭南采药录.广州：广东科技出版社，1970：44.

［2］广西壮族自治区革命委员会卫生局主编.广西本草选编.南宁：广西人民出版社，1974：402.

［3］吴康衡.大泽兰，飞扬草，仙茅中毒解救方［J］.东方药膳，2011，12（8）：43-44.

［4］王哲身.飞扬草治疗急性菌痢40例疗效观察［J］.广西中医药，1981，3：22.

［5］辛永洁，孙雯，龙凯花，等.飞扬草毒性及用法用量浅析［J］.河南中医，2014，34（11）：2270-2271.

［6］黄毅，郑维思，郑莹莹，等.飞扬草有效成分的定性分析［J］.中国民族民间医药，2013，6：26-27.

［7］Meyer BN, Ferrigni NR, Putnam JE, Jacobsen LB, Nichols DE, McLaughlin JL. A convenient general bioassay for active plant constituents［J］. Planta Med. 1982；45：31-4.

［8］Khandoker ZH, Habib RM, Nikkon F, et al. Antibacterial and Antineoplastic Effect of Root of Euphorbia hirta L［J］. Drug Inven Today. 2009；1：10-2.

［9］Mohammad Abu Basma Rajeh. Acute toxicity impacts of Euphorbia hirta L extract on behavior, organs body weight index and histopathology of organs of the mice and Artemia salina［J］. Pharmacognosy Res. 2012 Jul-Sep；4（3）：170-177.

［10］OECD（Organization for Economic Co-operation and Development）. Guideline for testing of chemicals：2001, Acute oral Toxicity-Fixed Dose Procedure, No. 420

［11］Adedapo AA, Abatan MO, Idowu SO, et al. Effects of chromatographic fractions of Euphorbia hirta on the rat serum biochemistry［J］. African Journal of Biomedical Research, 2005, 8：185-189.

［12］Adedapo AA, Abatan MO, Akinloye AK, et al. Morphometric and histopathological studies on the effects of some chromatographic fractions of Phyllanthus amarus and Euphorbia hirta on the male reproductive organ of rats［J］. J Vet Sci., 2003, 4（2）：181-185.

（张　冉　富炜琦　杜冠华）

马钱子
STRYCHNI SEMEN

马钱子，又名番木鳖、苦实、马前、牛银等，为马钱科植物马钱 *Strychnos nux-vomica* L.的干燥成熟种子，呈纽扣状圆板形，常一面隆起一面稍凹下，密生绢状茸毛。

《中国药典》（2015年版）记载，马钱子味苦，性温；有大毒。归肝、脾经。具有通络止痛，散结消肿之功效。用于跌打损伤，骨折肿痛，风湿顽痹，麻木瘫痪，痈疽疮毒，咽喉肿痛。常用量0.3~0.6 g，炮制后入丸散用。

1. 历史文献关于马钱子毒的记载

根据现存历史文献，在我国古代秦汉、魏晋时期的药学著作如《神农本草经》《吴普本草》《名医别录》《本草经集注》等均无马钱子的相关记载。

及至唐宋元时期，在《新修本草》《证类本草》《本草拾遗》《汤液本草》等药学著作中也未见马钱子相关记载。可能与传统中医药尚未使用马钱子作为治疗药物，或因来源有限应用还不广泛有关。

马钱子的药用信息最早记载于明代李时珍的《本草纲目》（公元1578年）中，李时珍以"番木鳖"为正名将马钱子收入《本草纲目》卷十八草部之蔓草类，释名马钱子、苦实把豆、火失刻把都，并注明"番木鳖生回回国，今西土邛州诸处皆有之。"明确介绍了马钱子是从阿拉伯国家传入我国的外来药。

李时珍同时描述了马钱子的形状和生态学特征，"蔓生，夏开黄花。七、八月结实如栝楼，生青熟赤，亦如木鳖。其核小于木鳖而色白。"，种子如木鳖子稍小，颜色更浅，故名番木鳖。

李时珍在"气味"项中记载马钱子"苦，寒，无毒。"主治"伤寒热病，咽喉痹痛，消痞块。并含之咽汁，或磨水噙咽。"。李时珍虽然在"气味"项中记载马钱子"无毒"，但在"集解"项中却表示"彼人言治一百二十种病，每证各有汤引。或云以豆腐制过用之良。或云能毒狗至死。"。既然马钱子能毒狗至死，经豆腐加工炮制后再用比较好，实则提示马钱子存在毒性[1]。李时珍所言"无毒"也许与马钱子给药途径及用量有关，"含之咽汁"、"磨水噙咽"与"每证各有汤引"显然用法不同。可见李时珍用药和观察非常细致，基于其亲身历验，当采取"含之咽汁"、"磨水噙咽"用于治疗咽喉肿痛时，由于用量小而且是局部用药，因而认为马钱子"无毒"。当以汤药用于治疗其他病症时，其毒性自然显现出来。特别是用马钱子直接给狗食用，可以产生致命的毒性。

随着马钱子广泛使用，其毒性在明代逐渐得到认识。明代李中立在《本草原始》（公元1612年）中记载番木鳖有大毒，"能毒狗至死，亦能杀飞禽，今人多用毒乌鸦。""番木鳖形圆，色白有毛，细切捣烂，和肉内毒鼠即死。勿令猫食之。"。这些记载也可能与李时珍的"彼人言"的来源一致。

明代倪朱谟在《本草汇言》（公元1624年）卷之六草部蔓草类中写到番木鳖"味苦，气寒。有毒。"，功效为"解咽喉结热、肿痹胀痛，消腹中痞热，癥块攻疼，并以此含之咽汁，或磨汤噙咽亦可，"，认为"此药有寒毒而劣，如元虚气不足之证禁用。"。说明倪朱谟也认识到马钱子"有毒"，而且这种毒性与病人的身体状态相关。

到清代，张锡纯在其所著《医学衷中参西录》治肢体痿废方"振颓丸"中使用马钱子法制一两时，描述道"马钱子即番本鳖，其毒甚烈，而其毛与皮尤毒。然制之有法，则有毒者可至无毒。而其开通经络，透达关节之力，实远胜于他药也"。该描述既肯定了马钱子特有的对疾病的治疗作用，也认识到马钱子毒性强，又指出经过炮制可减少毒性甚至无毒。此后马钱子可引起毒性反应得到公认。

由上可见，明清时期有关马钱子毒性的记载经历了从"无毒"到"有毒"到"大毒"的认识过程，这也表明，历代医家经过实践中的细致观察，确证了马钱子除了治疗作用之外的显著的不良反应，以大毒作为概括。除上述药学著作，《本草纲目拾遗》《植物名实图考》《本草品汇精要》《本草经解》《药鉴》《本草蒙筌》《本草新编》《神农本草经疏》等未见马钱子的相关记载。

2. 现代毒性相关研究

（1）毒性的反应　早在19世纪就有报道，临床应用马钱子出现毒性反应[2, 3]。现代大量临床案例表明，马钱子安全范围小，容易出现毒性反应。口服马钱子有效剂量0.3~0.6 g，中毒量1~3 g，生药7 g可致死，中毒潜伏期30~180分钟。在临床上，马钱子引起毒性反应的早期症状为头痛、头晕、恶心、呕吐、焦虑、烦躁不安及轻度抽搐，随后出现全身抽搐，感觉器官敏感性增高（对声、光、风等极为敏感），常因刺激立即引起牙关紧闭、抽搐以至强直性痉挛（伸、屈肌同时发生收缩）、角弓反张（颈部和腿部肌肉强直）、吞咽和呼吸困难、强直性惊厥反复发作造成衰竭，最后可因呼吸肌持续性痉挛而窒息死亡[4, 5]。

（2）毒性的物质基础　马钱子含生物碱类、苷类、酸类、醇类等数十种化学成分[6]，生物碱约占1.5%~5%，包括士的宁、马钱子碱、番木鳖次碱、伪番木鳖碱、伪马钱子碱、异番木鳖碱、异马钱子碱等[7~8]。士的宁和马钱子碱占总生物碱的80%左右，主要为士的宁，占40%~50%，其次为马钱子碱，约占30%~40%[9]。研究证明，士的宁和马钱子碱是马钱子的毒性成分。士的宁治疗剂量与中毒剂量非常接近，成人一次服用5~10 mg可致中毒，30~100 mg可致死亡[10~11]。马钱子碱安全范围则较士的宁大[12]。

毒代动力学研究显示马钱子碱和士的宁在肝、肾、脑、脊髓等组织广泛分布，而且士的宁在肠道吸收快，口服20分钟后即能出现毒性反应[13~14]，也说明马钱子引起毒性反应的物质基础与士的宁和马钱子碱相关。

（3）毒性的分子机制　研究证实，马钱子的毒性主要是由士的宁（又称番木鳖碱）和马钱子碱（又称布鲁生）引起。士的宁和马钱子碱可高度选择性兴奋脊髓后角细胞，增强脊髓的运动性反射，引起感觉器官敏感性，表现为骨骼肌紧张度增强，又能兴奋延髓中的呼吸中枢及血管运动中枢，并提高大脑皮质感觉中枢的机能[15]，导致强直性惊厥，最终引起呼吸麻痹致死。士的宁作为甘氨酸受体竞争性抑制剂，尚可通过阻断甘氨酸受体激活，使齿状回神经元过度兴奋而致惊厥发作。也有研究显示，士的宁能阻止胆碱酯酶破坏乙酰胆碱的作用，使肠蠕动加强，致腹痛、腹泻。另外，马钱子对肾小管上皮细胞有损伤作用，能破坏糖酵解、脂质和氨基酸代谢，长期服用可导致肝肾功能异常[16]。

3. 毒性的临床对策和表现

为了更好的将马钱子应用于临床，历代医家都很重视马钱子的毒性控制。采取的方法除了用量控制外，还包括特定的炮制、组方配伍、固态发酵、新型制剂应用等。马钱子经炮制、配伍或发酵后，生物碱的量和成分发生变化，毒性反应也随之发生变化，从而达到 "减毒增效" 或 "减毒存效" 的目的。

马钱子炮制方法有数十种，古人有用土炒、甘草制、豆腐制、牛奶制、绿豆水煮、麻黄制等，但由于操作工序繁杂，炮制质量不稳定等原因大多已不采用[17]，2015年版《中国药典》规定用砂烫法加热炮制。近年来马钱子的炮制方法也进行了许多改进和创新，有用爆压法、大米砂烫法等[18, 19]。炮制后的马钱子中士的宁的含量明显低于生马钱子[20]。

组方配伍是常见的马钱子减毒方法，甘草、生地黄、赤芍、肉桂、麻黄、地龙等可减轻马钱子的毒性[21]。有报道马钱子与赤芍混合煎剂中的士的宁和马钱子碱含量比马钱子单煎剂分别降低了69.7%和40.8%，而且抗炎作用优于单味马钱子，镇痛作用相当[22]。马钱子配伍甘草后士的宁和马钱子碱的含量均有不同程度的降低，其中士的宁的含量下降显著[23]。

刘亮镜等采用药用朱红栓菌发酵马钱子在不影响镇痛和抗炎作用时也可显著降低毒性[24]。传统的马钱子制剂主要为散剂、丸剂、胶囊剂、片剂等，马钱子均打粉入药，由于马钱子能引起中枢毒性，所以涂膜剂、微乳、脂质体、纳米微粒等在内的新型制剂有助于降低毒性、提高药效。

4. 毒性和药效评价

（1）毒性的特点及与药效的关系　马钱子药理活性广泛，包括兴奋中枢神经、抗类风湿、镇痛、抗炎、抗肿瘤、抗血栓、抗心律失常、改善血液微循环等[25]。马钱子引起毒性反应和发挥药理活性均与其所含的生物碱类成分密不可分，士的宁和马钱子碱既是有效成分，也是毒性成分。有报道马钱子碱、士的宁及两者氮氧化物中，马钱子碱表现出最好的抗肿瘤作用[26]。研究发现，除去士的宁后的马钱子总生物碱口服镇痛、抗炎等活性增强而毒性明显降低[27]。研究提示，马钱子碱是马钱子发挥镇痛抗炎药理活性的主要成分，士的宁镇痛抗炎作用弱。

士的宁和马钱子碱对中枢神经系统有兴奋作用，脊髓对士的宁有高度的敏感性，治疗剂量的士的宁能增强脊髓内神经的传导，提高脊髓的反射兴奋性，缩短反射时间，并增大反射强度，但不破坏脊髓中枢的交互抑制过程，可用于腰椎骨折、脊髓损伤、肌无力[28, 29]，而中毒剂量的士的宁会破坏脊髓中枢的交互抑制过程，还能兴奋延髓的血管运动中枢和呼吸中枢，加强大脑皮质的兴奋过程，提高各感觉器官的功能，导致强制性惊厥。故士的宁和马钱子碱对中枢神经系统的作用可随剂量的增加由发挥药理活性转变为引起毒性反应。

（2）毒性在复方中的表现 马钱子通络止痛、散结消肿功效非常强，常作为复方中的君药或臣药用于风湿顽痹、麻木瘫痪、跌打损伤和痈疽肿痛等症，起效快，疗效确切。《中国药典》（2015年版）中收录含马钱子的复方14个，其中，马钱子散、风湿马钱片、伸筋丹胶囊、伸筋活络丸、通痹片、跌打镇痛膏、舒筋丸、疏风定痛丸等复方中马钱子为君药，九分散、仁青芒觉、平消片（胶囊）、郁金银屑片、腰痛宁胶囊等复方中马钱子为臣药。由于马钱子毒性大，即使是含有马钱子的复方也易发生毒副作用，使其临床应用受到限制。

（3）药效学特点与毒性的防控 基于现代研究可知，马钱子发挥药效作用的主要成分为马钱子碱和士的宁，引起毒性反应的主要成分为士的宁。尽管马钱子碱相对士的宁的安全范围大，但过量使用依然可以产生中枢神经毒性。在马钱子临床应用时不仅要考虑控制马钱子的使用剂量，采用炮制、配伍、制剂等减毒的方法，并且加强对马钱子有效部位或天然活性成分的研究，将有助于马钱子更好的临床应用。

结论

结合现代研究，分析认为马钱子从明代起有药用记载。传统文献对马钱子毒性的记载合理的反映了其药理作用特点和应用的要求，明确提示了马钱子在应用中既可以产生有效的治疗作用，也可以产生与疗效无关的其他作用，甚至对机体有害的作用。这些记载如同现代药物说明书中标示的不良反应一样，有效地指导了马钱子的临床应用。马钱子现代研究进一步提示，生物碱是马钱子发挥药效和产生毒性反应的物质基础，马钱子碱相对士的宁抗炎镇痛抗肿瘤等活性强毒性弱，而士的宁虽然毒性大但在治疗剂量仍可用于中枢神经系统疾病。

参考文献

［1］张瑞贤，黄斌.谈古论今马钱子［J］.中医药文化，2006，3：34-35.

［2］Wardleworth TH. Case of poisoning by *nux-vomica*. Prov Med Surg J, 1844, 8（29）: 447.

［3］Chatterjee SC. Poisoning by sub-cutaneous insertion of *nux vomica*［J］. Ind Med Gaz, 1872, 7（11）: 251.

［4］杨莉.马钱子中毒与解救［J］.四川中医，2006，24（6）：39-40.

［5］刘丽娟.2例马钱子中毒病人的护理［J］.护理研究，2006，20（2）：285.

［6］解宝仙，唐文熙，王晓静.马钱子的化学成分和药理作用研究进展［J］.药学研究，2014，33（10）：603-606.

［7］杨秀伟，严仲恺，蔡宝昌.马钱子生物碱成分的研究［J］.中国中药杂志，1993，18（12）：739-740.

［8］蔡宝昌，吴皓，杨秀伟，等.马钱子中16个生物碱类化合物 ^{13}CNMR谱的数据分析［J］.药学学报，1994，29（1）：44-48.

［9］贾璇璇，李文，李俊松，等.马钱子的毒性研究进展［J］.中国中药杂志，2009，34（18）：2396-2399.

［10］Makarovsky I, Markel G, Hoffman A, et al. Strychnine-a killer from the past［J］. Israel Medical Association Journal, 2008, 10: 142-145.

［11］周芳，王非，李智杰.疑似马钱子中毒2例临床病案报道［J］.世界中西医结合杂志，2016，（11）：1595-1598.

［12］徐金华，陈军，蔡宝昌.马钱子碱的研究进展［J］.中国新药杂志，2009，18（3）：213-216，221.

［13］李晓天，陈西敬，王广基.口服马钱子后小鼠体内的药动学研究［J］.中国药学杂志，2004，39（6）：452-454.

［14］李晓天，张丽容，王天奎，等.马钱子碱在小鼠体内的组织分布［J］.中国临床药理学与治疗学，2006，11（3）：342-344.

［15］吴小娟，马凤森，郑高利，等.马钱子吲哚类生物碱毒性研究进展［J］.中药药理与临床，2016，32（6）：231-235.

［16］Fan YF, Liu S F, Chen XD, et al. Toxicological effects of Nux Vomica in rats urine and serum by means of clinical chemistry, histopathology and ^{1}H NMR-based metabonomics approach［J］. J Ethnopharmacol, 2018, 210: 242-253.

［17］杨世雷，扬扬.毒性中药马钱子的减毒方法探讨.中医临床研究，2017，9（01）：43-44.

［18］丁建江，丁宗华，赵家胜，等.爆压法代替砂烫法制马钱子的研究［J］.湖北中医药杂志，2001，23（4）：50-51.

［19］汤淮波，吴萍，胡海，等.改良砂烫法炮制马钱子的实验研究［J］.中南药学，2010，8（6）：461-464.

［20］Choi YH, Sohn YM, Kim CY, et al. Analysis of strychnine from detoxified *Strychnos nux-vomica* seeds using liquid chromatography-electrospray mass spectrometry［J］. J Ethnopharmacol, 2004, 93: 109-112.

［21］杨子东，梁晓东，唐迎雪.马钱子配伍减毒研究概述［J］.山东中医药大学学报，2015，39（1）：91-93.

［22］李晓丽，宋振华，秦林.马钱子配伍赤芍前后毒性及镇痛抗炎作用的实验研究［J］.中国中西医结合杂志，1998，18：286-289.

［23］闫静，朱海光，刘志强，等.马钱子与甘草配伍前后生物碱成分的变化规律［J］.分析化学，2007，35（8）：1218-1220.

［24］刘亮镜，曹亮，蒋亚平，等.马钱子经朱红栓菌发酵前后毒性及镇痛、抗炎作用的实验研究［J］.南京中医药大学学报，2009，25（3）：205-208.

［25］过振华，马红梅，张伯礼.马钱子药理毒理研究回顾及安全性研究展望［J］.中西医结合学报，2008，6（6）：645-649.

［26］Deng XK, Yin FZ, Cai BC, et al. The apoptotic effect of brucine from the seed of *strychnos nux-vomica* on human hepatoma cells is mediated via Bcl-2 and Ca²⁺ involved mitochondrial pathway ［J］. Toxicol Sci, 2006, 91 （1）: 59-69.

［27］Chen J, Qu YG, Wang DY, et al. Pharmacological evaluation of total alkaloids from *Nux Vomica*: effect of reducing strychnine contents ［J］. Molecules, 2014, 19: 4395-4408.

［28］李建新. 马钱子治疗腰椎骨折脊髓损伤 2 例 ［J］. 中国中医骨伤科杂志, 2011 （8）: 67.

［29］董刚, 侯群, 裴君, 等. 炙马钱子治疗兔重症肌无力的实验研究 ［J］. 中国中医药科技, 2005, 12 （6）: 365-367.

（张　莉　李　莉　杜冠华）

马钱子粉
STRYCHNI SEMEN PULVERATUM

马钱子粉是马钱子现代临床常用的炮制加工品，为黄褐色粉末。《中国药典》（1963 年版）首次在马钱子的"炮制"项中提出，马钱子粉是将制马钱子"碾成粉即得"。《中国药典》（1977 年版）在"炮制"项中进一步明确马钱子粉是制马钱子"粉碎成细粉"，并"加淀粉混合调节使士的宁的含量为 0.80%"。但自《中国药典》（1985 年版）开始，将马钱子粉作为单独的中药材品种收载，其中，士的宁的含量更改为"0.78%~0.82%"。至《中国药典》（2005 年版），马钱子粉除规定士的宁含量外，增加"马钱子碱不得少于 0.50%"的新规定。至此，《中国药典》（2015 年版）沿用记载马钱子粉的制法"取制马钱子，粉碎成细粉，照马钱子〔含量测定〕项下的方法测定士的宁含量后，加适量淀粉，使含量符合规定，混匀，即得。"，规定"本品按干燥品计算，含士的宁（$C_{21}H_{22}N_2O_2$）应为 0.78%~0.82%，马钱子碱（$C_{23}H_{26}N_2O_4$）含量不少于 0.50%"。

马钱子粉实际上就是将马钱子炮制后研磨成细分，其性味归经、功能主治、用量用法及其有关毒性的记载同马钱子。由于马钱子质地坚硬，历代医家临床使用时多以马钱子炮制后磨粉入药，如清代王洪绪《外科全生集》中记载"番木鳖切片，瓦上炙炭存性研末"。将马钱子做成细粉，不仅方便使用，更重要的是能够通过调整有效成分含量，更有效地控制其使用的安全性和有效性。由于马钱子的活性成分也是其毒性成分，控制有效成分含量具有重要的临床意义。

研究表明[1, 2]，马钱子粉的粒径可影响其有效性和毒性，粒径越小吸收越好，也更易引起毒性反应。马钱子粉的粒径与作用之间还缺少定量关系，合适的粒径大小也有待进一步研究。

参考文献

［1］郭忠聪，蔡光先，王宇红，等.三种不同粒径马钱子粉药效对比研究［J］.中医药导报，2009，15（7）：11-12.

［2］王宇红，莫韦皓，邓东方，等.不同粒径马钱子粉对类风湿性关节炎模型大鼠的影响及安全性比较研究［J］.中草药，2012，43（4）：743-747.

（张　莉　李　莉　杜冠华）

天仙子
HYOSCYAMI SEMEN

天仙子，又名莨菪子，为茄科植物莨菪 *Hyoscyamus niger* L. 的干燥成熟种子。夏、秋二季果皮变黄色时，采摘果实，暴晒，打下种子，筛去果皮、枝梗，晒干。本品呈类扁肾形或扁卵形，直径约1 mm。表面棕黄色或灰黄色，有细密的网纹，略尖的一端有点状种脐。切面灰白色，油质，有胚乳，胚弯曲。气微，味微辛。

《中国药典》（2015年版）记载，天仙子味苦、辛，性温；有大毒。归心、胃、肝经。具有解痉止痛，平喘，安神等功效。用于胃脘挛痛，喘咳，癫狂。常用量为0.06~0.6 g。

1. 历史文献关于天仙子毒的记载

天仙子首载于秦汉时期的《神农本草经》：列为下品，属于治病有毒的药物，载曰："莨菪子，味苦寒。治齿痛出虫……多食令人狂走"。秦汉时期的《名医别录》载："味甘，有毒。主治疗癫狂风痫，颠倒拘挛……"。

唐宋元时期的《新修本草》和《开宝本草》皆记载天仙子"莨菪子味苦、甘，寒，有毒。"。《新修本草》记载其功效为"疗癫狂风痫，颠倒拘挛。多食令人狂走。久服轻身，走及奔马，强志，益力，通神。"

明代陈嘉谟所作《本草蒙筌》记载天仙子"莨菪子即天仙子，味苦、甘、气寒，有毒。"，功效为"主风痫癫狂，疗湿痹拘急。助足健行见鬼，理齿蛀蚀出虫。久服轻身，走及奔马"。李时珍在《本草纲目》释名"莨菪"，功效为"齿痛出虫，肉痹拘急，久服轻身，使人健行，走及奔马"。并注明"其子服之，令人狂狼放宕"。提示莨菪种子服用后，会使人产生神明迷乱的不良反应。

由上可见，天仙子的毒性记载从秦汉、魏晋时期的《神农本草经》《名医别录》的"下品"，属于有毒治病的药物，至唐宋元时期的《新修本草》和《开宝本草》及明代的《本草蒙筌》和《本草纲目》的"有毒"，表明历代医家经过实践，确证了天仙子在治疗过程中的显著的不良反应，以有毒作为概括。提示天仙子的应用范围还是有限的。

2. 现代毒性相关研究

（1）毒性的反应　据中国古代文献记载，天仙子有毒。天仙子的安全用药范围很窄，过量易导致中毒甚至死亡。以成人体重60 kg计算，天仙子在41.67~266.67 mg/kg即可产生中毒症状，致死量约为666.67 mg/kg。天仙子引起毒性反应的症状有口干、吞咽困难、声音嘶哑、皮肤和黏膜干燥潮红、头痛、发热、心动过速、瞳孔散大、视力模糊、排尿困难，严重者可致谵妄、狂躁、眩晕，或表现反应迟钝、精神衰颓、昏睡等抑制症状，最后可因血压下降、呼吸衰竭死亡[1]。

由于天仙子含有托烷类生物碱，使小鼠灌胃给药天仙子水煎液进行急性毒性实验，未见小鼠中毒死亡现象[2]。但是有报道妊娠中服用天仙子做为抗胆碱药，对小鼠子代的大脑发育可能造成永久损伤。

（2）毒性的物质基础　天仙子含有影响神经系统的托烷类生物碱和非生物碱类成份[3,4]。托烷类生物碱主要有莨菪碱，东莨菪碱及阿托品。根据实验证明天仙子中阿托品约占0.06%~0.2%，莨菪碱约占0.02%~0.2%[5]。非生物碱类成主要有芦丁，香草酸等多酚类，睡茄内酯类甾体，木脂素酰胺类，酪胺衍生物，甾族皂苷类，苷类，香豆素类及黄酮类化合物[6-15]。托烷类生物碱以根部及种子中含量最高。托烷类生物碱被认为既是天仙子发挥解痉止痛、安神镇痛等作用的活性成分，又是其产生心动过速、头痛、瞳孔散大、视力模糊等心脏毒及神经毒的毒效物质基础。

（3）毒性的分子机制　研究证实，天仙子的毒性作用是由阿托品、东莨菪碱引起[16]，其中毒机理主要是通过麻痹副交感神经的神经末梢，产生典型的毒蕈碱样作用，进而产生中枢性抗胆碱作用。主要表现为思维障碍，短时记忆缺失，幻觉，高热，运动失调，兴奋，困倦，昏迷，皮肤干燥，面色潮红，心动过速，瞳孔放大，大便干燥[3]。

3. 毒性的临床对策和表现

大量临床实践发现天仙子生食或过量服用易中毒，因此，临床对天仙子的用法极其讲究，一方面须严格控制其内服量，另一方面采用炮制技术使其去毒增效。中医药古籍中关于天仙子炮制方法的记载颇多，如《雷公炮炙论》的醋牛乳制："修事十两，以头醋一镒，煮尽醋为度，却用黄牛乳汁浸一宿，至明，看乳汁黑，即是莨菪子，晒干别捣重筛用"。《外治》中的炒制："水煮令芽出，焙干，炒令黄黑色"。《肘后方》中的酒制："酒渍，曝干捣服"等[17]。并有其炮制理论的论述，如"莨菪走而不守，故须醋制稽留其性，以去痰涎垢腻"、"炒熟方益，生则泻人"等[18]。现代以炒制方法为主。尽管如此，其炮制方法众多却无统一的炮制规范。

如果出现心律失常、昏昏欲睡、昏迷不醒甚至呼吸停止等的情况，推荐使用毒扁豆碱。

4. 毒性和药效评价

（1）毒性的特点及与药效的关系　现代研究证实天仙子中所含的东莨菪碱、阿托品等生物碱是其发挥药理和毒理作用的主要成分。天仙子药理活性包括解痉、镇痛、平喘、安神的作用[19]。在藏药中，天仙子则被用来驱虫、抗癌和退热，还可以治疗寄生虫引起的胃肠痛、牙痛、肺炎和肺癌及治疗疤痕组织。研究发现，小剂量天仙子发挥药理作用，而大剂量天仙子导致中毒。天仙子对中枢神经系统的作用可随剂量的增加由发挥药理活性转变为引起毒性反应。

（2）毒性在复方中的表现　天仙子在复方中的毒性有记载。

（3）药效学特点与毒性的防控　基于现代研究可知天仙子发挥药效作用和引起毒性反应的主要成分为东莨菪碱和阿托品。小剂量的天仙子具有解痉、镇痛、平喘、安神的作用，但过量使用会产生中枢神经毒性。在天仙子临床应用时不仅要考虑控制天仙子使用剂量，采用炮制的方法来减毒，而且加强对天仙子有效部位或天然活性成分的研究，促进天仙子在临床上的应用。

结论

结合现代研究，分析认为传统文献对天仙子的记载合理反映了其药理作用特点和毒性特点，明确提示了小剂量天仙子在应用中可以产生有效的治疗作用，大剂量会对机体产生有害的作用。这些记载如同现代药物说明书中标示的不良反应一样，有效地指导了天仙子的临床应用。天仙子现代研究进一步提示，东莨菪碱、阿托品等托烷类生物碱是天仙子发挥药效和产生毒性反应的物质基础，其 "毒" 性反应是其有效成分作用的综合表现，属于天仙子的副作用。同时，目前市场流通领域中的天仙子多以生品为主，对该类药物进行统一规范的监管，并且完善我国天仙子的质量评价标准，将更有利于天仙子的临床合理应用。

参考文献

［1］Longo VG. Behavioral and electroencephalographic effects of atropine and related compounds［J］.Pharmacol Rev, 1966, 18（2）: 965-996.

［2］王岩, 白宗利, 李军, 等. 天仙子急性毒性、抗炎及镇痛作用研究［J］. 中国中医药杂志, 2008, 6（2）: 5-7.

［3］宋勇君, 李军, 赵月然. 天仙子化学成分初步研究［J］. 中华中医药学刊, 2014: 1720-1723.

［4］李军, 门启鸣, 刘进朋, 等. 天仙子研究概况［J］. 中华中医药学刊, 2012: 615-618.

［5］王岩. 天仙子炮制原理初步探讨［D］. 辽宁: 辽宁中医药大学, 2009: 1-81.

［6］张大方, 李超英, 王本祥. 现代中药药理学［M］. 天津: 天津科学技术出版社, 1997: 1516.

［7］李惠芬, 卢继新, 张晓梅, 等. 五种不同产地天仙子总生物碱的含量分析［J］.

中草药, 1999, 30（8）: 582-583.

［8］Khan AU, Grilani AH. Cardiovascular inhibitory effects of Hyoscyamus niger［J］. Methods Find Exp Clin Pharmacol , 2008, 30（4）: 295-300.

［9］Ma CY, Williams ID, Che CT. Withanolides from Hyoscyamus niger seeds［J］.J Nat Prod, 1999, 62: 1445-1447.

［10］Lunga I, Bassarello C, Kintia P, et al. Steroidal glycosides from the seeds of Hyoscyamus niger L［J］. Nat Prod Communications, 2008, 3（5）: 731-734.

［11］Lunga I, Kintia P, Shvets S, et al. Steroidal saponins from the seeds of Hyoscyamus niger L［J］. Chem J Moldova.General, Industrial Ecol Chem, 2008, 3（1）: 89 -93.

［12］Begum AS, Verma S, Sahai M, et al. Hyoscyamal, a new tetrahydrofurano lignan from Hyoscyamus niger Linn［J］. Nat Prod Res, 2009, 23（7）: 595-600.

［13］Begum S, Saxena B, Goyal M, et al. Study of anti-inflammatory, analgesic and antipyretic activities of seeds of Hyoscyamus niger and isolation of a new coumarinolignan［J］.Fitoterapia, 2010, 81（3）: 178-84.

［14］Sajeli B, Sahai M, S ssmuth R, et al. Hyosgerin, a new optically active coumarinolignan, from the seeds of Hyoscyamus niger［J］. Chem Pharm Bull, 2006, 54（4）: 538-541.

［15］Steinegger E, Sonanini D. Flavones of Hyoscyamus niger［J］. Pharmazie, 1960, 15: 643-644.

［16］南京中医药大学.中药大辞典上册［M］.上海: 上海科学技术出版社, 2006: 322.

［17］蒋一帆, 高建超, 田春华, 等.毒性药材天仙子的文献研究及风险探讨［J］.中国药物警戒, 2016: 166-170.

［18］王岩.天仙子炮制原理初步探讨［D］.沈阳: 辽宁中医药大学, 2009: 1-81.

［19］Tsarong J, Tsewang. Tibetan medicinal Plants. Tibetan Medical Publications 81-900489-0-2, India, 1994.

（王金华 李 莉 杜冠华）

天南星
RISAEMATIS RHIZOME

天南星, 又名虎掌、三棒子, 为天南星科植物天南星*Arisaema erubescens*（Wall.）Schott、异叶天南星*Arisaema heterophyllum* Bl. 或东北天南星*Arisaema amurense* Maxim. 的干燥块茎。表面类白色或淡棕色, 较光滑, 顶端有凹陷的茎痕, 周围有麻点状根痕, 有的块茎周边有小扁球状侧芽。

《中国药典》(2015年版)记载,天南星味苦、辛,性温;有毒。归肺、肝、脾经。具有散结消肿之功效。用于治痈肿,蛇虫咬伤。外用生品适量,研末以醋或酒调敷患处。

1. 历史文献关于天南星毒的记载

根据现存历史文献,在我国古代早期就已经有天南星作为药物使用的记载,最早可追溯至秦汉时期的《神农本草经》,以"虎掌"为正名,"虎掌,味苦,温。主心痛,寒热结气,积聚伏梁,伤筋痿拘缓,利水道"。陶弘景所著的《本草经集注》列为可以治病且有毒的下品,记载"虎掌,味苦,温、微寒,有大毒,主治心痛寒热,风眩"。唐代《新修本草》于草部中品之上卷,亦以"虎掌"为正名,记载为"虎掌,味苦,温、微寒,有大毒。主心痛,寒热结气,积聚伏梁,伤筋痿拘缓,利水道。"

至宋代《开宝本草》,同时以"虎掌"和"天南星"两个名字收录,记载分别为"虎掌,味苦,温、微寒,有大毒","天南星,味苦、辛,有毒"。至宋代《证类本草》,记载"天南星味苦辛,有毒"。

至明代《本草纲目》,李时珍将"虎掌"与"天南星"并为一物,记载为"天南星味苦、辛,性烈、散,有毒"。《本草品汇精要》记载"天南星味苦、辛,性烈、散,有毒"。《本草蒙筌》记载"天南星,味苦、辛、气平。可升可降,阴中阳也,有毒"。

至清代本草,关于天南星形态的描述多引用前人古籍经典。《本草新编》《本草汇言》《本草原始》《神农本草经疏》等典籍中均记载天南星有毒。

由上可见,历史上的"天南星"存在品名混用的情况。对于其有毒的记载最早可追溯至《神农本草经》,表明古人很早就认识到天南星的作用特点。

2. 现代毒性相关研究

(1)毒性的反应 天南星的毒性反应主要表现在消化道、皮肤及中枢神经系统。其对口腔、咽喉及皮肤黏膜有很强的刺激性,误食可致咽喉烧灼感、口舌麻木、黏膜糜烂、水肿、流涎、张口困难等症状,严重者窒息[1]。继则中枢神经系统受到影响,出现头晕心慌、四肢麻木、甚至昏迷、窒息、呼吸停止,有的可能引起智力发育障碍等[2]。口服后有发麻感,刺激咽喉和胃肠道黏膜引起呕吐、腹痛、腹泻等消化道和泌尿道刺激症状;外用时刺激黏膜、皮肤,引起发红、烧灼感、水泡、甚至溃疡,可影响到肌肉组织。

(2)毒性的物质基础及分子机制 现代研究报道显示,天南星的刺激性或毒性成分主要由于其植物中所含有的生物碱或苷类成分[3]、草酸钙针晶[4]、草酸钙针晶表面糖蛋白[5],蛋白酶类物质及植物中黏液细胞相关[6]。其毒针晶中的草酸钙含量为90.26%;蛋白含量为2.159%;糖含量为0.524%,并含有微量的多糖[7, 8];草酸钙针晶产生刺激性毒性的机制被认为与其特殊的针形晶型、针晶上所附的蛋白酶类物质及植物中黏液细胞相关;或草酸钙针晶单独起作用、草酸钙针晶与酶类物质的共同作用、草酸钙针晶通过特殊的黏液细胞起作用[7]，而导致对皮肤、黏膜、肌肉等局部组织有较强的刺激性和腐蚀性[8]。有报道认为强心苷类为其"麻辣味"不良反应的主要成分，并认为强心苷类含量控制在1.6%以内，即"无麻辣味"[9, 12]。现在还有观点认为有机酸类也与其毒性有关。另有报道，天南星中所分离出的凝集素AEL，可诱导大鼠腹腔中性粒细胞迁移，导致炎症反应，使腹腔中的总蛋白含量及炎症因子NO和PGE_2含量增加[13]。

3. 毒性的临床对策和表现

为了更好的将天南星应用于临床，历代医家都很重视天南星的毒性控制。采取的方法除了控制用量外，还包括炮制加工、配伍减毒等。

将天南星药材或饮片进行炮制后可以降低毒性或改变药效。如天南星药材或饮片经过姜、胆汁（采用制南星细粉与牛、羊或猪胆汁经混合加工而成或采用生南星细粉与牛、羊或猪胆汁经发酵加工而成）制得的胆南星无毒，同时改变天南星的药效，增强其清热化痰、息风定惊的作用[14, 15]；姜矾共制法是天南星最常用的炮制方法，天南星炮制过程中加热时间、加矾量与所炮制饮片的质量和毒性密切相关。此外，也可采用白矾、皂角等为辅料对其炮制减毒后入药。

《神农本草经》提出："若有毒宜制，可用相畏相杀"。如天南星有麻舌等毒副作用，但"得防风则不麻"，天南星配生姜也可降低其毒性。

天南星作用显著，安全范围小，容易引起中毒，要严格控制剂量。使用时通常从小量开始，逐渐加量。如需长期用药，必须注意有无蓄积性。可多途径给药或逐渐减量，也可采取间歇给药，中病即止，防止蓄积中毒。此外，还应因人[16]、因时、因地制宜，用量应谨慎，严格地辨证施治。

4. 毒性和药效评价

（1）毒性的特点及与药效的关系　天南星的药理活性比较广泛，包括抗肿瘤作用、镇静、镇痛作用、抗凝血作用、抗氧化作用、祛痰作用等[17~20]。生物碱类、凝集素类及苷类是天南星引起毒性反应和发挥药理活性密不可分的成分。从正品天南星中提取出来的生物碱种类比较少，其中葫芦巴碱具有补肾阳、祛寒湿的药理功能；氯化胆碱可提高必需氨基酸在体内的利用率；水苏碱具有活血调经等作用，是心血管系统疾病的治疗药物。而秋水仙碱有剧毒，常见恶心、呕吐、腹泻、腹痛等中毒反应。天南星中分离得到的外源性凝集素，具有很好的抗凝血作用[21]；但是，部分有毒凝集素可诱导大鼠腹腔中性粒细胞迁移，引起炎症反应。天南星中提取分离得到的脑苷脂类化合物具有保护肝脏的活性；但是有报道，某些苷类与天南星的毒性反应有关系。另外，天南星中甾醇含量比较高，其中β-谷甾醇可降血脂；甘露醇利尿；胆甾醇是合成维生素和甾体激素的重要原料，并可用作乳化剂等。

（2）毒性在复方中的表现　天南星具有散结消肿的功效，常作为复方治疗痛肿，蛇虫咬伤。《中国药典》（2015年版）中收录含天南星的复方有5个，玉真散、伤疖膏、如意金黄散、活血止痛膏、祛伤消肿酊。其中玉真散功效息风，镇痉，解痛；伤疖膏功效清热解毒，消肿止痛；如意金黄散功效清热解毒，消肿止痛；活血止痛膏功效活血止痛，舒筋通络；祛伤消肿酊功效祛风散寒，除湿活络。在复方中，天南星主要作为辅药，除玉真散可口服外，其余复方均外用。配伍使用并非因为天南星毒性的原因。

（3）药效学特点与毒性的防控　基于现代研究可知，天南星发挥药效作用的主要成分为生物碱类、凝集素类、苷类、甾醇类等，尽管这几类化合物中有一部分也存在毒性反应。但是，毒性研究结果显示，天南星科植物的刺激性或毒性成分主要是由其植物中所含有的草酸钙针晶、草酸钙针晶表面糖蛋白和微量的多糖组成。天南星安全范围小，故生品多外用。在天南星临床应用时不仅要考虑控制天南星的使用剂量，采用炮制、配伍、制剂等减毒的方法，而且加强对天南星有效部位或天然活性成分的研究，将为天南星更好的临床应用起到促进作用。

结论

天南星应用历史悠久，很早就被认为有毒，而且后期医书对毒性评价也具有连贯性，明确提示了天南星在应用中存在疗效的同时，亦存在毒性，但该毒性也可能是该药在大剂量使用过程中的不良反应。天南星的刺激性或毒性成分主要为植物中所含有的生物碱或苷类成分、草酸钙针晶、草酸钙针晶表面糖蛋白、蛋白酶类物质等。天南星的"毒"的表现既是其疗效相关反应，也可能存在独立的引起不良反应的成分。

参考文献

［1］夏丽英.中药毒性手册［M］.赤峰：内蒙古科学技术出版社，2006：72.

［2］于智敏，王克林，李玉海，等.常用有毒中药的毒性分析与配伍宜忌［M］.北京：科学技术文献出版社，2005：200.

［3］毛维伦，陈曙，许腊英，等.天南星饮片质量标准初探［J］.中草药，1989，19（12）：16-18.

［4］吴皓，钟凌云.天南星科有毒中药刺激性作用比较研究［J］.中国种农药杂志，2008，33（4）：380-384.

［5］郁红礼，吴皓，朱法根.天南星科4种有毒中药毒针晶糖类成分的单糖组成分析［J］.南京中医药大学学报，2010，26（3）：193-195.

［6］王关林，蒋丹，方宏筠.天南星的抑菌作用及机理研究［J］.畜牧兽医学报，2004，35（3）：280-285.

［7］葛秀允，吴皓，郁红礼，等.天南星科4种有毒中药毒针晶的晶型结构和其毒性的比较［J］.药物分析杂志，2010，35（9）：1152-1155.

［8］葛秀允，吴皓．天南星科有毒中药毒针晶的组成成分分析［J］．药物分析杂志，2010，30（2）：190-193.

［9］李晓丽，宋振华，王松梅．毒性中药及其应用［J］．山东中医药大学学报，1997，21（1）：22-25.

［10］钟凌云，吴皓．天南星科植物中黏膜刺激性成分的研究现状与分析［J］．中国中药杂志，2006，33（4）：1561-1563.

［11］刘艳菊．毛维伦炮制经验述要［N］．中国中医药报，2003-4-23.

［12］毛维伦，陈曙，许腊英，等．天南星饮片质量标准初探［J］．中草药，1988，19（12）：16-18.

［13］白宗利，任玉珍，陈彦琳，等．胆南星的研究进展［J］．中国现代中药，2010，12（4）：15-17.

［14］吴连英，赫炎，王孝涛．胆南星炮制历史沿革研究．中国中药杂志，1998，23（4）：219-222.

［15］徐小超，罗永挺，刘超，等．单子叶甘露糖结合凝集素的结构及生物活性［J］．天然产物研究与开发，2007，19（3）：529-534.

［16］董碧蓉．循证医学与临床实践［J］．井冈山大学学报（自然科学版），2010，31（1）：129-133.

［17］杨宗辉，尹建元，魏征人，等．天南星提取物诱导人肝癌SMMC-7721细胞凋亡及其机制的实验研究［J］．中国老年学杂志，2007，27（2）：141-144.

［18］汤建华，任雁林，刘克勤，等．天南星药理作用和临床应用研究概况［J］．陕西中医，2010，31（4）：478-479.

［19］钟凌云，吴皓．天南星科植物中粘膜刺激性成分的研究现状与分析［J］．中国中药杂志，2006，18（9）：1561-1563.

［20］张企兰，郑英，张如松．虎掌南星，白附片抗氧化实验研究［J］．中草药，1996，27（9）：544-546.

［21］Chung W，Yang MG，Na DS，et al. A phospholipase A2, inhibitor from Arisaema amurense Max. Var. Serratum Nakai. Arch Pharmacal Res, 1995, 18（4）：293-294.

（李韶菁　孔令雷　杜冠华）

制天南星
ARISAEMATIS RHIZOMA RREPARATUM

制天南星为天南星的炮制加工品。《中国药典》（2015年版）记载制天南星的制法"取净天南星，按大小分别用水浸泡，每日换水2~3次，如起白沫时，换水后加白矾（每100 kg天南星，加白矾2 kg），泡一日后，再进行换水，至切开口尝微有麻舌感时取出。将生姜片、白矾置锅内加适量水煮沸后，倒入天南星共煮至无干心时取出，除去姜片，晾至四至六成干，切薄片，干燥。每100 kg天南星，用生姜、白矾各12.5 kg"。规定"本品按干燥品计算，白矾含量以含水硫酸铝钾 [KAl（SO$_4$）$_2$·12H$_2$O] 计，不得超过12.0%；含总黄酮以芹菜素（C$_{15}$H$_{10}$O$_5$）计，不得少于0.050%"。

制天南星味苦、辛，性温，有毒。归肺、肝、脾经。具有燥湿化痰，祛风止痉，散结消肿的功效，用于顽痰咳嗽、风痰眩晕、中风痰壅、口眼涡斜、半身不遂、癫痫、惊风、破伤风。外用治痈肿，蛇虫咬伤。姜矾制品具有降低毒性，增强燥湿化痰作用。《本草纲目》首次提出姜、矾造曲法，其中指出"治风痰，须用汤洗净，仍以白矾汤，或皂汁浸三日夜，日日换水，暴干用"。采用多种辅料和中药炮制天南星，主要为达到减毒增效作用。

研究表明[1~2]，姜、矾共制去麻效果优于单纯姜制、矾制。矾制比姜制去麻效果好，加热比不加热去麻效果好。现有研究表明，天南星炮制品所含化合物的组分基本没有差别，只是各组分的量有很大差别，而且炮制对临床疗效的影响仍不十分明确。目前制天南星以所含硫酸铝和芹菜素作为标示成分控制其质量，虽能达稳定炮制过程的目的，但是否能控制其疗效和毒性尚需探讨。天南星的毒可能就是活性成分引起不良反应，是否存在单纯的有毒物质有待继续研究。

参考文献

[1] 杨中林，茅泳雯，朱谧. 天南星的炮制研究 [J]. 中国药科大学学报，1997, 28（3）：155–158.

[2] 陈菊花，雷学军. 天南星炮制探讨 [J]. 中成药研究，1984,（5）：13–14.

（李韶菁　孔令雷　杜冠华）

木鳖子
MOMORDICAE SEMEN

木鳖子，又名木别子、土木鳖等，为葫芦科植物木鳖*Momordica cochinchinensis*（Lour.）Spreng的干燥成熟种子，呈扁平圆板状，中间稍隆起或微凹陷，直径2~4cm，厚约0.5cm。表面灰棕色至黑褐色，有网状花纹，在边缘较大的一个齿状突起上有浅黄色种脐。外种皮质硬而脆，内种皮薄膜状，表面灰绿色。

《中国药典》（2015年版）记载，木鳖子苦、微甘，性凉；有毒。归肝、脾、胃经。具有散结消肿，攻毒疗疮之功效。用于疮疡肿毒、乳痈、瘰疬、痔瘘、干癣、秃疮。常用量0.9~1.2 g，外用适量，研末，用油或醋调涂患处。

1. 历史文献关于木鳖子毒的记载

根据现存历史文献，在我国古代早期的药学著作如《神农本草经》《吴普本草》《名医别录》《本草经集注》等均无木鳖子的相关记载。

及至唐宋元时期，木鳖子的药用信息最早记载于宋代刘翰、马志等编著的《开宝本草》中，以"木鳖子"为正名将木鳖子收入《开宝本草》木部下品卷第十四，是新附的中药品种。描述了木鳖子的形状和生态学特征，"藤生，叶有五花，状如薯蓣叶，青色面光。花黄。其子似栝楼而极大，生青熟红，肉上有刺。其核似鳖，故以为名"，解释了名称的由来。"出朗州及南中。七、八月采之"描述了生长习性。"味甘，温"，并注明"无毒"，功效为"主折伤、消结肿恶疮、生肌、止腰痛、除粉刺、妇人乳痈、肛门肿痛"。在《新修本草》《证类本草》《本草拾遗》《汤液本草》等药学著作中均未见木鳖子相关记载。可能与传统中医药尚未使用木鳖子作为治疗药物，或因来源有限，应用还不广泛有关。

明代李时珍在《本草纲目》中描述了木鳖子的形状和生态学特征，"木鳖核形扁，大如围棋子。其仁青绿色，入药去油者"。李时珍在"气味"项中增补了木鳖子"苦，微甘，有小毒"，主治"疳积痞块，利大肠泻痢，痔瘤瘰疬"。在发明项中，引用《霏雪录》中记录的一例木鳖子中毒的报道"木鳖子有毒，不可食。昔蓟门有人生二子，恣食成痞。其父得一方，以木鳖子煮猪肉食之。其幼子当夜、长子明日死。友人马文诚方书亦载此方。因着此为戒。"李时珍对此的见解为："南人取其苗而嫩食之无恙，则其毒未应至此。或者与猪肉不相得，或犯他物而然，不可尽咎木鳖也"，说明食用幼苗未见毒性，毒性尚不至于大到致人死亡。产生毒性的原因可能是木鳖子与猪肉相互作用，或其他未知因素。明代陈嘉谟在《本草蒙筌》卷之四木部中描述木鳖子"味甘，气温。无毒"，功效为"消肿突恶疮，除黯粉刺。两胯蚌毒立效，双乳痈赤殊功。止腰疼，主折损。匪专追毒，亦可生肌"。此外，明代倪朱谟在《本草汇言》卷之六草部蔓草类记载木鳖子为"味苦，微甘，有小毒"，药用处理方法为"修治：去油用"，再次引用前人对木鳖子的使用实例"岭南人取嫩苗叶，盐淹晒干，再蒸熟，可做茹食"，入药可内服和外用，功效为"利大肠，《开宝》方作汤饮，主疗恶疮肿毒，乳痈便痈"，"作散服，消疳积痞块，乃疏结泄壅之物"，外用可用于"醋调敷粉刺；水调敷肛门肿痛。"并特意强调"如胃虚大肠不实，元真亏损者，不可概投"，说明内服用药的禁忌证。

除上述药学著作，《本草纲目拾遗》《植物名实图考》《本草品汇精要》《本草经解》《药鉴》《本草原始》《本草新编》《神农本草经疏》《医学衷中参西录》等均未见木鳖子的相关记载。

2. 现代毒性相关研究

（1）毒性的反应　现代临床案例表明，木鳖子嚼碎吞吃易出现毒性反应，中毒潜伏期1.7~2.2小时，木鳖子引起毒性反应的临床表现主要为恶心，口吐白沫，呕吐（食物及黄水），阵发性上腹部疼痛[1]，呼吸困难，全身抽搐，意识清楚但不能言语，呼吸困难，严重者可因呼吸中枢抑制引起窒息及肾功能障碍而致死。外用也可引起过敏性休克。

（2）毒性的物质基础　木鳖子种仁中含有多种三萜类皂苷等成分，如3-O-β-D-葡萄糖醛酸甲酯丝石竹苷[2,3]，其皂苷元有丝石竹皂苷元（Gypsogenin）和棉根皂苷元（gypso-genin）[4]等，水解产生齐墩果酸[5]，尚含木鳖子酸（Momordic acid）、木鳖子素（Momordin）、游离的氨基酸、正二十七烷、熊果酸、18-三十五酮、甾醇（豆甾-4-烯-3β，6α-二醇）、脂肪酸和木鳖子糖蛋白等[6]。木鳖子脂肪酸中不饱和脂肪酸占41.91%，大部分具生物活性[7]。木鳖子水及乙醇浸出液均有较大毒性，其主要活性成分之一为木鳖子皂苷：五环三萜齐墩果烷型三萜皂苷。《中国药典》（2015年版）一部规定：本品按干燥品计算，木鳖子仁含丝石竹皂苷元3-O-β-D-葡萄糖醛酸甲酯（$C_{37}H_{56}O_{10}$）不得少于0.25%。

（3）毒性的分子机制　研究证实，木鳖子的主要化学成分包括木鳖子酸、丝石竹皂苷元等。急性毒性实验结果表明，小鼠灌胃给予木鳖子总皂苷的LD_{50}为1.49 g/kg[8]，小鼠静脉注射LD_{50}为32.35 mg/kg，腹腔注射LD_{50}为37.34 mg/kg。木鳖子入丸、散和汤剂内服，成人用量为0.6~1.2 g，外用浓度为2%，过量极易发生中毒，毒性主要由木鳖子皂苷引起[9]。有研究用含超量（8~12 g）木鳖子汤剂内服治疗肿瘤患者至少一个月，与用药前相比，丙氨酸氨基转移酶明显升高，但其数值仍在正常范围，推测木鳖子可能有轻度肝损伤作用[10]。此外，皂苷对兔红细胞有溶血作用。木鳖子素作为单链核糖体失活蛋白，可强烈抑制兔网织组织裂解液蛋白质的生物合成。丝石竹皂苷元及其衍生物通过阻滞细胞周期致细胞凋亡[11]。

3. 毒性的临床对策和表现

霜制后木鳖子中齐墩果酸含量（0.528 mg/g）高于生品（0.247 mg/g）[5]。齐墩果酸具有广泛的药理学活性，包括保肝、抗炎、抗氧化和抗肿瘤[12]，可能为木鳖子药效成分之一，因此霜制可能增效。此外木鳖子制霜后其抗炎、镇痛和体外抑菌作用较原药材增强，20%含油霜抗炎镇痛作用最好，10%含油霜抑菌作用最好[13]。

4. 毒性和药效评价

（1）毒性的特点及与药效的关系　木鳖子药理活性广泛，包括抗氧化[14]、抗炎、镇痛、降压、抑菌、抗肿瘤[15-18]。木鳖子引起毒性反应和发挥药理活性与其所含的皂苷成分密不可分，木鳖子皂苷既是有效成分，也是毒性成分。木鳖子的水浸出液、乙醇-水浸出液和乙醇浸出液试验用于狗、猫、兔等实验动物，有降压作用，但毒性大，动物经静脉或肌内注射后数日内死亡，说明木鳖子提取物极性成分可能是降压有效成分。对木鳖子的不同部位和不同含油量的木鳖子霜进行毒性试验比较，发现木鳖子种皮和木鳖子油无明显毒性，木鳖子油是抗炎镇痛药理活性成分之一[19]，且木鳖子霜随其含油量增加其毒性逐渐降低[20]。

（2）毒性在复方中的表现　木鳖子攻毒疗疮、散结消肿功效非常强，常作为复方中的君药或臣药用于疮疡肿毒、乳痈、痔瘘、干癣、秃疮等，疗效确切。由木鳖子为君药组成的复方抗癌中药制剂——枫苓合剂口服有很好的耐受，无严重不良反应[21]。在小金胶囊含有制草乌和木鳖子，二者共为君药。制草乌温经散寒，消肿瘤，治恶疮；木鳖子散结消肿，攻毒疗疮，炮制后的木鳖子致敏性降低[22]。

（3）药效学特点与毒性的防控　基于现代研究可知，木鳖子发挥药效作用的主要成分为丝石竹皂苷元、木鳖子素、齐墩果酸和木鳖子油，引起毒性反应的主要成分也为丝石竹皂苷元。在木鳖子临床应用时需控制使用剂量以及采用适宜的炮制方法，如制霜可发挥增效减毒的作用，有效和毒性成分含量也可得到进一步控制。

结论

结合现代研究，分析认为传统文献对木鳖子毒性的记载反映了其药理作用特点，然而对其毒性认识尚为局限，且存在一定争议，但古籍关于木鳖子"去油用"这一修治方法的记载为现代炮制方法（制霜法）提供了理论指导。现代研究进一步提示，木鳖子皂苷等三萜类成分是其发挥药效和产生毒性反应的物质基础，适当提高木鳖子霜中的含油量可起到"减毒存效"的作用。所以，采用合适的炮制方法将有利于木鳖子的临床合理应用。木鳖子中含有毒性成分，其有效成分在用量大时也可产生严重不良反应，临床应用应引起注意。

参考文献

［1］沈平，裴俊，廖辉，等.一起小学生误食木鳖子引起中毒事件分析［J］.中国学校卫生，2009，30：374-374.

［2］郑蕾，申旭霁，张寒，等.木鳖子中丝石竹皂苷元-3-O-β-D-葡萄糖醛酸甲酯测定［J］.DOI.化工科技，2017：58-61.

［3］程志清，韩光磊，洪燕，等.UPLC法测定木鳖子药材中丝石竹皂苷元3-O-β-D-葡萄糖醛酸甲酯的含量［J］.山西中医学院学报，2017，18：25-27.

［4］商慧娟，高其品，王玉光.高效液相色谱法测定木鳖子中3-O-6'-O-甲基-β-D-葡萄糖醛酸丝石竹苷的含量［J］.DOI.药物分析杂志，2002：125-127.

［5］张振凌，王一硕，赵丽娜.木鳖子制霜炮制前后齐墩果酸含量的比较［J］.中成药，2008，30：1321-1323.

［6］刘涛，石军飞，吴晓忠.蒙药木鳖子的化学成分研究［J］.内蒙古医科大学学报，2010，32：390-393.

［7］丁旭光，张捷莉，郑杰，等.中药木鳖子中脂肪酸的气相色谱–质谱联用分析
　　［J］.时珍国医国药，2005，16：202–203.

［8］汪斌，程德怀，黄带，等.木鳖子中总皂苷的提取分离工艺及其急性毒性的研究
　　［J］.安徽医药，2011，15：147–149.

［9］唐维骏，卜炳光，归旺发.木鳖子急性中毒五例抢救分析［J］.中国全科医学，
　　2009，12：2061–2062.

［10］王皓，富琦，王笑民.含超量木鳖子汤剂毒副反应分析［J］.北京中医药，
　　2011，30：942–944.

［11］Zhang H, Mu Y, Wang F. Synthesis of gypsogenin derivatives with capabilities to
　　arrest cell cycle and induce apoptosis in human cancer cells［J］. Royal Society
　　Open Science, 2018, 5: 171510.

［12］J. Pollier, A. Goossens. Oleanolic acid［J］. Phytochemistry, 2012, 17: 10–15.

［13］韩丽丽.木鳖子制霜工艺及机理研究［D］.济南：山东中医药大学，2011.

［14］张丹，潘乐，江峥，等.木鳖子提取液抗氧化活性的分析［J］.复旦学报（医学
　　版），2010，35：319–321.

［15］郑蕾，何昊，方怡，等.木鳖子抗肿瘤有效作用部位筛选及作用机制探讨［J］.
　　DOI. 中国实验方剂学杂志，2017：152–157.

［16］耿艺漫.木鳖子对羟基桂皮醛诱导黑色素瘤细胞分化的实验研究［D］.石家
　　庄：河北医科大学，2013.

［17］单亚楠，董佩，武一鹏，等.对羟基桂皮醛诱导食管癌TE–13细胞分化及其作
　　用机制［J］.中国肿瘤生物治疗杂志，2017，24：30–37.

［18］潘乐.LC–MS法辅助木鳖子抗肿瘤活性提取物的筛选及研究［D］.上海：复旦大
　　学，2010.

［19］孙付军，路俊仙，崔璐，等.不同含油量木鳖子霜毒效关系研究［J］.DOI. 辽
　　宁中医杂志，2010，946–948.

［20］姜仁辉.木鳖子皂苷分离纯化、鉴定及活性研究［D］.济南：山东大学，2009.

［21］胡寅康，赖世隆，徐凯，等.新的抗癌中药枫苓合剂治疗胃癌的临床研究［C］.
　　2006国际临床药学研讨会，2006.

［22］黄志军，梁鹏，余黎，等.小金胶囊药材组分过敏性研究［J］.世界中医药，
　　2016，11：2393–2395.

（祖　勉　刘艾林　杜冠华）

巴豆
CROTONIS FRUCTUS

巴豆，又名巴菽、巴椒、猛子仁、刚子、双眼龙等，为大戟科植物巴豆
Croton tiglium L.的干燥成熟果实。秋季果实成熟时采收，堆置2~3天，摊开，

干燥。去皮取净仁得生巴豆。

《中国药典》(2015年版)记载，巴豆味辛，性热；有大毒。归胃、大肠经。外用蚀疮。用于恶疮疥癣，疣痣。外用适量，研末涂患处，或捣烂以纱布包擦患处。孕妇禁用；不宜与牵牛子同用。本品专供外用，不作内服[1~3]。

1. 历史文献关于巴豆毒的记载

历史文献中，记载巴豆有毒，且大部分将其列为大毒。在《神农本草经》中被列为下品，属于可治病有毒的药物，谓其可"杀虫鱼"。《吴普本草》记载其有毒；《名医别录》中提到"生温熟寒，有大毒……用之去心皮"，表明了其有毒，且要去其心皮，与现代用法相同；《本草经集注》曰："味辛，温，生温熟寒，有大毒"，用法上要"又熬令黄黑，别捣如膏，乃合和丸散尔"，此外，还有记载"人吞一枚，便欲死"，表明其毒性显著。

唐及以后的《新修本草》《证类本草》《汤液本草》《本草品汇精要》《本草蒙筌》及《本草汇言》等药学著作中均有"有大毒"的记载。明清时期的《神农本草经疏》简要概括了其毒性特点及使用注意事项。《雷公炮制论》中记载了不同的治疗方法："若急治为水谷道路之剂，去皮心膜油，生用。若缓治，为消坚磨积之剂，炒烟去，令紫黑，研用。可以通肠，可以止泄，世所不知也。"并提示其峻下作用和毒性均在其油中。

历史文献有关炮制减毒的方法，也多有记载。《本草经集注》中提出"巴豆打破，剥皮，刮去心，不尔令人闷"，表明巴豆需要去皮和心。《本草纲目》中记载其"有毒"，时珍曰："巴豆有用仁者，用壳者，用油者，有生用者，麸炒者，醋煮者，烧存性者，有研烂以纸包压去油者(谓之巴豆霜)。"《本草原始》亦引用称其"有毒"。《本草品汇精要》中"制"中雷公云："修事须敲碎去壳以麻油并酒等可煮巴豆子研膏后用每修事一两以酒麻油各七合煮尽为度"，华子云："凡合丸散炒不如去心膜水煮五度换水各一沸或捣碎以重纸压渗去油亦好"。《本草蒙筌》中记载"缓治"时应"炒令烟尽黄黑熟加"。《药鉴》谓其"有荡涤攻击之能，诚斩关夺门之将。虽能通肠，亦堪止泻，必须去油取霜"。《本草汇言》中苏氏曰："有去壳取肉，生研如膏，以纸包，压去油者，谓之巴豆霜。"张氏曰："即有万不得已之急症，预借其辛烈攻冲，开通道路之力，必须煮熟，压令油净，人厘许即止，不得多用。"《医学衷中参西录》中写道："至巴豆必炒黑而后用者，因巴豆性至猛烈，炒至色黑可减其猛烈之性，然犹不敢多用。"综上所述，急症才可用生巴豆，缓症使用制巴豆或巴豆霜，因此可以得出巴豆炒制或制霜后毒性降低的结论。

历代本草也提及其他解巴豆毒的方法，如《名医别录》记载"井中蓝，杀野葛、巴豆诸毒"；《本草经集注》中"凝水石，畏地榆，解巴豆毒"；《新修本草》中解毒篇中记载"巴豆毒，煮黄连汁、大豆汁、生藿汁、菖蒲屑汁、煮寒水石汁"；《本草纲目》时珍曰："中其毒者，用冷水、黄连汁、大豆汁解之"。

表明古人认识了巴豆的毒性，并探讨了解毒方法。

2. 现代毒性相关研究

（1）毒性的反应　临床上巴豆中毒的一般表现为口腔和咽喉异常灼热、刺痛、流涎、呕吐、腹痛、腹泻等消化道炎症，还会引起泌尿系统毒性，严重者可导致心血管系统异常[4]。用量过大会发生严重的口腔炎、咽喉炎、剧烈腹泻、肠壁腐蚀糜烂、便血、急性肾衰竭、发绀、血压下降、休克，甚至死亡。巴豆接触不当，对皮肤、粘膜有强烈的刺激作用，可引起急性皮炎。如在加工中接触已去壳的巴豆、巴豆霜、巴豆油，甚至蒸煮巴豆的蒸汽，均可产生急性损害，能引起眼鼻灼热感和流泪，使皮肤及黏膜发赤水肿、起疱和产生炎症，能溶解红细胞，使局部组织坏死[5]。

现代文献报道，巴豆油溶液涂于家兔声带处，对家兔声带组织有明显的致炎作用[6]。巴豆油有潜在的致癌危害[7]。急性毒性试验中生巴豆对小鼠的LD_{50}为1600 mg/kg。人服巴豆油20滴可引起中毒死亡[4]。

（2）毒性的物质基础　巴豆油是巴豆的主要毒性物质，含量约50%左右，主要化学成分为佛波醇酯类二萜[8]，还有巴豆油酸、亚油酸、巴豆酸、巴豆醇、巴豆醇双酯等化合物。此外巴豆中某些蛋白质类成分（又称巴豆毒素），亦可引起毒性[9]，目前分离出的有巴豆毒蛋白I和Ⅱ。

（3）毒性的分子机制　巴豆脂肪油是巴豆发挥泻下作用的有效成分，也是主要毒性成分[10, 11]。巴豆油毒性主要表现为对肠黏膜有强烈的刺激和腐蚀作用，能引起广泛性的内脏出血，也有具有弱致癌活性[12]，其机制可能是由于佛波醇酯类二萜物质活化蛋白激酶C，不可逆的结合到蛋白激酶C的C1结构域，诱发肿瘤，刺激皮肤等。但也有报道此类化合物能够抑制肿瘤的生长，呈现双向调节的作用[13, 14]。

巴豆毒蛋白也是其重要毒性成分。巴豆毒蛋白是一种细胞原浆毒，能溶解红细胞，并使局部细胞坏死，引起皮肤红斑甚至水肿或发展为脓疱。有研究者分离出巴豆毒蛋白I和Ⅱ，它们具有抑制真核细胞蛋白质合成的作用，为核糖体失活类蛋白[15~17]。

3. 毒性的临床表现和对策

为了缓解巴豆的毒性，更好的应用于临床，历代医家用了各种方法来控制巴豆的毒性。秉承中病即止的理念控制用量、依法炮制、合理配伍、新型炮制方法和新剂型的应用，都可起到"减毒增效"或"减毒存效"的目的。

巴豆的炮制方法多样，历代本草有提及麸炒法、制霜法、酒制法等。其中制霜法制成的巴豆霜在《中国药典》中有收载，且可用作内服。加热炮制后可使巴豆毒素变性失活从而降低毒性。现代新型炮制方法也对传统工艺有了改进，如烘制法、发酵法、提取法、焖煅制炭法等。其目的均在于降低巴豆的毒性，提高临床用药的安全性[10, 17~19]。

组方配伍也可降低巴豆的毒性。如配伍桔梗后，巴豆祛痰作用明显增加而毒性降低，起到"缓毒而不减效"的作用[20]。

4.毒性和药效评价

（1）毒性的特点及与药效的关系　巴豆的药理作用广泛，对肿瘤、消化系统、血液系统、循环及呼吸系统均有一定的调控作用，还具有免疫调节、抗菌、抗HIV的作用。巴豆油既是其毒性成分也是其药效成分，而巴豆蛋白为主要的毒性成分。巴豆的作用体现出剂量相关和双向调节的特点。巴豆油中刺激性成分是其峻下的物质基础，中高剂量则可导致腹泻，但小剂量又具有止泻作用。巴豆的双向调节作用体现在其生物碱类成分可抑制微管的形成，促使癌细胞向正常方向分化，并抑制癌细胞的增殖和促进其凋亡，但是巴豆油中二萜类成分可促进肿瘤的形成。同样，巴豆的刺激性可导致炎症的发生，但其二萜类成分也可发挥抗炎的作用[6, 12]。

（2）毒性在复方中的表现　巴豆作为毒性中药，外用有良好的蚀疮功效，在复方中也取此特性。例如，巴豆丸可通过刺激面部皮肤和末梢神经，扩张血管，促进神经和肌肉的修复[21]，治疗面瘫有很好的疗效。巴豆蓖麻散药物敷贴取下后，贴药局部的皮肤会发红、脱皮[22]。

巴豆成方及配伍中常用作攻坚消积之佐药，中病即止，不宜长期使用。方剂常见如三物备急丸、天台乌药散、消积丸、万灵膏等。中成药常见有保赤散、七珍丸、胃肠安丸等。

巴豆与牵牛子配伍后，牵牛子可降低胃肠道对巴豆刺激的敏感性，同煎还可使两者毒性增强。

（3）药效学特点与毒性的防控　基于现代研究可知，巴豆发挥药效作用的主要成分为巴豆油和生物碱类，而引起毒性反应的主要成分为巴豆油和巴豆蛋白类。可见巴豆油既是毒性成分也是药效成分。在巴豆的临床应用中不仅要考虑控制其使用剂量，开展炮制、配伍、制剂等减毒方法的研究，还要加强对巴豆有效部位或天然活性成分的研究，以期更好地促进巴豆的临床应用。

结论

历史文献和现代研究结果均表明巴豆有明显的毒性，虽然经过炮制和配伍使用可减轻毒性，但由于其毒性大，使用需要谨慎。虽然巴豆有一定的药理作用，但其传统作为外用药物目前也无明显的优势。在没有发现新的不可替代的重要药理作用情况下，慎用或不用为宜。

参考文献

[1]高学敏.中药学［M］.第2版.北京：中国中医药出版社，2007：168-169.

[2]国家药典委员会.中国药典（2015年版）［M］.一部.北京：中国医药科技出版社，2015：81.

［3］钟赣生.中药学［M］.第3版.北京：中国中医药出版社，2012：156-157.

［4］彭成.中药毒理学［M］.北京：中国中医药出版社，2014：70-72.

［5］马俊梅.巴豆不良反应及临床合理用药研究［J］.中国药物经济学，2014，9（07）：59-60.

［6］阎紫菲，朱彦霏.巴豆的药理作用研究进展［J］.农技服务，2017，34（13）：16+15.

［7］金锋，张振凌，任玉珍，等.巴豆的化学成分和药理活性研究进展［J］.中国现代中药，2013，15（05）：372-375.

［8］刘淑娟.巴豆的炮制与应用研究［J］.中国现代药物应用，2014，8（04）：236.

［9］王磊，刘振，高文远，等.巴豆中佛波醇酯类成分及其生物活性研究进展［J］.中成药，2012，34（8）：1574.

［10］曾宝，黄孟秋，唐君苹，等.巴豆炮制新工艺及其生品与炮制品的对比研究［J］.中药材，2012，35（03）：371-375.

［11］苏海国，杨槐，蒙春旺，等.巴豆化学成分及其细胞毒活性研究［J］.中国中药杂志，2016，41（19）：3620-3623.

［12］万莉，周振海.巴豆的药理研究进展［J］.江苏中医药，2003，（11）：60-61.

［13］王磊，刘振，高文远，等.巴豆中佛波醇酯类成分及其生物活性研究进展［J］.中成药，2012，34（08）：1574-1580.

［14］曾宝，唐君苹，唐本钦，等.巴豆油中佛波醇类成分的HPLC指纹图谱［J］.中国实验方剂学杂志，2016，22（14）：89-92.

［15］陈明晃，潘克桢.巴豆毒蛋白的分离、结晶及其性质研究［J］.生物化学杂志，1993，（01）：104-108.

［16］蔡海群，曾宝，熊艺花，等.巴豆总蛋白质提取工艺优选［J］.中国药师，2013，16（09）：1290-1293.

［17］古炳明，曾宝，熊艺花，等.紫外-可见分光光度法测定巴豆中可溶性蛋白的含量［J］.医学研究杂志，2013，42（08）：43-45.

［18］刘春美，吴晓峰，潘扬，等.巴豆发酵品与生巴豆、巴豆霜中毒性成分的含量比较［J］.中国药房，2011，22（43）：4071-4074.

［19］陈彦琳，金峰，杜杰，等.不同制霜方法制备巴豆霜饮片质量比较［J］.中国现代中药，2015，17（11）：1201-1203+1232.

［20］林彦君，傅超美，章津铭，等.基于不同剂量比的巴豆配伍桔梗"减毒"作用机制探讨［J］.中国实验方剂学杂志，2011，17（13）：178-181.

［21］李国徽，陈凌，柯生海，等.回药巴豆丸方治疗面瘫的历史衍化与临床应用［J］.中国民族医药杂志，2016，22（11）：45-46.

［22］何晓华，杨立峰，肖银香.回药巴豆蓖麻散外敷治疗顽固性面瘫的临床观察［J］.宁夏医科大学学报，2015，37（07）：729-730+740.

（孔祥英　富炜琦　杜冠华）

巴豆霜

CROTONIS SEMEN PULVERATUM

巴豆霜为巴豆现代临床常用的去油炮制加工品，呈淡黄棕色粉末。巴豆霜实际上就是将巴豆去皮取净仁，照制霜法制成，是为了减轻巴豆的毒性而制的加工品。

《中国药典》（2015年版）中规定巴豆霜中脂肪油含量为18.0%~20.0%。巴豆霜的制法有两种：一是传统的方法，将巴豆碾碎如泥，经微热，压榨除去大部分油脂，含油量符合要求后，取残渣研制成符合规定要求的松散粉末。二是先取巴豆仁碾细后，加乙醚，回流提取至脂肪油尽后干燥称重，检测巴豆中巴豆油的含量，加适量的淀粉，使脂肪油含量符合规定。

巴豆霜的性味归经、功能主治、用量用法及其有关毒性的记载同巴豆。由于巴豆有大毒，历代医家临床使用多以去油炮制为巴豆霜入药。如《本草纲目》中记载了巴豆霜，时珍曰："巴豆有用仁者，用壳者，用油者，有生用者，麸炒者，醋煮者，烧存性者，有研烂以纸包压去油者（谓之巴豆霜）。"《本草品汇精要》"制"中雷公云："修事须敲碎去壳以麻油并酒等可煮巴豆子研膏后用每修事一两以酒麻油各七合煮尽为度"，华子云："凡合丸散炒不如去心膜水煮五度换水各一沸或捣碎以重纸压渗去油亦好"。《本草蒙筌》中记载"缓治"时应"炒令烟尽黄黑熟加"。《药鉴》谓其"有荡涤攻击之能，诚斩关夺门之将。虽能通肠，亦堪止泻，必须去油取霜"。将巴豆去油制成巴豆霜，可有效调整其含油量，从而有效控制其使用的安全性和有效性。由于巴豆的活性成分也是其毒性成分，控制含量具有重要的临床意义。

综合现代文献和本草考证，巴豆经加热制霜炮制后，毒性明显降低。但由于其毒性成分也是药效成分，小剂量使用时可起到治疗疾病的效果，剂量过大则有可能中毒[1~3]。使用巴豆霜仍要谨慎，建议一般情况不用。

参考文献

[1] 金锋，张振凌，任玉珍，等.巴豆的化学成分和药理活性研究进展［J］.中国现代中药，2013，15（05）：372-375.

[2] 王新，唐方.巴豆霜及其配伍改善肠道吸收的机制探讨［J］.时珍国医国药，2012，23（01）：215-216.

[3] 王新，王宏，李丹，等.梯度剂量巴豆霜药理作用初探［J］.天津中医药，2009，26（01）：72-74.

（孔祥英 富炜琦 杜冠华）

甘遂
KANSUI RADIX

甘遂，又名主田、重泽、日泽、甘藁、陵藁、甘泽、苦泽、白泽、鬼丑、陵泽，为大戟科植物甘遂 *Euphorbia kansui* T. N. Liou ex T .R Wang 的干燥块根。呈椭圆形、长圆柱形或连珠形，表面类白色或黄白色，凹陷处有棕色外皮残留。

《中国药典》（2015年版）记载，甘遂气微，味微甘而辣。味苦，性寒；有毒。归肺、肾、大肠经。具有泻水逐饮，消肿散结之功效。用于水肿胀满，胸腹积水，痰饮积聚，气逆咳喘，二便不利，风痰癫痫，痈肿疮毒。常用量0.5~1.5 g，炮制后多入丸散用。外用适量，生用。

1. 历史文献关于甘遂毒的记载

甘遂在秦汉时期的《神农本草经》中就有记载，列为下品，指出甘遂味苦，寒，有毒。可用于治疗"大腹疝瘕，腹满，面目浮肿，留饮宿食，破症坚积聚，利水谷道"。秦汉医家所著《名医别录》也收载了甘遂"味甘，大寒，有毒"，其功效为"主下五水，散膀胱留热，皮中痞，热气肿满"。

魏晋时期吴普所著《吴普本草》中记载甘遂，又名主田、日泽、重泽、鬼丑、陵、甘、苦泽。该书总结神农、桐君认为甘遂"苦，有毒"。岐伯、雷公描述甘遂有毒。

南北朝梁代陶弘景在《本草经集注》草木下品中写到甘遂"味苦、甘，寒，大寒，有毒"。该书特别注明了"瓜蒂为之使，恶远志，反甘草"，第一次阐述了甘遂在方剂配伍中以瓜蒂为使药，而与远志合用会破坏功效，与甘草合用会增加毒性，提出了甘遂的配伍禁忌。该书也描述了甘遂的产地和相貌"中山在代郡。先第一本出太山，江东比来用京口者，大不相似。赤皮者胜，白皮都下亦有"。

唐朝苏敬等人编写的《新修本草》提到甘遂味苦、甘，寒、大寒，有毒。在本书中，详细描述了甘遂的形状和生态学特征，并与草甘遂，也就是蚤休进行了对比，"真甘遂是皮赤肉白，作连珠实重者良。亦无皮白者，皮白乃是蚤休，俗名充台也"，"真甘遂苗似泽漆，草甘遂苗一茎，茎端六、七叶，如蓖麻、鬼臼叶等。生食一升，亦不能利，大疗痈疽蛇毒"。指出无论是疗效还是形状特征都有很大差别。

北宋唐慎微编撰的《证类本草》中同样收录了甘遂，记载为味苦、甘，寒、大寒，有毒。本书收集了雷公关于甘遂的炮制方法，在该炮制方法中使用了甘草炮制。宋朝开宝年间刘翰、马志等编写的《开宝本草》也记录了甘遂有毒。

元代王好古的《汤液本草》记载甘遂"气大寒，味苦、甘。甘，纯阳。有毒"。本书还总结了《本草》《液》《衍义》《珍》中关于甘遂的药效描述。《液》云"可以通水，而其气直通达所结处"。《珍》云"若水结胸中，非此不能除"。《衍义》中指出"此药专于行水，攻决为用，入药须斟酌用之"，这可能与药性较猛，有毒有关。

明代李时珍所著《本草纲目》在消渴方中指出"忌甘草"，但是对于治疗麻木疼痛时用"甘遂二两、蓖麻子仁四两、樟脑一两，共捣作饼，贴患处。此方名"万灵膏"。内服甘草汤"；突然耳聋时"用甘遂半寸。棉裹插耳内，口中嚼少许甘草"，可见，当甘遂外用而甘草内服时是可以同时用的，此时不会发生药物相互作用，也不会引起毒性增加，反而有利于疾病治疗。

明朝刘文泰领衔编写的《本草品汇精要》对甘遂进行了详细描述，另外提出气虚人不可服。明朝陈嘉谟撰写的《本草蒙筌》也记载了甘遂有毒。反甘草，恶远志。指出"凡用斟酌，切勿妄投"。

明天启年间倪朱谟编写的《本草汇言》写到甘遂味苦、微甘，气寒，有毒，泻脾肾二脏。本书详细描述甘遂的使用注意事项包括因为有毒，体虚之人不能用，只有湿热病人才适合用甘遂。本书同样提出甘遂甘草虽然相反，但甘遂外用，甘草内服，却有协同作用。

明代李中立撰《本草原始》记载了甘遂苦，寒，有毒。炮制上引用修治"甘遂，以面包煨熟，以去其毒"，指出要慎用甘遂。

明代天启年间缪希雍编著的《神农本草经疏》同样记载了甘遂味苦、甘，寒、大寒，有毒。特别指出"甘遂禀天地阴寒之气以生，故其味苦，其气寒而有毒，亦阴草也"。这本书也提示甘遂不可轻用："仲景方大陷胸汤用之，但有毒不可轻用，其性之恶可概见已"，提出用甘遂首先需要区分身体虚实，"不然祸必旋踵矣"。

清代吴其濬在《植物名实图考》将甘遂收入二十四卷毒草中。指出医者以甘遂甘草并用以去留饮、脚气、肿毒皆有奇效。甘遂敷于外而甘草服于内，各有其长。

清朝陈士铎著《本草新编》记载甘遂味苦、甘，气大寒，有毒，反甘草。入胃、脾、膀胱、大小肠五经。本书指出甘遂和牵牛可以起协同作用："此物逐水湿而功缓，牵牛逐水湿而功速，二位相配，则缓者不缓，而速者不速矣。然而甘遂亦不可轻用也"。在应用时，需要分清是真湿还是假湿，因为"甘遂止能利真湿之病，不能利假湿之病，水自下而侵上者，湿之真者也；水自上而侵下者，湿之假者也。真湿可用甘遂，以开其水道；假湿不可用甘遂，以决其上泄。真湿为水邪之实，假湿乃元气之虚。虚症而用实治之法，不犯虚虚之戒乎。故一决而旋亡也，可不慎哉！"

由上可见，从秦汉魏晋到明清时期，有关甘遂毒性的记载从有毒到发现反甘草，后来认识到甘遂炮制、面煨可以减毒，在应用上指出需要慎用，分清身体虚实、真湿假湿。这也表明，历代医家经过实践中的细致观察，确证了甘遂除了治疗作用之外的显著不良反应及应对措施。除上述药学著作，《药鉴》《医学衷中参西录》《本草经解》等未见甘遂的相关记载。

2. 现代毒性相关研究

（1）毒性的反应　20世纪六、七十年代就有报道，临床应用含有甘遂的方剂出现毒性反应[1]。现代大量临床案例表明，服用甘遂后可能会发生不同程度的腹痛、食欲减退、乏力、腹胀、恶心、头晕乏力等不良反应[2]。Uemura实验结果表明，50%乙醇甘遂浸出液小鼠腹腔注射的LD_{50}为（346.1±28.4）mg/kg，甘遂萜酯A对小鼠腹腔注射的LD_{50}为30 mg/kg[3]。吴坤报道50%的甘遂乙醇注射液（每1 ml针剂相当于生药0.5 g）给予雌性小鼠腹腔注射的LD_{50}为88 mg/kg，相当于人体实际用量的17.6倍[4]。中毒潜伏期约30分钟至2小时。甘遂能刺激肠道，增加肠蠕动，对黏膜有较强的刺激作用，引起炎症、充血及蠕动增加，并有凝集、溶解红细胞及麻痹呼吸和血管运动中枢的作用[5]。过量甘遂后，约半小时至2小时发病，初起可有腹痛、峻泻、里急后重，或出现霍乱样米汤状大便、恶心、剧烈呕吐、头痛、头晕、心悸、血压下降、脱水、呼吸困难、脉搏细弱、体温下降、谵语，最后因呼吸麻痹而死亡[6]。

（2）毒性的物质基础　甘遂的主要化学成分为二萜、三萜及甾体类化合物，其他成分包括了棕榈酸、草酸、柠檬酸、蔗糖、鞣质、树脂等，其中二萜类成分是其主要毒效成分[7]。甘遂中二萜类化合物可以分为2种类型：巨大戟二萜醇型、假白榄酮型。其中巨大戟二萜醇型酯类具有显著的抗癌、抗病毒活性，也是其主要的刺激性和毒性成分。

（3）毒性的分子机制　甘遂中分离出的毒性化合物较多，Pan DJ分离出甘遂大戟萜酯C和甘遂大戟萜酯D，并证明其有细胞毒作用[8]。Kansenone能够通过诱导细胞停滞在G_0/G_1期，引起线粒体损伤，上调凋亡相关蛋白Bax、AIF、cytochrome c、caspase-3、caspase-9、caspase-8、NF-κB表达，下调抗凋亡相关蛋白Bcl-2表达，从而诱导细胞凋亡[9]。王立言分离鉴定出4个巨大戟二萜醇型化合物和甘遂萜脂D、E，发现其对蛙卵细胞有细胞毒性和NO释放抑制活性[10]。

3. 毒性的临床对策和表现

为了更好的将甘遂应用于临床，历代医家都很重视甘遂的毒性控制。采取的方法除了用量控制外，还包括特定的炮制。甘遂经炮制后，降低部分刺激性成分含量或使其转化为毒性较小的成分。

甘遂炮制方法有数十种，到了现代全国各地颁行的炮制规范中所沿用的方法主要有醋甘遂、甘草制甘遂、煨甘遂、豆腐煮甘遂和土炒甘遂等。2005年版《中国药典》（一部）所收载的仅为生甘遂和醋甘遂。

研究发现，甘遂炮制后，大部分成分含量下降，成分的种类没有明显变化，但不同成分间的含量比例发生了改变。甘遂经醋制和甘草制后，LD_{50}提高了4倍左右，刺激性下降6倍，毒性降低约5倍，利尿作用有所缓和[11]。程顺峰等认为，醋制加热过程中乙酸与甾醇缩水成酯，甾醇类物质含量降低甚至消失，故致峻泻作用减小[12]。

4. 毒性和药效评价

（1）毒性的特点及与药效的关系　甘遂药理活性广泛，包括泻下、利尿、抗肿瘤、抗病毒、抗生育、免疫抑制作用等。甘遂的化学成分研究表明，甘遂中的二萜类成分为其毒效部位[13]，尤其是巨大戟烷型二萜类具有双重生理活性，既有显著的抗炎、抗癌、抗病毒活性，又有致炎、促发致癌的毒性[10, 14~16]。假白榄烷型二萜类毒性较小，除具有一定的抗癌、镇痛作用外，尚具有一定的致炎毒性[17]。三萜类成分也是有效成分，但未见毒性方面的报道。

（2）毒性在复方中的表现　《中国药典》（2015年版）中收录含甘遂的复方2个，包括庆余辟瘟丹、控涎丸。庆余辟瘟丹，辟秽气，止吐泻。用于感受暑邪，时行痧气，头晕胸闷，腹痛吐泻。控涎丸，为逐水剂，具有涤痰逐饮之功效。方中甘遂因有毒，故醋制以减低毒性。

（3）药效学特点与毒性的防控　甘遂中毒的治疗与解救：①用温开水或1∶5000的高锰酸钾溶液洗胃，再服通用解毒剂。②静脉输入5%葡萄糖盐水，防止失水过多，发生虚脱。③对证治疗：出现剧烈腹痛时，应立即肌内注射硫酸阿托品0.5 mg，若症状不能控制，可肌内注射吗啡或哌替啶注射液。呼吸、循环衰竭时，给兴奋剂或强心剂。④中药治疗：a. 大青叶30 g，黑豆15 g，水煎至300 ml，顿服。b. 生绿豆30 g，生大豆15 g，黄柏6 g，黄连6 g，水煎2次合服，每2~3小时服1次，2次服完，连服3~5剂。c. 腹泻不止时，用人参9 g，黄连6 g，水煎服。d. 甜桔梗30 g，煎汁服。e. 菖蒲汁200 ml，或芦根120 g，煎汤服[18]。

基于现代研究可知，甘遂中巨大戟二萜醇型酯类具有显著的抗癌、抗病毒活性，也是其主要的刺激性和毒性成分。在甘遂临床应用时不仅要考虑控制甘遂使用剂量，分清病人身体虚实、真湿假湿，采用炮制等减毒的方法，而且加强对甘遂有效部位或天然活性成分的研究，将为甘遂更好的临床应用起到促进作用。

结论

人们一直以来对甘遂的毒性有着明确的认识。甘遂在应用中既可以产生有效的治疗作用，也可以产生毒副作用。其二萜类化合物是甘遂发挥药效和产生毒性反应的物质基础，其毒性是其发挥治疗作用时产生的不良反应，在应用中应加以注意。控制使用剂量，可以减少毒副作用的发生。

参考文献

［1］殷德燧，张志雄.应用逐水方药治疗肝、肾病水肿症的临床观察［J］.上海中医药杂志，1963，6：14-16.

［2］劳建和.甘遂临床应用体会［J］.上海中医药杂志，1994，3：35-36.

［3］Uemura D, Hirata Y. Stereochemistry of kansuinine A［J］. Tetrahedron Lett, 1975, 16（21）：1701-1702.

［4］吴坤，陈炳卿，张桂荃，等.中药甘遂注射液的毒性试验研究［J］.哈尔滨医科大学学报，1990，24（6）：484-486.

［5］燕李，洁孙，孙立立，等.中药甘遂的研究进展［J］.食品与药品，2010，12（9）：363-366.

［6］高渌纹.有毒中药临床精要［J］.农村医药报，2004：12.

［7］赵雪艳，霞蔡，胡正海.甘遂生物学、化学成分和药理作用研究进展［J］.中草药，2014，45（20）：3029-3033.

［8］Pan DJ, Hu CQ, Chang JJ, et al. Kansuiphorin-C and D, cytotoxic diterpenes from Euphorbia kansui［J］. Phytochemistry, 1990, 30（4）: 1018-1020.

［9］Cheng F, Yang Y, Zhang L, et al. A Natural Triterpene Derivative from Euphorbia kansui Inhibits Cell Proliferation and Induces Apoptosis against Rat Intestinal Epithelioid Cell Line in Vitro［J］. International journal of molecular sciences, 2015, 16（8）: 18956-18975.

［10］Wang LY, Wang NL, Yao XS, et al. Diterpenes from the roots of Euphorbia kansui and their in vitro effects on the cell division of Xenopus［J］. Journal of natural products, 2002, 65（9）: 1246-1251.

［11］戴荣兴，王兴法.甘遂不同炮制方法的实验研究［J］.中药通报，1984，9（3）：18-20.

［12］程顺峰，杨德斋，王建民.甘遂炮制的历史沿革及现代研究［J］.内蒙古中医药，1995，S1：88-91.

［13］程显隆，刘军玲，肖新月，等.甘遂药材有毒成分、有效成分及其质量控制标准研究现状［J］.中国现代中药，2010，12（3）：6-11.

［14］Wu TS, Lin YM, Haruna M, et al. Antitumor agents, 119. Kansuiphorins A and B, two novel antileukemic diterpene esters from Euphorbia kansui［J］. Journal of natural products, 1991, 54（3）: 823-829.

［15］Matsumoto T, Cyong JC, Yamada H. Stimulatory effects of ingenols from Euphorbia kansui on the expression of macrophage Fc receptor［J］. Planta medica, 1992, 58（3）: 255-258.

［16］Zheng WF, Cui Z, Zhu Q. Cytotoxicity and antiviral activity of the compounds from Euphorbia kansui［J］. Planta medica, 1998, 64（8）: 754-756.

［17］Shu X, Yu L, Tang Y, et al. Bioassay-guided separation of the proinflammatory constituents from the roots of Euphorbia kansui［J］. Journal of natural medicines, 2010, 64（1）: 98-103.

［18］束晓云，丁安伟.甘遂的炮制及其化学成分、药理作用研究进展［J］.中国药房，2007，18（24）：1904-1906.

（宫丽丽　袁天翊　杜冠华）

艾叶
ARTEMISIAE ARGYI FOLIUM

艾叶，又名冰台、遏草、香艾、蕲艾、艾蒿、艾、灸草、医草、黄草、青、蒿枝、萧、艾青、蒿草等，为菊科植物艾 *Artemisia argyi* Levl. et Vant. 的干燥叶。夏季花未开时采摘，除去杂质，晒干。多皱缩、破碎，有短柄。

《中国药典》(2015年版)记载，艾叶味辛、苦，性温；有小毒。归肝、脾、肾经。具有温经活血、散寒止痛的功能，外用祛湿止痒。用于吐血、衄血、崩漏，月经过多，胎漏下血，少腹冷痛，经寒不调，宫冷不孕；外治皮肤瘙痒。常用量3~9 g。外用适量，供灸治或熏洗用。

1. 历史文献关于艾叶毒的记载

艾叶自古以来就受到医家的青睐。关于"艾"名的来源，《本草纲目》称："此草可乂疾，久而弥善，故字从乂，而名艾。"

艾叶作为药物正式记载，始见于秦汉时期的《名医别录》。该书将艾叶列入中品，称其"味苦，微温，无毒"；但同时又指出"艾，生寒熟热"，这是最早对艾叶毒性的阐述。

及至唐宋元时期，在《新修本草》《开元本草》《汤液本草》等药学著作中，也都收录了艾叶，认可其"味苦、微温、无毒"。但是，宋代苏颂则在他所撰的《本草图经》中写道："近世亦有单服艾者，或用蒸木瓜丸之，或作汤空腹饮之，甚补虚羸。然亦有毒，其毒发，则热气冲上，狂躁不能禁，至攻眼有疮出血者，诚不可妄服也"。

明清时期的《本草蒙筌》《本草新编》《本草汇言》《神农本草经疏》等也都认为艾叶"无毒"。

在《本草纲目》中，李时珍对前人的记载进行分析、论述，认为艾叶的气味"性温、味苦、无毒"；但艾叶的炮制方法影响其药效和毒性，总结为"凡用艾叶，须用陈久者，治令细软，谓之熟艾。若生艾灸火，则伤人肌脉。"也就是说，为减少艾叶毒性、提高药效，不论口服还是外用，一方面应该对药材进行陈放；另一方面应先经过炮制，将其从生艾制成熟艾。其引用文献包括寇宗奭在《本草衍义》中记述的艾叶的炮制方法，以及《孟子》中"七年之病，求三年之艾"的说法。

李时珍还从用药时间的角度出发，对《名医别录》《本草图经》中记载的艾叶潜在不良反应进行了解释，并提出规避方案。《名医别录》中已提及："艾，生寒熟热"，唐代苏恭在编写《唐本草》时亦延续其说。针对这些观点，李时珍认为，艾叶的毒性与药效同源，与其"性温"、"生温熟热"有关。"艾叶生则微苦太辛，熟则微辛太苦，生温熟热，纯阳也……苏恭言其生寒，苏颂言其有毒。一侧见其能止诸血，一侧见其热气上冲，遂谓其性寒有毒，误矣。盖不知血随气而行,气行则血散,热因久服致火上冲之故尔。夫药以治病,中病则止。若素有虚寒痼冷,妇人湿郁带漏之人,以艾和归、附诸药治其病,夫何不可?而乃妄意求嗣,服艾不辍,助以辛热,药性久偏,致使火躁,是谁之咎与,于艾何尤?"强调应遵循医嘱对症下药,适可而止;如自行长期使用艾叶,可能带来不良反应。这是第一次从长期毒性的角度,对艾叶的不良反应及生物学机制进行论述。

艾在中国多地均有出产。在《唐本草》中,苏颂首次提出了艾叶药材地道之说,认为艾以"复道及四明者最佳";复道及四明,分别对应今河南省安阳市汤阴县和浙江省宁波一带。及至李时珍《本草纲目》,则认为自明代成化以来,"以蕲州者为胜,用充方物,天下重之,谓之蕲艾。"蕲州指的是如今的湖北省蕲春县。

2. 现代毒性相关研究

(1)毒性的反应 据报道,成人一次内服艾叶生药20~30 g,即可出现中毒性肝炎,甚至死亡[1]。口服艾叶煎剂可刺激胃肠道分泌,产生恶心、呕吐等胃部不适以及腹泻症状,甚至引起中毒性黄疸和肝炎,有时可见中枢性痉挛、子宫充血、出血甚至流产[2]。口服艾叶煎剂致死1例,乃口服500 ml煎剂后,出现神志不清,次日惊厥、四肢痉挛,5日后因深度昏迷、呼吸循环衰竭而死亡[2]。

艾叶主要的毒性成分来自艾叶挥发油和艾灸时产生的艾烟。艾叶所含挥发油对皮肤有轻度刺激作用,引起发热潮红[3, 4]。艾烟吸入时部分病例出现咽干、恶心和呛咳等不良反应[5]。

小鼠急性毒性试验表明,口服艾叶不同组分主要的毒性症状为:恶心、抽搐、四肢麻痹、俯卧不动。艾叶不同组分的毒性强度为:挥发油>水提组分>醇提组分>全组分[6]。其中,艾叶水提组分的LD_{50}为80.2 g/kg[6]。在另一项急性毒性试验中,小鼠灌胃艾叶挥发油的LD_{50}为3.13 g/kg。给药后30分钟内,动物各个系统、器官和组织出现毒性反应,并在4~7小时出现动物死亡的高峰期[7]。

艾叶挥发油也有潜在的遗传毒性,并呈现剂量反应关系[8]。甘肃产艾叶挥发油灌胃剂量2 ml/kg时,孕鼠和雄鼠诱发的骨髓微核率、胚胎肝微核率和精子畸形率均较阴性对照组显著升高[9]。

艾叶可治疗肝炎,也可导致肝代谢失常,造成肝脏毒性损伤[10]。在一项长期毒性实验研究中,发现不同剂量的艾叶水提物和挥发油组分均导致大鼠体重下降,血转氨酶活性升高,肝脏指数增大,病理检查发现不同程度的肝脏病理组织损伤,且肝毒性损伤程度与给药剂量呈现一定的剂量依赖关系。经20天恢复期观察,发现上述损伤不可逆[11]。表明,肝脏是艾叶长期毒性的主要靶器官。

艾叶提取物在早期妊娠中有不良反应。在胚胎植入后期,提取物对母鼠的体重增长有显著阻碍,并增加早期胚胎吸收率(即死胎率),致畸性显著增加[12]。

(2)毒性的物质基础 艾叶主要含有萜类、黄酮、苯丙素、芳香酸(醛)、甾体及脂肪酸等化学成分；主要成分以挥发油为主，包括桉油精、樟脑、龙脑、松油醇、石竹烯、侧柏酮等；安徽六安、甘肃兰州所产艾叶及山西交城的五月艾所含樟脑、侧柏酮等毒性成分较低[13]。

艾叶的挥发性成分中，樟脑、侧柏酮是已知的有肝、肾、神经系统毒性的成分；樟脑还有明确的生殖毒性，欧盟食品安全局建议樟脑暴露的最大限量为每日不超过 2 mg/kg[14]；侧柏酮大量服用会引起癫痫样惊厥，侧柏酮小鼠的毒理学研究显示LD$_{50}$为 45 mg/kg[15]。

不同提取方法制备的艾叶挥发油，其化学成分与急性肝毒性存在差异。其中水蒸气蒸馏法制备的挥发油毒性最大，其中以小分子萜类化合物和部分苯类化合物含量较高。表明这些物质可能与艾叶挥发油的急性肝毒性相关[16]。

艾烟是艾叶燃烧后产生的烟雾。艾烟中含有的芳香烃如苯、苯甲醛、苯酚、2，4-二甲基苯酚等，是一类具有一定毒性的物质，其中以苯对中枢神经及血液的作用最强；焦油中含有万分之二的苯并芘，为强致癌物质，稠环芳烃有致癌作用[17]。艾灸过敏近年来有个案报道[18]，故艾灸在临床使用过程中应注意个体差异，注意患者体质，以减少不良反应，提高艾使用的安全性和疗效。

通过比较不同采摘期艾叶挥发油的主要成分变化，考察采集的最佳时间。以挥发油含量及 30 种主成分相对含量为指标，艾叶最佳的采集期为端午节前1~2 星期；以挥发油所含侧柏酮等数种毒性成分为指标，最佳的采集期则为端午节之后1~2 星期[19]。此外，艾叶化学成分还与生长环境或者地域等因素相互关联。

（3）毒性的分子机制　艾叶水提组分和挥发油组分多次给药后可导致小鼠肝毒性损伤，呈现量效关系，且挥发油的毒性强于水体组分；其损伤途径与引起机体氧化应激后诱导脂质过氧化有关[11]。

通过分子网络药理学研究发现，艾叶挥发油引起肝损伤的与AHR、RXR受体抑制、PXR/RXR受体、PPAR、胆汁淤积、FXR/RXR受体活化以及糖皮质激素受体有关[20]。

3. 毒性的临床对策和表现

为了更好的将艾叶应用于临床，历代医家主要从产地、采收时间、储存运输、加工炮制、陈放等角度进行关注。

《本草纲目》提出："凡用艾叶，须用陈久者，治令细软，谓之熟艾。若生艾灸火，则伤人肌脉。"也就是说，为减少艾叶毒性、提高药效，不论口服还是外用，一方面应该对药材进行陈放；另一方面应先经过炮制，将其从生艾制成熟艾。

在对艾叶进行炮制以后，挥发油的含量出现明显降低的趋势，进而减小了对胃产生的刺激。历代文献中记载的艾叶生产加工（炮制）方法有去枝梗、拣净去根、切、熟艾、制炭、熬制、绞汁、炙制、醋制、炒制、米制、焙制、药汁制、蜜制、酒制、枣制、硫磺制、泔制、制绒等多种方法[21]。《本草衍义》："干捣筛去青滓,取白,入石硫磺,为硫黄艾,灸家用,得米粉少许,可捣为末,入服食药。"《本草纲目》:"凡用艾叶,须用陈久者,治令细软,谓之熟艾,若生艾灸火,则伤人肌脉。拣去净叶,扬去尘屑,入石白内木杵捣熟,罗去渣滓,取白者再捣,至柔烂如棉为度,用时熔燥,则灸火得力,治妇人丸散,须以熟艾,用醋煮干捣成饼子,烘干再捣为末用,或以糯糊和作饼,及酒炒者渣不佳。"《中国药典》中记录艾叶饮片的炮制方法如下,生艾叶为"除去杂质及梗,筛去灰屑"。醋艾炭为"取净艾叶,照炒炭法炒至表面焦黑色,喷醋,炒干"。

4. 毒性和药效评价

（1）毒性的特点及与药效的关系　艾叶的药理活性广泛,有镇痛、抗炎、止血、抗菌、抗病毒、抗肿瘤、降血压、降血糖、平喘、免疫调节等多种药效。

其中,艾叶水提组分和挥发油具有镇痛的作用,其机制与降低血中的前列腺素E_2浓度、抗氧化有关。艾叶中的多酚及黄酮类化合物则与抗氧化活性有关[22]。艾叶挥发油中分离得到的甾体、三萜类、黄酮类、香豆素类的7个单体化合物具有一定的抗 HBV 活性[23]。韩国学者从艾蒿中分离获得了 3 种萜类化合物,并发现该物质具有法呢基蛋白转移酶抑制剂的功用[17]。艾叶中1,8-桉叶素有止咳作用,甘菊环成分有抗溃疡作用,左旋龙脑具有通窍、止痛的作用,樟脑具有强心、局部刺激和杀菌消炎的作用[24]。

由此可见,艾叶挥发油中的一部分成分既是药理活性物质,也是引起潜在毒性的物质。

（2）毒性在复方中的表现　艾叶用于复方,记载有《金匮要略》中的胶艾汤,治血虚寒滞、月经过多;《圣济总录》中的香艾丸,止痢定痛;《世医得效方》中的艾姜汤,可治下痢脓血;《沈氏遵生书》中的艾附暖宫丸,可治阳虚寒盛、冲任失养;《四生丸》中的妇人良方,主凉血止血[3]。另外,艾叶作为食疗,在唐代孟诜《食疗本草》中以艾面裹馄饨。

宋代苏颂则在他所撰的《本草图经》中写到:"近世亦有单服艾者,或用蒸木瓜丸之,或作汤空腹饮之,甚补虚羸。然亦有毒,其毒发,则热气冲上,狂躁不能禁,至攻眼有疮出血者,诚不可妄服也"。以此可见,艾叶和艾叶复方均存在毒副作用的可能。

（3）药效学特点与毒性的防控　艾叶中的挥发油是引起毒性反应的主要成分。艾叶的主要毒性特点为长期或大量用药引起肝毒性。

为呈现良好药效并减少毒性,艾叶的采集应选择适宜的种植地域和时间;之后采用炮制、陈放、配伍等方法减毒。临床使用还应重视辨证施治,控制使用剂量和使用时间,并注意用药者个体差异。对于长期或大剂量使用艾叶及艾叶制剂者,应监测与肝脏有关的生理指标,及早发现不良反应。

结论

艾叶应用历史悠久,有多种应用方法。我国古代有在清明时节门户插艾的风俗，是最早的预防医学思想的体现。艾灸方法通过机体内部加热和艾叶中挥发油的作用治疗疾病，或其他方法外用，并无明显不良反应出现，应是古代记载"无毒"的依据。但口服给药或长期食用，可以导致不良反应，则是"毒"的记载的来源。艾的正确使用，不良反应是较少的。

参考文献

［1］王秀娟，许利平，王敏.常用中药及复方制剂的肝毒性［J］.首都医科大学学报，2007，28（02）：220-224.

［2］王炳森.艾中毒［J］.中华内科杂志，1955，34（12）：941-943.

［3］《全国中草药汇编》编写组.全国中草药汇编［M］.北京：人民卫生出版社，1975：276-277.

［4］贾菊华.外用艾蒿薰洗致接触性皮炎1例［J］.医药导报，2000（04）：357.

［5］孙静芸，于琳，陈萍，等.β-丁香烯代谢产物和结构改造的研究［J］.药学学报，1987，22（03）：179-184.

［6］孙蓉，王会，黄伟，等.艾叶不同组分对小鼠急性毒性实验比较研究［J］.中国药物警戒，2010，7（07）：392-396.

［7］李天昊.艾叶挥发油急性肝毒性的线粒体机制研究［D］.暨南大学，2016.

［8］蒋涵，侯安继，项志学，等.蕲艾挥发油的毒理学研究［J］.中药药理与临床，2004，20（5）：43-44.

［9］兰美兵，余永莉，卢巍，等.甘肃产艾叶挥发油的化学成分及遗传毒性研究［J］.中国实验方剂学杂志，2012，18（13）：252-255.

［10］刘树民.中药药物性肝损伤［M］.北京：中国中医药出版社，2007.

［11］龚彦胜，黄伟，钱晓路，等.艾叶不同组分对正常大鼠长期毒性实验研究［J］.中国药物警戒，2011，8（07）：401-406.

［12］Wang CC. Safety evaluation of commonly used Chinese herbal medicines during pregnancy in mice［C］. Hum Reprod，2012.

［13］江丹，易筠，杨梅，等.不同品种艾叶挥发油的化学成分分析［J］.中国医药生物技术，2009，4（5）：339-344.

［14］European Commission. Regulation（EC）No 1334/2008 of the European Parliament and Council of 16 December 2008［J］. Offici J Europe Union，2008，（12）：L354-404.

［15］FDA. Regulation 21 CFR 172.510-Food Additives Permitted for Direct Addition to Food for Human Consumption. FDA，2003.

［16］刘红杰，白杨，洪燕龙，等.不同提取方法制备的艾叶挥发油化学成分分析与急性肝毒性比较［J］.中国中药杂志，2010，35（11）：1439-1446.

［17］Lee SH，Kim HK，Seo JM，et al. Arteminolides B，C，and D，new inhibitors of farnesyl protein transferase from Artemisia argyi［J］. J Org Chem，2002，67（22）：7670-7675.

［18］李红霞, 刘世伟. 艾灸过敏2例分析［J］. 中国中医急症, 2008, 17（6）: 859-860.

［19］张元, 康利平, 詹志来, 等. 不同采收时间对艾叶挥发油及其挥发性主成分与毒性成分变化的影响［J］. 世界科学技术: 中医药现代化, 2016, 18（3）: 410-419.

［20］Liu H, Zhan S, Zhang Y, et al. Molecular network-based analysis of the mechanism of liver injury induced by volatile oils from Artemisiae argyi folium. BMC Complement Altern Med. 2017, 17（1）: 491. doi: 10.1186/s12906-017-1997-4. PMID: 29145837

［21］陈腾蛟. 艾叶饮片炮制古今文献研究［J］. 齐鲁药事, 2010, 29（6）: 358-361.

［22］Han B. XinZ, Mas, et al. Comprehensive characterization and identification of antioxidants in Folium Artemisiae Argyi using high-resolution tandem mass spectrometry［J］. Chromatogr B Analgt Technol Biomed Life Sci, 2017, 1063: 84-92.

［23］赵志鸿, 王丽阳, 郑立运, 等. 艾叶挥发油对HBV的抑制作用［J］. 郑州大学学报（医学版）, 2015, 50（2）: 301-304.

［24］周倩, 孙立立, 于凤蕊. 醋艾叶饮片HPLC指纹图谱研究暨异泽兰黄素和棕矢车菊素含量测定［J］. 齐鲁药事, 2012, 31（4）: 197-200.

（应 剑 杨秀颖 杜冠华）

北豆根
MENISPERMI RHIZOMA

北豆根, 为防己科植物蝙蝠葛 *Menispermum dauricum* DC. 的干燥根茎。春、秋二季采挖, 除去须根和泥沙, 干燥。本品呈细长圆柱形, 弯曲, 有分枝, 长可达50 cm, 直径0.3~0.8 cm。表面黄棕色至暗棕色, 多有弯曲的细根, 并可见突起的根痕和纵皱纹, 外皮易剥落。质韧, 不易折断, 断面不整齐, 纤维细, 木部淡黄色, 呈放射状排列, 中心有髓。气微, 味苦。

《中国药典》（2015年版）记载, 北豆根味苦, 性寒; 有小毒。归肺、胃、大肠经。具有清热解毒, 祛风止痛之功效。用于咽喉肿痛, 热毒泻痢, 风湿痹痛。常用量3~9 g。

1. 历史文献关于北豆根毒的记载

北豆根原名蝙蝠葛根, 始载于裴鉴所著《中国药用植物志》[1]。历代本草均无 "北豆根" 名称, 原植物名称 "蝙蝠葛" 来自日本, 在《本草纲目拾遗》中载有 "蝙蝠藤", 谓: "此藤附生喦壁乔木及人墙茨侧, 叶类蒲萄而小, 多岐, 劲厚青滑, 绝似蝙蝠形, 故名。治腰痛、瘰疬"。南京药学院编《中草药学》记载, 蝙蝠葛在浙江有 "蝙蝠藤" 的别名。按赵学敏为浙江钱塘人, 故《本草纲目拾遗》的蝙蝠藤很有可能就是指此种植物, 但浙江民间用藤茎, 而本品用根茎, 入药部位不同[2], 在《本草纲目拾遗》中并未提及此药的毒性。

《中国药典》（1977年版）开始收载北豆根，载其苦、寒；有小毒。之后各版药典对北豆根的毒性描述未做改变。由于北豆根与山豆根长期混用，《中国药典》（1985年版）将北豆根与山豆根正式分列[3]。

2. 现代毒性相关研究

（1）毒性的反应　北豆根引起不良性反应的临床症状主要是肠道反应，多为大便次数增多，病人能耐受；少数病人服药后可出现恶心、腹痛、腹泻、疲乏、失眠、嗜睡及丙氨酸氨基转移酶（ALT）升高，停药后可恢复[4~6]。北豆根所引起的的临床不良反应多与超剂量服用有关。服用剂量超过药典规定的常规用量的2~3倍时，会出现恶心、呕吐、腹痛、腹泻、胸闷、心悸的症状，经停服后症状则自行缓解[4~8]。当严重超过药典规定用量时，会出现恶心呕吐、上腹部胀痛、反酸、头晕、大汗、乏力、心慌、呼吸急促、烦躁及张口困难、不能言语与行走，经治疗后仍遗留说话吐词不清，行走时右下肢轻度跛行等症状[9]。以上说明北豆根临床毒性反应与用药过量有关，且用药过量剂量越大，出现的不良反应临床症状越严重。

（2）毒性的物质基础　北豆根含生物碱、挥发油、多糖、醌类、强心苷、内酯、皂苷、鞣质、蛋白质及树脂等多种类型的化学成分。目前，对北豆根化学成分的研究主要集中在其生物碱类成分，其总生物碱的含量为1.7%~2.5%，包括双苄基四氢异喹啉类、吗啡烷类、氧化异阿朴啡类、阿克吐明（acutumine）、阿克吐米定（acutumidine）以及四氢异喹啉类黄堇碱（corypalline）等生物碱类成分。其中脂溶性生物碱含量最高，双苄基四氢异喹啉类为北豆根的主要脂溶性成分，其总含量占脂溶性总碱的85%以上，主要为蝙蝠葛碱（dauricine，简称Dau）、蝙蝠葛诺林碱（daurinoline）、蝙蝠葛新诺林碱（dauricinoline）、蝙蝠葛苏林碱（daurisoline，简称DS）、蝙蝠葛可林碱（dauricloine）、蝙蝠葛新可林碱（daucicoline）、蝙蝠葛新林碱（R，R，7，7′-demethyldauricine，dauriciline）、N-去甲基蝙蝠葛碱（N-desmethydauricine，简称N-dDau）、粉防己碱（tetrandrine）等[10]。

目前，对北豆根药效及毒性的物质基础研究表明，生物碱类成分既是其发挥功效亦是其产生毒性的物质基础。如北豆根总碱制成的北豆根片和北豆根注射液已上市应用于临床，用于心律失常、慢性鼻窦炎、慢性支气管炎、咽喉炎、扁桃体炎等的治疗，疗效较好[11]。同时，生物碱亦是北豆根产生毒性的主要成分。蝙蝠葛酚性总碱给小鼠静注和灌胃单次给药的LD_{50}分别为（36.7 ± 3.3）和（608 ± 82）mg/kg，大鼠依次为（45.0 ± 3.2）和 > 3000 mg/kg，大鼠和犬的长期（3月）毒性试验表明未见明显毒性，大剂量（相当于预期临床用量5~7倍）有一定肝脏毒性[12]。其中，蝙蝠葛碱可造成动物中枢神经系统兴奋，出现惊厥，最后导致呼吸麻痹而死亡。小剂量可出现室性心动过速，长期或大剂量应用可导致肝脏损害[4]。以蝙蝠葛碱对大鼠所作的亚急性毒性实验表明，该药150 mg以上剂量用药2~3个月对肝脏有不同程度的损害，受损程度随剂量增大而加重，300 mg 以上对肾有轻度损害，150 mg 以下对肾和肾上腺基本无不良影响[13]。北豆根碱、青藤碱对肝脏有一定的损害，且损害程度随剂量的增加而加重[14]。山豆根碱给猫静注的最小致死量为35 mg/kg，给药后动物表现全身兴奋。蝙蝠葛苏林碱小鼠静注的 LD_{50} 的为（1.25 ± 0.16）mg/kg，兔静滴137.5 mg/kg时出现心室纤颤，剂量加大到153.1 mg/kg时，心跳停止。北豆根总碱 10 mg/kg 连续15~20天后对血常规、肝肾功能未见异常。青藤碱小鼠腹腔注射 LD_{50} 为（285 ± 29）mg/kg，中毒后先出现呼吸抑制继之发生阵挛性惊厥而死亡[12]。

（3）毒性的分子机制　现代研究报道了北豆根致肝毒性的分子机制。北豆根致小鼠肝毒性与氧化损伤有关。北豆根水提组分按高、中、低剂量7.2，4.7，1.2 g/kg和醇提组分按高、中、低剂量26.1，4.7，1.2 g/kg每天灌胃给予小鼠1次。7天后检测结果显示北豆根水提组分和醇提组分可致血中和肝组织内 MDA 含量增加，同时 SOD 活性下降；血和肝组织中一氧化氮（NO）含量增加，一氧化氮合酶（NOS）活性升高；血和肝组织中谷胱甘肽（GSH）含量下降，谷胱甘肽过氧化物酶（GSH-Px）活性下降。上述变化趋势随剂量增加而加重，与空白对照组有明显差异[15]。其次，北豆根致肝毒与过强的内质网应激触发的 JNK 信号通路诱导肝细胞凋亡有关[16]。

3. 毒性的临床对策和表现

北豆根为小毒中药，其毒性反应多为与用药过量有关，且其毒性具有可逆性，停药或减量后毒性症状会随时间延长而减退、消失[5]。因此，在临床使用上应注意其用药剂量。药典规定北豆根用量为6~9 g，文献报道北豆根一天最大用量15 g较为安全，没有蓄积中毒现象，一旦出现不良反应，症状轻者可自行缓解，中毒重者应服泔水或甘草水解，亦可单包先煎去泡沫后再与它药同煎[8]。

4. 毒性和药效评价

（1）毒性的特点及与药效的关系　在20世纪90年代我国学者对北豆根及其主要成分蝙蝠葛碱进行了大量研究，证明北豆根药理活性广泛，包括抗心律失常、抗高血压、降低心肌耗氧量、心肌缺血保护、对凝血系统的作用、抗肿瘤作用等。北豆根引起毒性反应和发挥药理活性均与其所含的生物碱类成分密不可分，如对北豆根中研究较多的生物碱类成分蝙蝠葛碱具有多种药理作用。同时，研究者对蝙蝠葛碱的毒性实验也做了研究，其亚急性毒性实验表明，在4.8~60 mg的剂量范围内，用药18日，对小鼠心脏无明显的不良反应。相同剂量，用药2~3个月，对心脏、肝脏仍无明显影响，加大剂量到150 mg，对肝脏有轻度损害，加大剂量到300 mg，肾脏表现出轻度损伤[17]。因此，蝙蝠葛碱既是北豆根的药效成分，同时在大剂量使用时，会产生一定的毒性。另外，研究者对北豆根不同组分即水提组分和醇提组分的药效和毒性进行研究，结果表明醇提组分的抗炎活性和肝、肾毒性均大于水提组分[18, 19]，同样说明北豆根引起毒性的成分同时也是其发挥药效的成分。

（2）毒性在单方和复方中的表现　由于北豆根抗炎作用明显，对北豆根单方制剂的研究比较深入，在北豆根片，北豆根胶囊之后，逐渐地开发出了北豆根分散片、咀嚼片、口腔崩解片、软胶囊、气雾剂、粉针剂、滴丸以及缓控制剂，在临床上主要用于咽喉肿痛、急慢性咽炎、扁桃体炎。具有清热解毒，止咳，祛痰之功效。李明成等还将北豆根总碱胶体溶液应用于临床，用于治疗女性尖锐湿疣取得较好的效果[12]。

另外，含北豆根的复方制剂有复方北豆根氨酚那敏片、复方蒲芩胶囊、复方忍冬藤阿司匹林片、金羚感冒控释制剂，小儿清热止咳合剂（小儿清热止咳口服液）、青果丸，主要用于感冒引起的发热、四肢酸痛、头痛、鼻塞、流涕、咽痛等症状[20]。

由于北豆根为小毒中药，目前其在复方中的毒性表现鲜有报道，其单方制剂北豆根片的毒性有少量报道。北豆根片对小鼠急性毒性和大鼠慢性毒性影响的结果显示[21]：北豆根片小鼠灌胃给药 LD_{50} 及95 % 可信限为5.96和（5.24~6.79）g/kg，此剂量是临床成人日口服剂量的298 倍，应属实际无毒。大鼠长期毒性试验结果表明：1.20 g/kg 、0.36 g/kg 剂量组动物不同程度出现了体重降低，肝、脾、肾上腺脏器系数异常以及肝、脾轻度的病理组织学改变，但停药2 周后上述异常均消失。

（3）药效学特点与毒性的防控　基于现代研究可知，北豆根发挥药效和毒性成分均主要是生物碱类，而且其毒性产生均由于患者过量使用导致，因此，在临床上，使用北豆根时应注意临床使用剂量，且在出现不良或毒性反应时应停止继续使用。

其中，蝙蝠葛碱可造成动物中枢神经系统兴奋，出现惊厥，最后导致呼吸麻痹而死亡；小剂量可出现室性心动过速，用利多卡因可解救其毒；长期或大剂量应用可导致肝脏损害。出现此症状应该立即停药，同时加用保肝药物[4]。

结论

文献中对北豆根毒性的记载合理反映了其药理作用特点和应用的要求，明确提示了北豆根在应用中既可以产生有效的治疗作用，也可以产生与治疗无关的其他作用，甚至对机体有害的作用。北豆根现代研究进一步提示，蝙蝠葛碱、青藤碱等生物碱类成分[5, 22]是北豆根发挥药效和产生毒性反应的物质基础，毒性均与药物过量使用有关且具有可逆性，因此采用合适的给药剂量，将会避免毒性反应的发生。

参考文献

［1］裴鉴，周太炎.中国药用植物志.第4册.北京：科学出版社，1956：160.

［2］肖培根.新编中药志（第一卷）［M］.北京：化学工业出版社，2002，304-308.

［3］单保恩，梁文杰，任凤芝，等.中药北豆根抗肿瘤活性的体外实验［J］.癌变 畸变 突变，2004，16（5）：293-295.

［4］宓靖凯.辨析山豆根与北豆根的临床使用［J］.北京中医药，2006，25（4）：241-242.

［5］孙蓉，王晨.北豆根毒性研究进展［J］.中国药物警戒，2009，6（9）：546-549.

［6］童晓东.山豆根与北豆根的药用比较［J］.国医论坛，2002，17（6）：41-42.

［7］高健杰，杨锡仓.中药严重毒副反应案例4则［J］.西部中医药，1993，（5）：37-38.

［8］刘国.超剂量服用北豆根致不良反应1例［J］.泰山医学院学报，2001，22（2）：100.

［9］贾祥生.北豆根中毒报告［J］.实用中医内科杂志，1990，（2）：34.

［10］郑艳春，秦婷，崔雅慧，等.北豆根化学成分及其药理作用的研究进展［J］.中国医药导报，2011，08（13）：9-10.

［11］杨倩，罗栋，赵燕，等.北豆根不同组分对小鼠急性毒性的影响［J］.中国药物警戒，2010，7（2）：70-72.

［12］王静思.北豆根的药理与临床应用［J］.四川生理科学杂志，1993，15（1）：20-24.

［13］陈艳贤，张艳，董大翠，等.蝙蝠葛碱对大白鼠的亚急性毒性试验［J］.华中科技大学学报（医学版），1986（2）：133-136.

［14］谢元璋，孙蓉，王懿，等.北豆根不同组分单次给药对小鼠肝毒性"量-时-毒"关系研究［J］.中国药物警戒，2012，9（12）：713-717.

［15］张亚囡，罗栋，孙蓉.北豆根不同组分致小鼠肝毒性与氧化损伤相关性研究［J］.中国药物警戒，2012，9（12）：721-724.

［16］乔靖怡，金若敏，姚广涛.北豆根致大鼠肝损伤差异表达基因［J］.中国药理学与毒理学杂志，2013，27（3）：491.

［17］仲丽丽，张英博，白云，等.蝙蝠葛碱药理作用及其临床应用［J］.辽宁中医药大学学报，2015，17（2）：91-93.

［18］张丽美，杨倩，钱晓路，等.北豆根不同组分大鼠长期毒性实验研究［J］.中国药物警戒，2011，08（3）：129-134.

［19］罗栋，孙蓉.北豆根不同组分对小鼠抗炎作用下的伴随毒副作用研究［J］.中国药物警戒，2012，09（8）：449-452.

［20］徐兵勇，富志军.北豆根的研究概况［J］.海峡药学，2008，20（11）：235-237.

［21］胡丽萍，张惠颖，赵秀萍，等.北豆根片的毒理学研究［J］.中药药理与临床，2001，17（3）：32-34.

［22］罗栋，李晓宇，孙蓉，等.与功效和毒性相关的北豆根化学成分研究进展［J］.中国药物警戒，2012，9（4）：230-233.

（周玉枝　杨秀颖　杜冠华）

仙茅
CURCULIGINIS RHIZOMA

仙茅，又名独茅根、茅爪子、婆罗门参、独脚仙茅等，为石蒜科植物仙茅 *Curculigo orchioides* Gaertn. 的干燥根茎。

《中国药典》（2015年版）记载，仙茅味微苦、辛，性热；有毒。归肾、肝、脾经。具有补肾阳，强筋骨，祛寒湿。用于阳痿精冷，筋骨痿软，腰膝冷痛，阳虚冷泻。常用量3~10 g，炮制后作为饮片使用。

1. 历史文献关于仙茅毒的记载

根据现存历史文献，古代早期没有仙茅作为药物使用的记载。秦汉时期的药学著作如《神农本草经》《吴普本草》《名医别录》《本草经集注》等均无仙茅的相关记载。

仙茅的药用信息最早记载于唐末五代时本草学家李珣所撰著《海药本草》（已佚，所述药物散见于《证类本草》和《本草纲目》等）[1]。李珣记载仙茅"生西域"，名为"阿输乾陀"，"叶似茅，故名曰仙茅"，说明仙茅最初生于西域，之后蜀中皆有种植及使用。

李珣同时描述了仙茅的形状和生态学特征："粗细有筋，或如笔管，有节纹理，其黄色多诞。"在"气味"及"主治"方面，《海药本草》记载仙茅西域时"味甘，微温，有小毒。"主治"主风，补暖腰脚，清安五脏，强筋骨，消食。"自武城传入后，仙茅"味辛，平，宜而复补，无大毒，有小热，有小毒"；主治"主丈夫七伤，明耳目，益筋力，填骨髓，益阳不倦。"李珣对仙茅的毒性上均记载为"小毒"。

宋代《开宝本草》收录《海药本草》的仙茅，记载其"味辛，温，有毒。"；功效为"主心腹冷气不能食，腰脚风冷，挛痹不能行，丈夫虚劳，老人失溺，无子，益阳道。久服通神，强记。助筋骨，益肌肤，长精神，名目"。《开宝本草》对仙茅的毒性及功效记载与《海药本草》基本一致，毒性上皆为有毒。宋唐慎微《证类本草》对以往论著包括《海药本草》《开宝本草》《仙茅传》《续传信方》进行汇总，定仙茅为"有毒"，这可能与用药经验有关。

明代李时珍的《本草纲目》以"仙茅"为正名将其收入《本草纲目》草部，并释名独茅、茅爪子、婆罗门参；"气味"项中记载仙茅"气味（根）辛、温、有毒。"主治"阳痿精寒，腰膝风冷，筋骨痿痹等症"；并详细记载了古方"仙茅丸"的配方及服法。明代刘文泰等《本草品汇精要》记载"仙茅（有毒）"；"［味］辛。［性］温，散。［主］心腹冷气，丈夫虚劳"。明代陈嘉谟《本草蒙筌》同样记载仙茅味"味辛，气温，有毒。"曰"误服中毒舌胀者，急饮大黄朴硝数杯，仍以末掺舌间，遂旋愈也。功效"主心腹冷气不能食，疗腰足挛痹不能行。丈夫虚损劳伤，老人失溺无子。益肌肤，明耳目。助阳道，长精神。久久服之，通神强记。"明代杜文燮在《药鉴》记载仙茅"气温，味辛，足少阴剂也。益肌肤，明耳目，强阳事，壮精神，久服大有奇功。惟气温，故老人失溺无子。忌牛肉牛乳"，未言明其毒性。明代李中立撰《本草原始》记载仙茅气味"辛，温，有毒"；功效与《开宝本草》一致，并补充仙茅"治一切风气，补暖腰脚，清安五脏"、"开胃消食下气，益房事不断"。明代倪朱谟在《本草汇言》记载仙茅"味苦辛，气热，有小毒"；功效"助阳气，暖脏腑，壮筋脉，强骨力之药也。"明代缪希雍编著的《神农本草经疏》记载仙茅气味及功效《开宝本草》一致；并认为"凡味之毒者必辛，气之毒者必热。仙茅味辛，气大热，其为毒可知矣……阴虚内热外寒，阳厥火极似水等证，法并禁用。"

到清代，陈士铎在《本草新编》对仙茅的记载，在毒性和功效方面除了与《开宝本草》相同的描述外，另提出，仙茅"入肾"，所以能够"止老人之失溺，苟非助阳"。并且，"中仙茅毒者，含大黄一片即解，不须多用大黄也。"

由上可见，自唐末五代《海药本草》有记载以来，历代对仙茅毒性的认识虽有"有毒"、"小毒"之差异，但可以确定的是，仙茅都是在有毒的概念下使用的。明清本草著作中皆将记载了仙茅为"有毒"，且主治阳痿精寒，腰膝风冷，筋骨痿痹等症。历代医家经过实践中的细致观察，确证了仙茅除了治疗作用之外的不良反应，以有毒作为概括。除上述药学著作，《汤液本草》《本草经解》《本草纲目拾遗》《植物名实图考》《医学衷中参西录》等未见仙茅的相关记载。

历代本草记载仙茅的性味为味辛、甘，温，有毒或小毒。清代以后的本草记载仙茅辛热。此特性从中医的角度看来即称之为"偏性"，从广义的毒理学来说，这种"偏性"亦即称为毒性。由此推知，仙茅的毒性与其偏热性有明显的关系。

2. 现代毒性相关研究

（1）毒性的反应　关于仙茅的临床不良反应报道较少。李卓报道服用过量的仙茅会引起全身冷汗、四肢厥逆、麻木、舌肿胀、烦躁，继而昏迷等毒性反应[2]。另外有学者报道了仙茅对心血管系统的不良反应，包括心悸、心肌受损、心律失常、心电图改变等[3]。

对仙茅水提取物和醇提取物的灌胃急性毒性实验发现：仙茅水提取物在临床每日推荐的最高剂量（原生药）的1384倍剂量下无动物死亡，而乙醇提取物LD_{50}为215.9 g/kg，为临床每日推荐的最高剂量（原生药）的1439倍。仙茅醇提物主要毒性表现为给药后小鼠自发活动减少、静伏、少动，抽搐及死亡，肝、肾等重要脏器充血水肿。给药后1小时内动物出现死亡，4小时后动物再无死亡。可见在《中国药典》（2015年版）推荐每日剂量情况下，仙茅水提取物和乙醇提取物均属于无明显毒性药物；相对而言，仙茅乙醇提取物急性毒性大于水提取物[4]，表明仙茅的急性毒性不显著。鉴于酒炙法是仙茅常见的炮制方法，故临床上超高剂量或者长期服用存在一定安全隐患。

此外，长期毒性试验发现，仙茅可引起动物心脏和胸腺指数的改变，且血液生化学指标也有一定的变化。但长时间、大剂量反复经口给药［相当于《药典》临床每日推荐的最高剂量（原生药）800倍］，影响大鼠生殖器官，使睾丸指数增加，睾丸和卵巢的细胞超微结构发生异常改变，且发现仙茅长期大剂量给药引起的生殖细胞线粒体肿胀是对生殖器官损伤的重要表现[4]。故推测仙茅的毒性反应可能主要表现为蓄积毒性，从而引起脏器的生理病理改变。

（2）毒性的物质基础 从20世纪60年代开始，国内外学者就已对仙茅化学成分进而研究，到目前为止，分离鉴定的成分主要涉及酚及酚苷类、含氯酚、四环三萜皂苷类、木脂素类、生物碱、黄酮、挥发油及微量元素类等[5, 6]。目前，仙茅的研究主要集中在有效成分、药理及药效等方面，毒性的物质基础研究太少。目前难以准确的断定其毒性成分，其毒性成分也可能是大剂量的活性成分引起的，需对仙茅成分及其毒性进行深入研究。

（3）毒性的分子机制 仙茅乙醇提取物大剂量、长期反复给药的毒性，可能的毒性靶器官涉及到肝、肾以及生殖器官，可能与升高血清亮氨酸氨基转肽酶（LAP）促卵泡激素（FSH）水平，降低血清超氧化物歧化酶（SOD）活力和谷胱甘肽（GSH）的含量，降低肝微粒体中细胞色素b5和细胞色素P450亚酶（CYP1A1）的含量，升高肝细胞中乳酸脱氢酶（LDH）、血清白蛋白（ALB）的含量和引起睾丸和卵巢线粒体肿胀，空泡变性等作用有关。并可能引起血清尿素氮（BUN）、肌酐（CERA）、天冬氨酸转氨酶（AST）及丙氨酸转氨酶（ALT）升高，肝脏、肾脏、睾丸脏器系数增加[4]。仙茅对生殖器官的毒性也可能与其生殖系统作用有关。

3. 毒性的临床对策和表现

历代医家都很重视仙茅的毒性控制，采取的方法除了用量控制外，还包括特定的炮制、组方配伍等。

《中国药典》自2000年版至2015年版只收录1种规格，即"饮片"，其炮制方法"除去杂质，洗净，切段，干燥。"此外，历代炮制文献中还记载了炒制、沿制、酒制、蒸制等方法，南北朝刘宋时代有乌豆水浸后加酒拌蒸，宋代《济生方》记载酒浸、《总录》记载米泔水浸。《景岳全书》载米泔水浸后用酒拌蒸、《正宗》载蒸制、《逢原》载酒浸焙干等。《中国药典》（1963年版）载酒制[7]。仙茅历代炮制方法繁多，而现代酒炙法较常用，也对仙茅的酒炙法行了许多改进和创新。传统认为仙茅经酒炙后可增强其活血通络，温补肾阳的作用。有文献报道仙茅酒制后确有减毒的作用，但是具体炮制如何降低仙茅毒性，改变仙茅何种毒性成分的含量，都有待进一步研究。

组方配伍是常见的仙茅使用方法，淫羊藿、山茱萸、白芍、黄芪、熟地黄、当归、巴戟天等常见于仙茅配伍使用。有报道淫羊藿对仙茅的毒性具有制衡作用，即有减毒作用[8]。

4. 毒性和药效评价

（1）毒性在复方中的表现 仙茅补肾阳、强筋骨、祛寒湿功效较强，可单独服用或作为复方中的君药用于阳痿精冷、筋骨痿软、腰膝冷痛、阳虚冷泻，疗效确切。临床上，仙茅-淫羊藿是中医常用的温补肾阳药对，也是中医经典方"二仙汤"中的两味主药之一。仙茅乃温肾补阳之专药，淫羊藿亦能益精气补肾阳，二药配伍，相须为用，相得益彰。有研究表明，"二仙"配伍可增效减毒，但其增效减毒的配伍比例、与成分含量的相关性及药理机制等有待阐明[7]。近期研究集中在骨质疏松治疗和与淫羊藿合用的评价，认为仙茅苷毒性强，是产生毒性作用的成分[8~10]。

（2）药效学特点与毒性的防控 基于现代研究可知，仙茅发挥药效作用的主要成分为仙茅苷等成分，然而，其引起毒性反应的主要成分并不明确。临床上，仙茅中毒剂量与其有效剂量差距较大，急性毒性不明显，仅在长期大量使用时可能造成蓄积毒性。此外，采用炮制、配伍、制剂等方法，并加强对仙茅有效部位或天然活性成分的研究，将为仙茅更好的临床应用起到促进作用。

结论

现代对仙茅的药效学进行了多方面的研究，证明仙茅具有抗惊厥、促进乳房发育、抗炎等药理学作用，并发现其药效学基础为仙茅苷等酚苷类成分。仙茅的系统毒理学研究较少，而且尚未发现有明确的毒性反应，提示仙茅的毒是其大剂量下的药理作用表现，属于仙茅药用的不良反应。仙茅中是否会有明确的毒性成分，有待深入研究。

参考文献

［1］李珣.海药本草辑校本［M］.北京：人民卫生出版社，1997：33.

［2］李卓.浅谈补益类中药的不良反应［J］.中国工业医学杂志，2002，15（4）：204-205.

［3］赵景云.近十年来中药及其制剂不良反应综述［J］.云南中医杂志，1991，12（4）：28-3.

［4］鲍荟竹，赵军宁，宋军，等.仙茅醇提取物大鼠长期毒性试验研究［J］.中药药理与临床，2011，27（3）：70-73.

［5］李宁，赵友兴，贾爱群，等.仙茅的化学成分研究［J］.天然产物研究与开发，2003，15（3）：208-211.

［6］曹大鹏，郑毅男，韩婷，等.仙茅属植物化学成分及生物活性研究进展［J］.药学服务与研究，2008，8（1）：59-62.

［7］王孝涛.历代中药炮制法汇典（现代部分）［M］.南昌：江西科学技术出版社，1998：53-54.

［8］朱芳芳，杨明华，陈婉姬，等.不同配伍比例仙茅-淫羊藿药对的毒性与含量相关性［J］.中国实验方剂学杂志，2015，21（5）：175-177.

［9］薛黎明.基于蛋白质组学淫羊藿苷防治骨质疏松作用机理及药对"淫羊藿仙茅"配伍机制研究［D］.第二军医大学，2012

［10］郭元晖，薛黎明，聂燕，等.淫羊藿苷和仙茅苷协同抑制破骨细胞的形成、分化和骨吸收功能［J］.药学实践杂志，2013，31（4）：262-266.

（张　雪，王　霖　杜冠华）

白附子
RISAEMATIS RHIZOME

白附子，又名禹白附、奶白附、鸡心白附、独角莲、独脚莲、疔毒豆、雷振子、麻芋子、红南星，为天南星科植物独角莲 *Typhonium giganteum* Engl.的干燥块茎[1]。呈椭圆形或卵圆形，长2~5 cm，直径1~3 cm。表面白色至黄白色，略粗糙，有环纹及须根痕，顶端有茎痕或芽痕。质坚硬，断面白色，粉性。气微，味淡，麻辣刺舌。以河南禹州产者为道地药材。

《中国药典》（2015年版）记载，白附子味辛，性温；有毒。归胃、肝经。祛风痰，定惊搐，解毒散结，止痛。内服用于中风痰壅，口眼㖞斜，语言謇涩，惊风癫痫，破伤风，痰厥头痛，偏正头痛，外用瘰疬痰核、毒蛇咬伤。一般炮制后用，外用生品适量捣烂，熬膏或研末以酒调敷患处。

1. 历史文献关于天南星毒的记载

根据现存历史文献，白附子用药历史悠久，早在我国古代南北朝时期陶弘景所著《名医别录》就有白附子作为药物使用的记载，将其列为下品，有小毒。主治心痛、血痹、面上百病，称其生蜀郡，三月采。气味辛甘，大温。而秦汉时期其他药学著作如《神农本草经》《吴普本草》《本草经集注》等则未见白附子的相关记载。

唐代《新修本草》记载其主心痛血痹，面上百病，行药势。生蜀郡，三月采。但并无毒性记载。唐末本草学家李珣《海药本草》记载其毒性，"生东海又新罗国，苗与附子相似。大温，有小毒"。宋代唐慎微所著《证类本草》也从前人说"形如天雄，新罗出者佳"，其余如《本草拾遗》《开宝本草》《汤液本草》等药学著作中则未见白附子相关用药记载。

及至明清时，药物著作中多有记载，但对毒性所述略有不同。在明代李时珍所著《本草纲目》中，称其气味辛、甘、大温、有小毒，主治中风口，半身不遂，风痰眩晕，喉痹肿痛，偏附疝气，小儿慢脾惊风等。在明代倪朱谟所著《本草汇言》、明代李中立所著《本草原始》及明代缪希雍所著《神农本草经疏》

中，均称其有小毒。但在明代刘文泰所著《本草品汇精要》，明代陈嘉谟所著《本草蒙筌》及明代李中梓所著《本草新编》中，则均称其无毒。

现代研究和记载中，20世纪50年代《中药志》收录的白附子为天南星科植物独角莲的干燥块茎。《中国药典》（1963年版）将关白附、禹白附均单独列出，《中国药典》（1977年版）收录白附子，且在白附子药名下加用括弧标出禹白附，同时又另外列有"关白附"，而《中国药典》（1985年版）白附子药名下仍加用括弧标出禹白附，关白附不再收录。之后历版药典只单列白附子，不再加用括弧标出禹白附[2]。

另外，从白附子的本草考证和历史沿革来看，历史上"白附子"存在品种混用的情况。自唐代到清代期间历代本草药用白附子主要是以毛茛科的黄花乌头即关白附为主流。而禹白附最早使用记载始于李中立所著的《本草原始》，而明末才将禹白附、关白附并称白附子入药。禹白附为天南星科植物，而关白附为毛茛科植物，两者并非同一物质。

2. 现代毒性相关研究

（1）毒性的反应　白附子作为临床常用中药，历代有毒之说并不统一，一说有小毒，故历代内服多以炮制品入药。现代研究认为白附子口服无毒，注射有明显毒性[3]。但现今较为一致的说法是作为天南星科植物，其毒性反应与天南星相似，毒性反应主要表现在消化道、皮肤及中枢神经系统，对口腔、咽喉及皮肤黏膜有很强的刺激性。误食可致咽喉烧灼感、口舌麻木、黏膜糜烂、水肿、流涎、张口困难等症状，严重者窒息[4]。继则中枢神经系统受到影响，出现头晕心慌、四肢麻木，甚至昏迷、窒息、呼吸停止，有的可能引起智力发育障碍等[5, 6]。

（2）毒性的物质基础　现代研究报道显示，白附子的刺激性或毒性成分主要来自于其植物中所含有的草酸钙针晶、草酸钙针晶表面糖蛋白和微量的多糖[7-9]，是毒性的物质基础。草酸钙针晶产生刺激性毒性的机制被认为与其特殊的针形晶型、针晶上所附的蛋白酶类物质及植物中黏液细胞相关。草酸钙针晶通过单独或与酶类物质共同作用，或通过特殊的黏液细胞[10]对皮肤、黏膜、结膜、肌肉等局部组织产生较强的刺激性和腐蚀性[11]。口服白附子后有发麻感，刺激咽喉和胃肠道黏膜引起呕吐、腹痛、腹泻等消化道和泌尿道刺激症状。外用时刺激黏膜、皮肤，引起发红、烧灼感、水泡，甚至溃疡，可影响到肌肉组织。现在还有观点认为有机酸类如桂皮酸等也与其毒性有关[12]。

（3）毒性的分子机制　有报道白附子"毒针晶"中所分离出的凝集素蛋白，可诱导大鼠腹腔中性粒细胞迁移，活化巨噬细胞，激活炎症信号通路NF-κB，导致炎症反应，诱导炎症介质一氧化氮（NO），前列腺素E_2（PGE_2）释放[13, 14]。毒针晶蛋白含有的凝集素蛋白，能够增强其刺激性毒性[15]。但这一结论并不能很好解释大剂量口服后的不良反应。

3. 毒性的临床对策和表现

历代医家都很重视白附子的毒性控制。采用的方法除了控制用量外，还包括炮制加工、配伍减毒等。

将白附子药材或饮片进行炮制后会降低或消除毒性或改变活性。历代炮制方法有姜制、白矾制、黑豆制、皂角制、甘草制等。姜矾煮制法是白附子现今最常用的炮制方法，也是2015年版药典所列炮制方法[16]。矾制法解毒是由于矾水体系与白附子草酸钙针晶分子中的草酸根离子结合促使草酸钙分解，针晶的刚性支撑被破坏，同时酸性矾水体系可使毒针晶中蛋白溶解，晶体结构破坏，从而使毒性减轻或消失。也有人认为加入白矾后 Al（OH）$_3$ 在水中呈凝胶状态，本身带有电荷，易与禹白附毒性成分结合或吸附而减毒[17, 18]。另外有报道炮制后水溶性成分，如有机酸等，含量明显减少，而这些成分与毒性具有一定相关性[19]。但炮制过程中加热时间、加矾量与所炮制饮片的质量和毒性密切相关。现代工艺通过超微粉碎技术可破坏白附子针晶引起刺激性的特殊结构，也可有效降低其毒性[20]。

4. 毒性和药效评价

（1）毒性的特点及与药效的关系　目前报道的白附子的药理活性比较广泛，包括抗肿瘤、抗炎抑菌、镇静、镇痛、抗惊厥、免疫调节、祛痰、抗破伤风毒素、祛痰、美容等作用[21~23]。

白附子含有多种化学成分，以苷类（脑苷）、氨基酸、有机酸、甾体类 β-谷甾醇、脂肪酸、胆碱、植物蛋白凝集素等成分含量较高，为其主要药效成分[24~26]。但其药效和毒性与化学成分之间的关系目前尚不明确，特别是炮制后药效与成分含量变化的关系有待进一步研究[27]。

（2）毒性在复方中的表现　白附子具有祛风痰、息风止痉，解毒散结，止痛功效。《中国药典》（2015年版）中收录含天南星的复方有8个：小儿至宝丸、抱龙丸、牛黄镇惊丸、玉真散、医痫丸、清眩治瘫丸、醒脑再造胶囊、复方牵正膏。在复方中除复方牵正膏外，均内服，且内服药中制白附子和生白附子均有应用。该药在配方中配伍与减毒作用无关。

（3）药效学特点与毒性的防控　基于现代研究可知，白附子发挥药效作用的主要成分可能为有机酸类、甾醇类、凝集素类等，但毒性研究结果显示，白附子作为天南星科植物，其刺激性毒性主要源自植物中所含有的草酸钙针晶、草酸钙针晶表面糖蛋白和微量的多糖，其安全范围小，生品多外用，内服多为炮制品[28]。临床应用时不仅要考虑控制使用剂量，采用炮制、配伍、制剂等减毒方法，更需加强对其活性成分与毒性之间关系的研究，促进白附子的临床应用。白附子安全范围小，因此要严格控制剂量，既要限制每次用药剂量，还要限制用药时间，防止药物在体内蓄积中毒。

结论

白附子在传统中药中应用历史悠久，在多种中医典籍中均记载其有小毒。现代研究分析认为，传统文献对白附子"毒性"的记载反映了其药理、药性作用和临床药用特点，提示传统文献中提到的毒性可能是白附子在大剂量使用中的不良反应。白附子的"毒性"可能主要来自于其植物中所含有的草酸钙针晶、草酸钙针晶表面糖蛋白和微量的多糖，也可能还有其他尚未认识的成分。因此，对白附子临床药效、化学成分、药理学机制的深入研究，将有助于更好地指导该药在临床应用。

参考文献

［1］黄金钰，戴忠，马双成.白附子的研究进展［J］.中草药，2015，46（18）：2816-2822

［2］杨培树，张娜.毒性中药"白附子"的鉴别及应用［J］.天津药学，2012，24（2）：55-56

［3］秦平，卢贺起，魏雅川.白附子临床应用辨误［J］.中国中医药信息杂志，2009，16（4）：109-112

［4］王勇，马玉琛.白附子在痹病中的应用及药理研究［J］.中国中医急症，2012，22（3）：350-351

［5］吴连英，仝燕，程丽萍.关白附禹白附抗炎及毒性比较研究［J］.中国中药杂志，1991，16（10）：597-599.

［6］于智敏，王克林，李玉海，等.常用有毒中药的毒性分析与配伍宜忌［M］.北京：科学技术文献出版社，2005：200.

［7］葛秀允，吴皓.天南星科有毒中药毒针晶的组成成分分析［J］.药物分析杂志，2010，30（2）：190-193

［8］吴皓，钟凌云.天南星科有毒中药刺激性作用比较研究［J］.中国种农药杂志，2008，33（4）：380-384.

［9］郁红礼，吴皓，朱法根.天南星科4种有毒中药毒针晶糖类成分的单糖组成分析［J］.南京中医药大学学报，2010，26（3）：193-195.

［10］李晓丽，宋振华，王松梅.毒性中药及其应用［J］.山东中医药大学学报，1979，21（1）：24.

［11］钟凌云，吴皓.天南星科植物中黏膜刺激性成分的研究现状与分析［J］.中国中药杂志，2006，33（4）：1561-1563.

［12］余家奇，何世坚，冉会敏，等.白附子不同炮制品中桂皮酸的含量测定［J］.辽宁中药杂志，2013，40（12）：2551-2553.

［13］刘先琼，吴皓，郁红礼，等.半夏、掌叶半夏、禹白附凝集素蛋白的刺激性研究［J］.中国实验方剂学杂志，2011，17（18）：244-247.

［14］刘先琼，吴浩，郁红礼，郗有丽.白附子凝集素的促炎作用及与居留细胞等的

相关性研究［J］.中华中医药杂志，2012，27（4）：1011-1015

［15］石延榜，张振凌.白附子化学成分及药理作用研究进展［J］.中国实用医药，2008，3（9）：130-131.

［16］余家奇，何世坚，冉会敏，等.白附子不同炮制品中桂皮酸的含量测定［J］.辽宁中医杂志，2013，40（12）：2551-2553

［17］李艳凤，马英丽.白附子炮制的历史沿革与现代研究进展［J］.中医药学报，2010，39（4）：105-106.

［18］朱涛，吴皓，张琳.中药禹白附研究概况［J］.中华中医药学刊，2008，26（6）：1176-1178.

［19］秦平，卢贺起，魏雅川.白附子临床应用辨误［J］.中国中医药信息杂志，2009，16（4）：109-112.

［20］姚三桃，傅桂兰，洪海燕.白附子炮制前后成分含量的变化［J］.中国中药杂志，1993，18（4）：212

［21］李先端，程立平，仝燕，等.祛除白附子麻辣刺激性新技术—超微粉碎［J］.中国实验方剂学杂志，2008，14（9）：26-29.

［22］刘筱清，薛雯，梁雪琰，等.白附子生品和不同炮制品对小鼠体内抗肿瘤作用的比较研究［J］.中医药信息，2011，28（6）：38-39

［23］袁菊丽.白附子的研究进展［J］.陕西中医学院学报，2010，33（3）：94-95

［24］朱耀寰，迟相林.白附子抗肿瘤作用研究［J］.中药药理与临床，2006，22（3，4）：122-123

［25］艾凤伟，张嵩，李艳凤，等.白附子的化学成分研究［J］.中草药，2010，41（2）：201-203.

［26］张耀军.中药白附子化学成分及质量控制研究进展［J］.国医论坛，2011，26（4）：53-54

［27］熊成成，蔡婉萍，林嘉娜，等.白附子不同炮制品药理作用评价研究［J］.中草药，2016，39（8）：1763-1766

［28］高世勇，王珑.独角莲药用研究［J］.哈尔滨商业大学学报，2014，30（2）：145-149.

（李韶菁　孔令雷　杜冠华）

白果
GINKGO SEMEN

白果，又名鸭脚子、灵眼、佛指柑，为银杏科植物银杏 *Ginkgo biloba* L.的干燥成熟种子，略呈椭圆形，表面黄白色或淡棕黄色，平滑，边缘具2~3条棱线，中种皮（壳）骨质，坚硬。内种皮膜质，种仁宽卵球形或椭圆形，一端淡棕色，另一端金黄色，横断面外层黄色，胶质样，内层淡黄色或淡绿色，粉性，中间有空隙，味甘、微苦。

《中国药典》（2015年版）记载，白果味甘、苦、涩，性平；有毒。归肺、肾经。具有敛肺定喘、止带缩尿之功效。用于痰多喘咳，带下白浊，遗尿尿频。常用量5~10 g，炮制后服用。

1. 历史文献关于白果毒的记载

根据现存历史文献，在我国古代早期没有白果作为药物使用的记载。秦汉魏晋时期的药学著作如《神农本草经》《吴普本草》《名医别录》《本草经集注》等均未见白果的相关记载。

及至唐宋元时期，在《新修本草》《开宝本草》《证类本草》《本草拾遗》《汤液本草》等药学著作中也未见白果相关记载。可能与传统中医药尚未使用白果作为治疗药物，或因来源有限应用还不广泛有关。

在《本草纲目》"发明"项中，李时珍曰 "银杏，宋初始著名，而修本草者不收。近时方药亦时用之。"说明白果入药至少始于宋代，元明时期已成为常用药。李时珍以 "白果" 为正名将白果收录《本草纲目》卷三十果部之二，释名鸭脚子，并注明 "原生江南，叶似鸭掌，因名鸭脚。宋初始入贡，改呼银杏，因其形似小杏而核色白也。今名白果。"《文选·吴都赋》注 "平仲果，其实如银，未知即此果否？" 欧阳修诗 "绛囊初入贡，银杏贵中州"。明确介绍了白果名称的由来和药用历史变迁。关于银杏的形态和生长特征，李时珍有曰 "二月开花成簇，青白色，二更开花，随即谢落，人罕见之。一枝结子百十，状如楝子。经霜乃熟烂。去肉取核为果，其核两头尖，三棱为雄，二棱为雌。其仁嫩时绿色，久则黄。其树耐久，肌理白腻"。

李时珍在 "气味" 项中记载白果核仁 "甘、苦、平、涩，无毒"，主治 "生食，引疳解酒，熟食益人（李鹏飞）。熟食，温肺益气，定喘嗽，缩小便，止白浊。生食，降痰，消毒杀虫。嚼浆，涂鼻面手足，去皱皱，及疥癣疳阴虱（时珍）"。李时珍虽然在 "气味" 项中记载白果 "无毒"，但紧随其后有补充 "熟食，小苦微甘，性温有小毒。多食令人胪胀"。瑞曰 "多食壅气动风。小儿食多昏霍，发惊引疳。同鳗鲡鱼食，患软风。"《物类相感志》言 "银杏能醉人" 这些足以证实白果过量食用对身体不利，且 "其花夜开，人不得见，盖阴毒之物，故又能杀虫消毒" 又暗示了白果对人体可能产生潜在的毒性。而《三元延寿书》言 "白果食满千个者死" "昔有饥者，同以白果代饭食饱，次日皆死也" 明代之《滇南本草》中记载 "不可多食，若食千枚其人必死" "多食壅气发胀而动风。小儿多食，昏迷发惊" 则明确指出白果过量食用足以致人死亡。

随着白果广泛使用，其毒性在明清时期得到进一步认识。明代陈嘉谟在《本草蒙筌》（公元1565年）中记载 "白果一名银杏，俗呼鸭脚。秋熟击落，壳白肉青。少食堪点茶餍酒，多食则动风作痰。食满一千，令人少死。阴毒之果，不可不防。小儿勿食，极易发惊"，这些记载也与前面《物类》和《滇南》所述一致。

清代陈士铎在《本草新编》卷之五（羽集）中对白果性味、归经、功效和主治作了进一步归纳。"味甘、少涩"与《本草纲目》关于白果的表述类似，新增"气微寒"。首次提出白果"入心经，通任、督之脉，至于唇口"，且与白果的功效和毒性密切相关。并认为尽管"此前注《本草》者并未言及"，是由于先人对事物的认识有待于进一步拓展，"神农尝百草，安能尽尝，则注《本草》者，何能尽注，所望于后人阐发者实多"。于是作者在实际应用的基础上，进一步强调了白果的治疗剂量是十枚且熟食，与前述的"熟食益人"相吻合。正如15世纪瑞士医学家Paracelsus提出"药物与毒物的区别在于剂量"，《本草新编》也记载了"有毒，多食至千者死"，"或谓白果小儿最不宜食，有食之口吐清水而死者"，"白果，少用则益于任督，多用则损于包络"，"口吐清水者，过清其心也。包络为心之相臣，包络损而心亦损矣"，说明剂量与毒性发生的相关性，过犹不及。"然必心气原虚，而又食白果至数百枚者，始有此祸，非食数十枚，便致如此也""倘包络火旺者，食数百枚，正复相宜。唯包络素虚寒者，实宜戒耳"，以上论述表明古人已认识到，白果对体质虚寒者或小儿在过量服用时可产生毒性。

明清时期有关白果毒性的记载经历了从"无毒"到"有毒"，由毒性症状观察到毒理机制探索的认识过程，指出毒性产生的原因在于白果入心经，虚寒体质和过量服用导致过度清心，损经络。确证了白果治疗剂量基本无副作用，而熟食白果可大大降低毒性，因此以小毒作为概括。然而，历史文献对白果毒性的认识具有以下局限性：第一，产生毒性的化学成分不明确；第二，多食白果导致的胪胀、昏霍和发惊的机制尚不明确，并将这些反应一并归为毒性。除上述药学著作，《本草汇言》《本草原始》《本草纲目拾遗》《植物名实图考》《本草品汇精要》《本草经解》《药鉴》《本草蒙筌》《本草新编》《神农本草经疏》《医学衷中参西录》等均未见白果的相关记载。

2. 现代毒性相关研究

（1）毒性的反应　早在1975年就有报道，临床应用白果出现毒性反应，在白果中毒的成年患者出现强直阵挛性发作，血液中维生素B_6水平降低，经过吡哆醇保守治疗，其精神症状完全缓解，阵挛未复发[1]，其血液和脑脊液中可检出毒性物质[2]。现代大量临床案例表明，白果有毒，儿童对白果更为敏感。生食7~15枚即引起不良反应，3~7岁小儿食用30~40枚可发生严重中毒，甚至死亡。白果中毒潜伏期为1~12小时，临床表现为恶心、呕吐、腹痛、腹泻、嗜睡、烦躁不安、昏迷、抽搐、呼吸困难、瞳孔放大、对光反应迟钝，直至死亡。不仅生食白果易引起中毒，白果煮熟后亦不能过多食用，可能与其中致毒致敏物质具有热稳定性相关[3]。

（2）毒性的物质基础　白果含ginkbilobin-2（Gnk2）[4-6]，4′-O-methylpyridoxine（MPN）单体及5′-O-glucoside（PLP，维生素B_6的活性形式）所占比例为179~182 μg/g[3]（其中单体含量为25 μg/g）[7]，银杏二酚，白果酚（白果酸），银杏甲素[8]，白果油（含有多种不饱和脂肪酸，含量大于91%，干白果中白果油的含量为1.92%~4.42%）[9]。其中白果外种皮作为银杏种子的皮层，所含的化学活性成分主要有黄酮素、木质素、脂肪酸、烷基酚等[10]，其中醚溶性成分包括银杏黄素（ginkgotin）、异银杏黄素（isoginkgotin）、氢化白果酸（hydroginkgoic acid）、白果酚（ginkgol）和白果醇（ginnol）[11]。白果的有毒成分是肉质外皮所含银杏酸和银可酚。

毒代动力学研究显示，大鼠血管内注射MPN 5 mg/kg，可显著降低血浆中PLP的浓度，血浆中pyridoxal（PL）和4-pyridoxic acid的浓度升高，可能与MPN代谢为PL或MPN介导的PL激酶活性抑制相关。MPN在大鼠血浆中的半衰期是（0.91 ± 0.05）小时，短于其在人血浆中的半衰期[12]。

（3）毒性的分子机制　研究证实，白果的毒性主要是由4-O-甲基吡哆醇（4-O-methylpyridoxine）引起，毒理机制包括拮抗人脑中维生素B_6代谢相关酶活性和抑制脑中谷氨酸转化为4-氨基丁酸[13]。此外，银杏毒素（MPN）可能抑制神经递质GABA（γ-aminobutyric acid）的形成[14]。银杏毒素来源于银杏叶和白果，是一种与维生素B_6相关的抗维生素结构，可作为底物，竞争性结合重组人源吡哆醛激酶，较吡哆醛、吡哆胺和吡哆醇具有更低的K（m）值，可在体外或体内减少吡哆醛磷酸盐的生成，摄入银杏毒素可诱发癫痫发作和其他神经系统症状[15]。

3. 毒性的临床对策和表现

白果中毒目前尚无特殊解毒剂，以对症治疗为主。

4. 毒性和药效评价

（1）毒性的特点及与药效的关系　白果药理作用广泛[16]，包括镇咳、祛痰和平喘[17]。主要用于治疗哮喘[18]、咳嗽、遗尿[19]、化脓性皮肤感染和肠道蛲虫感染，在预防癌症，心血管和神经系统疾病方面也有应用[20, 21]。通过研究白果有效成分，发现其总酸性成分具有减轻实验动物结核病状的性能。总酸性成分包括白果酸、氢化白果酸和氢化白果亚酸等[22]，其他有效成分可能包括银杏内酯B和银杏内酯C在内的萜类内酯[23]。而白果中毒或致敏的主要原因是白果仁中含有的白果中性素（白果醇、白果酸、白果酚）、4′-O-甲基吡哆醇及少量氰苷[24]。

（2）毒性在复方中的表现　中华人民共和国卫生部药品标准《中药成方制剂》第二册收录的白果的复方1个，银杏露中白果仁为君药。急性毒性试验表明，银杏露对小鼠一日内灌胃的最大药量为240 g（生药）/kg。大鼠长期毒性试验结果表明，银杏露对大鼠的体重、自主活动、进食、体征、血生化、脏器指数、病理检查等均无不良影响。推测银杏露按照临床拟定剂量和疗程服用安全性良好[25]。

（3）药效学特点与毒性的防控　基于现代研究进展，可知白果发挥药效作用的主要成分是白果总酸性成分，引起毒性的主要成分是4′-O-甲基吡哆醇。在白果的临床应用时，不仅要严格控制白果的使用剂量，采用炮制等减毒的方法，如《中国药典》（2015年版）中有白果仁和炒白果仁的炮制方法，还应综合考虑患者的身体状况，体质虚寒者慎用，小儿慎用。

结论

近几十年来，对银杏的研究受到广泛重视，特别是对银杏叶的研发和应用促进了银杏相关有效物质的认识，对不同成分可能引起的不良反应也有新的认识。明确了白果在应用中既可以产生确切的治疗作用，同时可能伴发潜在的威胁身体健康的毒副反应，甚至致人死亡。通过熟食白果和根据患者体质调整用药可能有效降低白果所致不良反应。现代研究表明，白果总酸性成分和萜类内酯可能是白果发挥药效的物质基础，而4′-O-甲基吡哆醇及其5′-糖苷和白果中性素是白果产生毒性的物质基础，加热煮熟可部分去除白果毒性。白果通过加工可以食用，但应注意处理方法和食用量。

参考文献

[1] Jang H S, Roh S Y, Jeong E H, et al. Ginkgotoxin Induced Seizure Caused by Vitamin B$_6$ Deficiency [J]. Journal of Epilepsy Research, 2015, S 104-106.

[2] 洋. 入江, 茂. 山下, 泰. 新庄. An adult case of ginkgo seed poisoning with toxic substance detected in blood and cerebrospinal fluid [J]. Israel Journal of Medical Sciences, 1975: 11.

[3] Scott P M, Lau B P Y, Lawrence G A, et al. Analysis of Ginkgo biloba for the presence of ginkgotoxin and ginkgotoxin 5′ -glucoside [J]. Journal of Aoac International, 2000 (83) -.

[4] Miyakawa T, Sawano Y, Miyazono K, et al. Crystallization and preliminary X-ray analysis of ginkbilobin-2 from Ginkgo biloba seeds: a novel antifungal protein with homology to the extracellular domain of plant cysteine-rich receptor-like kinases [J]. Acta Crystallographica, 2007, 63: 899-899.

[5] Miyakawa T, Miyazono K, Sawano Y, et al. Crystal structure of ginkbilobin-2 with homology to the extracellular domain of plant cysteine-rich receptor-like kinases [J]. Proteins Structure Function & Bioinformatics, 2009, 77: 247.

[6] Gao N, Wadhwani P, Mühlhäuser P, et al. An antifungal protein from Ginkgo biloba binds actin and can trigger cell death [J]. Protoplasma, 2016, 253: 1159-1174.

[7] Lawrence G A, Scott P M. Improved extraction of ginkgotoxin（4'–O–methylpyridoxine）from Ginkgo biloba products [J]. Journal of Aoac International, 2005: 88.

[8] 马桂林, 侯颖, 刘琨, 等. 白果外种皮及白果仁化学成分的分离及药理活性 [C]. 2000 中国药学会学术年会, 2000.

[9] 邓乾春, 曾常敏, 田斌强, 等. 白果油的提取及脂肪酸组成分析 [J]. 中国油脂, 2007, 32: 76–79.

[10] 潘再法, 周彦, 於小仙, 等. 白果外种皮化学成分的裂解甲基化气相色谱–质谱分析, 全国色谱学术报告会, 2009.

[11] 王杰, 余碧玉, 刘向龙, 等. 银杏外种皮化学成分的分离和鉴定 [J]. 中草药, DOI, 1995: 290–292.

[12] Kobayashi D, Yoshimura T, Johno A, et al. Decrease in pyridoxal–5'–phosphate concentration and increase in pyridoxal concentration in rat plasma by 4'–O–methylpyridoxine administration [J].Nutrition Research, 2015, 35: 637–642.

[13] Wada K, Ishigaki S, Ueda K, et al. Studies on the constitution of edible and medicinal plants. I. Isolation and identification of 4–O–methylpyridoxine, toxic principle from the seed of Ginkgo biloba L [J]. Chemical & Pharmaceutical Bulletin, 1988, 36: 1779–1782.

[14] Lee G H, Sung S Y, Chang W N, et al. Zebrafish larvae exposed to ginkgotoxin exhibit seizure–like behavior that is relieved by pyridoxal–5'–phosphate, GABA and anti–epileptic drugs [J].Disease Models & Mechanisms, 2012, 5: 785–795.

[15] Kästner U, Hallmen C, Wiese M, et al. The human pyridoxal kinase, a plausible target for ginkgotoxin from Ginkgo biloba [J]. Febs Journal, 2007, 274: 1036–1045.

[16] Nan M, Guo X, Zhen R, et al. Review of Ginkgo biloba–induced toxicity, from experimental studies to human case reports [J]. Journal of Environmental Science & Health Part C Environmental Carcinogenesis Reviews, 2017, 35: 1–28.

[17] 金捷, 金祖汉, 郭月芳, 等. 银杏露镇咳、祛痰及平喘的药效学研究 [J]. 中成药, 2001, 23: 361–363.

[18] 徐辉甫, 陈壮林, 鲁芳. 银杏露配合治疗儿童哮喘临床观察 [J]. 中国现代应用药学, 2004, 21: 330–331.

[19] Mahady G B. Ginkgo Biloba: A Review of Quality, Safety, and Efficacy [J]. Nutrition in Clinical Care, 2001, 4: 140–147.

[20] Goh L M, Barlow P J. Antioxidant capacity in Ginkgo biloba [J]. Food Research International, 2002, 35: 815–820.

[21] Dal Belo S E, Gaspar L R, Maia Campos P M. Photoprotective effects of topical formulations containing a combination of Ginkgo biloba and green tea extracts[J]. Phytotherapy Research, 2001, 25: 1854–1860.

［22］傅丰永，于德泉，宋维良，等.白果化学成分的研究——氢化白果亚酸［J］.化学学报，1962（DOI）：54-58.

［23］张勇，周亚球，陈法贵.HPLC-ELSD法测定银杏露中银杏内酯B和银杏内酯C含量［J］.药物分析杂志，2008（DOI）：1732-1734.

［24］王秀琴，陆茹，谢红利.小儿白果中毒18例临床分析［J］.实用临床医药杂志，2009，13：125-125.

［25］何翱，陈仙.银杏露急性毒性及长期毒性试验［J］.中国现代应用药学，2002，19：106-108.

（祖 勉 刘艾林 杜冠华）

白屈菜
CHELIDONIUM MAJUS

白屈菜，又名土黄连、牛金花、八步紧等，为罂粟科植物白屈菜 *Chelidonium majus* L.的全草。白屈菜茎圆柱形，干瘪中空，黄绿色，被白粉，有较明显的节，节间距不定；叶互生，多无明显叶柄。花冠，黄色，倒卵形。蒴果细圆柱形，灰绿色。种子多数，卵形，暗褐色[1]。

《中国药典》（2015年版）记载，白屈菜味苦，性凉；有毒，归肺、胃经。具有解痉止痛，止咳平喘之功效。用于胃脘挛痛，咳嗽气喘，百日咳。常用量9~18 g，炮制后入饮片用。

1. 历史文献关于白屈菜毒的记载

白屈菜最早载于明代的《救荒本草》，述其"煮后去汁，用以充饥"[2]，并无关于毒的记载。古代药用本草诸籍《神农本草经》《吴普本草》《名医别录》《本草经集注》《新修本草》《本草拾遗》《开宝本草》《证类本草》《汤液本草》《本草纲目》《本草品汇精要》《本草蒙筌》《药鉴》《本草新编》等均未见记载，但民间流传其能治疗腹痛、疮毒等疾病。

现代中药书籍《四川中药志》中记载：白屈菜"性微温，味苦辛，有毒，治肝硬化、皮肤结核、脚气病、胆囊病及水肿黄疸"。《北方常用中草药》述其"味苦，性寒，有毒，有镇痛、止咳、杀菌、利尿、解疮毒之功"。

据《中国药用植志》记载，白屈菜可用于胃肠疼痛及溃疡，外用为疥癣药及消肿药，以生汁涂布之。《山西中药志》述其可下心火、退烧解热、消炎杀菌、镇痛镇静。《吉林中草药》综合其有利尿、疏肝、止痛之效，主治水肿、黄疸、肝硬化及外敷治疗肿疡、蜂蜇、皮肤结核、胃痛等[3]。但无关于"毒"的记载。

由上可见，早期白屈菜曾在饥荒之年作为野菜充饥之用，并无有关其毒性的记载。直到近代，《四川中药志》《北方常用中草药》等才有了其有毒的记载。

将白屈菜作为有"毒"的原因尚不清楚。

2. 现代毒性相关研究

（1）毒性的反应　白屈菜用量过大易出现毒性反应。研究表明，用大量的白屈菜喂养动物，可发生抽搐性痉挛及中枢神经麻痹；人服用过量则可引起头痛、头晕、间歇性痉挛，或血便、血尿、瞳孔反应迟纯、意识不清等症状[4, 5]，这些表现可能是其有"毒"的来源。

曲桂娟等发现小鼠肌内注射不同剂量的白屈菜总生物碱（640~1953.25 mg/kg）后，其最小致死量为640~800 mg/kg、半数致死量（LD_{50}）为1222.55 mg/kg[6]；慢性毒性试验结果表明，大鼠肌内注射1/10、1/30和1/50 LD_{50}剂量的白屈菜总生物碱后，未发现有慢性中毒现象[7]。另外，近年的研究表明，白屈菜及其生物碱具有一定细胞毒性，能通过多种机制杀伤多种肿瘤细胞，抑制肿瘤的生长[8]。唐万侠等研究表明，白屈菜乙醇提取液对防治昆虫具有显著作用，能干扰其保护酶系，打乱其生理代谢[9]。

（2）毒性的物质基础　白屈菜含多种化学成分，可分为生物碱类和非生物碱类。其中生物碱成分主要有白屈菜碱、白屈菜红碱、高白屈菜碱、血根碱、屈菜赤碱、普多平、黄连碱、小檗碱、原阿片碱及四氢黄连碱等。生物碱在根中含量最高，而根中又以白屈菜红碱和血根碱含量最丰富[10]。白屈菜总生物碱有镇痛、祛痰、止咳、平喘及消肿作用[11]。非生物碱类化学成分主要有白屈菜酸、白屈菜醇、琥珀酸、甲胺、酪胺、胆碱、二十六烷醇、皂苷、黄酮苷、强心苷、羽扇豆醇乙酯、挥发油等。

白屈菜碱为白屈菜的主要活性成分，占白屈菜总生物碱含量的41%[12]。在早期临床白屈菜碱一直被用作止痛药治疗癌症引起的中度疼痛。

白屈菜红碱具有抗肿瘤、抗菌、抗炎等多种药理活性，尤其是抗肿瘤活性，倍受关注。白屈菜红碱是一种有丝分裂毒素，其对多种人类肿瘤细胞系具有抗增殖和诱导凋亡的作用，如白血病、鳞状细胞癌（HNSCC）、结肠癌（HCT116）、艾氏腹水癌、人类眼色素层黑色素瘤（OCM-1）和人类成神经细胞瘤（SH-SY5Y）等[13]。

血根碱具有抗菌、抗炎、抗肿瘤、增强免疫力及杀虫等作用。血根碱是白屈菜中抗肿瘤活性较强的成分，其机制主要与抑制细胞增殖、引起细胞周期阻滞、诱导细胞凋亡、抑制肿瘤血管形成等有关[14]。血根碱对可强烈抑制菜青虫乙酰胆碱酯酶，干扰其代谢酶系，从而起到杀虫作用[15]。

此外，白屈菜中的黄连碱是一种细胞毒；小檗碱具有其抗菌、利胆等作用；α-高白屈菜碱作用类似白屈菜碱；β-高白屈菜碱有局部麻醉作用。此外，白屈菜中尚可能含某些与兴奋心脏、升高血压、扩张冠状血管有关的未知成分。

（3）毒性的分子机制　白屈菜主要化学成分与罂粟碱同属苯异喹啉类，作用也与罂粟碱相似，具有平滑肌解痉、镇痛、镇咳、平喘等作用。白屈菜主要有效成分为生物碱类，主要有白屈菜碱、血根碱、白屈菜红碱等。

白屈菜碱属原鸦片碱类，但其镇痛作用主要是外周性的，不是由吗啡受体介导的，故纳洛酮不能拮抗其作用[16]。白屈菜碱也具有中枢抑制作用，一般治疗剂量不抑制呼吸，大剂量则可抑制呼吸。另外，白屈菜碱有扩张冠脉、升高血压、兴奋心脏的作用，$0.01 \sim 0.02$ mg可兴奋离体蛙心，引起心搏减慢，0.05 mg以上则可导致心律不齐/阻滞，舒张期心停搏[17]。近年来的发现，白屈菜碱对多种肿瘤细胞以及多药耐药肿瘤细胞都显示出较好的抗癌活性，其机制与破坏细胞内微管蛋白的结构、影响细胞周期等有关，是一种有开发前景的抗肿瘤药物[9]。

白屈菜红碱具有抗菌、抗血小板、抗炎、抗寄生虫等多种生物活性作用。白屈菜红碱小鼠静脉注射给药的LD_{50}为22.84 mg/kg，大鼠腹腔注射给药的LD_{50}为24.30 mg/kg；说明白屈菜红碱具有明显的毒性，可能与药液入血后扩张血管导致脏器多处充血、血液循环障碍，呼吸障碍所致的急性呼吸衰竭和直接刺激腹腔各脏器等有关[18]。

血根碱为α-萘菲啶类生物碱，具有抗菌、抗炎、抗肿瘤、增强免疫力及杀虫等作用。但长期高剂量应用血根碱，将对机体造成一定程度的心脏及肝脏毒性，主要与其诱导心肌细胞外钙离子的内流、引起心肌的挛缩，以及对肝脏酶系统的毒性等有关[19]。

3. 毒性的临床对策和表现

白屈菜具有一定毒性，虽然未行毒性试验，但长期临床实践证实，在剂量规定范围内，白屈菜毒性较小[3]。但一旦过量使用，可能会引起中毒，出现头痛、头晕、口干、视物不清、耳鸣、意识不清、烦燥、间歇性痉挛、尿潴留等症状。

4. 毒性和药效评价

（1）毒性的特点及与药效的关系　研究表明，白屈菜提取物具有较弱的中枢镇静作用和较吗啡弱的镇痛作用[20]。但是中毒量的白屈菜总碱却可使小鼠高度兴奋，甚至阵挛性惊厥。这可能与其成分中的血根碱及β-高白屈菜碱有关，血根碱及β-高白屈菜碱均具有中枢兴奋作用，中毒剂量可诱发惊厥[21]。

另外，很多研究证实，白屈菜注射液具有平滑肌解痉作用，对抗原、组胺、拟胆碱药及氯化钡所引起的平滑肌痉挛都有明显的对抗作用。但根据文献记载，白屈菜的已知成分中，既有平滑肌解痉的成分，也有引起平滑肌痉挛性收缩的成分。如，α-高白屈菜碱具有解痉作用；小檗碱及中毒量血根碱却能加强平滑肌的收缩；而白屈菜碱既有解痉作用的报道，也有低浓度加强平滑肌的收缩，高浓度解痉的报道。因此，在用白屈菜混合制剂时所表现出来的作用往往是其各种成分联合作用表现出来的最终结果[22]。

（2）毒性在复方中的表现　白屈菜的临床疗效明显，应用较广泛，但临床应用报道很少。近年来白屈菜的复方制剂用于临床，取得了较好的疗效。临证所用的治疗咳嗽、哮喘等制剂中，大多含有白屈菜。

（3）药效学特点与毒性的防控　白屈菜虽然具有一定毒性，但长期临床实践证实，在规定的剂量范围内，白屈菜毒性较小[3]。白屈菜及其生物碱如白屈菜碱、白屈菜红碱、血根碱等具有较好的细胞毒作用，在抗肿瘤方面体现出较好的应用价值。白屈菜碱的硫代磷酸衍生物 Ukrain（NSC−631570）已经作为一种抗肿瘤药物应用于临床，对肺癌、乳腺癌、前列腺癌、胰腺癌均有良好的疗效[23]。白屈菜碱还具有较好的抗寄生虫作用，药效好于传统药甲苯咪唑[24]。还有研究表明，白屈菜碱与敌百虫、氧化乐果按比例混合后，毒力最大可分别增加2.142、2.888倍，表明白屈菜碱对敌百虫、氧化乐果的杀虫效应均具有较好的增效作用[25]。罗飞亚等研究发现，给予大鼠5.6 mg/kg以上白屈菜红碱时，能造成局部刺激、全身异常反应，致使部分大鼠死亡[26]。而临床研究表明，当人使用11.2倍治疗剂量的白屈菜红碱时，出现的毒性反应很小[13]。

结论

白屈菜早期曾在饥荒之年作为充饥之用，传统文献对白屈菜毒性的记载较少。在大量食用或大剂量应用时产生明显的不良反应。生物碱是白屈菜发挥药效和产生毒性反应的物质基础。白屈菜生物碱的药理作用已被广泛认知和了解，尤其是在抗肿瘤方面显示出了较好的应用前景。

参考文献

［1］李鹏，朱芸.白屈菜的性状与显微鉴别［J］.中药材，2010，33（10）：1563−1564.

［2］（明）朱橚原著.王家葵校注.救荒本草校释与研究［M］.北京：中医古籍出版社，2007：72.

［3］王烈.论白屈菜及其复方在儿科临床上的应用［J］.吉林中医药，1979（z1）：27−30.

［4］叶觉锉.本草推陈［M］.南京：江苏人民出版社，1960，94.

［5］刘晓，李建生.白屈菜用量过大致中毒三例报告［J］.军队卫生杂志，1987，5（4）：67−69.

［6］曲桂娟，董晓庆，王延卓，等.白屈菜总生物碱对小白鼠急性毒性试验的研究［J］.中国兽药杂志，2010，44（9）：17−18.

［7］曲桂娟，董晓庆，王延卓，等.白屈菜生物碱对鼠慢性毒性试验的研究［J］.中国畜牧兽医，2010，37（11）：222−223.

［8］杨明慧，雷钧涛，张丹丹，等.白屈菜抗癌成分与作用的研究进展［J］.人参研究，2017，2：55−57.

［9］唐万侠，吴晓锋，高万寿，等.白屈菜提取液的杀虫活性研究［J］.齐齐哈尔大学学报（自然科学版），2015，31（2）：50−52.

［10］于敏，陈红卫，焦连庆，等.白屈菜的研究进展［J］.特产研究，2008，2：76-78.

［11］佟继铭，刘玉玲，陈光晖，等.白屈菜总生物碱止咳平喘作用实验研究［J］.承德医学院学报，2001，18（4）：277-279.

［12］王文杰，李文馨，许慧男，等.不同生境白屈菜生活史型特征及其与不同器官单宁、黄酮、生物碱含量的关系［J］.生态学报，2008，28（11）：5228-5237.

［13］王培卿，尹震花，康文艺.白屈菜红碱药理活性研究进展［J］.中国中药杂志.2013，38（17）：2745-2749.

［14］彭飞，彭玲，黄琼瑶.血根碱调控肿瘤细胞周期机制研究进展［J］.湖南中医杂志，2011，27（2）：130-132.

［15］李春梅，郁建平.血根碱对菜青虫几种代谢酶活性的影响［J］.中国生物防治学报，2013，29（3）：463-468.

［16］何志敏，伶继铭，宫凤春.白屈菜碱镇痛作用研究［J］.中草药，2003，34（9）：837-838.

［17］孟凡影，邹翔，季宇彬.白屈菜碱药理学研究进展［C］.第十届全国药用植物及植物药学术研讨会，106.

［18］林飞，马新群，吕廉，等.抗肿瘤药物白屈菜红碱的急性毒性试验研究［J］.实用肿瘤学杂志，2010，24（5）：415.

［19］张卫兵，张蓉，屠焰，刁其玉.血根碱的作用机制及其在动物营养上的应用效果［J］.动物营养学报，2017；29（1）：27-33

［20］川秀治.生药学（下）化学、药理学［M］.第31版.东京广川书店，1972，262-264.

［21］江苏新医学院编.中药大辞典（上册）［M］.上海：上海人民出版社，1977，726-727.

［22］张宝恒，马丽，马俊江，等.白屈菜药理作用的研究［J］.中药通报，1985；10（1）：41-44.

［23］Zemskov V，Prokopchuk O，Susak Y，et al. Efficacy of ukrain in the treatment of pancreatic cancer［J］.Langenbecks Arch Surg，2002，387（2）：84-89.

［24］Yao JY，Zhou ZM，Pan XY，et al. In vivo anthelmintic activity of chelidonine from Chelidonium majus L. against Dactylogyrus intermedius in Carassius auratus［J］. Parasitol Res，2011，109（5）：1465-1469.

［25］曾建德.白屈菜碱对敌百虫/氧化乐果防治棉铃虫的增效作用［J］.邵阳学院学报：自然科学版，2007，4（4）：93-94.

［26］罗飞亚，马新群，林飞.白屈菜红碱对大鼠的长期毒性试验研究［J］.癌变·畸变·突变，2014，26（6）：459-462.

（许焕丽　王金华　杜冠华）

半夏
PINELLIAE RHIZOMA

半夏，又名三叶半夏，为天南星科植物半夏 *Pinellia ternata*（Thunb）Breit.
的干燥块茎。

《中国药典》（2015年版）记载，本品呈类球形，有的稍偏斜，直径1~1.5 cm。
表面白色或浅黄色，顶端有凹陷的茎痕，周围密布麻点状根痕；下面钝圆，较
光滑。质坚实，断面洁白，富粉性。气微，味辛辣、麻舌而刺喉。

半夏味辛，性温；有毒。归脾、胃、肺经，具有燥湿化痰，降逆止呕，消
痞散结之功效。内服一般炮制后使用，常用量3~9 g。外用适量，磨汁涂或研末
以酒调敷患处。

1. 历史文献关于半夏毒的记载

半夏药用信息最早记载于《神农本草经》，为用于治病且有毒的下品药物，
"味辛平。主治伤寒，寒热，心下坚，下气，喉咽肿痛，头眩胸张，咳逆肠鸣，
止汗"。晋代陶弘景在《本草经集注》记载半夏"生令人吐，熟令人下。用之汤
洗，令滑尽。"并没有明确注明有毒。

唐宋元时期，唐李绩撰写的《新修本草》、宋代唐慎微撰写的《证类本草》、
宋代刘翰撰写的《开宝本草》、元代王好古撰写的《汤液本草》对半夏记载相
同，均为"味辛，平、生微寒、熟温，有毒。"均认识到了半夏的毒性。

明清时期，明代李时珍撰写的《本草纲目》提及半夏"（根）辛、平、有
毒。"明代陈嘉谟撰写的《本草蒙筌》提及半夏"味辛、微苦，气平，生寒熟
温。沉而降，中阳也。有毒"。《本草品汇精要》《本草原始》《神农本草经疏》
《医学衷中参西录》《本草经解》也均记载半夏有毒。

《本草汇言》记载半夏："有小毒，入手阳明、太阴、少阴三经。"《药鉴》认
为半夏"气微寒，味辛苦，而辛浓于苦，气味俱轻，有小毒，阳中之阴也，降
也。"并且"凡诸血证妊妇，及少阳伤寒而渴，并诸渴症，皆不可用"，这表明半
夏对妇女妊娠有不良的影响。《本草新编》也有记载半夏"孕妇勿用，恐坠胎元"。

早在《本草经集注》中就已经提到半夏"用之皆汤洗十许过，令滑尽，不
尔戟人咽喉。方中有半夏，必须生姜者，亦以制其毒故也"。认为半夏对咽喉具
有刺激作用，且生姜可以制半夏毒。

由上可见，半夏毒性在历史文献中早有记载，虽然记载中有"无毒"
有"毒"或"小毒"，但对于半夏可能产生的危害已经有了一定认识。除上述药
学著作，《吴普本草》《本草拾遗》《本草纲目拾遗》《植物名实图考》等未见半
夏的相关记载，可能与其应用的广泛程度有关。

2. 现代毒性相关研究

（1）毒性的反应　半夏生食0.1~1.8 g即可引起中毒[1]。中毒潜伏期为10~60

分钟。轻度中毒表现为口腔、舌、喉发痒，疼痛，流涎，恶心呕吐、泄泻等；中度可见失音，呼吸困难，面色青紫，中度昏迷，呈急性重病容，喉头水肿，全身麻木，抽搐，心悸，气促，视物不清，咽喉疼痛，瞳孔散大，紫绀[2]。严重的喉头水肿可致呼吸困难，甚至窒息或死亡；严重者并发急性肺水肿、左心衰竭、心律失常、休克、呼吸中枢麻痹而死亡[3~5]。

（2）毒性的物质基础　现代医学认为，半夏化学成分主要有淀粉、生物碱类、挥发油、有机酸、氨基酸、蛋白质、苷类成分，此外还有甾醇类、多糖、无机元素等成分[6]。但是，对于半夏的毒性成分，目前仍没有明确的定论。半夏毒性主要表现为强烈的刺激性，目前关于半夏中刺激性成分的观点主要集中在①2，5-二羟基苯乙酸（尿黑酸，homogentisicacid）及其葡萄糖苷；②3，4-二羟基苯甲酸（原儿茶醛，protocatechualdehyde），并认为其葡萄糖苷是半夏辣味的本质；③不溶于水、有机溶剂，同时经过加热煎煮也不能被破坏的草酸钙针晶[7]。目前大多数研究者均认为草酸钙针晶为半夏的刺激性成分，其晶型、含量与半夏的刺激性有关[8]。

（3）毒性的分子机制　半夏的毒性主要表现在对舌、咽喉、眼、胃、肠等多种黏膜的刺激性，导致舌及咽喉刺痛肿胀、失音、眼结膜水肿、呕吐、水泻等副作用。半夏的刺激性毒性作用可能是一种接触性刺激后产生的强烈炎症反应。研究发现半夏毒性针晶、凝集素蛋白均可诱导巨噬细胞释放大量炎症因子，巨噬细胞可吞食半夏毒性针晶，凝集素蛋白可致巨噬细胞明显肿大，最终导致细胞膜破损，细胞死亡。在此研究的基础上进一步的研究表明，半夏凝集素蛋白刺激巨噬细胞导致炎症的机制是促使细胞浆内静息NF-κB的二聚体P65转位至细胞核中，激活NF-κB信号通路，从而导致炎症的发生；抑制Caspase8相关的细胞凋亡且同时激活RIP3相关的氧化应激反应，促使巨噬细胞释放大量ROS导致程序性坏死，加重炎症反应程度[9]。

3. 毒性的临床对策和表现

为了更好的将半夏应用于临床，历代医家都很重视半夏的毒性控制。采取的方法除了用量控制外，还包括特定的炮制、组方配伍等方法。

炮制减毒，炮制品有清半夏（辅料为白矾）、姜半夏（辅料为白矾、生姜）及法半夏（辅料为白矾、石灰和甘草），此外还有通过发酵法获得的半夏曲等。生姜汁作为半夏炮制的辅料，在一定程度上可以消除半夏的毒性。此外，半夏三种炮制品种都用到的辅料白矾也可以起到减毒的目的。将半夏与辅料置锅中同煮，可减低半夏的毒性，中国几千年的临床经验证明，半夏与姜矾煮至口尝无麻辣感为宜。可以说，通过炮制，可以切实有效地降低半夏的毒性，提高药效。炮制是半夏减毒增效最有效的措施之一。

配伍减毒，目前使用半夏的组方中，大多用姜配之，或用生姜，或用干姜，或以姜汁糊丸，其目的在于既抑制半夏的毒性，又能增强半夏化痰蠲饮，和胃降逆之功。

4. 毒性和药效评价

（1）毒性的特点及与药效的关系　半夏药理活性广泛，具有镇咳、抗溃疡、抗心律失常、降血脂、抗肿瘤、抗早孕、镇静催眠、解毒抗炎、一过性降压以及糖皮质激素样作用等药理作用，与燥湿化痰、降逆止呕、消痞散结功效基本相符，为其临床广泛应用提供了依据。

研究表明，半夏中的某些毒性成分也是药材的主要有效成分。临床治疗发现，消除半夏的毒性后，以半夏做主药的诸方在临床的使用中，其降逆止呕和消痞散结的功效都发生了降低甚至消失。

（2）毒性在复方中的表现　半夏，用于湿痰寒痰，咳喘痰多，痰饮眩悸，风痰眩晕，痰厥头痛，呕吐反胃，胸脘痞闷，梅核气；外治痈肿痰核。含有半夏作为君药的经典复方包括小半夏汤、小半夏加茯苓汤、半夏散、半夏汤、温胆汤、导痰汤等。

（3）药效学特点与毒性的防控　为防止服用后出现不良反应，生半夏须高温煎煮半小时后，口尝无麻辣感方可内服；此外，要严格控制用量，一般情况下不要超过2015年版《中国药典》规定的用量，且以煎服为宜，煎煮不得少于半小时；同时慎用半夏生品，宜用炮制品，在临床使用过程中，应注意配伍禁忌，对血证燥咳、津伤口渴等证，当忌用或慎用半夏。关于半夏中毒后的解救，临床上尚无特殊解毒药物。在临床上，半夏中毒后以营养心肌、保肝及加速毒物排泄为主要治疗方法[9]。

结论

结合现代研究，可以认为传统文献对半夏毒性的记载合理反映了其药理作用特点和应用的要求，明确提示了半夏在应用中既可以产生有效的治疗作用，也可以产生与治疗无关的其他作用，甚至对机体有害的作用，这种"有毒"的标识实际上是安全用药的一种重要提示。由于目前对半夏的有效成分和毒性成分的研究和认识尚不充分，其中草酸钙针晶为半夏的刺激性成分也有待验证，鉴于半夏具有良好的临床应用效果，对其有效成分和引起不良反应的相关成分应进行深入研究。

因此，可以认为，半夏作为药物使用具有特有的作用，其"有毒"标识提示半夏可以产生一定不良反应，在应用时需加以注意。

参考文献

［1］陈达理，周立红. 常用中药与不良反应［M］. 北京：军事医学科学出版社，1998：99.

［2］姚静慧，李晶，林宇栋. 半夏毒性研究的回顾与展望［J］. 上海中医药杂志，2013，47（9）：90-94.

［3］翟福生，段森林.大剂量阿托品抢救急性生半夏中毒1例［J］.中国中西医结合杂志，1997，11（11）：697.

［4］张在其.急性生半夏中毒14例临床分析［J］.中国乡村医生杂志，2000，6：38.

［5］谷世平.生半夏中毒6例抢救体会［J］.河北中医，2006，28（4）：271.

［6］李斌，程秀民，周永妍，等.半夏的研究进展［J］.中国民族民间医药，2010，19（1）：47-48.

［7］王丽，孙蓉.与功效、毒性相关的半夏化学成分研究进展［J］.中药药理与临床，2009，25（5），16-17.

［8］俞婷婷，李伟平，丁志山.半夏的应用及毒性认识［J］.现代中药研究与实践，2012，26（2），79-82.

［9］龚道锋，王甫成，纪东汉，等.中药半夏化学成分及其药理、毒理活性研究进展［J］.长江大学学报，2015，6（12）：77-79.

［10］佟欣.半夏毒性及其解毒方法研究［J］.中医药信息，2009，26（3），12-15.

（李晓秀　王月华　杜冠华）

地枫皮
ILLICII CORTEX

地枫皮，又名短柱八角、钻地枫、追地枫、枫榔、矮顶香、高山龙、高山香、枫榔树，为木兰科植物地枫皮 *Illicium difengpi* K.I.B.et K.I.M.的干燥树皮。春、秋二季剥取，晒干或低温干燥。呈卷筒状或槽状，外表面灰棕色至深棕色，有的可见灰白色地衣斑，粗皮易剥离或脱落，脱落处棕红色。内表面棕色或棕红色，具明显的细纵皱纹。质松脆，易折断，断面颗粒状。

《中国药典》（2015年版）记载，地枫皮味涩，性温；有小毒。归膀胱、肾经。具有祛风除湿，行气止痛之功效。用于风湿痹痛，劳伤腰痛。常用量6~9 g。

1. 历史文献关于地枫皮毒的记载

自目前收集的从秦汉时期至明清时期的古籍，尚未查到相关记载。近代出版的书籍《广西本草选编》[1]及《中华本草》[2]对其毒性的记载均为"小毒"。《广西本草选编》记载地枫皮"味涩微辛，气香，性温，有小毒。祛风除湿，行气止痛"[1]。

在《中国药典》中，1953年版及1963年版无记载，1977年版第一次记载。此后的1985年版、1990年版、1995年版、2000年版、2005年版、2010年版及2015年版均有收载，且毒性记载均为小毒。地枫皮原植物主要分布于广西壮族自治区都安、马山、大化、龙州、大新等石灰岩地区的山顶或石山疏林下，由于连年无序采挖，加上石灰岩地区生态环境持续恶化，致使地枫皮资源逐年减少，已列入《中国植物红皮书》渐危种[3]。

2. 现代毒性相关研究

地枫皮水提物对小鼠急性毒性试验的 LD_{50} 为（75.71±7.08）g 生药/kg[4]。地枫皮提取出的化学成分包括：三萜酸类、挥发油类、苯丙素类和其他类。杨春澍等[5]报道地枫皮中的挥发油成分含芳樟醇、黄樟醚等，其中黄樟醚的含量高达27.4%，现知黄樟醚可致癌，所以有必要对地枫皮挥发油的毒性作进一步考查。

值得注意的是，由于长期大量收购和滥采乱挖，加上地枫皮生境的持续恶化，造成地枫皮资源日益匮乏，因而地枫皮商品药材曾一度混乱，地枫皮伪品相继出现并广泛流通到全国各地市场[6]。1977年版及以后历版《中国药典》收载品种为木兰科植物地枫皮 *Illicium difengpi* K.I.B.et K.L.M. 的干燥树皮。而伪品地枫皮主要是地枫皮同属植物假地枫皮 *llicium jiadifengpi* B.N.Chang，有时大八角 *llicium majus* Hook.f.et Thoms的树皮也误作地枫皮加工和收购[7]。地枫皮伪品的出现导致了临床上多起中毒事故。对地枫皮、假地枫皮及大八角进行急性毒性实验结果表明，三者均有一定毒性，但以假地枫皮毒性最大，按其毒性大小顺序为：假地枫皮>地枫皮>大八角[4]。这就提示，60年代各地相继发生服用地枫皮的中毒事件，很可能是服用假地枫皮造成的。刘布鸣等[8]利用毛细管气相色谱、质谱等现代仪器分析技术，对地枫皮、假地枫皮、大八角3种植物树皮挥发油化学成分进行了对比分析研究，共分离出80多种挥发油组分，这三种植物中的挥发油存在较大差异，这也是造成其毒性不一的原因之一。

近年来，研究者对地枫皮的真伪鉴别开展了大量研究，为临床上地枫皮合理应用及鉴别提供多种证据支持。芮和恺等[9]对地枫皮及其伪品的精油成分进行分析和荧光鉴别，为地枫皮的真伪鉴别提供新方法。赖茂祥[10]等对地枫皮及其伪品的生药性状、显微特征、薄层色谱和紫外吸收光谱特性做了详细报道。为避免由于地枫皮伪品的滥用而出现的毒性，临床上使用地枫皮时应更加谨慎鉴别。

3. 毒性的临床对策和表现

近年地枫皮在治疗疾病方面起到的作用越来越显著，逐渐成为人们研究的热点。但是由于其有小毒，临床上应谨慎使用，除了要控制剂量外，还要对地枫皮的性状作仔细鉴别，以防止假地枫皮的混入，造成不良事件。

4. 毒性和药效评价

地枫皮的药理作用主要包括抗炎作用及镇痛作用。刘元等[4]采用小鼠扭体法及小鼠光辐射热甩尾法进行镇痛实验，结果表明，地枫皮、假地枫皮及大八角都能明显抑制小鼠醋酸所致的扭体反应，并能提高小鼠对光辐射热的痛阈百分率，且三种样品镇痛效果相似。地枫皮也具有一定的抗炎作用，刘元等[4]发现地枫皮、假地枫皮、大八角对巴豆油所致小鼠耳肿胀有不同程度的抑制作用，其中地枫皮的抑制效果最强；地枫皮对大鼠角叉菜胶引起的踝关节肿胀，在致炎后6小时有明显抑制作用；对醋酸所致小鼠腹腔毛细血管通透性增高，也有显著的抑制作用。

Chuntong Li[11]等从地枫皮中分离出一种新的芳香葡萄糖苷，对其进行抗炎活性检测发现，该化合物可以显著抑制由脂多糖（LPS）诱导小鼠巨噬细胞RAW 264.7核因子NF-κB的激活，具有一定的抗炎活性。黎春彤[12]对地枫皮的化学成分进行研究，共分离、纯化、鉴定129个化合物，并对其多靶点的抗炎活性进行筛选，包括TNF-α、NF-κb、iNOS、NAG-1，结果显示，木脂素和苯丙素对多个靶点显示了良好的活性；其中化合物macranthol和isodunnianol对多个靶点同时表现出良好活性。宁德生等[13]发现地枫皮二氯甲烷提取物能够抑制二甲苯引起的小鼠耳肿胀，对活性成分进行分离，得到14个化合物，其中木脂素主成分厚朴酚和异红花八角醇表现出较好的抗炎活性。

地枫皮在治疗风湿性关节炎方面疗效显著，姚小琴等[14]用地枫皮饮片100 g、50%米酒2000 ml，密封浸泡15日制成的地枫皮酒，治疗风湿性关节炎11例，5个疗程后，9例治愈，2例好转，取得较为满意的疗效。

目前以地枫皮为主药或辅以相关药材制成的制剂有疏风定痛丸、舒筋丸、祛风膏、腰腿痛丸、风湿关节炎片、风湿安泰片、追风舒经活血片等数十种，其中舒筋丸、祛风膏被《中国药典》（2015年版）收录。

基于现代研究可知，地枫皮引起毒性反应的成分包含水提物及挥发油[15]，因此，在临床应用地枫皮时要注意剂量，如要应用大剂量的地枫皮，需要系统权衡利弊。

结论

目前，对地枫皮的形态学和生药学研究较多，大部分报道主要集中在化学成分提取、挥发油的提取和真伪鉴别方面，而对其活性成分，药理作用及毒性方面研究较少，为了合理利用道地药材资源，还要做大量的工作，需要明确有效成分及其作用机制，更加深入研究其毒性成分及毒性作用，寻找切实可行的开发与保护对策，从而促进地枫皮的持续合理利用。

参考文献

[1] 广西壮族自治区革委会卫生局.广西本草选编（上册）[M].南宁：广西人民出版社，1974：78.

[2] 宋立人.中华本草（第二册）[M].上海：上海科学技术出版社，1999：919.

[3] 黄宝优，吴庆华，柯芳.中药地枫皮的研究概况[J].大众科技.2008，1：126.

[4] 刘元，韦焕英，姚树汉，等.地枫皮类药理作用研究进展[J].湖南中医药导报，

1997, 3: 71-74.

[5] 杨春澍, 刘春生, 王福成. 中国八角属植物挥发油的气相色谱-质谱分析 [J]. 中国药学杂志, 1990, 25（10）: 583.

[6] 梁惠凌, 王满莲, 孔德鑫, 等. 地枫皮及其伪品假地枫皮的研究进展 [J]. 广西科学院学报, 2013, 3: 164-168.

[7] 李娉, 谢丽莎, 龚志强. 假地枫皮的研究进展 [J]. 中国中医药现代远程教育, 2010, 18: 11-12.

[8] 刘布鸣, 赖茂祥, 蔡全玲, 等. 地枫皮、假地枫皮、大八角 3 种植物挥发油化学成分对比分析 [J]. 药物分析杂志, 1996, 4: 20-24.

[9] 芮和恺, 丁建弥, 徐志诚, 等. 中药地枫皮及其伪品的精油成分分析和荧光鉴别 [J]. 广西植物, 1984, 4（1）: 55-56.

[10] 赖茂祥, 饶伟源, 杨敏, 等. 地枫皮及其伪品的生药鉴别 [J]. 中药材, 1997, 12: 601-604.

[11] Li CT, Wu ZJ, Chen WS. A new aromatic glucoside from stem bark of Illicium difengpi K.I.B. et K.I.M. [J]. Natural Product Research: Formerly Natural Product Letters, 2015, 29（19）: 1793-7.

[12] 黎春彤. 八角属三种植物的抗炎活性成分研究及其化学分类学探讨 [D]. 上海: 第二军医大学, 2014.

[13] 宁德生, 符毓夏, 程玲, 等. 壮药地枫皮抗炎活性成分研究 [A]. 第八届中国民族植物学学术研讨会暨第七届亚太民族植物学论坛会议文集 [C]. 2016: 2.

[14] 姚小琴. 地枫皮酒治风湿性关节炎 11 例 [J]. 浙江中西医结合杂志, 1996, 6（3）: 178.

[15] 霍丽妮, 李培源, 邓超澄, 等. 广西地枫皮不同部位挥发油化学成分比较 [J]. 2010, 16: 81-84.

（李　超　刘艾林　杜冠华）

华山参

PHYSOCHLAINAE RADIX

华山参, 又名华山人参、热参、秦参, 为茄科植物漏斗泡囊草 *Physochlaina infundibularis* Kuang 的干燥根。呈长圆锥形或圆柱形, 略弯曲, 表面棕褐色, 有黄白色横皮孔样突起、须根痕及纵皱纹, 上部有环纹。质硬, 断面类白色或黄白色, 皮部狭窄, 木部宽广, 可见细密的放射状纹理, 具烟草气。

《中国药典》（2015年版）记载, 华山参味甘、微苦, 性温; 有毒。归肺、心经。具有温肺祛痰, 平喘止咳, 安神镇惊之功效。用于寒痰喘咳, 惊悸失眠。常用量0.1~0.2 g。

1. 历史文献关于华山参毒的记载

根据现存历史文献，在我国古代药学著作中没有华山参作为药物使用的记载。古代（秦汉魏晋时期到明清时期）的药学著作如《神农本草经》《吴普本草》《新修本草》《本草纲目》等均无华山参的相关记载。20世纪70年代，《陕西中草药》一书最早收载华山参[1]，并在性味中记载甘、微苦、微涩，热；有毒。

2. 现代毒性相关研究

（1）毒性的反应　1974年就有文献报道，临床应用华山参出现毒性反应[2]。华山参中毒症状与阿托品类药物中毒症状类似。一般服药1~3小时后发病，先有口干口渴、咽喉干燥、声音嘶哑、瞳孔散大、结膜充血、全身皮肤潮红，继而可变为青紫，皮肤偶见红色丘疹，伴有高热，体温可高达39~40℃。服药后2~6小时可出现精神症状，病人烦躁不安，语言不清，谵妄，站立举步不稳，或见阵发性抽搐、痉挛，尿潴留或便秘等症状。中毒严重者于12~24小时后由烦躁进入昏睡，精神萎靡，呼吸表浅而缓慢，四肢发冷，血压下降，昏迷，终因呼吸麻痹而死亡[3, 4]。

（2）毒性的物质基础　华山参中主要成分是生物碱，其中脂溶性生物碱有东莨菪碱、莨菪碱、山莨菪碱、天仙子碱及东莨菪素（莨菪亭、东莨菪内酯）等，这些是引起毒性的物质基础[5]；水溶性生物碱以胆碱为主。还有香豆素类、黄酮类、甾醇类、氨基酸、多糖类、还原糖及淀粉等化学成分[6]。小鼠腹腔注射华山参煎剂的LD_{50}为43 g/kg，注射后动物活动显著降低，闭眼匍匐不动，呼吸缓慢，多于1小时内死亡[7]。

（3）毒性的分子机制　华山参含阿托品、东莨菪碱、山莨菪碱等生物碱。其毒性作用类似阿托品类药物，主要作用在神经系统：抑制迷走神经等副交感神经，表现为腺体分泌减少，出现口干，声音嘶哑，减少汗腺分泌，体温升高；麻痹支配瞳孔括约肌的动眼神经而散瞳；麻痹心脏神经导致心率加快；中枢神经先兴奋而后麻痹，表现为步行蹒跚，谵妄和不安，哭笑无常，刺激脊髓反射功能而发生抽搐及痉挛；由于血管中枢兴奋，使皮肤血管扩张出现皮肤潮红。

3. 毒性的临床对策和表现

华山参是一种毒性较强的中草药，临床上一般炮制后使用。华山参炮制方法有蒸法、煮法，麦冬、山栀、黄连、冰糖、甘草共煮法等，经过炮制后，能够降低华山参的毒性，临床服用后不会产生口干舌燥、语言障碍、平衡失调、瞳孔散大等副作用[8, 9]。

4. 毒性和药效评价

（1）毒性的特点及与药效的关系　华山参药理活性广泛，包括镇咳、祛痰、平喘；镇静、催眠等中枢神经系统作用[10]。华山参引起毒性反应和发挥药理活性均与其所含的生物碱类成分密不可分,阿托品、东莨菪碱等生物碱既是有效成分,也是毒性成分。《中国药典》(2015年版)规定华山参饮片常用量为0.1~0.2 g;华山参片(华山参浸膏片)口服每次0.12~0.24 mg,一日3次;极量一次0.48 mg,一日3次。华山参中毒轻者出现口干,口麻,头晕,烦躁,牙疼,面色潮红;重者语言不清或躁动谵妄,瞳孔散大,两目及牙关紧闭,口腔出血,心率加快,昏迷,抽搐等。其毒性与剂量密切相关。

(2)毒性在复方中的表现 《中药大辞典》记载华山参常用组方①治疗体虚寒咳、痰喘:华山参0.9 g,麦冬9 g,甘草3 g,冰糖3 g,水煎服。②治虚寒腹泻,失眠:华山参0.9 g,桂圆肉15 g,冰糖适量,水煎服[1, 7]。

(3)药效学特点与毒性的防控 华山参中毒应立即催吐、洗胃、导泻,尽快排除毒物。应用毛果芸香碱5~10 mg,皮下注射,每6小时1次;新斯的明0.5 mg,皮下注射,每隔3~4小时1次。如病人处于大脑兴奋阶段,见有烦躁不安,躁动谵妄可用安定10 mg肌注,或10%水合氯醛15~20 ml保留灌肠。中药解毒:可用绿豆150 g,银花90 g,甘草130 g,水煎服。应加强宣传,注意鉴别,不应以华山参作为补药与猪肉、白糖等炖服。

曾有报道沙参中混有华山参,导致8名患者中毒[11]。提高鉴别华山参与沙参、人参、红参能力,防止误服或服用过量,以免发生中毒。华山参作为止咳平喘药,应严格掌握用量[12, 13]。炮制不得法或未经炮制、用量过大容易导致中毒。

结论

华山参有提神、补养之功用,能温中、安神、定喘,但过量可致中毒,应予注意。生物碱是华山参发挥药效和产生毒性反应的物质基础,应严格掌握临床用量。经过炮制后,能够降低华山参的副作用。华山参的毒性反应机制比较明确,为抗胆碱作用的结果,是药物的副作用,与其药理作用相关。应用时应严格控制剂量。

参考文献

[1] 陕西省革命委员会卫生局·商业局.陕西中草药[M].北京:科学出版社,1971.

[2] 杨开福,朱珊瑚.华山参中毒1例报告[J].新医药学杂志,1974,(10):39.

[3] 朱天忠.浅议华山参的毒性与中毒解救[J].陕西中医,1999,20(01):43.

[4] 姜希望,周巧玲,谭达人.华山参中毒7例报告[J].湖南中医杂志.1987,(4):50-51.

[5] 肖培根,冯毓秀,夏光成,等.中国药用植物中生物活性物质的寻找——五种药用生物碱的资源植物[J].植物学报(英文版),1973,15(1):64-69.

[6] 赵淼淼,俞桂新,王峥涛.华山参化学成分研究[J].中草药,2013,44(8):938-

941.

[7] 南京中医药大学. 中药大辞典 [M]. 上海：上海科学技术出版社，1985：793-796.

[8] 马兴民，魏卫亚. 华山参的加工炮制 [J]. 陕西医学杂志，1976，(1)：69.

[9] 李丹，雷国莲，颜永刚，等. 华山参生品与炮制品急性毒性实验研究 [C]. 第一届全国中药商品学术大会论文集，361-364.

[10] 李松武，赵云荣，庆伟霞，等. 华山参的研究进展 [J] 济源职业技术学院学报，2005，4 (2)：8-10.

[11] 汪世奎. 误服华山参中毒8例 [J]. 河南医药，1980，(2)：60-61.

[12] 解兆龙. 人参及其伪品的鉴别 [J]. 世界中西医结合杂志，2016，11 (3)：341-342.

[13] 史彩菊. 红参与华山参的鉴别 [J]. 湖南中医药导报，2001，7 (6)：337-338.

（宫丽丽　袁天翊　杜冠华）

红大戟
KNOXIAE RADIX

红大戟，又名红牙戟、紫大戟，为茜草科植物红大戟 *Knoxia valerianoides* Thorelet Pitard 的干燥块根。

《中国药典》(2015年版) 记载，红大戟味苦，性寒；有小毒。归肝、脾及肾经。具有泻水逐饮，消肿散结之功效。用于水肿胀满，胸腹积水，痰饮积聚，气逆咳喘，二便不利，痈肿疮毒，瘰疬痰核。常用量1.5~3 g，入丸散服，每次1 g；内服醋制用。外用适量，生用。

1. 历史文献关于红大戟毒的记载

茜草科红大戟未见于历代本草。最先见于民国时期陈仁山《药物出产辨》："红牙大戟产广西南宁"，系茜草科植物红大戟 (*Knoxia valerianoides* Thorel) 的根[1]。《药物出产辨》记载其"有小毒"。红大戟未见于民国之前的历史文献记载。五代以前本草所载之大戟，是戟科大戟属的植物。宋代以后，大戟科植物大戟的根开始成为药用主流品种，即今京大戟，《中国药典》(2015年版) 记载京大戟苦寒，有毒。见本书"京大戟"篇。

2. 现代毒性相关研究

（1）毒性的反应　有报道红大戟的提取物对肾脏有副作用，过量服用可导致呕吐、剧烈腹痛及腹泻，严重时会引起眩晕，甚至因虚脱而麻痹死亡。红大戟根50%乙醇浸剂小鼠腹腔注射半数致死量为（40.6 ± 1.8）g/kg[2]。

但也有报道红大戟水和醇提物都无急性毒性和刺激性[3]。红大戟甲醇提取物的最大给药量达到110.5 g/kg（以生药计）时，小鼠无死亡，也没有出现明显的毒性反应。红大戟甲醇提取物剂量达到13.5 g/kg，相当于《中国药典》（2010年版）所载红大戟人用最高剂量的等效剂量的50倍时，仍无明显的亚急性毒性。

（2）毒性的物质基础及分子机制　采用硅胶、葡聚糖凝胶和高效液相色谱等方法对红大戟提取物进行分离和纯化，并通过质谱和核磁共振谱等波谱技术鉴定了化合物的结构，从红大戟的乙醇浸提物中首次分离得到了21个非蒽醌类化合物，其中含有齐墩果酸、乌苏酸、坡模酸、委陵菜酸、马斯里酸等10个三萜类物质。另外还有4个豆甾酮、2个木脂素、1个香豆素、4个简单芳香类化合物[4]。同样方法也分离得到了去甲虎刺醛、甲基异茜草素、虎刺醇、红大戟素、芦西丁等21个蒽醌类化合物[5]。作者进一步研究这些化合物在肿瘤细胞毒、神经细胞保护、抗氧化、抗炎、抗HIV和抗糖尿病药理模型的作用，未发现明显活性[4,5]。但红大戟发挥毒性作用的物质基础和具体作用机制仍不清楚。

3. 毒性的临床对策和表现

红大戟在《药物出产辨》和《中国药典》中记载为"有小毒"。它的记载虽然最早始于民国时期，但因其功能主治与京大戟及其相似且毒性较小，用药相对安全，现已作为大戟的主要来源之一，大有取代京大戟之趋势。

分析红大戟中毒的原因主要是用药过量或配伍不当。采取的减毒方法除了用量控制外，还包括特定的炮制、组方配伍和特定用法等。

临床使用的红大戟主要有生品和醋制两种。传统醋制方法能降低毒性和缓和峻下作用，这与传统炮制京大戟方法一致。京大戟醋制的减毒之功已被上千年的中医临床所证实。在《中国药典》（2015年版）中，虽然红大戟的"炮制"项下只有生品净制和切制的要求，但在其"用法与用量"中，出现了"内服醋制用"的条文。2015年版《中国药典》收载的紫金锭和控涎丹等著名古方成药，方中原来的京大戟已为红大戟取代，其中周氏回生丸选用醋制，其余方中均为生品。但有研究认为红大戟的醋制，既缺少古代临床实践的观察，也未见现代科学实验研究，历版《中国药典》对红大戟醋制的必要性仍无定论。因此对于其毒性的有无、大小以及醋制是否必要，需要进一步研究[6]。

（1）组方配伍以减毒性。目前古方中的大戟常被红大戟取代，因两者功能主治相似，方中红大戟也可配伍而减毒。如常见红大戟与山慈菇和千金子配伍来降低毒性。山慈菇辛寒有毒，能泻热散结；千金子辛温有毒，在于行水导滞通肠；红大戟苦寒，泻水逐饮、解毒散结。三者配伍合用则辛散逐毒力大盛，故善攻解诸类药毒。方如神仙解毒万病丸（《是斋百一选方》）：文蛤、红大戟、山慈菇、千金子、麝香，解一切药毒，如恶草、菌蕈、金石等毒；解毒丸（《杨氏家藏方》）：红大戟、山慈菇、千金子、麝香、板蓝根、五味子，亦解一切饮食毒及诸药毒[7]。《中国药典》（2015年版）中庆余辟瘟丹、周氏回生丸和紫金锭等方剂也使用了红大戟。

（2）用法控制毒性。饭后服，或以大麦粥和服、或以粳米缓和药性及顾护脾胃，粳米或小麦助胃气、益胃阴，使药物成分含米汤中。如《中国药典》（2015年版）中庆余辟瘟丹要加熟糯米粉和熟粳米粉制；控涎丸以米粉糊泛丸和以温开水或枣汤、米汤送服；紫金锭加熟糯米粉与药粉压制成锭[8]。

4. 毒性和药效评价

（1）毒性的特点及与药效的关系　红大戟有抑菌、利尿、抑制肿瘤细胞增殖和治疗精神分裂症等作用。

红大戟的50%乙醇提取液对铜绿假单胞菌和金黄色葡萄球菌有一定的抑制作用，可应用于伤口炎症的抑菌处理[2]。采用系统分离法获得红大戟的水、甲醇、乙酸乙酯、三氯甲烷、石油醚5个极性组分，发现当红大戟提取物浓度高于12.5 mg/ml时，5种提取物对结核杆菌标准菌株H37RV的生长均有明显抑制作用[9]。红大戟饮片中提取所得的甲基异茜草素、芦西定、3-羟基巴戟醌对人肝癌细胞、人乳腺癌细胞和人胃癌细胞的细胞活力都有显著的抑制作用，有一定的量效关系[10]。

（2）毒性在复方中的表现　红大戟有泻水逐饮，消肿散结作用。在复方中可作为君药、臣药和佐药用于关节疼痛、腹痛吐泻、十二指肠球部溃疡、慢性萎缩性胃炎和痈肿疮毒等。《中国药典》（2015年版）中收录含红大戟的复方5个，红大戟在周氏回生丹和控涎丸中为君药；在紫金锭中为臣药；在庆余辟瘟丹中为佐药。

古方中多采用京大戟，由于在《中国药典》（2015年版）中所记载的功能主治与红大戟相同，且毒性大于红大戟，所以复方中所使用的大戟均为红大戟，多为生品，仅周氏回生丹中红大戟为醋制。

（3）药效学特点与毒性的防控　目前红大戟药效作用和毒性反应的主要成分还不清楚，并且在它的毒性研究报导中也出现不同结果。在临床应用时仍应注意红大戟的毒性反应，考虑控制它的使用剂量和采用炮制、配伍等减毒方法，并且加强对红大戟药效和毒性有效部位或天然活性成分的研究，保证红大戟更好的临床应用。

结论

红大戟和京大戟在《中国药典》（2015年版）中所记载的功能与主治是相同的，红大戟现已作为大戟的主要来源之一。虽然两味药材在功能主治上有相似之处，但其各有侧重点，京大戟虽然毒性较大，但其泻水逐饮消肿之力也在红大戟之上，红大戟作为药用更侧重在其毒性稍小，攻毒散结力稍胜。而红大戟在泻水逐饮方面的作用并不可替代京大戟[11]。虽然目前相关中药典籍均将红大戟归为"小毒"类，但缺少临床实践的观察证据。现代科学实验研究中对其是否存在毒性的报道也不尽相同。红大戟的毒性可能是该药在大剂量使用过程中的不良反应。目前有关红大戟作用评价、物质基础和机制研究不够深入。因此，对红大戟的毒性和作用机制有必要进行系统深入研究。

参考文献

[1] 何霖,王家葵,范春燕.大戟、京大戟的本草考证 [J].中药材,2009,32 (5):816-818.

[2] 文学.红大戟研究综述 [J].低碳世界,2013,4:319-320.

[3] 李兴华,钟丽娟,王晶晶.京大戟与红大戟的急性毒性和刺激性比较研究 [J].中国药房,2013,24 (3):208-210.

[4] 赵峰,王素娟,吴秀丽,等.红大戟中的非蒽醌类化学成分 [J].中国中药杂志,2012,37 (14):2092-2099.

[5] 赵峰,王素娟,吴秀丽,等.红大戟中的蒽醌类化学成分 [J].中国中药杂志,2011,36 (21):2980-2986.

[6] 李兴华.关于红大戟醋制的探讨 [J].中医杂志,2011,52 (6):534-536.

[7] 陈清阳.解 "药毒" 方药治则治法与配伍规律研究 [D].福建中医药大学,2014:25.

[8] 胡小玲.《伤寒论》药物的毒性问题研究 [D].北京中医药大学,2006,61.

[9] 秦海宏,贾琳钰,高阳.红大戟提取物对结核杆菌的抑制作用观察 [J].山东医药,2013,53 (10):77-78.

[10] 杨暶,红大戟毒性研究及小驳骨活性成分与质量标准研究 [D].上海中医药大学,2013.

[11] 张乐林,孙立立.京大戟现代研究概述 [J].中华中医药学刊,2011,29 (3):577-579.

（戴　瑛　杨秀颖　杜冠华）

芫花
GENKWA FLOS

芫花，又名杜芫、药鱼草、老鼠花、闹鱼花等，为瑞香科植物芫花 *Daphne genkwa* Sieb. et Zucc. 的花蕾。本品质软，气微，味甘、微辛。

《中国药典》(2015年版)记载，芫花味苦、辛，性温；有毒。归肺、脾、肾经。具有泻水逐饮之功效，外用有杀虫疗疮。用于水肿胀满，胸腹积水，痰饮积聚，气逆咳喘，二便不利；外治疥癣秃疮，痈肿，冻疮。常用量1.5~3 g，醋芫花研末吞服，一次0.6~0.9 g，一日1次，外用适量。

1. 历史文献关于芫花毒的记载

芫花自古即入药。始载于《神农本草经》，列为下品，为有毒药物："味辛，温。主治咳逆上气，喉鸣喘，咽肿，短气，蛊毒，鬼疟，疝瘕，痈肿，杀虫鱼，一名去水"。说明早在两千年前，古人对芫花的毒性已有了初步认识。《名医别录》记载"久服令人虚。一名毒鱼，一名杜芫"。

至唐代，《新修本草》记载"有小毒，用之微熬，不可近眼"。这里既有炮制方法"微熬"，又有炮制注意事项"不可近眼"的记载。说明当时在实践中已观察到加热"熬"制芫花，产生的蒸气对人眼睛有刺激性，甚至有害。

宋代的《本草衍义》："张仲景《伤寒论》以芫花治利者，以其行水也，水去则利止，其意如此。然今人用时，当以意斟酌，不可使过与不及也。仍须是有是证者方可用"。

至明代，《本草纲目》将芫花列入毒草类，记载有小毒。曰"去水，言其功；毒鱼，言其性，俗人因其气恶，呼为头痛花。"闷头花，闹鱼花同此。"不可过剂，泄人真元也"。"芫花留数年陈久者良，用时以好醋煮十数沸，去醋，以水浸一宿，晒干用，则毒减也，或以醋炒者次之"，均借以降低其毒性。《本草纲目》载芫花"多服令人泻"、"催生去胎"及"留数年陈久者良"和用醋煮炮制后的芫花"则毒灭也"等记载。

至清代，《本草备要》《本草从新》和《本经逢原》等文献，均对芫花"陈者良"及"醋制可去其毒"的前人经验再次作了肯定。

综上所述，秦汉时古人已认识到芫花有毒。历代中医观察到芫花的毒性表现有"杀虫鱼"、"损害眼睛"、"令人泻"、"催生去胎"等方面。减毒的方法有陈贮及醋制。其炮制方法也受到广泛重视，用以削减毒性，缓和泻下作用和腹痛的症状。历代多数本草著作多记载芫花"有毒"或"小毒"。此外，多数本草著作多记载并认为"久服令人虚"，如明代《本草蒙筌》提及"令人虚损，久服不宜。"谟按："倘若误投，为害非浅。"《本经逢原》："不可过剂，泄人真元。"《本草崇原》："辛温有毒，故杀虫鱼。"《本草求真》："味辛而苦，气温有毒，亦反甘草。"

2. 现代毒性相关研究

（1）毒性反应　芫花临床治疗中的毒性作用主要有两类。一类为神经系统症状，多在服药5~7天后出现，主要有轻度头痛、头晕以及四肢疼痛，个别出现耳鸣、眼花等；另一类为消化系统症状，大部分出现于服药后1~4天，主要有口干、胃部灼烧感，轻度恶心、呕吐、腹痛、腹泻等。甚者可引起痉挛、抽搐、昏迷及呼吸衰竭，死亡前有惊厥现象[1]。芫花具有显著的肝毒性，对动物肝功能及心肌酶谱等指标有一定影响[2, 3]。

芫花水煎剂腹腔注射大鼠的LD_{50}为9.25 g/kg，死亡前有惊厥现象，多死于呼吸衰竭；芫花乙醇提取液腹腔注射小鼠的LD_{50}为1.47 g/kg，出现活动减少、伏地、肌松、后肢无力，后衰竭死亡，死前未见惊厥[4]。

（2）毒性的物质基础　芫花的化学成分包括香豆素类、木脂素类、二萜原酸酯类、绿原酸类、酚苷类和黄酮类，以及具有特殊结构的双黄酮类化合物[5]。小鼠一次灌服芫花，总脂肪酸未见明显毒性，而总二萜和总黄酮均表现出一定的毒性反应；同等剂量下（20 mg/10 g），总二萜毒性最大，黄酮苷元次之，黄酮苷最小[6]。

芫花酯甲是芫花中含量较高的毒性成分，对胎盘、脐带有较大毒性，对胎儿脏器毒性较小[7]。用芫花醇提液羊膜腔穿刺作中晚期妊娠引产并发症有：注入腹腔引起化学性腹膜炎；注入子宫壁引起子宫肌层坏死；注入胎盘血窦内引起全身性反应[8]。芫根、芫花萜引产中，均有孕妇用药后发抖发热的副反应，初步认为是芫花萜所引起的化学性炎症反应所致。醋制芫花上述反应较重，而苯制芫花则可使副作用明显减轻。

芫花煎剂小鼠腹腔注射LD_{50}为（5.5 ± 0.36）g/kg；芫花与醋制芫花醇浸剂，小鼠腹腔注射LD_{50}分别为1.0 g/kg和7.07 g/kg，而其水浸剂的LD_{50}分别为8.30 g/kg与17.78 g/kg，说明醋制能降低生芫花的毒性[9]。芫花萜醇剂给孕猴每日腹腔注射20~100 μg/kg，连续10天，可见主要脏器有明显病变，因弥散性血管内凝血死亡[10]。生芫花与醋制芫花水煎剂、水浸剂均可兴奋离体兔回肠，使肠蠕动增加，张力提高，导致腹泻，加大剂量则呈抑制作用，对十二指肠有类似作用。醋制芫花煎剂对大鼠肠蠕动的轻度兴奋作用较生芫花煎剂强[11]。

（3）毒性的分子机制　芫花其毒性为全株有毒，花蕾和根毒性较大。芫花中油状物对皮肤及黏膜有强烈刺激性，内服中毒后引起剧烈的腹痛和水泻[12]。研究证实，芫花的毒性成分主要为二萜原酸酯类[13]。

应百平等从芫花根中分离得到芫花酯甲，对动物有引产作用，并具有刺激皮肤和毒鱼作用[14]。兔宫颈注射芫花萜、犬静脉注射芫花素均可引起强烈宫缩，孕猴宫腔内给药可导致流产，致流产原因可能与药物对局部组织的直接损伤、内源性PG释放增多、子宫平滑肌细胞收缩增强及对胎盘组织的损伤有关[15]。芫花萜对鼠胚胎DNA合成具有一定抑制作用[11]。芫花酯甲和乙可直接兴奋动情期及早孕大鼠的离体子宫平滑肌，增强其收缩张力，且芫花酯甲作用大于芫花酯乙[16]。芫花对未孕大鼠子宫平滑肌条的兴奋作用可能是通过作用于平滑肌细胞膜的Ca^{2+}通道和部分刺激前列素合成、释放的途径实现的[17]。

3. 毒性的临床对策和表现

古人药用芫花，早知毒性强，常用醋制品，且以久陈者为佳，故中医处方有"陈芫花"之名。芫花古之炮制始见于汉代张仲景《金匮玉函经》，书中始有"芫花，熬。"的记载。宋《太平圣惠方》记载"芫花，醋拌，炒黄。"明代李时珍曰："芫花留数年陈久者良，用时以好醋煮十数沸，去醋，以水浸一宿，晒干用，则毒减也，或以醋炒者次之"，均用来降低其毒性。

从秦汉至清代文献中收载的芫花炮制方法有19种，其中明确用加热炮制的方法有13种。加辅料炮制的方法亦有13种，所用辅料有醋、酒、浆水、巴豆、面、麸等6种。在13种加辅料炮制方法中，用醋者占9种，沿用的时间从宋代开始直至清代[18]。随着后世临床实践逐步演化出醋煮、醋炒等法。近代临床应用时，多采用"醋制芫"和"苯制芫花"。

"苯制芫花"的方法是近年来在慢性气管炎防治研究中所产生的芫花新炮制方法。其炮制原理是经有机溶剂苯抽提处理后，将芫花中对黏膜，皮肤刺激发泡的脂肪油性刺激物质除去，使芫花致泻作用基本消除，其他副作用也大为减轻和减少，但仍保持其祛痰镇咳、平喘作用，从而为临床提供了新的炮制方法和选择用药新的科学依据[1, 19]。

除利用炮制降低或消除毒性外，还可根据不同体质或病症调整剂量，《伤寒论》中十枣汤攻逐水饮，方中芫花、甘遂、大戟都是具有毒性的泻下峻药。服时"强人服一钱匕，羸人服半钱"。应用芫花也常配伍补益脾胃的药物，以减轻其毒副反应。十枣汤在用大戟、芫花、甘遂的同时，以红枣十枚煎汤送服，旨在缓和毒性，保护中和之气。此外还应逐步增加剂量，做到"用峻剂微量渐加，以知为度"。

4. 毒性和药效评价

（1）毒性的特点及与药效的关系 芫花药理活性广泛，有轻度致泻、致吐作用和利尿作用。芫花中的芫花素能抑制离体肠管及子宫的运动，羟基芫花素是止咳祛痰的主要成分，总黄酮具有较好的镇痛及免疫调节活性，芫花烯和芫花酯甲具有抗炎、抗肿瘤活性[20]。芫花引起肝脏、妊娠毒性反应和发挥抗肿瘤、引产功效均与其所含的二萜原酸酯类成分芫花酯甲密不可分。芫花曾作为止孕流产的药物研究，因毒性明显、不良反应多而终止。

醋炙芫花毒性最小，利尿作用最强。研究表明醋炙对芫花中所含的二萜类成分、黄酮类成分及香豆素成分无明显影响，醋炙芫花质量含量一般下降45%左右，另一方面，水煮芫花中芫花酯甲的含量质量分数比生芫花高11%，而醋煮芫花反而比生芫花低18%，亦说明醋可能是影响芫花酯甲含量的重要因素[6]。

（2）毒性在复方中的表现 应用芫花常配伍补益脾胃的药物，以减轻其毒副反应。十枣汤在用大戟、芫花、甘遂的同时，以红枣十枚煎汤送服，旨在和缓毒性，保护中和之气。岳美中医家也论大枣，指出凡逐水峻剂多用大枣，并引述柯琴曰："参术所不能君，甘草又与之相反，故选十枣之大而肥者以君之，一以顾其脾胃，一以缓其峻毒"。对于十枣汤，清代柯琴的《伤寒附翼·太阳方总论》亦曰："毒药攻邪，脾胃必弱，使无健脾调胃之品主宰其间，邪气尽而元气亦随之尽，故选枣之肥大者为君，预培脾土之虚，且制水势之横，又和诸药之毒"[20]。

芫花与甘草配伍禁忌是中药"十八反"中"藻戟遂芫俱战草"的组成部分，在历代诸多本草书籍中均有记载。芫花与甘草配伍相反首次明确记载是在南北朝陶弘景《本草经集注》中。随着本草学知识的不断丰富，芫花与甘草相反内容也不断地增衍并转引，记载于历代诸多本草书籍。

（3）药效学特点与毒性的防控　基于现代研究可知，羟基芫花素是止咳祛痰的主要成分；总黄酮具有较好的镇痛及免疫调节活性；芫花烯和芫花酯甲具有抗炎、抗肿瘤活性。其中二萜原酸酯类是主要毒性成分。利用醋炙法/熬法进行炮制可以降低或消除芫花的毒性。还可根据不同体质或病症调整剂量，或配伍补益脾胃的药物以减轻其毒副反应，同时做到"用峻剂微量渐加，以知为度"。

在临床应用时不仅要考虑控制使用剂量，采用炮制、配伍、制剂等减毒的方法，还要加强对有效部位或天然活性成分的研究，更好促进芫花在临床上的应用。

结论

综合分析认为传统文献对芫花毒性以及炮制、配伍等使用方法的记载是合理的，明确了芫花的药理作用特点和临床应用的要求，有效地指导了芫花的临床应用。现代研究进一步表明，造成芫花具有毒性作用的为刺激性油状物，主要成分为二萜原酸酯类。醋炙、配伍、剂量调整可减小芫花的毒性，芫花的配伍研究主要是对十八反理论的论证。从现有的记载和文献来看，虽然芫花已有两千多年的使用经验，但对其药理作用、临床用途和毒性反应的认识还不充分，应谨慎使用。

参考文献

［1］中国人民解放军南京军区防治慢性气管炎协作组.芫花治疗慢性气管炎药化药理的初步研究及疗效观察［J］.中草药通讯，1973（05）：7–23.

［2］Li N，Liu JH，Zhang J，Yu BY. Comparative evaluation of cytotoxicity and antioxidative activity of 20 flavonoids. J Agric Food Chem，2008，56（10）：3876–3883.

［3］Huang WQ，Cheng XL，Xiao H，et al. Experimental study on effects of Glycyrrhiza uralensis Fisch. Combined with Daphne genkwa on cardiac，hepatic and renal functions and tissue forms in rats［J］. J Emergency Tradit Chin Med（中国中医急症），2003，12（2）：155–156.

［4］魏成武，鲁维华，杨翠芝，等.芫花的药理作用［J］.中草药，1981，12（3）：27.

［5］李玲芝，宋少江，高品一.芫花的化学成分及药理作用研究进展［J］.沈阳药科大学学报，2007，24（9）：587–592.

［6］陈艳琰.基于"十八反"的重要配伍禁忌理论基础研究–芫花–甘草配伍毒效表征与物质基础研究［D］.南京中医药大学，2014，125.

［7］王世瑄.芫花酯甲的临床应用［D］.实用妇产科杂志，1990，6（6）：284–286.

［8］黄本立.芫花醇液羊膜腔穿刺引产体会及其并发症［J］.新医学，1985（4）：178–179.

［9］张瑞，花似虎，李淑莲，等.芫花醋炙对其毒性的影响［J］.吉林中医药，1985

（2）：30–31.

［10］芫花萜三结合协作组.芫花萜中期妊娠引产945例临床分析［J］.中国医药工业杂志，1978（2）：5–13.

［11］李逢菊，王芝春，吴伟.芫花的研究概况［J］.科技信息，2010（15）：389–390.

［12］刘洁，张世臣，魏璐雪.芫花醋炙前后挥发油成分的分析［J］.中国中药杂志，1993，18（1）：25.

［13］原思通，张保献，夏坤.炮制对芫花中芫花酯甲含量的影响［J］.中国中药杂志，1995，20（5）：280–282.

［14］应百平，王成瑞，周炳南，等.芫花根有效成分的研究Ⅰ［J］.芫花酯甲的分离与结构.化学学报，1977（Z2）：105–110.

［15］李为壮，于梦霞，姜万华.芫花萜膜与明胶宫颈扩张栓在中期妊娠引产中的应用［J］.滨州医学院学报，1995（2）：49–50.

［16］王伟成，沈淑人.芫花酯甲和芫花酯乙对大鼠离体子宫的作用［J］.生殖与避孕，1988，8（2）：60.

［17］马永明，刘恒，瞿颂义，等.芫花对未孕大鼠离体子宫平滑肌条作用的研究［J］.中国中药杂志，1998，23（7）：429–430.

［18］李菲菲，彭缨，宋少江.芫花炮制的研究概况［J］.沈阳药科大学学报，2012，29（3）：247–250.

［19］李经纬，余瀛鳌.中医大词典.2版.北京：人民卫生出版社，2004：790.

［20］胡小玲.《伤寒论》药物的毒性问题研究［D］.北京中医药大学，2006，60.

（肖　斌　王金华　杜冠华）

苍耳子
FRUCTUS XANTHII

苍耳子，又名菜耳实、羊负来、羊带来、道人头、胡寝子、胡苍子，为菊科植物苍耳 *Xanthium sibiricum* Patr.的干燥成熟带总苞的果实。秋季果实成熟时采收，干燥，除去梗、叶等杂质。本品呈纺锤形或卵圆形，表面黄棕色或黄绿色，全体有钩刺。

《中国药典》（2015年版）记载，苍耳子味辛、苦，性温，有毒，归肺经，具有散风寒、通鼻窍、祛风湿的功效，临床常用于治疗风寒头痛、鼻塞流涕、风疹瘙痒、湿痹拘挛。常用量为3~10 g。

1. 历史文献关于苍耳子毒的记载

苍耳子最早名为"菜耳实"，其药用首载于《神农本草经》，属于中品药物，云"味甘，温。主风头寒痛，风湿周痹，四肢拘挛痛，恶肉死肌"。中医药古籍中大多将苍耳子的毒性记载为"有小毒"。唐朝孙思邈所著《千金翼方》记载："味甘苦，温；叶：苦辛，微寒，有小毒"。

明朝包括李时珍的《本草纲目》中都记载了苍耳子具有"小毒"。如明朝李忠梓的《雷公炮制药性解》指出，苍耳子"味甘，性温有小毒，入肺经。主风寒湿痹，头风脑漏，疔肿困重，疥癣搔痒，血崩，大风癫痫，善能发汗"。明朝陈嘉谟的《本草蒙筌》记载："有小毒。最忌猪肉、米泔"，这里也指出苍耳子的饮食禁忌。

清朝陈士铎的《本草新编》记载苍耳子"微寒，俱有小毒"。严洁所著《得配本草》也记载苍耳子"甘、苦，温。有小毒"。另外清朝张志聪的《本草崇原》记载苍耳子"外多毛刺，故有小毒"，这里指出苍耳子表面的刺是其毒性的根源。

在这些古籍记载中，对苍耳子的毒性有一定的认识，但是对其毒性程度认识不够明确。但也有极少数古籍中，苍耳子记载为无毒，如清朝沈金鳌所著的《要药分剂》中记载"味苦甘，性温，无毒"。

在一些古籍中也记载炮制可以降低苍耳子的毒性，关于苍耳子炮制方法的最早记载见于《雷公炮炙论》，"凡采得，去心，取黄精，用竹刀细切拌之，同蒸，从巳至亥，去黄精，取出，阴干用"。《本草纲目》中提出"捣去刺"的炮制方法，指出苍耳子的炮制方法有"入药炒熟，捣去刺用，或酒拌蒸过用"。《雷公炮制药性解》则提出"炒令香，杵去刺用"。后来"炒熟捣去刺"被沿用下来[2]。

2. 现代毒性相关研究

（1）毒性的反应　苍耳子口服途径所致不良反应危害较大，误服、使用偏方、大剂量、长时间用药、未经炮制等情况均可导致其产生毒副作用。在过去几十年间，苍耳子中毒事件屡有报道，多因食用过量或未经炮制的苍耳子，尤其多见于儿童。临床急性毒性表现为头晕、头痛、恶心、呕吐、腹痛、腹泻，严重者可出现昏迷、抽搐，甚至死亡。大部分中毒者在3天内出现不良反应，最快可在口服用药后约20分钟发生不良反应。外用药病例最长用药10天左右出现不良反应[3]。长期食用苍耳子也容易引起慢性中毒，蓄积中毒引起各脏器的损害，口服用药最长用药90天出现肝损害。

苍耳子对心脏、肝脏和肾脏等实质性脏器损害尤为严重。心脏损害的临床症状主要表现为胸闷心悸、心慌气短、头晕乏力、心律不齐、心率减慢、房室传导阻滞、心室期前收缩等。急性中毒者，肝功能检查可见谷氨酸氨基转移酶明显升高。病理检查可见肝脏肿大、肝脏轻度萎缩、包膜下散在出血、肝窦明显扩张；肝细胞大部分变形、坏死，多数肝细胞核浓缩、破脆或溶解消失；坏死区内有少数中性粒细胞浸润，肝小叶外围带也出现脂肪变性。同时肾小球血管充血，鲍氏囊内有红细胞漏出，肾小管普遍扩张，髓质肾小管内有多数红细胞，混有蛋白管型[4]。

（2）毒性的物质基础 苍耳子所含的化学成分种类繁多，已报道的有挥发油、脂肪酸、水溶性苷类、酚酸类化合物、噻嗪双酮等杂环类化合物和倍半萜内酯、蒽醌、黄酮、生物碱等[5]。研究发现苍术苷与苍耳子水煎剂的毒性反应基本一致，所以目前普遍认为苍术苷是苍耳子的主要毒性物质基础。另外也有学者认为，苍耳子的毒性与其所含毒性蛋白有关。苍耳子脂肪油中所含毒蛋白受热变性，凝固在细胞中不被溶出，而达到去毒目的。

（3）毒性的分子机制 现代毒理学研究证实苍耳子中水溶性苷类成分苍术苷、羧基苍术苷等苷类成分是主要有毒物质。苍术苷能引起大鼠原代肝细胞死亡，伴随培养基中丙氨酸氨基转移酶和乳酸脱氢酶水平的明显升高[6]。进一步的机制研究发现苍术苷能抑制线粒体的氧化磷酸化作用，阻碍线粒体膜内外间的核苷酸移动[7]。它也能抑制线粒体呼吸链复合体 I、IV 的活性以及 Na^+，K^+-ATP 酶和 Ca^{2+}，Mg^{2+}-ATP 的活性，最终抑制 ATP 的形成[8]。苍术苷及羧基苍术苷可抑制糖类和脂肪酸氧化，加速厌氧糖酵解和肝糖的分解，使血糖下降，导致病人昏厥。

3. 毒性的临床对策和表现

历代学者尝试用各种方法去除苍耳子的毒性。中药炮制是降低中药的一个有效方法。苍耳子一般经过炮制后方可入药。《中国药典》（2015 年版）规定："取净苍耳子，照清炒法炒至黄褐色，去刺，筛净"，其加热过程可以降低苍术苷的含量，从而达到去毒目的[9]。去除苍耳子表面的刺也可以降低其毒性，研究表明炒后去刺品毒性最小，炒品次之，生品毒性最大[10]。新鲜的苍耳子更容易导致中毒，因此未经炮制的苍耳子不得入药。

4. 毒性和药效评价

（1）毒性的特点及与药效的关系 现代药理学研究发现苍耳子的药理作用广泛，它具有抗菌、抗氧化、抗炎和镇痛作用，对心血管系统、血液系统以及免疫系统功能也有一定的影响[11]。关于苍耳子的上述药理活性研究大都使用提取物进行，而其中单一成分的药理和毒理研究报道较少。

在 1962 年从苍耳子中分离得到一种黄白色结晶状具有苷类性质的物质（AA2）具有降低血糖的作用，大剂量注射 AA2 可引起大鼠惊厥，因而认为 AA2 也可能是苍耳子的毒性成分之一[12]。

（2）毒性在复方中的表现 苍耳子往往与辛夷、白芷、薄荷等配伍制成复方制剂苍耳散，收录于南宋《济生方》，"辛夷仁半两，苍耳子两钱半，香白芷一两，薄荷叶半钱，上晒干，为细末，每服两钱，食后用葱、茶清调下"，具有治疗风湿痹痛、四肢拘挛功效，治鼻流浊涕不止。自南宋代以来为中医耳鼻喉科治疗急、慢性鼻渊的主要方剂，现仍广泛用于临床。也可与淫羊藿、威灵仙、川芎、肉桂心同用制成仙灵脾散用于增强祛风胜湿，活血定痛之效，收录于明代的《证治准绳》。

苍耳子散在治疗慢性鼻炎具有很好疗效。治疗慢性鼻窦炎，临床治疗有效率达90%以上，一般用药后一个疗程即可明显见效。文献中并未发现苍耳子散的毒性事件报道。尽管如此，考虑到苍耳子对肝脏的损伤作用，也有学者考虑在复方配伍黄芪，可减轻苍耳子的肝毒性[13]。这样既充分发挥了有毒中药的疗效，又最大限度地降低了毒副反应。针对鼻炎的局部病灶，复方苍耳子滴鼻剂通过鼻腔局部给药也将可避免药物进入消化道和血液循环，也能降低苍耳子的毒性[14]。

（3）药效学特点与毒性的防控　由于苍耳子用于慢性鼻炎、鼻窦炎等疾病的治疗，需要长期用药，药物进入体内后代谢半衰期较长，具有一定的蓄积性，因此需要定期检查病人的肝、肾功能，尤其是有肝、肾损害病史的病人。这些患者应酌情减少药量。此外用药期间，也需要定期复查血常规、心电图等，以防蓄积中毒，一旦确诊急性中毒，须及时采取催吐、洗胃、导泻、补液、扩容、利尿等救治措施；慢性中毒或症状较轻者，给予一般对症处理即可，症状较重者应停药并采用针对性治疗。苍耳子所造成的肝损害在一定剂量范围内具有可逆性，若诊治及时，多可获得满意的治疗效果[15, 16]。

结论

苍耳子用药历史悠久，对其毒性已有认识。大剂量长期使用可导致实质性器官损害，尤其是肝脏的损害最为严重。苍耳子的中毒机制尚未明确，目前苍术苷和羧基苍术苷被认为其中的有毒成分，但是并不能排除存在毒蛋白的可能性。药用苍耳子均为炒制品，既可去刺又可降低毒性，按规定剂量使用毒性较小。相信对苍耳子毒性的研究将对其临床的安全应用有所帮助。

参考文献

［1］杨雪，张冰，高建超，等.毒性药材苍耳子的中医药古籍挖掘研究［J］.中华中医药杂志，2017，32（7）：3085-3088.

［2］张典瑞，王集会.苍耳子炮制历史沿革的探讨［J］.时珍国药研究，1996，7（5）：308-309.

［3］杨雪，夏东胜，高建超，等.193例苍耳子不良反应文献分析［J］.中国药物警戒，2016，13（11）：691-696.

［4］张学梅，张重华.苍耳子中毒及毒性研究进展［J］.中西医结合学报，2003，1（1）：71-73.

［5］庄延双，胡静，蔡皓，等.苍耳子化学成分及药理作用研究进展［J］.南京中医药大学学报，2017，33（4）：428-432.

［6］鄢良春，张婷婷，吴懿，等.苍耳子及苍术苷对大鼠原代肝细胞的毒性作用研究［J］.中药药理与临床，2012，28（3）：36-39.

［7］Obatomi DK，Bach PH. Biochemistry and toxicology of the diterpenoid glycoside atractyloside [J]. Food Chem Toxicol. 1998, 36（4）: 335-346.

[8]张文明，杨桂蓉，李弘烨，等.苍术苷抑制氧化磷酸化的作用机制研究 [J].中药新药与临床，2014，25（6）：660-663.

[9]朵睿，陈燕，刘玉红，等.苍耳子炒制对羧基苍术苷和苍术苷的影响 [J].中成药，2013，35（2）：353-356.

[10]张婷婷，鄢良春，赵军宁，等.苍耳子"毒性"及现代毒理学研究进展 [J].医学综述，2010，16（18）：2814-2818.

[11]李钰馨，韩燕全，洪燕，等.苍耳子的主要化学成分及药理活性研究进展 [J].中国药房，2015，26（34）：4868-4871.

[12]宋振玉，张凌云，谢明智，等.苍耳子的有毒成分及其药理作用 [J].药学学报，1962，9（11）：678-684.

[13]武斌，曹敏，于海龙，等.基于代谢组学的苍耳子配伍黄芪后减毒作用研究 [J].中药药理与临床，2012，28（2）：98-101.

[14]余增福，陈述.复方苍耳子滴鼻剂治疗鼻部疾病1194例 [J].中西医结合杂志.1985，12：750.

[15]贾春伶，李锦.苍耳子及其制剂致肝损害34例临床分析 [J].人民军医，2016，59（4）：401-402.

[16]宋强，孟祥华.浅谈苍耳子的毒性及救治 [J].湖南中医药导报，2004，10（8）：26-27.

（竺晓鸣　袁天翊　杜冠华）

两头尖
ANEMONES RADDEANAE RHIZOMA

两头尖，又名竹节香附、草乌喙、多被银莲花、老鼠屎，为毛茛科植物多被银莲花 *Anemone raddeana* Regel 的干燥根茎。呈类长纺锤形，两端尖细，微弯曲，其中近一端处较膨大。表面棕褐色至棕黑色，具微细纵皱纹。

《中国药典》（2015年版）记载，两头尖味辛，性热；有毒。归脾经。具有祛风湿，消痈肿之功效。用于风寒湿痹，四肢拘挛，骨节疼痛，痈肿溃烂。内服常用量为1~3 g。外用适量。

1. 历史文献关于两头尖毒的记载

根据现存历史文献，在我国古代早期没有两头尖作为药物使用的记载。秦汉时期的药学著作如《神农本草经》《吴普本草》《名医别录》《本草经集注》等均无两头尖的相关记载。

及至唐宋元时期，在《新修本草》《证类本草》《本草拾遗》《汤液本草》

等药学著作中也未见两头尖的相关记载。

两头尖的药用信息最早记载于明代官修本草《本草品汇精要》中，书中以"两头尖"为正名将其收入《本草品汇精要》卷十三草部之草类，记载了两头尖的形状和生态学特征，"此种乃附子之类，苗叶亦相似，其根似草乌，皮黑肉白，细而两端皆锐，故以为名也"。两头尖"味辛，性热，有毒。疗风及腰腿湿痹痛"。对于真伪鉴别也有描述，"白附子经石灰水泡，皮皱皱者为伪。"

两头尖的毒性在明代具有一定的争议。明代李中梓在《本草新编》中记载"两头尖，味甘，气温，无毒"，功效为"尤善降气化食，尤善化痞结癥瘕"，性状为"其根绝似麦冬，但色带丹，气亦香，考之《县志》，俱载之。"

明代李中立在《本草原始》中记载，两头尖气味"辛，热，有毒"，主治"风湿邪气，痈肿金疮，四肢拘挛，骨节疼痛，多入膏药中用。"

2. 现代毒性相关研究

两头尖水提物小鼠灌胃毒性实验LD_{50}及其95%可信限分别为104.50和95.45~115.29 g生药/kg。按照Blach well法推算在人体中相当于10.45 g/kg，说明在临床应用常用量为1~3 g是安全的。按照中药毒性中根据急性毒性来分级的方法，认为LD_{50}<5 g/kg为大毒，5~16 g/kg为有毒，16~50 g/kg为小毒，>50 g/kg为无毒[1]。两头尖介于"大毒（小于5 g/kg）"和"小毒（16~50 g/kg）"之间。石油醚、三氯甲烷和正丁醇萃取部位小鼠最大耐受量实验，灌胃给药1000 g生药/kg，14天后小鼠未出现明显中毒症状，小鼠体重也无明显改变，与对照组比较无统计学差异。解剖后，肉眼观察其主要脏器，未发现明显异常，说明分别口服两头尖石油醚、三氯甲烷和正丁醇萃取物1000 g/kg，对小鼠都无明显急性毒性作用。乙酸乙酯萃取部位的LD_{50}及95%的可信限分别为604.81和537.99~673.57 g生药/kg[2]。

两头尖中含有多种化学成分，迄今从中分离并获得化合物有皂苷类、内酯类、挥发油类、油脂类、生物碱，还有氨基酸、微量元素及糖类等化合物。其中，1986年刘大有[3]发现的内酯类白头翁素有强力心脏毒作用，而1983年[4]发现的两种内酯类化合物原白头翁素小鼠口服LD_{50}为0.6 mg/kg；毛茛苷为20 mg/kg。含量最高的两头尖总皂苷小鼠口服LD_{50}为（1.41±0.104）g/kg，毒性极低[5]。因此，两头尖中主要起到毒性的物质为内酯类化合物。王明奎等[6]对两头尖总苷的小鼠急性毒性进行测定，发现小鼠灌胃两头尖总苷半小时后，出现呼吸困难，活动减少，给药6小时出现死亡，未死亡动物3天后恢复正常，死亡动物尸检，各脏器肉眼观察未见明显异常，小鼠灌胃两头尖总苷一周后，其LD_{50}为5.7 g/kg，95%可信限为4.8~6.5 g/kg。小鼠腹腔注射两头尖总苷2分钟后即出现收腹、扭体反应，呼吸急促，给药12小时出现死亡，未死亡动物2天后恢复正常。对死亡动物尸检，肉眼观察发现肠充血、坏死，小鼠腹腔注射两头尖总苷后1周，其LD_{50}为106 mg/kg，95%可信限为98~114 mg/kg。

细胞实验发现两头尖提取物具有抗肿瘤及抗氧化的作用，动物实验发现成分之一竹节香附素A抑制肿瘤的作用与环磷酰胺相当，且动物出现一些轻微中毒现象，如竖毛、困倦现象，涉及到自主神经系统及睡眠中枢系统，均为可逆反应，中毒反应随着给药量的减少其发生率降低或持续时间缩短，说明竹节香附素A是两头尖毒性的重要物质基础，也是其发挥抗肿瘤药效作用的物质基础[7]。

3. 毒性的临床对策和表现

为了更好的将两头尖应用于临床，对两头尖的毒性控制成为关键。目前采取的主要方法为用量控制，即口服在1~3 g，外用适量，孕妇禁用。

4. 毒性和药效评价

（1）毒性的特点及与药效的关系　两头尖药理活性主要包括抗风湿、抗炎、抗肿瘤、抑菌作用、解热镇痛、抗惊厥等。动物实验表明，两头尖总皂苷能抑制癌的生成，口服总皂苷200 mg /kg对艾氏腹水癌、肉瘤180、宫颈癌、小鼠肝癌H_{22}的抑制率分别为49%、59%、84%、62.5%以上[4, 8, 9]。两头尖总皂苷对4种人癌细胞KB、HCT-8、MCF-7/WT和MCF-7/ ADR的IC_{50}分别为7.68、18.52、17.34和19.43 μg/ml，并且对表阿霉素无交叉耐药性[6]。两头尖活性成分竹节香附素A、竹节香附皂苷R0及竹节香附皂苷R2可使QGY-7703细胞周期阻滞于G_1期，并使细胞内产生过多的活性氧，从而加速诱导肿瘤细胞凋亡发挥抗癌作用，凋亡率随着侧链糖的个数增加而显著升高，并使细胞内产生过多的活性氧，从而加速诱导肿瘤细胞凋亡发挥抗癌作用[10]。任风芝等[11]从两头尖根茎中分离鉴定了6种化合物，发现其均对人胃癌细胞株BGC823和人红白血病细胞株K562具有很强的抑制作用，其中4个化合物在浓度为25 μg/ml时，对BGC823增殖的抑制作用与阳性药顺铂相当，对细胞K562的增殖抑制作用强于阳性药。

两头尖水提物具有明显的抗炎、镇痛和抗迟发型超敏反应的作用[12]。两头尖总皂苷对角叉菜胶、甲醛、葡聚糖引起的大鼠足肿胀有抑制作用，其中对甲醛引起肿胀的抑制作用最强；皂苷D对角叉菜胶所致肿胀有明显抑制作用，抑制强度高于总皂苷[4]。张雪萍等[13]发现两头尖醇提物剂量为189~756 mg/kg对佐剂性关节炎大鼠原发性和继发性炎症均有显著的治疗作用。同时，两头尖活性组分BU-6E可以抑制LPS诱导的NO释放以及炎症因子的分泌，在体外、体内均有一定的抗炎活性[14]。

两头尖挥发油、内酯、总皂苷及皂苷D、F、H对人体致病的乙型链球菌、铜绿假单胞菌、伤寒杆菌、痢疾杆菌、金黄色葡萄球菌等均呈现不同程度的抑菌作用[15]。

李孝波等[16]发现两头尖原药及其提取物具有良好的抗肝纤维化作用，且提取物抗肝纤维化作用基本等同于两头尖原药，其体外抗肝纤维化的机制与抑制肝星状细胞活化、抑制ECM合成并促进ECM降解相关。

（2）毒性在复方中的表现　早在清代，王子接在其著作《降雪园古方选注》

的 "定癌散" 方剂药物组成为：猭（两头尖）3钱，土楝实3钱（经霜有核者佳，不用川楝），露蜂房3钱。古方中以两头尖为君药，治疗乳癌。现在临床用于风寒湿痹，手足拘挛，骨节疼痛，痈疽肿痛。两头尖多与其他药物配伍，不单方入药。《中国药典》（2015年版）中收录含两头尖的复方有3个，包括化癥回生片、再造丸、前列通片，两头尖在其中作为佐药或使药，发挥其功效。

（3）药效学特点与毒性的防控　基于现代研究可知，两头尖发挥药效作用的主要成分为两头尖总苷，引起毒性反应的主要成分为内酯类，两头尖总苷毒性极低。因此，两头尖在临床应用时要首先考虑控制两头尖使用剂量，同时加强对两头尖有效部位或天然活性成分的研究，将有利于促进两头尖的临床应用。

结论

对两头尖中三萜皂苷化学成分研究比较多，有抗肿瘤、抗炎、解热镇痛、镇静、抗惊厥等作用，尤其抗癌活性、抗风湿作用显著，但缺乏现代药理学研究基础。对两头尖的毒性认识还不够深入，从现有资料来看，两头尖的毒性可能是药效过量的反应或副作用。

参考文献

［1］孙文燕，侯秀娟，王斌，等.中药毒性分级概况与研究思路探讨［J］.中国中药杂志，2012，37（15）：2199-2201.

［2］赵振坤.中药两头尖的质量控制及其毒性研究［D］.杭州师范大学，2013.

［3］刘大有.两头尖白头翁素的分离和鉴定［J］.中草药，1986，17（1）：6.

［4］刘大有.两头尖毛茛苷的分离和鉴定［J］.中草药，1983，14（12）：4.

［5］Wang BX, Cui LC, Liu AJ. Studies on pharmacological action of saponin of the root of Anemone raddeana［J］. Traditional Chinese Medicine, 1985, 5（1）：61.

［6］王明奎，丁立生，吴凤锷.两头尖总苷的抗肿瘤活性研究［J］.应用与环境生物学报，2008（03）：378-382.

［7］唐楚沉.天然中药两头尖的化学成分分离纯化及生物活性的研究［D］.浙江理工大学，2015年.

［8］周鸿立，孙永旭，李勇，等.两头尖的化学成分及药理作用研究进展［J］.时珍国医国药，2007，18（5）：1239-1241.

［9］刘力生，肖显华，张龙弟，等.多被银莲花素A对癌细胞DNA、RNA蛋白质和血浆CAMP含量的影响［J］.中国药理学报，1985，6（3）：192.

［10］张彦飞，李智萌，于野，等.不同结构两头尖皂苷对QGY-7703细胞抑制作用及活性氧水平的影响［J］.中药药理与临床，2015，31（05）：34-37.

［11］任风芝，张雪霞，牛桂云，等.两头尖的抗肿瘤活性成分研究［J］.中草药，2005（12）：1775-1778.

［12］王琳娜，董彦宏.两头尖水提取物抗炎、镇痛及抗迟发型超敏反应的研究［J］.中医药信息，2012，29（04）：154-156.

［13］张雪萍，蔡广知，安娜，等.两头尖醇提物抗佐剂性关节炎作用的研究［J］.中药药理与临床，2016，32（02）：131-134.

［14］贡济宇，安娜，王莎莎，等.两头尖活性组分BU-6E对LPS诱导体内外炎症模型抗炎作用研究［J］.中药药理与临床，2017，33（02）：67-70.

［15］刘大有.两头尖有效成分的抑菌及溶血作用的研究［J］.长春中医学院学报，1988，2：87.

［16］李孝波.两头尖抗肝纤维化作用及机理研究［D］.湖北中医药大学，2011.

（李　超　刘艾林　杜冠华）

两面针
ZANTHOXYLUM NITIDUM

两面针，又名入地金牛、藤椒、双面刺、山椒、下山虎、蔓椒，为芸香科植物两面针 *Zanthoxylum nitidum*（Roxb.）DC.的干燥根。全年均可采挖，洗净，切片或段，晒干。

《中国药典》（2015年版）记载，两面针味苦、辛，性平；有小毒。归肝、胃经。有活血化瘀，行气止痛，祛风通络，解毒消肿之功效。用于跌扑损伤，胃痛，牙痛，风湿痹痛，毒蛇咬伤；外治烧烫伤。常用量为5~10 g。外用适量，研末调敷或煎水洗患处。明确提出注意事项为不能过量服用，且忌与酸味食物同服。

1. 历史文献关于两面针毒的记载

两面针别名众多，"两面针"一词最早出现于民国萧步丹编撰的《岭南采药录》，其初版于1932年，1936年再版[1]。1995年版《中国药典》首次收载两面针，其记载与现行2015年版《中国药典》描述基本一致："表面淡棕黄色或淡黄色，有鲜黄色或黄褐色类圆形皮孔。质坚硬。气微香，味辛辣麻舌而苦"。

两面针别称蔓椒，而最早记录"蔓椒"一词的是《神农本草经》，列为下品，属于治病且存在一定毒性的药物。记录其"味苦温。主风寒湿痹，疬节疼，除四肢厥气，膝痛。一名家椒。生川谷及邱家间。《名医》曰：一名猪椒，一名彘椒，一名狗椒，生云中，采茎根煮，酿酒"。明代《本草纲目》中果部第三十二卷，果之四也记载了"蔓椒"一词，根据其中记载，蔓椒别称猪椒（《别录》）、豕椒（《本经》）、彘椒（《别录》）、椒（弘景）、狗椒（《别录》）、金椒（《图经》），并说明"弘景曰：山野处处有之，俗呼为𣙐子。似椒。时珍曰：蔓椒野生林箐间，枝软如蔓，子、叶皆似椒，山人亦食之。《尔雅》云：椒丑，谓其子丛生也。陶氏所谓𣙐子，当作𣙐子，诸椒之通。时珍曰：此椒蔓生，气臭如狗、彘，故得诸名"。用药部位为实、根、茎。而至此时，并未对蔓椒叶子两侧是否带有针刺进行描述。最早对这一特征进行描述的是清代吴其濬编写的《植物名实图考》:"枝软如蔓，叶上有刺"[2]。

除了"蔓椒"一称，两面针最早以"入地金牛"一称记载于清代赵其光编纂的《本草求原》[3]，称其"治痰火窃核，并急喉痰闭危笃，去外皮，煎水饮。"但是仍未明确说明其毒性反应。

2. 现代毒性相关研究

（1）毒性的表型反应　无论是蔓椒、入地金牛、或两面针，历代本草中均未明确记载其毒性，但是查阅功效记载发现，许多记载有其治蛇毒的功效。如《岭南采药录》载:"理跌打及蛇伤。患牙痛，煎水含漱。"《陆川本草》载:"接骨，消肿，止痛，去瘀。治跌打骨折，损伤肿痛，风湿骨痛，心胃气痛，牙痛。并治蛇伤。"推测其治疗蛇毒活性成分可能与其毒性成分有关。

（2）毒性的物质基础及分子机制　现代提取确证手段表明，两面针中所含化学成分比较复杂。含有生物碱类、甾醇类、木脂素类和无机元素等。其中，生物碱类为主要成分，约占0.7%，包括氯化两面针碱、二氢两面针碱、氧化两面针碱、别隐品碱、白屈菜红碱等。甾醇类包括谷甾醇、胡萝卜苷、牡荆素，橙皮苷及香木叶苷等。尽管这些化合物有些是从两面针中发现，但目前尚未证明这些化合物与两面针的毒性相关[4~8]。

3. 毒性的临床对策和表现

关于两面针毒性研究，有部分现代资料进行了描述。《常用中草药手册》载:"两面针有毒。中毒后引起腹痛、下痢。忌与酸味食物同时服用"[9]。《南方主要有毒植物》载:"误食其果引起头晕、眼花、呕吐等中毒症状。解救方法：可催吐、洗胃、导泻、服糖水或注射葡萄糖液"[10]。有报导一例成年女性患者因患胆石症，肌注两面针注射液2 ml（相当于3 g生药）约10分钟后，出现全身皮肤发红发痒，轻度烦燥，呼吸稍促伴恶心呕吐，血压升高等过敏反应[11]。也有病例报道两面针汤药服用量过大，重度中毒，致中枢神经系统受损，呼吸心跳生命中枢受到抑制，引起昏迷，抽搐等症状[12]。

对两面针中主要活性成分氯化两面针碱的体外研究结果表明，氯化两面针碱在$0.7\sim12.5$ μg/ml水平下可以剂量依赖性地抑制人胚肾细胞293细胞活力[13]。采用斑马鱼胚胎发育技术方法研究氯化两面针碱对斑马鱼胚胎的毒性效应，将正常胚胎置于$10\sim20$ mg/L浓度的氯化两面针碱中培养，测定不同发育时间点斑马鱼胚胎发育的畸形率、死亡率、LD_{50}和ED_{50}，发现氯化乙酰胆碱对斑马鱼心血管系统的发育存在一定影响[14]。作为其抗癌成药性的系列研究，也有研究者观察氯化两面针碱对大鼠肝脏细胞的体外毒性作用，发现其IC_{50}为（3.501 ± 0.672）mg/L，且最高抑制率超过80%[15]。

4. 毒性和药效评价

实验研究表明，两面针具有抗炎[16]、抗菌[17]、镇痛[18, 19]及抗癌[20, 21]等。

临床上用于止痛、麻醉、抗溃疡、抗癌及慢性盆腔炎等的治疗[22]。毒理学研究表明，以两面针的褐色油状物小鼠腹腔注射的LD_{50}为（166 ± 15）mg/kg。另有报道，氯化两面针碱以及N–甲硫酸两面针碱无诱变性。

除了止痛及解蛇毒外，传统专著记载认为，两面针（蔓椒或入地金牛）主治风寒湿痹、历节疼、除四肢厥气、膝痛、煎汤蒸浴、取汗。根主治，烧末服并煮汁浸之。卫生部药品标准《中药成方制剂》中的两面针镇痛片以及《国家中成药标准汇编—眼科耳鼻喉科皮肤科》分册中的复方两面针含片均含两面针组分，而未见不良反应报道。

结论

《神农本草经》将蔓椒即两面针列为下品，为"多毒，不可久服。"说明两面针长期使用、过量使用或者不当使用对正常生理功能存在一定影响。而历代本草中关于两面针、蔓椒及入地金牛的记载中未明确说明其存在毒性。1995年版《中国药典》首次收录两面针条目并记载其有小毒，可能是从部分临床证据及文献记载中得到的，而关于其毒性成分目前仍没有全面系统的描述。这反映了我们对两面针毒性的研究不足、认识不够。因此，应对两面针进行系统的毒性研究，说明其毒性部位，解毒或减毒措施。对毒性反应的具体表现、物质基础及分子机制，特别是对其毒性作用的确切剂量范围以及给药方式研究，将有助于两面针的临床合理使用。

根据历史文献和现代研究结果，可以初步认为两面针自古应用于治疗风寒湿痹、止痛及解蛇毒。但是不当及过量使用仍可引起一定不良反应，但由于目前缺乏足够的临床证据及实验研究，对其确切的毒性部位、毒性成分以及有毒剂量仍缺乏明确标准，在应用中还是应对其毒性加以关注。

参考文献

［1］萧步丹（民国）. 岭南采药录［M］. 广州：广东科学技术出版社，2009.

［2］吴其濬（清代）. 植物名实图考. 杭州：浙江人民美术出版社，2014.

［3］赵其光（清代）. 本草求原. 广州：广东科学技术出版社，2009.

［4］艾双艳. 全蝎和两面针化学成分研究［D］. 天津理工大学，2017.

［5］杨卫豪. 中药两面针有效成分的研究及在清洁护理用品中的应用［D］. 天江南大学，2008.

［6］姚荣成，胡疆. 两面针化学成分及其药理活性研究概况［J］. 药学实践杂志，2004，22（05）：264–267

［7］温尚开. 两面针的研究概况［J］. 中草药，1995，26（04）：215–217.

［8］胡疆，张卫东，柳润辉，等. 两面针的化学成分研究［J］. 中国中药杂志，2006，31（20）：1689–1691.

［9］广州部队后勤部卫生部编. 常用中草药手册［M］. 北京：人民卫生出版社，

1969.

[10] 广东省农林水科学技术服务站经济作物队编.南方主要有毒植物 [M].北京：科学出版社，1970.

[11] 广东省化州县官桥卫生院.入地金牛（两面针）肌注引起过敏反应一例报告 [J].新医学，1972，（07）：33.

[12] 唐洪.两面针中毒致呼吸心跳骤停1例 [J].医学文选，2001，20（02）：237.

[13] 韦敏，刘华钢，刘丽敏.氯化两面针碱的体外肾毒性研究 [J].时珍国医国药，2009，20（09）：2295-2296.

[14] 蒙怡，刘华钢，梁瑜，等.氯化两面针碱对斑马鱼胚胎毒性的研究 [J].毒理学杂志，2012，26（05）：368-371.

[15] 黄巨恩，徐雅玲，刘华钢.氯化两面针碱、白花丹素、紫杉醇的体外肝细胞毒性研究 [J].广西医科大学学报，2011，28（02）：192-195.

[16] 冯洁，周劲帆，覃富景，等.两面针根和茎抗炎镇痛不同部位活性比较研究 [J].中药药理与临床，2011，27（06）：60-63.

[17] 叶玉珊，刘嘉炜，刘晓强，等.两面针根抗菌活性成分研究 [J].中草药，2013，44（12）：1546-1551.

[18] 陈炜璇，秦泽慧，曾丹，等.两面针根、茎抗击打损伤和镇痛抗炎作用比较研究 [J].中药材，2015，38（11）：2358-2363.

[19] 韩正洲，仰铁锤，陈炜璇，等.两面针不同药用部位镇痛和保护胃黏膜作用的研究 [J].中国现代中药，2013，15（03）：178-182.

[20] 毛晓丽，覃禹，蔡鹃，等.两面针红外指纹图谱与抗癌活性的谱效研究 [J].红外与毫米波学报，2013，32（01）：91-96.

[21] 陈元柱，唐根源，徐本杰，等.二氢两面针碱的生成和晶体结构——兼论两面针碱（正离子）的抗癌机理 [J].中国科学（B辑 化学 生命科学 地学），1991（08）：853-859.

[22] 刘华钢，黄秋洁，赖茂祥.中药两面针的研究概况 [J].时珍国医国药，2007，（01）：222-223.

（陈俞材　方莲花　杜冠华）

吴茱萸
EUODIAE FRUCTUS

吴茱萸，又名吴萸、茶辣、漆辣子、臭辣子树、左力纯幽子、米辣子等，为芸香科植物吴茱萸 *Euodia rutaecarpa*（Juss.）Benth.、石虎 *Euodia rutaecarpa*（Juss.）Benth. var. *officinalis*（Dode）Huang 或疏毛吴萸 *Euodia rutaecarpa*（Juss.）Benth. var. *bodinieri*（Dode）Huang 的干燥近成熟果实。8~11月果实尚未开裂时，剪下果枝，晒干或低温干燥，除去枝、叶、果梗等杂质。

《中国药典》（2015年版）记载，吴茱萸味辛、苦，性热；有小毒。归肝、脾、胃、肾经。具有散寒止痛，降逆止呕，助阳止泻功效。用于厥阴头痛，寒疝腹痛，寒湿脚气，经行腹痛，脘腹胀痛，呕吐吞酸，五更泄泻。常用量2~5 g。外用适量。

1. 历史文献关于吴茱萸毒的记载

吴茱萸为临床常用中药，在历代本草中均有记载，并且古人对其毒性已有比较具体的认识。吴茱萸始载于《神农本草经》，列为中品，属于温中止痛药物，"味辛温。主温中、下气，止痛咳逆，寒热，除湿血痹，逐风邪，开腠理。根杀三虫。一名藙。生山谷。"此后，典籍中均记载有毒，如《名医别录》"大热，有小毒"。《本草经集注》言："味辛，温、大热，有小毒。……实为之使，恶丹参、硝石、白垩，畏紫石英。"《新修本草》云："味苦辛温，大热，有小毒"。《开宝本草》曰："味辛，温，大热，有小毒"。《证类本草》谓："味辛，温、大热，有小毒"。《汤液本草》载："气热，味辛、苦，气味俱厚，阳中阴也。辛温大热，有小毒"。《本草纲目》称："走气动火，昏目发疮"，"多食伤神，令人起伏气，咽喉不通"。《本草蒙筌》详解："味辛、苦，气温、大热。气味俱厚，可升可降，阳中阴也。有小毒。……气猛不宜多食。令人目瞪口开。若久服之，亦损元气。肠虚泄者，尤忌沾唇，为速下气故尔"。《本草新编》亦载："味辛、苦，气温，大热，可升可降，阳中阴也，有小毒。气猛，不宜多食，令人目瞪口开。久服亦损元气，肠虚泄者尤忌。"《本草汇言》称："倘三经之病，有因火热为者，又当斟酌用之，如中病即止，不可多服，多服则走气动火，发疮昏目耳"。《本草经解》有："气温，味辛，有小毒"。《神农本草经疏》亦指出："味辛、温，大热，有小毒"。

综上所述，吴茱萸始载于秦汉时期的《神农本草经》，在历代药学古籍中均有性味记载，但毒性记载始于秦汉时期的《名医别录》，均为小毒，说明古人对于其毒性的认识比较准确。

2. 现代毒性相关研究

（1）毒性的反应　近年来，关于吴茱萸不良反应报道日益增多，临床上因服用了未制透的吴茱萸或直接服用了生品吴茱萸或因超剂量服用或因配伍不当而产生中毒的报道时有发生。吴春林[1]曾报道附子配伍吴茱萸致中毒临床表现为运动失灵，频繁呕吐，心慌，面白肢冷，胸闷烦躁，心率减慢，血压下降等。张智学曾为1例3岁幼儿用四神丸加附子等治疗，服药后见其臀外侧、额部和背部等处有大小不等之疮疹[2]，经分析吴茱萸可能具有使附子毒性还原或加重的作用。方一清[3]报道，因经期小腹冷痛，就诊后服用吴茱萸，出现剧烈腹痛、腹泻、疼痛难忍等症状。因此，有必要采用现代科学技术对吴茱萸的毒理机制进行研究，将古籍中关于其"小毒"的记载与相应的现代科学实验数据相结合，从而为临床安全用药提供科学依据。

（2）毒性的物质基础　吴茱萸中含有多种生物碱，可分为吲哚喹啉类、喹诺酮类和其他类生物碱。生物碱是吴茱萸的主要化学和生物活性成分[4]，其中吴茱萸碱、吴茱萸次碱、去氢吴茱萸碱是其主要活性成分[5]。蔡雪映等[6]曾报道服用吴茱萸过量致死的个案，并指出在该患者血中检测出了吴茱萸生物碱。另有研究表明，吴茱萸碱在SGC-7901人胃腺癌细胞中同时诱导凋亡和自噬的细胞毒作用[7]。吴茱萸碱和吴茱萸次碱在代谢时，发生脱氢反应，形成亲电中间体，从而导致CYP3A4失活，影响药物之间的相互作用[8]。此外，从吴茱萸分离到的生物碱还有N, N-二甲基-甲氧基色胺、去甲乌药碱、对经福林、N-甲基葱胺、DL-脱氧肾上腺素、环磷酸鸟苷等[5]。目前，未见其药理活性和毒性的相关文献报道，此部分研究尚属空白。

吴茱萸还含有挥发油、苦味素等化学成分，其中挥发油是吴茱萸的有效成分之一，其主要成分为有机烯类，如吴茱萸烯、月桂烯、β-侧柏烯、柠檬烯、α-罗勒烯等[9]。尹利顺等发现吴茱萸挥发油有较强毒性，且以肝毒性损伤为主[10]。夏祺悦[11]等进行了吴茱萸主要成分遗传毒性的研究，发现吴茱萸次碱和柠檬苦素细胞染色体畸变率增加，而吴茱萸碱则无统计学差异，表明吴茱萸次碱和柠檬苦素有遗传毒性。

（3）毒性的分子机制　吴茱萸毒性成分涉及吴茱萸烯、吴茱萸碱等，对中枢神经有兴奋作用，大量可致神经错觉、视力障碍[12]。蔡卿嫣[13]等发现吴茱萸水提物对大鼠肝脏线粒体有显著影响，主要表现在为肝组织ATP含量减少，肝脏线粒体膜通透性增加，膜电位降低，细胞色素C释放，抗氧化能力降低。高浓度的吴茱萸次碱能使肝肾细胞活力下降，且相同浓度下吴茱萸次碱对肾细胞活力的抑制作用大于肝细胞，提示吴茱萸次碱可能对肝肾具有毒性作用，在临床上运用吴茱萸应予以注意，尤其是对肝肾功能不良的患者[14]。目前的研究还存在一系列的问题，这些物质对靶器官的作用机制尚未完全弄清楚。因此，有必要扩大吴茱萸有效成分的活性研究范围以及吴茱萸的毒性研究，并进一步探讨吴茱萸各有效成分与其毒性产生的相关性[15]。

3. 毒性的临床对策和表现

在长期的临床实践中，中医药形成了独特的减毒增效理论和方法，主要包括炮制和配伍。生品吴茱萸有小毒，一般仅限于外用，内服均须经炮制后使用。吴茱萸经开水或甘草水浸泡后能够降低毒性。《本草求真》曰："吴茱萸陈者良，泡去苦烈汁用。"故开水泡后能去其烈性。而甘草能缓毒，正如《本草正》所言："毒药得之解其毒，刚药得之和其性"，故甘草制吴茱萸可以使其毒性稍减，辛辣之性变缓。此外，炒制、酒制、醋制、盐制、黄连制、姜制均可增其效。

配伍是方剂的特色，《神农本草经》将各种药物的配伍关系归纳为"有单行者，有相须者，有相使者，有相杀者，有相畏者，有相恶者，有相反者。凡此七情，合和视之"。在《伤寒杂病论》和《医方论》提到吴茱萸的减毒配伍规律，配伍人参、大枣、当归之品以甘缓毒，防燥烈伤阴；配伍白芍可以柔克刚，酸散相合，使补而不滞，散而不伤正[16]。

4.毒性和药效评价

吴茱萸不良反应的产生，与其药材炮制、配伍、剂型、剂量等因素密切相关。关于吴茱萸毒性的现代研究较少，一般认为大剂量应用时才引起中毒。蔡雪映等[6]报道服用吴茱萸过量可出现剧烈腹痛、头痛、晕厥、呕吐、视物不清、错觉、胸闷等症状。生品吴茱萸有小毒，一般仅限于外用，内服均须经炮制后使用。为了全面、客观、科学地考察吴茱萸药材的毒性，黄伟等[17]进行了吴茱萸不同组分对小鼠急性毒性实验比较研究。吴茱萸不同组分均可出现毒性，但毒性强弱有所不同，吴茱萸不同组分对小鼠急性毒性强度为：挥发油>全组分>醇提组分>水提组分。但吴茱萸的有毒部位、有毒成分及其含量与作用机理、临床用量等都不清楚。因此，应进行吴茱萸产生功效和毒性的物质基础、体内过程、吴茱萸"量-效-毒"之间的关系相关研究，以期为吴茱萸临床安全应用提供科学实验依据。

结论

历代本草和药典均记载吴茱萸有小毒，有关吴茱萸毒性的现代研究逐年增多，但其毒性物质基础和作用机制尚不明确，缺乏量-效-毒关系研究。吴茱萸不良反应的产生，与其药材炮制、配伍、剂型、剂量等因素密切相关。因此，临床应用须遵循配伍规律，科学确定使用剂量，以确保用药安全有效。

参考文献

[1] 吴春林.附子配伍吴茱萸致中毒1例[J].山西中医，1996，12（2）：27-28.

[2] 张智学.吴茱萸临床应用举隅[J].江西中医药，1997，28（5）：46.

[3] 方一清，王国团，杨春.吴茱萸的合理应用[J].西北药学杂志，2003，18（5）：239-240.

[4] 张恒斌.吴茱萸化学成分及测定方法研究进展[J].中国现代中药，2008，10（11）：9-10.

[5] 孟娜，陈凤凰，惠斌，等.吴茱萸化学成分研究[J].贵州大学学报·自然科学版，2006，23（2）：188-190.

[6] 蔡雪映，孟楠，杨冰.服用吴茱萸过量致中毒1例分析[J].北京中医药，2006，25（3）：171-172.

[7] Rasul A, Yu B, Zhong L, et al. Cytotoxic effect of evodiamine in SGC-7901 human gastric adenocarcinoma, cells via simultaneous induction of apoptosis and autophagy [J]. Oncology Reports, 2012, 27（5）: 1481.

[8] Wen B, Roongta V, Liu L, et al. Metabolic activation of the indoloquinazoline alkaloids evodiamine and rutaecarpine by human liver microsomes: dehydrogenation

and inactivation of cytochrome P450 3A4 [J]. Drug Metabolism & Disposition the Biological Fate of Chemicals, 2014, 42（6）: 1044.

[9] 王世永. 吴茱萸挥发油的提取分离、鉴定及抗氧化和抗菌活性研究 [D]. 武汉: 华中农业大学, 2008: 43.

[10] 尹利顺, 吕莉莉, 龚彦胜, 等. 吴茱萸挥发油对大鼠长期毒性实验研究 [J]. 中国药物警戒, 2015, 12（1）: 20-25.

[11] 夏祺悦, 杨润芳, 刘燕萍, 等. 吴茱萸对CHL细胞染色体畸变影响的研究 [J]. 现代预防医学, 2013, 40（6）: 1081-1085.

[12] 杨秀伟. 吴茱萸水和70%乙醇提取物的急性毒性和遗传毒性试验 [J]. 中国中药杂志, 2008, 33（11）: 1317-1321.

[13] Cai Q, Wei J, Zhao W, et al. Toxicity of Evodiaefructus on Rat Liver Mitochondria: The Role of Oxidative Stress and Mitochondrial Permeability Transition [J]. Molecules, 2014, 19（12）: 21168-82.

[14] 张茜, 周绮, 金若敏, 等. 吴茱萸次碱对肝肾毒性的初步研究 [J]. 中国实验方剂学杂志, 2011, 17（8）: 221.

[15] 黄伟, 孙蓉, 鲍志烨, 等. 与功效和毒性相关的吴茱萸化学成分研究进展 [J]. 中国药物警戒, 2010, 7（08）: 482-485.

[16] 邵立立, 王均宁, 张成博. 经方中相制配伍抑减附子毒性探析 [J]. 山东中医药大学学报, 2010,（5）: 401-402.

[17] 黄伟, 赵燕, 孙蓉. 吴茱萸不同组分对小鼠急性毒性试验比较研究 [J]. 中国药物警戒, 2010, 7（3）: 129-134.

（庞晓从　刘艾林　杜冠华）

苦木
PICRASMAE RAMULUS ET FOLIUM

苦木, 又名苦皮树、苦树皮、苦皮子、苦胆木、赶狗木、熊胆树、土樗子, 为苦木科植物苦木 *Picrasma quassioides*（D. Don）Benn. 的干燥枝和叶（注: 中药 "苦树皮" 为苦木的茎皮。二者的来源相同, 但药用部位不同）。夏、秋二季采收, 干燥。

《中国药典》（2015年版）记载, 苦木味苦, 性寒; 有小毒。归肺、大肠经, 具有清热解毒、祛湿之功效。用于风热感冒, 咽喉肿痛, 湿热泻痢, 湿疹, 疮疖, 蛇虫咬伤。常用量: 枝3~4.5 g; 叶1~3 g。外用适量。

1. 历史文献关于苦木毒的记载

根据现存历史文献, 我国古代没有苦木作为药物使用的记载。现存清代以前的主要药学专著, 如秦汉、魏晋时期的《神农本草经》《吴普本草》《名医别录》《本草经集注》等，唐宋元时期的《新修本草》《证类本草》《开宝本草》《本草拾遗》《汤液本草》等，明清时期的《本草纲目》《本草汇言》《本草原始》《本草经解》《本草纲目拾遗》《本草新编》《药鉴》《本草品汇精要》《神农本草经疏》《医学衷中参西录》等中国药学典籍中，均无苦木的相关记载，提示历代并没有将苦木作为药物应用。可能与对苦木认知不清、来源有限、应用不广泛有关。

现代医药学关于苦木临床使用的记载最早见于1972年。报道称，外伤者100余人以苦木（原文中称山熊胆）煎水洗涤伤处并涂以苦木软膏，观察到此药对皮肤黏膜无刺激性。湿疹和炎症患者1000余人试用，除有口干外，未发现毒性反应[1]。1977年1月在韶关市召开的苦木鉴定会上，与会代表认为苦木"毒副作用小，"经1015例的临床观察，无明显毒副作用"[2]。由此可见，苦木始用于20世纪70年代，临床应用未见明显不良反应，苦木外用和口服无明显的毒性反应。随着相关研究的不断深入，苦木的毒性反应才逐渐被发现并报道。

2. 现代毒性相关研究

（1）毒性的反应　在动物实验中，小鼠一次腹腔注射苦木乙醇浸膏的分离提取物（主要成分为苦木总生物碱）750 mg/kg，观察72小时无死亡现象。苦木总生物碱对小鼠灌胃给药LD_{50}为1.971 g/kg，较大剂量的给药后，小鼠出现活动降低、站立不稳、闭眼伏下不动、呼吸平稳，一般在给药后4小时内中毒死亡[3, 4]。分别从麻醉犬股静脉注射苦木总生物碱5、7.5、10、15、20、30、50、100 mg/kg，发现给药后出现不同程度的心率减慢、P-R间期延长、房室传导减慢，但心肌收缩力未见降低；当给药剂量为15 mg/kg以上时，实验狗心电图出现因血压极度下降而导致的心肌缺血现象[3]。

临床观察结果与动物实验基本一致。服用过量的苦木引起中毒，表现为：咽喉、胃部疼痛，呕吐，腹泻，眩晕，抽搐，严重者可发生休克[5]。应用其注射液不当（过量或违背说明书标示的使用禁忌及注意事项等）引起中毒，表现为：心慌气促、呼吸困难、胸闷、出冷汗、药疹[6]，继而坐立不安，严重者可引起过敏休克[7]。服用含苦木的中成药消炎利胆片（主要成分为穿心莲、苦木、溪黄草等），不良反应以药疹为主，呈皮疹、丘疹、疱疹样，水疱周围有暗红斑疹[8]，另见脘腹痞满，纳呆便溏，厌油恶心，烦躁不安，阵发抽搐，关节强直，咳嗽粗喘，呼吸加快等[9]。这些实验结果和临床观察结果可能是关于苦木有毒记载的依据。《中国药典》最早于1977年收录苦木，记载为小毒。

（2）毒性的物质基础　现代化学研究发现，苦木含有的化学成分主要是苦木苦味素类和生物碱类，此外还有挥发油、三萜、甾醇、皂苷、香豆素、醌类、黄酮类以及酚酸类化合物[10, 11]。其中，苦木苦味素多为四环三萜内酯及五环三萜内酯，也有文献将其归于二萜类[12]。苦木中主要有苦木半缩醛（nigakihemiacetal）A~F，苦木内酯（nigakilactone）A~N，苦树素（picrasin）

C~G，picraqualides A~D，以及苦木苷（picrasinosides）A~G[13, 14]。很多苦木苦味素类单体在不同文献中存在别称，例如，苦木素（quassin）即苦木内酯 D，苦木素 B（Neoquassin）即苦木半缩醛 B，苦木素 C 即苦木半缩醛 C 等。苦木素类包括苦木中提取的苦木素单体及其衍生物，可能是苦木具有毒性的物质基础之一。

目前发现的苦木中的生物碱类主要有：β-咔巴啉型生物碱 38 个、铁屎米酮类生物碱 12 个以及生物碱二聚体 11 个[10, 15]。苦木生物碱中含量最高的是 4-甲氧基 -5- 羟基铁屎米酮[16]（即苦木碱己、苦木碱 F），约占 0.2%，可抑制磷酸二酯酶 4 的活性，进而抑制环核苷酸细胞内分解途径[17]，但目前尚缺少关于该成分的毒性研究。其他苦木生物碱单体的毒性也未见明确的报道。

（3）毒性的分子机制　苦木的毒性可能是由苦木素类（quassinoids）和苦木生物碱类引起。

苦木素类多为苦木内酯类化合物，其味极苦，过量易致呕吐，可影响神经系统，引起兔全身肌肉震颤，而后转入麻痹[5]。苦木素类化合物致毒的具体分子机制尚不明确。研究发现，与苦木同科不同属的另一种植物——鸦胆子中的苦木素类提取物，能抑制小鼠血清胆碱酯酶活性，并能使血清中总胆红素升高，损伤肝功能，因而对动物机体有一定的毒性作用[18]。然而，此两种植物的苦木素类提取物成分和含量不尽相同，毒性也可能不同。

苦木生物碱可降低血压，减慢心率[3]，同时减少肾血流量，减少心排出量及心室做功，抑制颈动脉窦加压反射，降低外周血管阻力，从而产生降压作用[19]，且降压强度随苦木生物碱剂量的增加而增大。苦木生物碱还有 α 受体阻断作用。因此，过量的苦木生物碱也产生毒性反应，但目前缺少苦木生物碱最大耐受剂量的数据。

3. 毒性的临床对策和表现

为更安全有效地将苦木应用于临床，现代主要采取的方法是控制用量、改进提取工艺和组方配伍。苦木的毒副作用较小，临床毒性反应多与使用剂量过量有关。因此控制用量能够减少苦木的毒性反应发生。有报道采用酶解—乙醇渗漉作为复方苦木注射液中苦木生物碱的规模化提取方法，毒性小，无残留，无耐药性[20]。经配伍后，某些成分的量和性质发生变化，毒性反应也随之发生变化，可以达到减小毒性的目的。

4. 毒性和药效评价

（1）毒性的特点及与药效的关系　苦木的药理活性包括抗炎、抗菌、抗疟、杀虫、降压、抗肿瘤、抗蛇毒等[14]。苦木素类能保护胃黏膜，还具有杀虫、抗肿瘤的作用。苦木生物碱类具有抗炎、抗菌、降压以及抗肿瘤等活性。苦木发挥药理活性的是苦木苦味素类和生物碱类成分，引起毒性反应的主要是苦木素类和生物碱类。发挥药理活性和引起毒性的物质有较大的关联性。苦木素类和苦木生物碱类既是有效成分，可能也是毒性成分。

（2）毒性在复方中的表现　苦木消炎抗菌功效好，毒副作用小，常在消炎抗菌类的复方中加以应用，如消炎利胆片、复方苦木消炎片、莲胆消炎片、妇炎平散以及妇炎平胶囊等。在复方中，苦木常佐以穿心莲等消炎抗菌药品，起协同减毒增效的作用。

（3）药效学特点　基于现代研究可知，苦木发挥药效作用的主要成分为苦木苦味素类和生物碱类物质，引起毒性反应的主要成分可能为苦木素类和苦木生物碱。苦木的临床应用，要考虑控制苦木使用剂量，制定质量标准，采用配伍、制剂等减毒的方法，加强苦木天然活性成分和适应证的研究，实现更优化的临床应用。

服用苦木中毒可采取洗胃，服蛋清、面糊或藕粉，静脉滴注葡萄糖盐液或葡萄糖液等对症措施[5]。

结论

苦木始收录于《中国药典》（1977年版）并标注为"有小毒"，此后历版一直沿用而未作修改，是现代经过临床试用和基本研究而开始应用的药物，临床应用积累经验比较有限。现代研究认为苦木具有抗菌消炎、抗虫、降压等多种药理活性，但使用不当时会出现不良反应。苦木苦味素类和生物碱类是苦木发挥药效的物质基础，口服或肌内注射过量产生毒性反应，可能由于机体摄入苦木素类和苦木生物碱过量引起。苦木的应用仍需进一步研究，使用剂量应严格控制，其毒性记载应是对其不良反应的提示。

参考文献

[1] 中国人民解放军0596部队卫生队.中草药山熊胆的临床应用［J］.新医学，1972，（03）：26.

[2] 抗菌消炎中草药"苦木"鉴定投产［J］.医学研究通讯，1977，（04）：35.

[3] 杜志德，张爱武，王玉凤.苦木总生物碱的降压作用及毒性研究［J］.中国药学杂志，1981，（06）：5-7.

[4] 杜志德.苦木总生物碱的毒性研究［J］.中成药研究，1984，（05）：40.

[5] 吴康衡.白矾、芦荟、苦木中毒解救方［J］.东方药膳，2012，（8）：50-51.

[6] 赵和云，高凤云.肌注苦木注射液致过敏性休克1例［J］.中国中药杂志，1998，23（01）：58.

[7] 黄泰康，陶文明.中成药的过敏与毒副反应［J］.中成药，1989，11（07）：22-23.

[8] 梁斌元.消炎利胆片引起固定性药疹1例［J］.现代应用药学，1996，（02）：62-63.

[9] 吴敏，刘洪超.消炎利胆片致全身抽搐、剧烈咳嗽两例［J］.陕西中医，1996，17（09）：424.

[10] 赵文娜，张新新，谢人明，等.苦木化学成分和药理作用研究进展［J］.中药材，2011，33（7）：1149-1152.

[11] Yoshikawa K，Sugawara S S. Phenylpropanoids and other secondary metabolites

from fresh fruits of Picrasma quassioides［J］. Phytochemistry, 1995, 40（1）: 253–256.

［12］Kuo PC, Damu AG, Lee KH, et al. Cytotoxic and antimalarial constituents from the roots of Eurycoma longifolia［J］. Bioorg Med Chem, 2004, 12（3）: 537–544

［13］王琦, 周玲仙, 罗晓东. 苦木科植物化学成分及生物活性研究进展［J］. 国际中医中药杂志, 2004, 26（5）: 277–280.

［14］李晓凤, 方媛, 蒋瑶, 等. 苦木科植物化学成分及生物活性研究进展［J］. 中国药师, 2015（5）: 844–847.

［15］苗潇磊. 苦木主要活性成分4, 5–二甲氧基—铁屎米酮的体内外代谢及其机制实验研究［D］. 湖北大学, 2016.

［16］赵文娜. 苦木的化学成分及药理活性研究［D］. 西北大学, 2013.

［17］吴立军, 邵萌, 李景源, 等. RP-HPLC 测定苦木生物碱体外对磷酸二酯酶4的抑制活性［J］. 中国现代中药, 2009, 11（3）: 30–33

［18］程富胜, 程世红, 张霞, 王华东. 鸦胆子苦木素对小鼠血清胆碱酯酶和总胆红素的影响［J］. 中兽医医药杂志, 2011, 30（04）: 12–14.

［19］马树德, 谢人明, 苗爱蓉, 等. 苦木总生物碱对心血管系统的作用［J］. 药学学报, 1982, 17（5）: 327–330.

［20］赵武, 陈忠伟, 孙建华, 等. 苦木生物碱提取及其复方注射液的安全性研究［J］. 南方农业学报, 2012, 43（6）: 865–868.

（富炜琦　王　霖　杜冠华）

苦杏仁
ARMENIACAE SEMEN AMARUM

苦杏仁, 又名杏仁, 为蔷薇科植物山杏 *Prunus armeniaca* L. var. ansu Maxim.、西伯利亚杏 *Prunus sibirica* L.、东北杏 *Prunus mandshurica*（Maxim.）Koehne 或杏 *Prunus armeniaca* L. 的干燥成熟种子。夏季采收成熟果实, 除去果肉和核壳, 取出种子, 晒干。呈扁心形, 表面黄棕色至深棕色, 一端尖, 另端钝圆, 肥厚, 左右不对称, 尖端一侧有短线形种脐, 圆端合点处向上具多数深棕色的脉纹。种皮薄, 子叶为2个, 乳白色, 富有油性。

《中国药典》(2015年版)记载, 气微, 味苦, 有小毒, 归肺、大肠经。可降气止咳平喘, 润肠通便。用于咳嗽气喘, 胸满痰多, 肠燥便秘。常用量为5~10 g, 生品入煎剂服用。但需注意内服不宜过量, 以免中毒。

1. 历史文献关于苦杏仁毒的记载

根据现存历史文献, 在我国古代早期已经有了关于苦杏仁作为药物使用的记载。《神农本草经》将杏仁称作杏核仁, 列为 "有毒" 的下品, 提示该药不仅具有治疗疾病的作用，也同时可以产生毒性。书中描述苦杏仁"味甘温"，主要用于"咳逆上气，雷鸣喉痹，下气，产乳金创，寒心，贲豚"。《吴普本草》中遵循《神农本草经》对杏仁的描述，并未进一步介绍其毒性作用。到《名医别录》出现了对杏仁最早的毒性记载，其将杏仁称作杏核，"味苦，冷利，有毒"，"其两仁者杀人，可以毒狗"是说两仁的杏对人有毒，也可以毒狗。《本草经集注》开始使用"杏仁"，称其"味甘、苦，温、冷利，有毒"。可见，苦杏仁在我国作为药物使用由来已久，很早就已经意识到其具有一定的毒性。

　　唐宋时期的《新修本草》对"杏核仁"的描述为"有毒"，"其两仁者杀人，可以毒狗"，另外记载了"花，味苦，无毒"，"实，味酸，不可多食，伤筋骨"。《新修本草》对使用方面的记载为"汤浸去赤皮，熬令黄"。《证类本草》中仅记载杏仁"得火良，恶黄、黄芩、葛根，解锡毒，畏草"。而《本草拾遗》《开宝本草》却没有苦杏仁作为药物使用的记载，这可能与苦杏仁当时在中原地区未能得到广泛使用等因素有关。

　　直到元朝《汤液本草》中出现了杏仁的较为详细的记载，其中记载杏仁为"气温，味甘、苦，冷利。有小毒。入手太阴经"。该古籍比之前专著更为完善的记录了其功效，包括《象》中提到"除肺燥，治风燥在胸膈间。麸炒，去皮尖用"；《心》中提到"散结润燥，散肺之风及热，是以风热嗽者用之"。即苦杏仁主要用于肺病的治疗，具有润肺止咳的功效。并且需要麸炒，将皮尖去除之后使用。在《本草》中更加详细地记载了苦杏仁的功效，包括"咳逆上气雷鸣，喉痹。下气，产乳金疮，寒心贲豚。惊痫，心下烦热，风气往来，时行头痛。解肌，消心下急，杀狗毒。破气，入手太阴"。其中"王朝奉治伤寒，气上喘，冲逆者，麻黄汤内加杏仁、陈皮；若气不喘，冲逆者，减杏仁、陈皮。知其能泻肺也"表明了杏仁在复方中的用法用量。在《东垣》中，记载了杏仁和桃仁的作用区别，包括"杏仁下喘，用治气也。桃仁疗狂，用治血也。桃、杏仁俱治大便秘，当以气血分之。昼则难便，行阳气也；夜则难便，行阴血也。大肠虽属庚，为白肠，以昼夜言之，气血不可不分也。年虚人大便燥秘、不可过泄者，脉浮在气，杏仁、陈皮；脉沉在血，桃仁、陈皮。所以俱用陈皮者，以其手阳明病，与手太阴俱为表里也。贲门上主往来，魄门下主收闭，故王氏言肺与大肠为通道也"。同时说明苦杏仁在肠道疾病中也具有良好的治疗功效，并且与桃仁在治疗便秘时应加以区分。对于苦杏仁的毒性具体表现未作详细描述。

　　到了明清时期对于杏仁的毒性记录稍微详细一些。在李时珍的《本草纲目》中，杏仁被收录在果部第二十九卷中，其中核仁即为苦杏仁。李时珍在［气味］部分提到苦杏仁具有小毒，同样"两仁者杀人，可以毒狗"。"凡杏、桃诸花皆五出。若六出必双仁，为其反常，故有毒也"解释了双仁有毒的说法，即杏桃都是五月开花结果，6月出的果实其仁是双仁，是反常的，因此有毒。从现代角度讲，杏仁出双仁主要是花期授粉的原因，至于双仁的毒性与正常杏仁毒性相比较，并没有显著的差异。在［主治］方面，李时珍同样记载了苦杏仁能够止咳润肺、润肠通便。另外还记载了苦杏仁具有 "杀虫，治诸疮疥，消肿，去头面诸风气皶疱" 的功效，且 "治疮杀虫，用其毒也"，说明是苦杏仁的毒性使其发挥杀虫治疮的作用。在［附方］部分，李时珍也收录了关于苦杏仁的功效，但同时提到 "然杏仁能使人血溢，少误必出血不已，或至委顿，故近人少有服者。或云服至二三年，往往或泻，或脐中出物，皆不可治也"，说明杏仁不当使用会使人出血，长期服用可能发生不可治愈的中毒情况。李时珍还总结道 "杏仁性热降气，亦非久服之药"。

在《本草品汇精要》中也有苦杏仁有毒的记载。在该书三十四卷果部下品中，以 "杏核仁" 命名，并进行了较为全面的描述，包括它的别名、植物形态、不同种类杏的区别、产地、用法用量、主治功效等。同时也提到 "生熟吃俱得，半生熟杀人。实味酸，不可多食，伤神损筋骨。小儿尤不可食，多致疮痈上膈热"。这句话主要是针对杏本身的，即未成熟的杏吃了会使人不舒服，而且杏不能多吃，尤其是儿童。并且文中也提到 "双仁者杀人，狗食之亦死"。

明清时期的《本草新编》第五卷、《本草汇言》第十五卷果部、《本草经解要》第三卷果部也对苦杏仁进行了记载，也提到杏仁 "有小毒"，其中《本草经解要》提到 "汤泡去皮尖双仁者，大毒勿用"，"杏本有小毒，若双仁则失其常，所以能杀人也"，这与李时珍在《本草纲目》中的记载相一致。

2. 现代苦杏仁毒性相关研究

（1）毒性的表型反应　现代临床上关于苦杏仁的毒性以及不良反应也时有报道。这些毒性和不良反应主要是由于服用了未制透的杏仁，或直接食用生杏仁，或超剂量服用，或配伍不当所引起的[1]。《有毒中药临床精要》中比较全面地记载了苦杏仁现代临床应用，同时提到苦杏仁 "有小毒"，"且阴虚咳嗽及大便溏泄、亡血者忌服"。《常用有毒中药现代研究与应用》中对苦杏仁的毒性研究进行了概括。同时提示内服不宜过量，以免中毒。

实验表明，苦杏仁苷给大鼠灌胃，出现昏睡、呼吸困难、痉挛，在2~5小时内出现死亡[2, 3]。在临床苦杏仁中毒症状与服用量、年龄、空腹与否有关，中毒轻者初觉口中苦涩、流涎、舌麻、呕吐、头痛、头晕、无力、恶心、胸闷心悸、烦躁不安等症状，约4~6小时后中毒症状消失；重者可见剧烈呕吐、呼吸困难、紫绀、昏迷、抽搐、血压下降、瞳孔散大、对光反射消失、脉搏弱慢、休克、呼吸急促或缓慢而不规则，若不及时抢救，可因呼吸麻痹、呼吸衰竭而死亡[4, 5]。

（2）毒性的分子机制　现代研究证实，苦杏仁的毒性主要是由其中含有的苦杏仁苷（amygdalin）引起的，主要表现在中枢神经系统毒性。苦杏仁苷属于氰苷类，在苦杏仁酶的作用下，可产生氢氰酸而导致中毒。因此临床上氢氰酸中毒患者呼吸中伴有 "苦杏仁味"。

氢氰酸是一种剧毒[6]。氢氰酸中毒首先作用于延髓的呕吐、呼吸、迷走及血管运动等中枢，引起兴奋，继而引起延髓及整个中枢神经系统抑制。人的中枢神经系统对缺氧最为敏感，中毒时呼吸中枢及血管运动中枢最终受损。不当或过量食用苦杏仁数小时就能引起中毒。氰基能够抑制体内众多酶的活性，尤其是呼吸酶，与线粒体中的细胞色素氧化酶的三价铁反应，形成细胞色素氧化酶-氰复合物，从而使细胞的呼吸受抑制，形成组织窒息，导致死亡[7]。

另外，实验表明，由于肠道菌群含有 β-葡萄糖甙酶，给正常小鼠口服600 mg/kg苦杏仁苷，2~5小时内导致死亡，检查血中CN⁻达到2.6~4.5 μg/ml；而给无菌鼠服用相同剂量的苦杏仁苷，小鼠无死亡，血中CN⁻不到0.4 μg/ml。说明肠道菌群可将苦杏仁苷代谢成为氢氰酸，是口服中毒的另一根源[8]。

（3）毒性的物质基础　苦杏仁的毒性主要由其中含有的苦杏仁苷引起。苦杏仁含苦杏仁苷约2%~3%、脂肪油（杏仁油）约50%，还含有蛋白质和各种游离氨基酸等成分。苦杏仁苷是苦杏仁具有毒性的物质基础，属于芳香族氰苷，结构式为苯羟基乙氰-D-葡萄糖-6-1-D-葡萄糖苷。苦杏仁苷受杏仁中的苦杏仁酶及樱叶酶等 β-葡萄糖苷酶水解，依次生成野樱皮苷（prunasin）和杏仁氰（mandelonitrile），后者不稳定，容易分解生成苯甲醛和氢氰酸，氢氰酸是引起毒性反应的物质[2, 9]。

人口服苦杏仁55枚（约60 g），所含苦杏仁苷约1.8 g（约0.024 g/kg），可导致死亡[10]。苦杏仁苷口服易在胃肠道由肠道菌群代谢分解出氢氰酸[11]，故口服毒性比静脉注射毒性大40倍左右。野生苦杏仁含有的苦杏仁苷更多，切忌食用。

3. 毒性的临床对策和表现

由于苦杏仁的毒性并不是很强，仅在摄入大量苦杏仁时才可能引起中毒。苦杏仁中所含的苦杏仁苷能分解产生氢氰酸，该物质虽为剧毒物质，但在极微量下能镇静呼吸中枢发挥止咳作用，剂量过大才会对人体产生毒害。因此，临床上预防苦杏仁的毒性首先应从量入手，成人苦杏仁用量应限制在10~20 g，超过20 g即可能引起毒性[12]。

除了控制用药剂量，降低毒性的另一方法就是加工和炮制。杏仁中苦杏仁苷和苦杏仁酶共存，如果将苦杏仁研磨成粉，苦杏仁苷可迅速被苦杏仁酶分解产生大量氢氰酸产生毒性作用。而将苦杏仁煎煮可以使部分苦杏仁酶失活，从而减少氢氰酸的生成，苦杏仁苷得到保留，这样的加工方法不但降低了毒性，同时提高了疗效[13]。据古籍《汤液本草》记载苦杏仁去尖可以有效减少毒性成分的形成，《中国药典》中也规定苦杏仁去皮使用，但是是否去皮在现代中药学中仍存有争议[14]。另外，根据《中国药典》生苦杏仁需要炮制之后食用，包括焯苦杏仁（净苦杏仁，焯法去皮，用时捣碎）和炒苦杏仁（焯苦杏仁，清炒炒至黄色，用时捣碎）。有文献报道生苦杏仁对Epstein Barr病毒早期抗原（EBV-EA）

具有激活作用，即具有致癌作用，燀制、炒制、燀炒制后可显著降低该激活作用，并且炮制后提高煎液中有效成分苦杏仁苷的含量[15]。此外，配伍的方法降低苦杏仁的毒性也是可行的[16]。

在临床上发生苦杏仁中毒时，首先应尽早催吐洗胃，并给予亚硝酸钠或亚硝酸异戊酯进行解毒，对于重度中毒者吸氧、防治肺水肿、心肺复苏等对症治疗也是可行的。

4. 毒性和药效评价

（1）毒性的特点及与药效的关系　苦杏仁中主要的药效成分是苦杏仁苷，其具有镇咳平喘的作用。另外苦杏仁中的脂肪油具有润肠通便的作用。因此中医常用苦杏仁与其他中药搭配治疗肺病和肠道疾病，主要包括感冒引起的咳嗽、气喘，老年慢性气管炎及产妇、老年人便秘等病症。

苦杏仁的药效与毒性之间联系密切，其毒也是其效。毒性方面，苦杏仁苷在与其共存的苦杏仁酶和野樱酶的作用下水解产生氢氰酸，加热炮制可以使酶破坏，经口服后，苦杏仁苷在体内胃酸、肠道菌群作用下，缓慢分解产生微量的氢氰酸，达到镇静呼吸中枢，发挥平喘的药效而不引起毒性[17]。因此去除苦杏仁酶能够有效提高苦杏仁的药效同时降低其毒性。

（2）毒性在复方中的表现　含有苦杏仁的经典名方主要是与麻黄配伍，在麻黄汤、麻黄杏仁薏苡甘草汤、三拗汤中均含有麻黄-杏仁药对。这些复方常用于降气止咳、平喘祛痰。麻黄与杏仁在平喘止咳方面发挥作用的机制不同，研究表明，二者配伍比例为1∶1和1∶2时，能够达到降低苦杏仁毒性的作用[18]。在《中国药典》（2015年版）中收录的含有苦杏仁的复方有杏仁止咳合剂、杏苏止咳颗粒、杏苏止咳糖浆，这些复方中所使用的苦杏仁均经过加工处理，毒性有所降低，药典未对其毒性做出进一步解释。

（3）药效学特点与毒性的防控　苦杏仁中发挥药效的苦杏仁苷也是其毒性的物质基础。苦杏仁苷在苦杏仁自身所含有的苦杏仁酶的作用下转化成有毒的氢氰酸，如果有效地抑制苦杏仁酶的活性，就能大大提升苦杏仁苷的含量，从而增加药效，同时也降低了毒性。而对于药效方面，少量苦杏仁苷在机体内慢慢分解，逐渐生成微量的氢氰酸和苯甲醛，不至于引起中毒，同时正是利用少量氢氰酸对呼吸中枢产生的抑制作用，使呼吸运动趋于安静而达到镇咳平喘的作用。

由此可见，对于苦杏仁毒性的防控，首先是科学合理的对苦杏仁进行炮制，这是苦杏仁增效减毒的最有效办法。其次就是严格控制苦杏仁的摄入量，避免由于过量食用造成中毒。

结论

苦杏仁作为一味具有"小毒"的中药，在中医中药中应用较为广泛，本草古籍中对苦杏仁"小毒"的认识基本未有改变，并且在中医中药古籍中已经对苦杏仁的毒性和合理应用做出了解释，这些方法沿用至今。但是，关于苦杏仁现代药理和毒理研究不够深入，药效、毒效、剂量、用药方式之间的关系仍需临床与科研工作者深入探讨。从现有资料来看，苦杏仁苷作为苦杏仁毒性的物质基础也是其发挥药效的重要成分，因此在使用苦杏仁的过程中应注意用药剂量，正确炮制，降低药物的不良反应。

参考文献

［1］府明棣，叶进.杏仁毒性之探析［J］.辽宁中医杂志，2015，42（02）：382–384.

［2］Park JH，Seo BI，Cho SY，et al. Single oral dose toxicity study of prebrewed armeniacae semen in rats［J］. Toxicological Research 2013，29（2）：91–98.

［3］Newton GW，Schmidt ES，Lewis JP，et al. Amygdalin toxicity studies in rats predict chronic cyanide poisoning in humans［J］. The Western Journal of Medicine，1981，134（2）：97–103.

［4］林起铨.常用中药引起毒性反应及其处理［J］.安徽医学，1983，4（02）：97–99.

［5］唐典俊.苦杏仁中毒［J］.山东医刊，1957，（05）：31.

［6］黄益群，龚千锋，余香.浅谈几种常见中药的毒性与炮制的关系［J］.江西中医学院学报，2010，22（03）：44–46.

［7］任玉堂.苦杏仁中毒及防治［J］.山西医药杂志，1975，（04）：68–70.

［8］国家中医药管理局《中华本草》编委会.中华本草［M］.上海：上海科学技术出版社，1999.

［9］许宁侠.苦杏仁苷的研究进展［J］.内蒙古中医药，2012，31（09）：66–67.

［10］杜虹韦，张爱华，赵欣蕾.苦杏仁毒性及其解毒方法研究进展［J］.黑龙江中医药，2013，42（04）：58–59.

［11］秦玲玲，刘易，龚莹，等.中药内源性氰苷类毒性成分的安全限量方法研究［J］.国际药学研究杂志，2017，44（06）：651–655+659.

［12］林玉贞.中药毒性观的历史嬗变［J］.福建中医学院学报，2002，12（03）：50–52.

［13］白晓菊，赵燕.试论有毒中药的合理应用［J］.中国药物警戒，2009，6（09）：526–529.

［14］程超寰.关于苦杏仁种皮去留合理性的研究［J］.中成药，1993，15（03）：19–20+49.

［15］聂淑琴，李泽琳，梁爱华，等.炮制对甘遂、牛膝、苦杏仁特殊毒性及药效的影响［J］.中国中药杂志，1996，21（03）：153–156+190.

［16］宋帅，汤庆发，谢颖，等.杏仁不同配伍条件下苦杏仁苷形态和定量分析［J］.世界科学技术–中医药现代化，2015，17（01）：142–145.

［17］张广平，叶祖光.有毒中药控毒理论和方法概述［J］.世界中医药，2014，7（02）：132–136.

［18］李贵海，董其宁，孙付军，等.不同炮制对苦杏仁毒性及止咳平喘作用的影响

［J］. 中国中药杂志，2007, 32（12）: 1247-1250.

（袁天翊　方莲花　杜冠华）

苦楝皮
MELIAE CORTEX

苦楝皮，又称楝皮、楝根木皮、川楝皮等，为楝科植物川楝 *Melia toosenclan Sieb*. et Zucc. 或楝 *Melia azedarach* L . 的干燥树皮和根皮。春、秋二季剥取，晒干，或除去粗皮，晒干。气微，味苦。

《中国药典》（2015年版）记载，苦楝皮味苦，性寒；有毒；归肝、脾、胃经。具有杀虫，疗癣之功效。用于蛔虫病，蛲虫病，虫积腹痛；外治疥癣瘙痒。常用剂量为3~6 g。外用适量，研末，用猪脂调敷患处。

1. 历史文献关于苦楝皮毒的记载

楝实，即川楝或楝之实（川楝子或苦楝子）始载于《神农本草经》，被列为下品，属于可用于治病且有毒的品种。《名医别录》载楝实，提及楝根 "根微寒。疗蛔虫，利大肠。"《日华子本草》首次记载苦楝皮 "苦，微毒。治游风热毒，风疹，热疮疥癞，小儿壮热，并煎汤浸洗。"《证类本草》载 "楝根微寒"、"日华子云：楝皮，苦，微毒"、"斗门方：治蛔虫咬心，用苦楝治皮煎一大盏服下"。《景岳全书》载 "川楝子"、"川楝肉"、"苦楝根白皮"、"苦楝根皮"、"楝树根"、"川楝"、"苦楝丸"、"苦楝汤" 等多味药物和药方，并载 "苦楝根，味大苦。杀诸虫，尤善逐蛔。利大肠，治游风热毒恶疮。苦酒和涂疥癞甚良。"《本草纲目》载 "苦楝根皮，消渴有虫，煎水入麝香服，人所不知。研末，同茴香末服。"、"楝根，口中漏疮，煎服。"、"楝实以蜀川者为佳。木高丈余，叶密如槐而长。三、四月开花，红紫色，芬香满庭。实如弹丸，生青熟黄，十二月采之。根采无时。"、"楝长甚速，三五年即可作椽。其子正如圆枣，以川中者为良" 等。

其余本草，如《吴普本草》《本草蒙筌》《救荒本草》《得配本草》《本草备要》《本草崇原》等无载苦楝皮；《本草求真》载苦楝根之名而未记其毒；《汤液本草》载苦楝之名，未名其根、皮或子；《本草经解》载楝根而未载其毒；《医学衷中参西录》载川楝子而无苦楝皮。

如川楝子章所述，在明代以前的文献中，川楝子与苦楝子不分。明代著名医家张景岳将川楝、苦楝进行区分并附图[1]。对苦楝皮的毒性认识，历代本草记载非常稀少，多认为 "微毒" 或无记载，这或许与苦楝皮的应用较少有关。

2. 现代毒性相关研究

（1）毒性反应　曾有动物误食苦楝皮的报道：黄羊啃食苦楝树皮中毒，出现呼吸困难，心跳加快，体温降低，食欲废绝，反应迟钝，目光呆滞，口、舌、唇青紫，口流黏液，眼结膜发绀，颈静脉怒张，步态失调，站立不稳[2]。膘肥体壮之青年骡灌服100 g左右苦楝皮1小时后，出现流涎、磨牙、行走不稳，全身肌肉痉挛，不时抽搐，焦躁，表现腹痛、腹胀、心跳加快，呼吸困难，体温升高[3]。

苦楝皮、苦楝子的毒性远较川楝子大，临床上屡有中毒甚至死亡的报道：65岁老人两日内数次服用数十颗苦楝子煎液诱发急性中毒，出现上腹不适、恶心、呕吐、腹泻[4]。20世纪60年代的报道，在74例以苦楝根皮煎剂进行驱蛔虫治疗的小儿中，发生毒性反应者高达27例。重者9例入院治疗，1例因呼吸中枢麻痹而死亡[5]。一岁患儿服用30 g苦楝根皮煎剂后出现面部潮红，呼吸困难、发绀、嗜睡并时而抽搐，抢救无效死亡[6]。45岁女性服用145 g苦楝根熬制520 ml煎液，1小时后即感头昏，继而昏倒，神志昏迷[7]。此外，尚有苦楝皮导致腹腔内脏出血、双眼视力下降的报道[8, 9]。

苦楝皮毒性较大，中毒较轻时多为轻微的神经症状以及胃肠道刺激症状，持续时间最长可达16小时，休息后可自行消失。中毒较重时多表现为严重的神经系统症状，如痉挛、抽搐、震颤昏迷等，也可伴随呼吸抑制。

（2）毒性的物质基础　苦楝皮的主要化学成分为萜类成分、香豆精类、甾醇类等。其中三萜类有川楝素、异川楝素、印楝波灵A及B、葛杜宁、苦楝酮、苦楝萜酮内酯、苦楝萜醇内酯、苦楝植酸甲酯、苦楝子三醇、栲皮酮等。香豆精类有莨菪亭、七叶亭等。甾醇类有β-谷甾醇、油菜甾醇等。

其中川楝素被认为是苦楝皮的主要药效物质基础，也是药典质控的指标成分，其含量在真空干燥的川楝皮中高达0.3509%。在川楝根皮中含量也可达0.309%[10]。目前，川楝素也被认为是苦楝皮的主要毒性成分。

（3）毒性的分子机制　苦楝皮毒性分子机制尚不明确，因其中一种原植物与川楝子来源于同一植物，故其毒性的来源可能与川楝子类似，可能主要是川楝素类化合物。对比川楝子和苦楝皮的毒性的程度和临床表现，苦楝皮的毒性明显高于川楝子，因二者之中皆有较高含量的川楝素，故苦楝皮的毒性机制应不仅仅因川楝素之故。

3. 毒性的临床对策和表现

苦楝皮、川楝子在民间作为驱蛔药使用已久，疗效确切，但苦楝皮毒性较川楝子为大。为防止毒副作用，可按中医辨证，合理配伍，如与槟榔、使君子、芜荑等联用，以加强疗效，降低用量。

针对苦楝皮毒性分布广，毒性作用缓慢而持久、容易积累之特点，临床用药间隔时间宜长，维持剂量宜小，不宜过量久服。

4. 毒性和药效评价

（1）毒性的特点及与药效的关系　苦楝皮与川楝子中均含有较高的川楝素，

目前对川楝素药理和毒理活性报道较多（见川楝子部分）。

动物实验和临床实践显示，苦楝皮与川楝子比较，其毒性较大，常规剂量在不少病例即可出现毒副作用，毒性出现时间早，神经系统症状明显，中枢是其主要靶器官。

（2）毒性在复方中的表现　临床上苦楝皮可单独应用于驱虫，也常配伍使君子、槟榔、乌梅等以增强疗效。传统中医认为，苦楝皮配槟榔，二药均有杀虫之效，而槟榔尚有泻下之功。既能行气消积以导滞，又能缓泻而通便，借其行气缓泻之功排出虫体，两药相伍，既杀虫又排虫，以增强驱虫之效；配乌梅，乌梅味酸能制蛔，安其动扰，苦楝皮杀虫，其味苦又能下蛔；配芜荑，苦楝皮与芜荑皆有杀虫之功。芜荑具有消疳之长，两药相须为用，杀虫之力大增，并能消积，用治虫积腹痛为佳。故配伍上述中药可增效减毒。但目前尚缺乏关于苦楝皮与其他中药配伍增效减毒作用的系统评估和机制研究。

（3）药效学特点与毒性的防控　现代研究显示，川楝素是苦楝皮的主要药效物质之一，也可能是其毒性成分之一，其中也存在其他未知毒性成分。苦楝皮毒性较大，在不能分离药效–毒性的前提下，严格控制剂量是行之有效的方法。

结论

源于楝科植物川楝、楝的树皮、根皮、果实的川楝子、苦楝子、苦楝皮、川楝肉等中药历史上广泛用于驱虫，单独或联合其他中药使用。尽管临床实践显示，该类中药的驱虫作用明显，疗效确切，但毒性亦大，尤其是苦楝子、苦楝皮。传统记载川楝子毒性的"小毒"小于苦楝皮毒性的"有毒"，这与临床观察和实验研究相符合。川楝素是该类中药的主要共有成分之一，现代研究显示，川楝素具有较强的驱虫、杀虫作用，是该类药物的药效物质基础之一。虽该类药物的毒性物质基础尚不明确，但川楝素应是其毒性成分之一。鉴于该类中药中其他成分的毒性目前研究较少，且一些成分的毒性较川楝素大（如异川楝素），故其中应含有川楝素之外的毒性成分。鉴于该类药物毒性发生率高，而其药理作用研究尚不充分，尤其是高效低毒、价格低廉的化学驱虫药物广泛使用，从临床安全用药角度，可停止使用该类药物作为驱虫药物。在没有进一步证明其具有其他不可替代的药理作用前，也应慎用。此外，中医认为，川楝子和苦楝皮为不同的药物，药典采用二者的共同成分川楝素为质控指标成分，不利于区分毒性，需要改进。

参考文献

［1］李进，王均宁，张成博. 川楝子本草考证拾遗［J］. 云南中医学院学报，2013，36（04）：24-26.

［2］王造银. 黄羊苦楝皮中毒救治［J］. 四川畜牧兽医，2016，43（5）：49.

［3］马瑛. 一起灌服苦楝皮骡中毒的诊治［J］. 中兽医学杂志，2008，（3）：30.

［4］肖明智.苦楝子中毒一例抢救护理体会［J］.大家健康（学术版），2015，9（02）：264.

［5］王永庆，闵后蕴.苦楝根皮煎剂中毒的探讨［J］.中医杂志，1961，（40）：40.

［6］云昌扶.苦楝中毒2例报告［J］.新医药学杂志，1979，（05）：46-47.

［7］张修炎.苦楝根皮煎剂引起严重中毒一例报告［J］.福建中医药，1965，（02）：24-25.

［8］高风清，罗贤郎.内服苦楝皮煎剂驱蛔引起腹腔内脏出血一例报告［J］.福建中医药，1965，（02）：22-23.

［9］唐云鹏，沈陶.服用过量苦楝皮致双眼视力下降1例报告［J］.中国中医眼科杂志，1993，3（01）：38.

［10］杜贵友，方文贤.有毒中药现代研究与合理应用［M］.北京：人民卫生出版社，2006：610-622.

（陈修平　王金华　杜冠华）

金铁锁
PSAMMOSILENES RADIX

金铁锁，又名昆明沙参、独丁子、土人参、夷方草、蜈蚣七、对叶七、白马分鬃、麻参，为石竹科植物金铁锁 *Psammosilene tunicoides* W. C.Wu et C. Y. Wu的干燥根。秋季采挖，除去外皮和杂质，晒干。主要分布于贵州、四川、云南等地，是我国西南部特有的单种属植物和传统的药用植物，现已列为国家稀有濒危植物。干燥根长圆锥形，长约8~25 cm，直径约0.6~2 cm，表面黄白色，有多数纵皱纹和褐色横孔纹。气微，味辛、麻，有刺喉感。

《中国药典》（2015年版）记载，金铁锁味苦、辛，性温；有小毒。归肝经。具有祛风除湿，散瘀止痛，解毒消肿之功效。用于风湿痹痛，胃脘冷痛，跌打损伤，外伤出血；外治疮疖，蛇虫咬伤。常用量为0.1~0.3 g，多入丸散服。外用适量，孕妇慎用。

1. 历史文献关于金铁锁毒的记载

金铁锁的药用历史在我国古代早期没有记载，如秦汉、魏晋时期的《神农本草经》《吴普本草》《名医别录》《本草经集注》；唐宋元时期的《新修本草》《本草拾遗》《证类本草》《开宝本草》《汤液本草》《圣济总录》《太平惠民和剂局方》等均未有记载。

明代兰茂编撰的《滇南本草》中最早记载了金铁锁的药用及毒性，谓："金铁锁，味辛、辣，性大温，有小毒，吃之令人多吐。专治面寒疼，胃气心气疼。攻疮痈排脓。为末每服五分，烧酒服。"清代吴其濬《植物名实图考》蔓草卷载："金铁锁生昆明山中。柔蔓拖地，对叶如指，厚脆，仅露直纹一缕。夏开小淡红花，五瓣极细。独根横纹，颇似沙参，壮大如萝卜，亦有数根攒生者。"现代的《云南中草药》记载："止血止痛，活血祛瘀。除风湿。治跌打损伤，创伤出血，风湿疼痛，胃痛。苦、辛、麻，大温，有毒。"《全国中草药汇编》记载："本品有毒，内服慎用，中毒症状为咽喉不适，呼吸不畅[1]。"金铁锁被收录入《中国药典》（1977年版），并标记为小毒。但上述典籍都未对其毒性做进一步的说明。

其他一些著作如《本草纲目》《本草纲目拾遗》《本草品汇精要》《本草经解》《药鉴》《本草蒙筌》《本草新编》《本草汇言》《本草原始》《神农本草经疏》等都无金铁锁的相关记载。

2. 现代毒性相关研究

（1）毒性的反应　金铁锁的毒性作用谱、体内过程和毒性机制尚不明确。根据《滇南本草》记载："有小毒，吃之令人多吐"及《全国中草药汇编》记载："本品有毒，内服慎用，中毒症状为咽喉不适，呼吸不畅。"因此，金铁锁的毒性主要表现于消化道及呼吸道。而民间认为金铁锁毒性可能与根皮有关，在粉碎过程中会出现严重黏膜刺激性反应，其刺激性毒性在民间常称"锁喉"。

（2）毒性的物质基础及分子机制　金铁锁的化学成分主要从其根部分离得到，目前提取分离的化学成分主要是三萜、三萜皂苷及环肽类化合物，此外还含有氨基酸、内酰胺、有机酸、生物碱类、麦芽酚类、木脂素等化合物。近几年研究多集中在三萜皂苷，尤其是五环三萜皂苷及环二肽类化合物。五环三萜皂苷按母核可分为两类：一类是以棉根皂苷元为母核的化合物；另一类是以皮酸为苷元的化合物。环肽包括环二肽、环五肽及环八肽。内酰胺类化合物分别为α-吡咯烷酮、焦谷氨酸、焦谷氨酸乙酯和焦谷氨酸丙酯。2006年，刘潇潇等从金铁锁根的乙醇提取物中分离得到goyaprosaponin、大豆脑苷I、鸢尾苷、α-菠甾醇、正二十五烷酸、β-谷甾醇、胡萝卜苷等，但目前尚未证明这些化合物与金铁锁的毒性相关[2-4]。

3. 毒性的临床对策和表现

金铁锁具有祛风除湿、散瘀止痛、解毒消肿之功，临床上用于风湿痹痛、胃脘冷痛、跌打损伤、外伤出血等症状的治疗，在云南民间药用历史较长。此外，除水煎液用药外，金铁锁常外用，特别是原粉外用时，刺激性较大。粉碎加工时常有呼吸不适之感，需尤为注意，解救方法以甘草、红糖煎水服，或内服猪油。金铁锁作为"云南白药"和"百宝丹"等中成药的主要成分，在临床应用方面已有全面的报道。组方研制的中成药制剂尚有：百灵草散、跌打止痛膏、雪上一枝蒿速效止搽剂、七龙散胶囊、金骨莲胶囊、痛血康胶囊、杜仲壮骨丸、云南白药、云南红药等[5]。

4. 毒性和药效评价

金铁锁根富含皂苷成分，具有镇痛、抗炎和抑菌等生理活性，并对免疫功能有一定的调节作用。金铁锁皂苷一次皮下注射小鼠LD_{50}为（15.63 ± 0.23）g/kg。致死量的1/3时，对位苯醌扭体镇痛实验、热板法镇痛实验及扭体反应的实验均显示有较明显的镇痛作用。

金铁锁去皮根、带皮根、根皮水煎液毒性大小为：去皮根>带皮根>根皮。急性毒性反应为小鼠自发活动减少，眼睑闭合，呼吸急促有腹式呼吸，毛耸立，俯卧不动，紫绀（尾部足部蓝紫色），部分动物有流涎现象，死于呼吸困难。去皮根、带皮根和根皮组急性毒性LD_{50}分别为4.6382 g/kg，4.8471 g/kg，6.4032 g/kg，推测到人分别为0.46、0.48、0.64 g/人，高于《中国药典》规定的临床常用量0.1~0.3 g。其毒性靶器官主要是肺、脾、胃。去皮根、带皮根组发现肾损伤，去皮根组发现肝损伤及对小肠的刺激性。金铁锁去皮根、带皮根水煎液能抑制小鼠体重增加，后逐渐恢复；根皮水煎液也能抑制小鼠体重增加但不可恢复。因此，金铁锁的毒性可能来源于其根部，但是，给药方式与制备方法也可能与其毒性有关[6~8]。

结论

金铁锁自《滇南本草》首次记载有小毒以来，其它毒性记载稀少且对其毒性并未有进一步的说明和解释。而《中国药典》自1977年版收录金铁锁且标注为小毒以来，中间历经删减，到2010年版重新收录，至今一直未作修订。这反映了目前针对金铁锁毒性的研究不足、认识不够。

金铁锁作为药物具有"祛风除湿、散瘀止痛、解毒消肿"等功效。在临床主要用于治疗"风湿痹痛、胃脘冷痛、跌打损伤、外伤出血；外用治疗疮疖，蛇虫咬伤。"其毒性主要表现在呼吸道及胃肠道，口服毒性作用可能更明显，说明毒性反应可能与给药方式及炮制方法有关。现有资料中记载的"小毒"，可能是大剂量使用时出现的一般不良反应。由于相关资料缺乏，应用尚需谨慎。

参考文献

［1］胡成刚，邱德文，赵俊华，等.苗药金铁锁的本草考证.贵阳中医学院学报，2002，3（24）：1-2.

［2］屈燕，虞泓，周湘玲，等.珍稀濒危药用植物金铁锁研究进展.中华中医药杂志，2011，26（8）：1795-1797.

［3］王学勇，邱德文，蒋朝晖，等.苗族药物金铁锁研究进展.中国中医基础医学杂志，2002，8（11）：77-78.

［4］周欣，王垒，田园，等.金铁锁化学成分研究.中草药，2010，2（41）：204-206.

［5］李斌，李德龙，尹丽莎，等.金铁锁研究进展综述.安徽农学通报，2016，22（3）：23-26.

［6］王安东，潘琼，余朝良，等.金铁锁研究现况.科学导报，2015，（19）：114.

［7］郑维发，石枫，王莉，等.金铁锁总甙对小鼠细胞免疫功能的影响.武警医学，2003，14（10）：598-602.

［8］吴玟萱，郭建友，王谦，等.金铁锁去皮根、带皮根、根皮水煎液对小鼠急性毒性的实验研究.中国药物警戒，2016，13（2）：70-73.

（王　霖　孔令雷　杜冠华）

京大戟
EUPHORBIAE PEKINENSIS RADIX

京大戟，又名下马仙、龙虎草、邛钜，为大戟科植物大戟 *Euphorbia pekinensis* Rupr. 的干燥根。呈不整齐的长圆锥形，略弯曲，常有分枝。

《中国药典》（2015年版）记载，京大戟味苦，性寒；有毒。归肝、脾和肾经。具有泻水逐饮，消肿散结之功效。用于水肿胀满，胸腹积水，痰饮积聚，气逆咳喘，二便不利，痈肿疮毒，瘰疬痰核。常用量1.5~3 g，入丸散服，每次1 g；内服醋制。外用适量，生用。

1. 历史文献关于京大戟毒的记载

大戟临床应用历史悠久，但不同时期和不同地区名称及药用品种甚为混乱。现时京大戟和茜草科红大戟都作为"大戟"的药用来源。据考证，五代以前本草所载之大戟，可以肯定是大戟科大戟属的植物。宋代以后，大戟科植物大戟的根开始成为药用主流品种。清代吴其濬《植物名实图考》所载大戟图，与京大戟相吻合。京大戟应该是历代沿用的大宗品种，红大戟是民国时期从广西一带地方习性用品上升到主流的一个品种[1]。

"大戟"之名始见于东汉时期《神农本草经》，列于卷三"草（下品）"中，属于有毒并可治病的药物，亦称为邛钜，产于常山。但直到《本草纲目》才对大戟有较全面的描述，草部第十七卷草之六指出：其根辛、苦，戟人咽喉，故名大戟；并有俚人呼为下马仙，言利人甚速也。

大戟的功效主治最早记载于《神农本草经》：味苦寒。主蛊毒，十二水肿，满，急痛，积聚，中风，皮肤疼痛，吐逆。从汉末《名医别录》开始，多部本草类书籍都记载其"大寒，有小毒"，并记载其有反甘草作用。《新修本草》更进一步记载其"畏菖蒲、芦草、鼠屎"。《本草纲目》不仅详细总结了以上作用，也指出"赤小豆为之使，恶薯蓣"。自明清时期《本草汇言》开始陆续有本草类书籍将大戟归为毒草类。现代中药学如《毒药本草》则归其为有毒泻下药。

元《汤液本草》明确指出大戟毒性表现为"泄水之药。泻肺损真气"。《本草纲目》较详细指出"弱者服之，或至吐血，不可不知"。《本草汇言》记载其"气味苦阴而寒，性善下泄，未免有损真气，如患水肿诸症，不由于受湿停水，而由于脾虚者，若不补脾而复用疏泄追逐之药，是重虚其虚也"。《本草品汇精要》提到"妊娠不可服"。

从汉末《名医别录》有大戟毒性记载开始，大多历代本草文献均认为大戟有小毒。但现代《毒药本草》和《中国药典》记载大戟有毒，与之前认为其有小毒不同。

《本草纲目》中指出对大戟的解毒方法："凡使勿用附生者，误服令人泄气不禁，即煎荠汤解之。采得后，于槐砧上细锉，与海芋叶拌蒸，从巳至申，去芋叶。时珍曰："凡采得以浆水煮软，去骨，晒干用。海芋叶麻而有毒，恐不可用也"以及"反甘草，用菖蒲解之"。

2. 现代毒性相关研究

（1）毒性的反应　京大戟为有毒中药，其毒性主要表现为肝毒性、肾毒性及肠细胞毒性，并具有强烈的刺激性毒性。主要可致咽喉肿胀、充血和呕吐；对胃肠产生强烈的刺激，引起剧烈腹痛及腹泻，其泻下作用常在服药后2~4小时最为剧烈。剂量过大（粉剂如每次超过1.8 g）时，有恶寒、震颤、头昏、烦躁、口干，有时呈极度恐惧感，严重者可引起脱水及酸中毒。大剂量可引起肾功能不全，甚至发生肾功能衰竭。继而累及中枢神经系统，引起眩晕，昏迷，痉挛，瞳孔放大，终因虚脱而麻痹死亡。

在急性毒性实验中，京大戟剂量在98~239 g/kg范围内，小鼠灌胃1次，在给药1小时后部分动物开始出现烦躁、呼吸增强、全身抖动、蜷缩等中毒症状，直至中毒死亡。对死亡动物进行解剖发现小鼠肠系膜极度充血，肠容积显著膨大。京大戟生品LD_{50}为160.3 g/kg。京大戟醇提物对家兔破损皮肤具有强刺激性，可见重度红斑、焦痂形成和中度水肿[2~4]。

（2）毒性的物质基础　虽然国外早已对大戟属植物有较多的研究，但对于京大戟的化学研究尚不充足，京大戟的有效成分及其毒性成分尚未十分明确。

有研究采用溶剂提取不同部位进行毒性研究，认为多部位有毒性成分，这种研究只能提示各部位含有毒性成分，与活性无直接关系。但结果提示二萜类成分可能是石油醚部位的活性成分[5]。

目前的研究发现，京大戟主要含二萜类、三萜类、黄酮类、鞣质类等。此外，还含挥发油、有机酸、树胶、树脂等成分，其中萜类成分为京大戟的主要活性成分[6]。

（3β，12α，13α）-3，12-dihydroxypimara-7，15-dien-2-one二萜类化合物能抑制人正常肝细胞 LO2 和人胃上皮细胞GES-1增殖，IC_{50}分别为15.722和13.294 μg/ml[6, 7]。

（3）毒性的分子机制　京大戟产生毒性的原因主要是其对胃肠道的损伤，其中较常见的是氧自由基损伤。胃肠黏膜在京大戟作用下，产生大量的氧自由基，过多的活性氧导致细胞膜通透性增强，细胞中 ALT，AST 和 LDH 释放；消耗SOD和GSH，生成大量MDA。同时，自由基在机体内的积存，刺激线粒体，使线粒体膜通透性增加，线粒体膜电位降低，线粒体氧化磷酸化功能损伤加重，进而诱导了细胞的过度凋亡[8~10]。

3. 毒性的临床对策和表现

京大戟长期使用可能对肝脏、胃和肾脏产生毒性，严重制约着临床的用药安全，也为新药创制带来了困难。

目前毒性的控制方法除了用量控制外，主要是采用特定的炮制方法和组方配伍。京大戟经炮制或配伍后，改变或缓和药性，利于成分的煎出增强疗效。

京大戟的炮制方法始见于《雷公炮炙论》，该书首先提出了京大戟"蒸"的炮炙方法，其后的医药书籍中收载了京大戟各种不同的炮炙方法，综合古代京大戟的炮炙方法主要有去皮、捣、炒制、煨制、蒸制、煮制等；辅料制法有米泔水制、酒制、醋制、盐制、浆水制、生姜汁制等[11]。2015年版《中国药典》收载有京大戟、醋京大戟两个品种。醋制法作为京大戟最为安全有效的炮制方法沿用至今，能降低京大戟的肝毒性和肠细胞毒性。京大戟醋制后乙酸乙酯提取部位抗炎作用显著增强，也起到了增效的炮制目的。体内炎症发生时，致炎因子激活巨噬细胞，催化诱导型一氧化氮合酶大量产生 NO，京大戟醋制后可显著降低肠蠕动及抑制巨噬细胞增殖而降低巨噬细胞释放 NO 的能力。因此京大戟醋制后可缓解因肠蠕动加速和炎症引起的腹痛腹泻[5]。京大戟中的 $(-)-(1S)-15-$ 羟基 $-18-$ 羧基西柏烯为二萜类化合物，具有细胞毒性。炮制过程中，加热和醋酸可能会使西柏烯结构遭到破坏，导致含量降低，从而降低药材的毒性，推测这可能是京大戟炮制后毒性降低的原因[12]。

京大戟常配伍补益脾胃的药物，以减轻其毒副反应。《伤寒论》十枣汤方中甘遂善行经隧水湿，大戟善泄脏俯水湿，芫花善消胸胁伏饮，三药合用，逐水之力甚强。然三药皆有毒性，故用大枣10枚煎汤送服，取其益脾缓中，防止逐水伤及脾胃，并缓和诸药毒性，使邪去而正不伤。对十枣汤，柯琴《伤寒附翼·太阳方总论》亦曰："毒药攻邪，脾胃必弱，使无健脾调胃之品主宰其间，邪气尽而元气亦随之尽，故选枣之肥大者为君，预培脾土之虚，且制水势之横，又和诸药之毒"[13]。现代研究逐步证明，大枣中的某些成分确实可通过多途径解大戟类植物的毒性。

依据剂型缓解毒性。如《梦溪笔谈》记载"汤、散、丸，各有所宜。……又无毒者，宜汤，小毒者宜散，大毒者须用丸。"《中国药典》（2015年版）要求京大戟"入丸散服"。其用药理论"依据药物在人体释放的快慢，以防药物中毒而确立"[14]。

4. 毒性和药效评价

（1）毒性的特点及与药效的关系　京大戟药理作用主要有泻下、利尿、抗癌等。京大戟的乙醚提取物、热水提取物和乙酸乙酯提取物均具有较强烈的泻下作用；京大戟石油醚和乙酸乙酯提取液具有良好的镇痛抗炎作用；京大戟煎剂、醇浸液和乙酸乙酯提取液，则可产生明显的利尿效应；京大戟注射液具有抗癌作用[6, 16]。

京大戟对皮肤、口腔及胃肠道黏膜有强烈的刺激性和致炎、促发致癌等毒性作用，其毒性部位主要集中在石油醚、乙酸乙酯提取物，它的乙醇提取物也引起肝毒性和肾毒性。从提取物中得到的二萜酯类是其毒性作用的成分。但二萜类化合物也是京大戟的主要活性成分，具有明显的抗肿瘤作用。以上实验结果表明京大戟的乙酸乙酯提取物既是它的毒性部位，又是药效作用主要部位。

京大戟生品和醋制品粉末和乙酸乙酯部位的刺激性毒性强度在一定的浓度范围内和浓度呈正相关，随着浓度的增加，刺激性毒性强度增加[17]。京大戟注射液作为抗肿瘤药物也存在不足，突出的问题作用弱，选择性差。低药物浓度对肿瘤细胞的杀伤作用不如西药敏感，但如过于增加药物浓度则可产生较大的毒副作用[16]。京大戟醋制后毒性降低，泻下及利尿作用减弱，抗炎作用增强[6]。

（2）毒性在复方中的表现　京大戟为泻水逐饮、消肿散结的药物。但由于其大剂量下的强烈作用，大大限制了它的临床应用。张仲景《伤寒论》中十枣汤（芫花、甘遂、大戟三味等分），陈言《三因方》中所载控涎丹（紫大戟、白甘遂、白芥子），还有舟车丸、紫金锭等传统成药中使用的大戟都应是京大戟。但茜草科红大戟的毒性较京大戟小，使用较为安全，亦有泻水逐饮的功效，所以目前市场上常用红大戟代替京大戟，《中国药典》（2015年版）和一些地方标准中的复方也将大戟都换成红大戟。

（3）药效学特点与毒性的防控　用大戟攻逐水邪是"治标"之法，能较快改善水肿症状，但因药峻猛，中病即止。症状改善后，应以健脾为主。给药量随年龄体质而定，如《伤寒论》中十枣汤攻逐水饮，方中芫花、甘遂、大戟都是具有毒性的泻下峻药。服时"强人服一钱匕，羸人服半钱"。京大戟有一定的耐药性，连续服用数日后，泻下作用降低[18]。

临床使用时，不仅要考虑采用炮制、配伍、制剂等减毒的方法，也要控制剂量。应控制在常规剂量以内，粉剂勿大于0.6 g，煎剂勿大于4 g；虚弱之体及脾胃功能较差者尽量勿用；中病即止，不可久服[2]。

结论

本草文献都记载大戟"小毒"、"有毒"、"大毒"。这种认识是基于其引起的较强的机体反应，这些反应有些与药效无关，有些反应表现为毒性作用。从现有资料分析，京大戟的"毒"可能有两个方面：一是其药理作用的过度表现，与使用剂量有关；二是有特殊的成分产生的毒性作用。对此应进行深入研究。近代用红大戟代替京大戟，虽然两味药材在功能主治上有相似之处，但其来源及临床表现仍有不同之处，需要进一步比较研究。

参考文献

［1］何霖,王家葵,范春燕.大戟、京大戟的本草考证［J］.中药材,2009,32（5）:816-818.

［2］杨仓良.毒药本草［M］.北京：中国中医药出版社，1998：495-498.

［3］郭晓庄.有毒中草药大辞典［M］.天津：天津科技翻译出版公司，1992：339.

［4］张乐林，葛秀允，孙立立，等.醋制对京大戟毒性和药效的影响［J］.中国实验方剂学杂志，2013，19（19）：276-279.

［5］王奎，郁红礼，吴皓，等.京大戟毒性部位及其醋制前后成分变化研究［J］.中国中药杂志，2015，40（23）：4603-4608.

［6］曹雨诞，张楷承，张丽，等.醋制降低京大戟对正常小鼠胃肠道氧化损伤的初步研究［J］.中国药理学通报，2017，33（2）：291-293.

［7］曹雨诞，颜晓静，张丽，等.醋制降低京大戟对大鼠小肠隐窝上皮细胞IEC-6毒性研究［J］.中国中药杂志，2014，39（6）：1069-1074.

［8］陈海鹰，曹雨诞，颜晓静，等.醋制降低京大戟对人正常肝细胞LO2的毒性及机制研究［J］.中国中药杂志，2013，38（6）：866-870.

［9］张乐林.京大戟炮制原理的初步研究［D］.济南：山东中医药大学，2011：9-6.

［10］曾颜，侯朋艺，陈晓辉.基于植物代谢组学技术的京大戟炮制前后化学成分变化研究［J］.中药材，2016，39（3）：530-533.

［11］胡小玲.《伤寒论》药物的毒性问题研究［D］.北京：北京中医药大学，2006：52-57.

［12］韩俊生."汤、丸、散"剂型用药理论辨析［J］.药物与临床·中国医疗前沿，2013，8（15）：94-95.

［13］宿树兰，段金廒，丁安伟.大戟二萜醇酯类成分及其毒效关系研究进展［J］.世界科学技术－中医药现代化，2007，9（4）：67-73，85.

［14］张乐林，孙立立.京大戟现代研究概述［J］.中华中医药学刊，2011，29（3）：577-579.

［15］葛秀允，孙立立，张乐林.醋制对京大戟刺激性毒性作用的影响［J］.中国医院药学杂志，2015，35（5）：380-385.

［16］林永发.甘遂、大戟临床应用的体会［J］.福建中医药，1981，（6）：26.

（戴　瑛　富炜琦　杜冠华）

闹羊花

RHODODENDRI MOLLIS FLOS

闹羊花，又名羊踯躅、羊踯躅华、羊踯躅花、玉枝、羊不吃草、羊不食草、搜山虎、老虎花等，为杜鹃花科植物 *Rhododendron molle* G. Don 的干燥花，四、五月花初开时采收，阴干或晒干。

《中国药典》（2015年版）记载，闹羊花味辛，性温；有大毒。归肝经。具有祛风除湿，散瘀定痛之功效。用于风湿痹痛，偏正头痛，跌扑肿痛，顽癣。

1. 历史文献关于闹羊花毒的记载

在中医药古籍中，闹羊花的性味及药用主治等信息均以羊踯躅或羊踯躅花（华）等别名载入典籍。《神农本草经》中列为下药，为有毒的药物。《本草经集注》记载了"羊踯躅"得名由来："花苗似鹿葱，羊误食其叶，踯躅而死，故以为名"。可见古人早在数千年前，就认识了羊踯躅的作用，并将这些作用作为毒性记载，并根据其毒性特点，用于一些疾病的治疗。明清时期的《植物名实图考》在羊踯躅的介绍中，第一次提及闹羊花其名："羊踯躅，本经下品，南北通呼闹羊花，俚医谓之搜山虎。"

《吴普本草》载其"辛，有毒"。《名医别录》言其有"大毒"，《本草经集注》载其"味辛温、有大毒"。

此后历代的药物古籍对于羊踯躅也多有记载。唐宋时期的《新修本草》中记载："羊踯躅，味辛，温，有大毒。主贼风在皮肤中淫痛，温疟，恶毒，诸痹。邪气，鬼疰，蛊毒……"对羊踯躅的描述较前期更为全面，并对不正确记载作了纠正。

唐朝时期的《本草拾遗》，以"羊不吃草"为药名，载有"羊不吃草，味苦，辛，温，无毒。主一切风血补益，攻诸病，煮之，亦浸酒。"这里记载为无毒，有资料分析，该记载可能有误。

明清时期《本草新编》强调闹羊花的用量及频次，要慎之又慎，载有"此物必须外邪难于外越者，始可偶尔一用以出奇，断不可频用以炫异也"，"近人将此物炒黄为丸，以治折伤，亦建奇功。然止可用至三分，重伤者，断不可越出一钱之外耳。"可见，此药的毒性不可轻视。

此外，宋朝时期的《开宝本草》和《证类本草》，明清时期的《本草纲目》《本草品汇精要》《本草蒙筌》《本草汇言》《神农本草经疏》等诸典籍对羊踯躅的毒性描述均为"大毒"，对于其他各项描述，也随着时间的推移，得以不断充实与完善，或补充内容，或引经据典，或附以图识，或增加附方，或兼而有之。

人们对于闹羊花的认识始于毒性，古时多用羊踯躅载入古籍。因毒效同源，我国最早的药学典籍同时记录了其功效主治及毒性。从对其毒性记载，到借助其毒性特点治疗疾病，充分体现了中国古代劳动人民在长期与疾病做斗争中经验的积累。

2. 现代毒性相关研究

（1）毒性的反应　闹羊花的毒性早在秦汉时期的《本草经集注》中就有记载，"羊误食其叶，踯躅而死"，踯躅者，以足击地也。现代大量临床中毒案例表明，其毒性极大，且中毒潜伏期短，服用半小时后即有明显中毒反应。闹羊花的毒性反应主要表现为恶心、呕吐、腹泻、腹痛，心跳缓慢，血压下降，动作失调，呼吸困难，昏迷，病情严重者可因呼吸停止而死亡。心电图表现T波低平或倒置、结性心律、室性期前收缩等[1, 2]。

（2）毒性的物质基础　闹羊花的毒性物质基础研究涉及其叶、花、果、根等部位，各部位有相同毒性成分，也有结构类似成分。现已从其花中分离出闹羊花毒素Ⅱ、Ⅲ、Ⅵ，羊踯躅素Ⅰ、Ⅲ、XIV、XIX，木藜芦毒素Ⅱ，Ⅲ，kalmanol[3-6]，secorhodomollolides A–D，rhodomolins A和B[7]，rhodomolleins F and G[8]，2α，10α-epoxy-3β，5β，6β，14β，16α-hexahydroxy-grayanane[9]，seco-rhodomollone，羊踯躅素XXI、XXII、XXIII、XXIV，6-O-acetylrhodomollein XXI，6，14-di-O-acetylrhodomollein XXI，2-O-methylrhodomollein XI[10]等，其结构均为四环二萜类化合物。

从闹羊花的果实和根中也分离得到二萜类化学成分。已从其果实中分离出的毒性成分，包括闹羊花毒素Ⅲ、Ⅵ，羊踯躅素Ⅰ、Ⅱ、XV~XVⅢ、XXV，kalmanol mollanol A[11-114]以及Rhodomollins A and B[15]。从其根中分离出的二萜类化合物，包括rhodomosides A、B，glucosyringic acid[16]，Mollolide A[17]，木藜芦类二萜化合物Rhodomollein XXVI~Rhodomollein XXVⅢ，Rhodomollein XXIX，Rhodomollein XXX，Rhodomoside C，Rhodomoside D，Rhodomoside E，Rhodomoside F[18]等。

（3）毒性的分子机制　闹羊花所含毒素主要包括木藜芦毒素I、闹羊花毒素Ⅲ、羊踯躅素Ⅲ及其结构类似物。

木藜芦毒素I的中毒症状是：唾液分泌增加、恶心、步态蹒跚、惊厥、呼吸困难、四肢进行性麻痹[19]。该化学成分在低剂量（1~100 μg/kg）时有明显降压作用，还能诱发动物的传入神经、迷走神经、肌神经、颈神经、颈动脉神经和皮质神经产生强烈的突发效应，证明是一种高强度的肌兴奋剂。木藜芦类毒素可特异性地增加心肌、肌梭等部位的神经细胞和肌肉细胞静息膜对Na^+通透性，提高细胞膜内Na^+浓度，从而影响神经冲动传导。木藜芦类毒素对呼吸系统、心脏系统和神经系统的多种效应均可以从这一作用机制得到解释[2]。

闹羊花毒素Ⅲ对心脏有较强的毒性作用。研究发现，闹羊花毒素Ⅲ在低浓度时（0.1 μg/ml）时对离体猫左右心房收缩力均有增强作用，高浓度（1 μg/ml）时则引起抑制作用，能降低兴奋性，缩短功能性不应期，出现自动节律及心律失常，同时还可以引起血压降低，显著窦性心动过缓，Q-T间期延长，影响心肌营养血量及cAMP含量；抑制颈动脉加压反射作用等[2]。

Hu M等人对羊踯躅花中分离出的二萜类化合物羊踯躅素Ⅰ、Ⅲ及其结构类似物进行了昆虫细胞毒性评价，结果表明其IC_{50}范围为12~80 mg/ml，其中羊踯躅素Ⅲ的毒性最强[4]。从花蕾中分离出的4个酰化二萜类化合物secorhodomollolides A–D，经小鼠扭体实验评价，发现第四个化合物在5 mg/kg的剂量下表现出明显的镇痛和镇静作用，经抗肿瘤活性评价，第二个化合物对肝癌细胞具有选择性毒性，其IC_{50}为0.97 μmol/L[20]。

目前，从闹羊花的花中分离得到的30余个化学成分中，大部分为四环二萜类化合物，均为闹羊花的毒性物质基础。

3. 毒性的临床对策和表现

闹羊花的毒性，可通过与其他中药配伍，减轻其毒效。在闹羊花的急性中毒实验中，利用不同浓度的闹羊花水煎剂，观察了5~10 mg/kg剂量下，小鼠中毒的行为学变化，发现中毒小鼠呈醉酒状，翻正反射消失；5 g/kg的生药剂量时，翻正反射能恢复，10 g/kg的生药剂量时小鼠死亡率为41.67%，10 g/kg以上的生药剂量时全部死亡。以5 g/kg的生药剂量建立中毒模型，考察栀子对闹羊花的急性解毒作用，发现栀子5 g/kg及以上生药剂量对小鼠的中毒现象有明显的解毒作用。总之，闹羊花对神经系统和心血管系统均有毒性；栀子对闹羊花具有解毒效应，解毒作用与两者配伍能减轻其氧化损伤有关[21]。

由于闹羊花的毒性较大，使用剂量及频次需要严格限制。2015年版《中国药典》对闹羊花的用法用量中的描述为：0.6~1.5 g本品粉末，浸酒或入丸散。外用适量，煎水洗。注意不宜多服、久服，体虚者及孕妇禁用。

4. 毒性和药效评价

（1）毒性的特点及与药效的关系 闹羊花用量的大小决定了其表现毒性还是药效活性。当用量较大时，其中的羊踯躅Ⅲ、闹羊花Ⅲ、木藜芦毒素Ⅲ等二萜类化学成分，对神经系统、心脏系统和呼吸系统产生明显的毒性作用。利用其毒性机制特点，其在临床上应用的药效作用表现为：具有明显的镇痛作用；对心血管系统具有显著的降压效果，能对抗部分心律失常，对心脏无直接抑制作用；对横纹肌有先兴奋后麻痹作用，对高级神经中枢有麻醉作用，但对脊髓无明显影响；对迷走神经末梢也有先兴奋后麻痹作用，并能兴奋兔支气管和肠平滑肌，尚有中枢性催吐作用及对枪乌贼轴突膜有去极化等作用。此外，还有较强的抗菌及杀虫作用[2, 22]。

（2）毒性在复方中的表现 闹羊花祛风除湿、散瘀镇痛的功效很强，常作为复方中的君药或臣药用于祛风除湿，散寒止痛，开郁行气，温经通脉，起效快，作用强。但由于毒性较大，仅有两个含有闹羊花的复方收入《中国药典》（2015版），其中生发搽剂复方（闹羊花60 g，补骨脂60 g，生姜30 g）中，闹羊花为君药，用于经络阻隔、气血不畅所致的油风。六味木香散复方（木香200 g，栀子150 g，石榴100 g，闹羊花100 g，豆蔻70 g，荜茇70 g）中，闹羊花为臣药或佐药，发挥其开郁止痛的功效。

（3）药效学特点与毒性的防控 闹羊花所含黄酮类化合物如杜鹃素（farreol）等具有明确的祛痰作用，其所含毒性化学成分，如木藜芦毒素Ⅲ、石楠素、闹羊花毒素Ⅲ、羊踯躅素Ⅲ、山月桂毒素（kalmanol）等，具有镇痛降压和杀虫等作用。由于其治疗窗比较窄，药效剂量与毒性剂量有交叉，因此临床使用闹羊花及其化学成分时，应严格限制用量。此外，近年来科学家们从闹羊花的叶、花、果、根等不同部位，分离得到大量二萜类化学成分，物质基础研究取得长足进步，但其药效和毒性研究有待于深入系统地进行评价，以发现其高效低毒的化学成分，为毒效关系研究提供实验依据，为临床应用提供安全有效的物质保障[23]。

结论

闹羊花是药用历史悠久、现代研究比较深入的药物之一，毒性记载也反映了其药理作用特点和应用的需求，明确提示了闹羊花在应用中既可以产生有效的治疗作用，也可以产生与治疗无关的毒副作用。古代文献对闹羊花的药性和毒性记载，指导了配伍应用。现代研究结果提示，其黄酮类化学成分具有稳定的祛痰作用，闹羊花毒素Ⅲ、羊踯躅素Ⅲ和木藜芦毒素Ⅰ、Ⅲ等二萜类化学成分具有镇痛、降压和杀虫等作用，也是产生毒性反应的物质基础。临床应用应严格控制剂量，在保证疗效的同时，降低不良反应。

参考文献

[1] 孙保明，周红超，姚利.三种有毒中药可导致的中毒症状及解毒方法 [J].求医问药，2011，9（10）：196–197.

[2] 杨军宣.常用有毒中药现代研究与应用 [M].北京：科学出版社，2014：230–232.

[3] 刘助国，潘心富，陈常英，等.中国羊踯躅化学成分研究 [J].药学学报，1990，25（11）：830–833.

[4] Klocke JA, Hu MY, Chiu SF and Kubo I. Grayanoid diterpene insect antifeedants and insecticides from *Rhododendron molle* [J]. Phytochemistry, 1991, 30（6）：1797–1800.

[5] 刘助国，潘心富.杜鹃素Ⅱ的二维NMR谱研究 [J].有机化学，1990，10（2）：187–190.

[6] Chen SN, Zhang HP, Wang LQ, et al. Diterpenoids from the flowers of *Rhododendron molle* [J]. J Nat Prod. 2004, 67（11）：1903–1906.

[7] Zhong G, Hu M, Wei X, et al. Grayanane diterpenoidsfrom the flowers of *Rhododendron molle* with cytotoxic activity against a Spodoptera frugiperda cell line [J]. J Nat Prod. 2005, 68（6）：924–926.

[8] Zhang ZR, Zhong JD, Li HM, et al. Two new grayananediterpenoids from the flowers of *Rhododendron molle* [J]. J Asian Nat Prod Res. 2012, 14（8）：764–768.

[9] Chen SN, Bao GH, Wang LQ, Qin GW. Two new compounds from the flowers of *Rhododendron molle* [J]. Chin J Nat Med. 2013, 11（5）：525–527.

[10] Zhou SZ, Yao S, Tang C, et al. Diterpenoids from the flowers of *Rhododendron molle* [J]. J Nat Prod. 2014, 77（5）：1185–1192.

[11] 濮全龙. 羊踯躅中的闹羊花毒素Ⅲ的结构测定 [J]. 中草药, 1983, 14（7）: 29-31.

[12] Liu ZG, Pan XF, Chen CY, Chen JS. Studies on the chemical constituents of *Rhododendron molle* G. Don [J]. Yao Xue Xue Bao. 1990, 25（11）: 830-833.

[13] Li CJ, Wang LQ, Chen SN, Qin GW. Diterpenoids from the fruits of Rhododendron molle. J Nat Prod. 2000, 63（9）: 1214-1217.

[14] Li Y, Liu YB, Liu YL, et al. Mollanol A, aditerpenoid with a new C-nor-D-homograyanane skeleton from the fruits ofRhododendron molle. Org Lett. 2014, 16（16）: 4320-4323.

[15] Li Y, Liu YB, Yan HM, et al. Rhodomollins Aand B, two Diterpenoids with an Unprecedented Backbone from the Fruits ofRhododendron molle. Sci Rep. 2016 Nov 14; 6: 36752. doi: 10.1038/srep36752.

[16] Bao GH, Wang LQ, Cheng KF, et al. Diterpenoid and phenolicglycosides from the roots of Rhododendron molle. Planta Med, 2003, 69（5）: 434-439.

[17] Li Y, Liu YB, Zhang JJ, et al. Mollolide A, a diterpenoid with a new 1, 10: 2, 3-disecograyanane skeleton from the roots ofRhododendron molle. Org Lett. 2013, 15（12）: 3074-3077.

[18] Li Y, Liu YB, Zhang JJ, et al. AntinociceptiveGrayanoids from the Roots of Rhododendron molle. J Nat Prod. 2015, 78（12）: 2887-2895.

[19] 池锐彬, 刘力新. 血液净人成功救治闹羊花中毒1例 [J]. 中国血液净化, 2010, 9（7）: 406-407.

[20] Wang S, Lin S, Zhu C, et al. Highly acylatedditerpenoids with a new 3, 4-secograyanane skeleton from the flower buds of Rhododendron molle [J]. Org Lett. 2010, 12（7）: 1560-1563.

[21] 姚敏, 代文月, 金柳燕, 等. 栀子对闹羊花急性中毒解毒效应的动物实验研究 [J]. 中国中医急症, 2011, 20（11）: 1777-1779.

[22] 刘慧, 胡壮丽, 张德勇, 等. 闹羊花毒素Ⅲ对豚鼠心室乳头肌收缩力和离子流的作用 [J]. 华中科技大学学报（医学版）, 2007, 36（2）: 162-170.

[23] 夏德超, 杨天明, 朱景申, 等. 羊踯躅的研究进展 [J]. 中药材, 2002, 11（11）: 829-832.

（刘艾林　张　莉　杜冠华）

牵牛子
PHARBITIDIS SEMEN

牵牛子, 又名黑丑、白丑、草金铃、金铃、黑牵牛、白牵牛、二丑等[1], 为旋花科植物裂叶牵牛*Pharbitis nil*（L.）Choisy 或圆叶牵牛*Pharbitis purpurea*（L.）

Voigt 的干燥成熟种子。

《中国药典》（2015年版）记载，牵牛子味苦，性寒；有毒。归肺、肾、大肠经。具有泻水通便，消痰涤饮，杀虫攻积之功效。用于水肿胀满，二便不通，痰饮积聚，气逆喘咳，虫积腹痛。临床常以炮制品入药，常用煎服量3~6 g，入丸散服每次1.5~3 g。

1. 历史文献关于牵牛子毒的记载

根据现存历史文献，牵牛子入药首载于秦汉时期陶弘景《名医别录》，被列为下品，注明其"味苦，寒，有毒。主下气，治脚满水肿，除风毒，利小便。"明确指出了其泻水作用。《本草经集注》丰富了《名医别录》的记载，在原有的药理作用基础之上，还描述了牵牛花的形态学特征和牵牛子的形状，"作藤生，花状如扁豆，黄色。子作小房，实黑色，形如球子核。"另外也记载了药名之来源"此药始出田野，人牵牛易药，故以名之。"

唐代的《新修本草》和宋代的《开宝本草》《证类本草》亦记载其有毒，其中《新修本草》和《开宝本草》中的描述基本同《本草经集注》，记载了牵牛子的形态学特征、毒性、药理作用。《证类本草》则记录的更为详细，并增加了诸家要论，如记录其在《药性论》中所言，"牵牛子，使，味甘，有小毒。能治癖气块，利大小便，除水气虚肿，落胎。"

随着人们对牵牛子的广泛应用和认识的不断深入，元代王好古《汤液本草》首次明确记载"牵牛子有小毒，分黑白两种，以气药引之则入气，以大黄引之则入血"，表明人们已经开始区分牵牛子毒性大小和注意药物配伍问题，和不同的药配伍具有不同的功效。另有记载"如初服，即快；药过，再食，其病瘥依然。依前又服，其瘥随药而效，药过后病复至。以至久服，则脱人元气犹不知悔也！"说明长时间服用对身体造成危害，不宜久用。至此对牵牛子的毒性、药效有了更深的认识。

李时珍在《本草纲目》中详细记载了牵牛子功能主治、炮制方法以及附列方剂等。书中记载牵牛子主治"大便不通、水蛊胀满、水肿尿涩、浮肿气促、脚肿、风热赤眼、小儿肿病、脸上粉刺和一切痈疽等"，并指出"病在血分，及脾胃虚弱而痞满者，则不可取快一时，及常服暗伤元气也。"说明其"有毒"，同时认为用药时要配伍不同的药味，配合不同的炮制方法，如治疗大便不通要求牵牛子半生半熟，治疗浮肿气满要微炒等。

刘文泰在其所著的《本草品汇精要》中亦记载"有毒，久服脱人元气，多食稍冷，妊娠不可服。"首次明确指出孕妇禁用。《本草蒙筌》和《神农本草经疏》都表明"牵牛子有毒，重则必死，轻则夭人"，可见剂量过大引起的毒性可致身亡。《本草汇言》中记载牵牛子"有小毒，辛烈猛厉如牵牛者泻之，伤人元气，其危殆必矣"，"若急用牵牛大辛热，轻病转重，重病必危。"《本草原始》中记载牵牛子可以"杀虫，达命门，落胎。"清代陈士铎所著《本草新编》有言

"迅利之极，不可轻用。"

《中国药典》（1963年版）首次提出牵牛子苦，寒，有毒，畏巴豆，孕妇忌用。并对用法作了规范，一至两钱，煎服或入丸散服。《中国药典》（1977年版）在毒性的基础上提出有小毒，用量3~6 g，指出体虚者及孕妇忌服，不宜与巴豆同用。《中国药典》（1985年版）至《中国药典》（2015年版）皆记录其有毒，其中《中国药典》（1985年版）首次提出归肺、肾、大肠经，《中国药典》（2010年版）开始对用量进行了细化，提出常用煎服量3~6 g，入丸散服每次1.5~3 g。

综上可见，随着人们对牵牛子的应用，毒性认识越来越深入，从开始的单纯认为有毒或者无毒，到后来可以细分是有毒还是有小毒。历代医家经过不断的实践观察，确证了牵牛子在治疗过程中所伴随的毒副作用是不可避免的。而毒性的大小不只在药物本身，它与配伍、剂量、用药时间以及用药群体有很大关系。除上述药学著作外，《神农本草经》《吴普本草》《本草拾遗》《药鉴》《医学衷中参西录》《本草纲目拾遗》《植物名实图考》《本草经解》等未见牵牛子的相关记载。

2. 现代毒性相关研究

（1）毒性的反应 古代文献记载表明牵牛子"有毒"，现代临床报道也证实了这一点，过量或长期服用牵牛子时则产生不良反应，包括直接刺激肠壁，使肠蠕动亢进，引起呕吐、腹痛、腹泻及黏液性血便等，轻时只泻下，过量则至昏迷[2, 3]；刺激肾脏，加剧肾脏充血，进一步损伤肾脏而导致肾功能衰竭，出现血尿和蛋白尿等[4, 5]；影响脑神经，尤以舌下神经受损明显，舌之运动麻痹而出现言语障碍，神志不清，重者可致休克、死亡[2, 5]。

（2）毒性的物质基础 牵牛子含树脂糖苷类、生物碱类、糖类、赤霉素类以及脂肪酸、有机酸等[4, 6, 7]数十类化学成分。其中种子含牵牛子苷约3%，为树脂糖苷类混合物，其为牵牛子泻下的主要成分。牵牛子中生物碱类化合物含量约为0.05%，包括麦角醇、裸麦角碱、田麦角碱、麦角新碱、麦角辛、麦角辛宁、喷尼棒麦角碱和野麦碱等。以牵牛子总生物碱提取物为研究对象用小鼠进行的急性毒性实验表明，该类化合物对中枢神经系统具有明显的毒性，结合临床不良反应报道和其他研究成果[8]，认为麦角生物碱是牵牛子神经毒性的化学物质基础[9]。

（3）毒性的分子机制 历来对牵牛子中毒现象的描述较多，而关于其毒性机制和内源性物质的变化却不甚明确。现有研究表明，牵牛子的毒性主要是牵牛子苷。牵牛子苷的化学性质与泻根素（Jalapin）相似，有强烈的泻下作用。其机制是：牵牛子苷在肠内遇胆汁及肠液分解出牵牛子素，刺激肠道，增进肠蠕动，导致泻下[2]。此外，牵牛子苷分解出的水溶性物质可能作用于中枢神经系统，在长期或者大量服用时，导致出现的神经症状也可能与其有关[5]。

3. 毒性的临床对策和表现

牵牛子有毒，过量或长期服用牵牛子将产生严重的不良反应，甚至昏迷或死亡。由于牵牛子在现代用药中并不广泛，故文献记载和临床应用较少，中毒现象亦不多见，报道的也只是个例。临床报道服用牵牛子中毒后症状表现为轻度脱水，头向后仰，颈抵抗，两眼上翻凝视，口角轻微抽动等，重者血便血尿、高热、昏迷，出现语言障碍[2, 5]，一般的紧急控毒措施为静脉输液，青霉素抗感染，以促进排泄。

4. 毒性和药效评价

（1）毒性的特点及与药效的关系　牵牛子药理活性广泛，具有泻下[10]、治疗水肿[11]、利尿[10]、兴奋子宫[12]、抑菌[13]等作用。临床上常用煎服量3~6 g，入丸散服每次1.5~3 g，使用过量时可直接刺激胃肠引起呕吐、腹痛、腹泻及黏液血便，还可能刺激肾脏，引起血尿，重者尚可损及神经系统，发生语言障碍、昏迷等[2]。牵牛子引起毒性反应和发挥药理活性均与其所含的树脂配糖体牵牛子苷密不可分，其既是有效成分，也是毒性成分。另据文献报道，牵牛子可用来治疗癫痫，提示牵牛子苷分解出的水溶性物质能作用于中枢神经系统[5]。

（2）毒性在复方中的表现　牵牛子泻下，为峻下逐水药。药理研究结果表明，牵牛子与巴豆合用后，泻下作用增强，抗炎作用减弱，免疫功能降低，胃黏膜损伤加重，对理化刺激的反应性降低，体重减轻，死亡率升高，说明两药配伍后有毒化学成分增加，毒性作用增强，两药配伍属 "相恶" 或 "相反" 范畴，为其配伍禁忌提供了一定的科学依据[14, 15]。此外，有报道称瓜蒂、牵牛子和大黄三种药物联合服用，其毒理作用相加和增强，加重了药物的中毒反应，出现致人中毒死亡情况[16]。因此，牵牛子的毒性作用限制了其在方剂中的使用，使得临床复方用药并不多见。

使用复方可能通过配伍以减毒。《日华子本草》有记载："得青木香、干姜良。"牵牛子与木香是逐水药与行气药相配所组成的药对，此药对以牵牛子苦寒泻水逐饮为主、木香又可防牵牛子苦寒伤胃，二者合用，相辅相制，可用于水饮内停、胸腹积水、腹大胀满、小便不利等证，降低毒性提高药效。

（3）药效学特点与毒性防控　基于现代毒性研究可知，牵牛子发挥药性和毒性的部分主要是牵牛子苷和麦角生物碱，其中牵牛子苷可引发腹泻、加剧肾充血等带来的一系列问题，麦角生物碱可引发神经毒性。药理实验显示炮制后的炒牵牛子与生品相比，其泻下作用明显减弱，毒性降低[17, 18]。这与历来的牵牛子炮制后可缓和其峻猛攻下之力，减弱其毒性的观点相吻合。其原因可能是加热炮制后的牵牛子，由于质地疏松而利于脂肪类油脂和浸出物等成分的析出，以及炮制过程中牵牛子中的泻下成分遭受破坏所致。

　　牵牛子的炮制方法有数十种,《雷公炮炙论》首先记载了酒蒸法,唐代以后有用熬、炒熟、石灰炒、生姜汁酒炙、麸炒、盐制、米炒、蒸制、吴茱萸制、清炒、醋煮、水煮、盐水炒等[19]。用辅料制的方法,经历代演变和发展,虽然种类较多,但大多已不再采用。炒法始于唐代,延续至今,并成为主要的炮制方法。《中国药典》(2015年版)规定牵牛子有生用和清炒法炒用两种。生牵牛子偏于逐水消肿,杀虫。用于水肿胀满,二便不通,虫积腹痛[19]。而炮制后可降低毒性,缓和药性,免伤正气,以消食导滞见长。多用于食积不化,气逆痰壅[19]。

　　因此,在牵牛子临床应用时不仅要考虑规范使用群体,控制使用剂量和服用时间,采用炮制、配伍等减毒的方法,而且还要加强牵牛子有效部位或天然活性成分的研究和开发,同时阐明其毒性的分子机制和内源性物质的变化规律,使牵牛子更好的用于临床。

结论

　　综上所述,传统文献对牵牛子的逐水消肿及其毒性作用认识基本一致,说明牵牛子确实具有显著的利尿消肿功能,提示了它的毒副作用,也就是现代医学所记载的不良反应。这些记载有很多可采用的用药经验,有效地指导了牵牛子的临床用药。牵牛子现代研究进一步提示,牵牛子发挥药性和毒性的部分主要是牵牛子苷和麦角生物碱,牵牛子苷具有泻下的作用,麦角生物碱是神经毒性的基础。所以,采用合理的药物配伍、炮制方法来增效减毒,并控制服用时间和使用剂量,规范用药群体等,辨证用药,可以减少其不良反应。

参考文献

[1] 田连起,张振凌,张本山.牵牛子药理、毒副作用及临床应用的研究进展[J].光明中医,2008,23(11):1864-1865.

[2] 孙方成.牵牛子及其所致副作用[J].中医杂志,1964,29(5):29

[3] Tian LQ, Zhang ZL, Zhang BS. Research on the pharmacology, toxicity and clinical application of Morning glory seed[J]. Chinese Journal of National Medicine, 2004, 3: 146-147.

[4] 敖冬梅,魏群.牵牛子研究进展[J].中国中医药信息杂志,2003,4(10):77-80.

[5] 徐静淑.牵牛子中毒一例[J].中国基层医学,1994,4:110-111.

[6] 江苏新医学院编.中药大辞典(下册)[M].上海:上海科学技术出版社,1977:1626.

[7] 林文群,陈忠,刘剑秋.牵牛子(黑丑)化学成分的初步研究.福建师范大学学报(自然科学版),2002,18(2):61-64.

[8] Solyom L, Kingstone E. An obsessive neurosis following moring glory seed ingestion treated by aversion relief[J]. Journal of Behavior Therapy and

Experimental Psychiatry, 1973, 4: 293–295.

[9] Rice WB, Genest K. Acute toxicity of extracts of moring-glory seeds in mice [J]. Nature, 1965, 207: 302–303.

[10] 张颂, 陈昭文, 强美玉, 等. 牵牛子的研究 [J]. 南京药学院学报, 1959, 4: 36–40.

[11] 时洪娟. 牵牛子治疗水肿的文献研究 [J]. 山东中医药大学报, 2011, 35 (3): 283–285.

[12] 余黎, 洪敏, 朱荃. 牵牛子效应成分对动物离体子宫的兴奋作用研究 [J]. 中华实用中西医杂志, 2004, 4 (17): 1883–1884.

[13] 余东坡, 王兰菊, 司芳, 等. 21种中草药醇提物抑菌活性研究 [J]. 安徽农业科学, 2008, 36 (3): 1086–1087.

[14] 肖庆慈, 曾昌银. 巴豆牵牛子配伍的研究 [J]. 云南中医学院学报, 1998, 2: 1–5.

[15] 李树帜, 唐自明. 巴豆、牵牛子配伍后化学成分的研究 [J]. 云南中医学院学报, 1998, s1: 14.

[16] 张国华, 裴兴林, 汪德文, 等. 瓜蒂、牵牛子和大黄致人中毒死亡及动物中毒实验观察 [J]. 中国法医学杂志, 2002, 17 (6): 353–355.

[17] 王初, 孙建宇. 炮制对牵牛子有效成分及药效的影响 [J]. 医药导报, 2008, 27 (7): 781–782.

[18] 杨世红. 炮制对牵牛子有效成分及药效的影响研究 [J]. 当代医学, 2016, 22 (09): 27–28.

[19] 龚千锋. 中药炮制学 [M]. 北京: 中国中医药出版社, 2003: 111–112.

（贺晓丽　杨秀颖　杜冠华）

鸦胆子
BRUCEAE FRUCTUS

鸦胆子, 又名苦参子、老鸦胆、鸦胆、苦榛子、苦参子、鸦蛋子、鸭蛋子、鸭胆子、解苦楝、小苦楝等, 为苦木科植物鸦胆子 Brucea javanica (L.) Merr. 的干燥成熟果实, 呈卵形, 长6~10 mm, 直径4~7 mm。表面黑色或棕色, 有隆起的网状皱纹, 网眼呈不规则的多角形, 两侧有明显的棱线, 顶端渐尖, 基部有凹陷的果梗痕。

《中国药典》(2015年版) 记载: 鸦胆子味苦, 性寒; 有小毒。归大肠、肝经。清热解毒, 截疟, 止痢; 外用腐蚀赘疣。用于痢疾, 疟疾; 外治赘疣, 鸡眼。常用量0.5~2 g, 用龙眼肉包裹或装入胶囊吞服; 外用适量。炮制时取原药去壳去仁, 炒热后研碎, 用草纸包裹数层, 外加麻布包紧, 放在榨油机内榨油, 使纸吸油, 反复数次, 至油尽为度。

1. 历史文献关于鸦胆子毒的记载

根据现存历史文献，在我国古代早期没有鸦胆子作为药物使用的记载。秦汉时期的药学著作如《神农本草经》《吴普本草》《名医别录》《本草经集注》等均无鸦胆子的相关记载。

及至唐宋元时期，在《新修本草》《证类本草》《开宝本草》《本草拾遗》《汤液本草》等药学著作中也未见鸦胆子相关记载。可能与传统中医药尚未将鸦胆子作为治疗药物，或因来源有限、应用还不广泛有关。

直至明清时期，鸦胆子的药用信息最早记载于清代赵学敏的《本草纲目拾遗》卷五草部下中，释名苦参子、鸦胆子，并注明"出闽广，药肆中皆有之"。同时介绍其"形如梧子，其仁多油，生食令人吐，作霜，捶去油，入药佳"，阐明了鸦胆子作为药用可用于治疗痢疾、里急后重及痔疮，并指出其具有令人恶心呕吐的不良反应，但对于毒性没有明确描述。清代著作《本草易读》及《医学衷中参西录》中对鸦胆子也有所介绍，但均未涉及毒性记载。此时期的其他著作如《植物名实图考》《本草品汇精要》《本草蒙筌》《药鉴》《本草新编》《本草汇言》《本草原始》《本草经解》《神农本草经疏》等中未见鸦胆子的相关记载。

及至现代，《南方主要有毒植物》中记载："鸦胆子，有毒部位：果壳和种子。中毒症状：成年人吃12粒有中毒危险。症状是恶心，呕吐，腹痛，腹泻，头昏，全身无力，呼吸慢或困难，昏睡，最后四肢麻痹。"《广西中药志》中记载："味极苦，性寒，有毒。"《中药学》中记载："鸦胆子壳及种子均有毒。"

由上可见，鸦胆子直至明清时期才被人们所记载，对其认识相对较晚，其毒性描述相对缺乏，只确认了其令人恶心呕吐的不良反应。

2. 现代毒性相关研究

（1）毒性的反应　临床中常将鸦胆子捣碎外敷用于治疗扁平疣及寻常疣，其毒性反应发生率较高，毒性表现主要包括：恶心、呕吐，食欲不振，头昏，乏力等，发生率平均为78.3%。此外，还有出现胃肠道充血、便血、尿量减少、体温增高、眼结膜充血、四肢麻木或瘫痪、昏迷、抽搐等，甚至发生过敏性休克[1~7]。局部应用对皮肤和黏膜有强烈的刺激性，偶尔发生过敏反应。长期用药可发生蓄积性中毒。在使用鸦胆子油制剂时也会有过敏反应、水泻、肝损害等不良反应发生，严重者可致过敏性休克，更有甚者致严重心律失常而死亡[8~12]。

（2）毒性的物质基础[13]　鸦胆子含生物碱（鸦胆子碱和鸦胆宁等）、糖苷（鸦胆灵、鸦胆子苷等）、酚性成分（鸦胆子酚等）和一种羟基羧酸（鸦胆子酸）等。

从苦木内酯类化合物中分离得到的鸦胆子苷、双氢鸦胆子苷是水溶性的，苦味成分可能是鸦胆子的主要毒性成分，同时鸦胆子挥发油有刺激性。去油鸦胆子对猫灌胃的最小致死量为0.1 g/kg。鸦胆子中酚类成分的毒性最强，苷甲、苷乙次之，它们对小鼠皮下注射之半数致死量分别为：0.65、10、74 mg/kg，猫及狗为 0.5~1 mg/kg, 死亡前呈全身抑制及四肢麻痹[14]。

鸦胆子仁的毒性强于鸦胆子油及壳, 口服可致呕吐、腹痛、腹泻及尿闭, 猫灌胃的最小致死量约为 0.1 g/kg。小鼠尾静脉注射鸦胆子水针剂的 LD_{50} 为 2.16 g/kg, 鸦胆子油静脉乳为 6.25 g/kg。鸦胆子煎剂对雏鸡肌内注射的 LD_{50} 为 0.25 g/kg, 口服为 0.4 g/kg。鸦胆子粗提物注射给药时, 除恶心、呕吐、腹泻、便血等消化道症状外, 还呈现呼吸促迫、体温下降、肌肉无力、昏迷和死亡。亚急性毒性试验表明家兔尾静脉注射鸦胆子油静脉乳每日 10 g/kg, 连续 7 g, 对体重、氨基转移酶、尿素氮及血常规都无明显影响。小鼠灌服鸦胆子煎剂为 LD_{50} 为 2.4 g/kg, 三氯甲烷提取物为 54 mg/kg。

（3）毒性的分子机制　有文献报道, 水溶性的鸦胆子苷、双氢鸦胆子苷是鸦胆子的主要毒性成分[15], 为剧烈的细胞原浆毒, 对中枢神经有抑制作用, 对肝肾实质有损害作用, 并能使内脏动脉显著扩张, 引起出血, 毒性研究中可使动物的白细胞增多、多核细胞比率增加、心跳加快、呼吸减慢、肠胃等内脏充血、昏迷、惊厥, 最后因呼吸衰竭致死[14]。

3. 毒性的临床对策和表现

鸦胆子临床中中毒的主要原因, 一是用量过大; 二是口服时直接吞服或嚼服。因此, 应用鸦胆子必须严格掌握好用量, 且按正确方法服用, 以保证用药安全。为了更好的将鸦胆子应用于临床, 历代医家都很重视对鸦胆子的毒性控制。

首先在炮制方面去除果壳和杂质并压去油。用量控制方面, 内服以 0.5~2 g 为宜, 不宜多用久服。外用适量, 并注意用胶布保护好周围正常皮肤, 以防止对正常皮肤的刺激。剂型选择上, 以干龙眼肉包裹或装入胶囊包裹吞服, 亦可制成丸剂、片剂服, 不宜入煎剂。鸦胆子常见的成药, 包括鸦胆子油、鸦胆子油软胶囊、鸦胆子注射液等, 其中鸦胆子霜是最常见的中成药, 方法为取净鸦胆子仁, 炒热后研碎, 用多层吸油纸包裹, 压榨去油, 反复数次, 至松散成粉不再粘结成饼为度, 取出碾细, 贮干燥容器内, 置阴凉密闭干燥处保存[16]。药物配伍时, 由于鸦胆子味苦性寒, 内服容易刺激肠胃, 导致恶心呕吐, 而龙眼肉味甘性温, 益心脾、补气血、安神, 故鸦胆子用甘缓补中之龙眼肉包裹后内服, 可减少其对胃肠道的刺激作用。

一旦出现不良反应, 停药是第一措施, 同时要进行脱敏等对症治疗, 包括早期催吐、洗胃, 口服牛奶或蛋清并酌用泻药; 静脉点滴葡萄糖、盐水及注射维生素; 在昏睡、呼吸困难时, 酌情给予中枢兴奋剂, 必要时可行人工呼吸, 积极抢救, 以免发生严重不良后果。

4. 毒性和药效评价

（1）毒性的特点及与药效的关系　鸦胆子药理活性广泛, 现代研究证明其具有抗肿瘤[17]、抗消化道溃疡[18]、降血脂[19]等药理作用，并具有较强的抗疟、抗炎、抗病毒作用[20]。其中，苦木内酯类化合物具有较强的抗肿瘤、抗疟、抗炎等活性，从苦木内酯类化合物中分离得到的鸦胆苦醇、双氢鸦胆苦醇、鸦胆子苷、双氢鸦胆子苷是目前已证实具有抗肿瘤作用的主要活性成分。鸦胆子苷A、苷B具有明显的抗艾氏腹水癌、瓦克256肉瘤以及P388淋巴白血病作用，同时苷A、苷B和鸦胆子素E均能明显抑制组织培养中的P388淋巴白血病细胞RNA及蛋白质合成[21]。鸦胆苦醇、鸦胆子苦素B和鸦胆子苦素D在体外实验中对肿瘤细胞均有一定的抑制作用。但鸦胆子苷、双氢鸦胆子苷是水溶性的苦味成分，同时也是鸦胆子的主要毒性成分[14]。研究发现，鸦胆子油乳颗粒剂灌胃给药可显著抑制幽门结扎大鼠胃溃疡、阿司匹林所致小鼠胃溃疡、小鼠束水应激性胃溃疡的形成，并对氨水所致大鼠慢性萎缩性胃炎有显著抑制作用[22]。鸦胆子油对多种癌症均有抑制作用，其脂肪酸组成主要包括棕榈酸、硬脂酸、油酸、亚油酸，鸦胆子油可明显降低高血脂症沙鼠血液中的甘油三酯和总胆固醇水平，并使血清卵磷脂胆固醇酰基转移酶活性升高[19]，其抗溃疡作用机制可能为抑制幽门螺杆菌，显著增加人体局部内源性PGE2的生成，降低动物胃黏膜的SOD活性，减轻动物胃黏膜MDA和氧自由基相对含量，从而减少氧自由基对胃黏膜的损害，目前并未见此类成分的毒性报道。

（2）毒性在复方中的表现　鸦胆子清热，燥湿，杀虫，解毒。治痢疾、久泻、疟疾、痔疮、疔毒、赘疣和鸡眼效果显著，常作为复方中的君药。目前复方使用造成毒性反应的案例尚未有报道。《中药大辞典》中将历代医科名著中含鸦胆子的复方进行汇总，共收录复方14个，其中分别治疗里急后重、热性赤痢、疟疾、早期血吸虫病、痔、疣、脚鸡眼及滴虫性阴道炎，均为君药，故在使用过程中仍要注意剂量限制，避免引起毒副反应。

（3）基于药效学特点的毒性防控　由现代研究可知，鸦胆子发挥药效作用的主要成分为水溶性苦木内酯类化合物及油酸，而引起毒性反应的主要成分为水溶性苦木内酯，是其主要有效成分之一。因此根据临床经验，鸦胆子在使用过程中要严格控制剂量，选择合适的剂型，口服时与龙眼肉进行配伍。同时加强对鸦胆子有效部位或天然活性成分的研究，将为鸦胆子更好的临床应用起到促进作用。

结论

鸦胆子作为一种常用中药，具有蚀疣、抗肿瘤、抗消化道溃疡、抗阿米巴、抗疟、降血脂等药理作用，在临床各种疣、晚期癌症、消化道溃疡、阿米巴痢疾及阿米巴原虫性阴道炎等的治疗中均得到了广泛应用。历代文献对鸦胆子功效的认识基本一致，但对其毒性的认知却不尽相同。1963年版《中国药典》对鸦胆子进行收录，于1977版中将其毒性描述为小毒，沿用至今。随着鸦胆子在临床使用中越来越多，不良反应也逐渐显现出来，其中水溶性苦木内酯类化合物被认为是其主要毒性物质基础。鸦胆子的毒性是在临床发挥抗肿瘤、蚀疣等功效，治疗扁平疣、寻常疣、各种恶性肿瘤等疾病的同时表现出来的，所以不能孤立地去看待。目前针对鸦胆子功效、物质基础和毒性的研究彼此之间缺少关联性[14]。加强在功效表达和物质基础分离过程中的鸦胆子相关毒性研究，并对其毒性物质基础进行合理控制，实现安全应用。

参考文献

［1］柴惠敏.外用鸦胆子过敏1例［J］.山西中医，2008，24（7）：13.

［2］卞艳红.鸦胆子外用发生过敏反应1例［J］.江苏药学与临床研究，2004，12（Z1）：83.

［3］吉光宇，李晋，孟雪梅，等.鸦胆子外用致过敏性休克1例［J］.中国药物滥用防治杂志，2007，13（1）：48-48.

［4］朱寅圣，朴吉花.鸦胆子仁外敷致过敏性休克1例报告［J］.实用中医药杂志，2002，18（4）：56-56.

［5］李玉琴，袁志民.鸦胆子外用致过敏性休克1例［J］.中国临床药学杂志，2004，13（4）：242-242.

［6］张瑞贤，黄斌.谈古论今鸦胆子［J］.中医药文化，2006，1（3）：34-35.

［7］Wardleworth TH. Case of Poisoning by Nux-Vomica［J］. Provincial Medical & Surgical Journal, 1844, 8（29）: 447.

［8］倪江洪，张征.鸦胆子油乳注射液致过敏反应1例［J］.中国药师，2006，9（4）：337-337.

［9］李彬.鸦胆子油乳注射液致过敏反应1例［J］.中国中医急症，2008，17（12）：1780-1780.

［10］余颖.鸦胆子油乳注射液致严重水泻1例［J］.陕西中医，2006，27（2）：189-189.

［11］齐学东，杨兰甲.鸦胆子油乳致严重心律失常死亡1例［J］.西北药学杂志，1995，（6）：26-26.

［12］甄健存，牛家祺.鸦胆子油乳剂致咳嗽、双肾刺痛1例［J］.中国医院药学杂志，1995，15（2）：84.

［13］高学敏.中药学［M］.北京：中国中医药出版社，2004：151.

［14］孙蓉，杨倩.基于功效和物质基础的鸦胆子毒性研究进展［J］.中国药物警戒，2010，7（3）：159-161.

［15］江苏新医学院.中药大辞典（下册）［M］.上海：上海科学技术出版社，1986：1642.

［16］陆小鸿."清热解毒"鸦胆子［J］.广西林业，2015（2）：27-28.

［17］Yan Z, Zhang B, Huang Y, et al. Involvement of autophagy inhibition in Brucea javanica oil emulsion-induced colon cancer cell death［J］. Oncology Letters, 2015, 9（3）: 1425-1431.

[18] 袁佩英.鸦胆子乳剂抑制幽门螺旋菌的临床研究 [J].山西中医,1992,8(6): 20-20.袁佩英.

[19] 于晓光,张淑杰.高脂血症沙鼠组织中某些酯酶活性的变化及药物降脂作用的研究 [J].哈尔滨医科大学学报,1997,31(1):12-14.

[20] Chen M, Chen R, Wang S, et al. Chemical components, pharmacological properties, and nanoparticulate delivery systems of Brucea javanica [J]. International Journal of Nanomedicine, 2013, 8(1): 85-92.

[21] 丁晨旭,索有瑞.中药鸦胆子化学成分及药理学研究进展 [J].中成药,2006, 28(1):117-120.

[22] 杜平华,朱世真,李智成.中药材鸦胆子对幽门螺杆菌体外抗炎作用的研究 [J].中国医学检验杂志,2001,2(6):397-398.

(于子茹 王 霖 杜冠华)

香加皮
PERIPLOCAE CORTEX

香加皮,又名北五加皮、杠柳皮、臭五加等,为萝摩科植物杠柳*Periploca sepium* Bge.的干燥根皮。有特异香气,味苦。

《中国药典》(2015年版)记载,香加皮味辛、苦,性温;有毒。归肝、肾、心经。用于利水消肿,祛风湿,强筋骨。用于下肢浮肿,心悸气短,风寒湿痹,腰膝酸软。常用量3~6g,炮制后饮片服用。

1. 历史文献关于香加皮毒的记载

根据现存历史文献,在我国古代早期没有香加皮作为药物使用的记载。秦汉时期的药学著作如《神农本草经》《吴普本草》《名医别录》《本草经集注》等均无香加皮的相关记载。及至唐宋元时期,在《新修本草》《证类本草》《本草拾遗》《汤液本草》《开宝本草》等药学著作中也未见香加皮相关记载。明清本草著作中,《本草纲目》《本草品汇精要》《本草蒙筌》《药鉴》《本草新编》《本草汇言》《本草原始》《神农本草经疏》《本草经解》《本草纲目拾遗》《植物名实图考》《医学衷中参西录》等未见香加皮的相关记载。

古代本草著作中均没有香加皮的药用信息记载。分析原因:药材"香加皮"品名始载于1977年版《中国药典》。在早期本草书籍中,香加皮一直作五加皮使用,在来源、功效、主治上这两种药未加区分,在五加皮商品的流通中,香加皮被当作五加皮使用相当广泛,甚至成为五加皮商品的主流药材。

五加皮为五加科植物细柱五加*Acanthopanax gracilistylus* W.W.Smith 的干燥根皮,又称"南五加皮"。《中国药典》(2015年版)记载,五加皮味辛、苦,性温。归肝、肾经。祛风除湿，补益肝肾，强筋壮骨，利水消肿。用于风湿痹病，筋骨痿软，小儿行迟，体虚乏力，水肿，脚气。并无毒的记载。

五加皮始载于秦汉《神农本草经》，"味辛温。主心腹疝气，腹痛，益气疗躄，小儿不能行，疽创阴蚀。"因《神农本草经》未有记载其原植物形态，故《神农本草经》中记载的"五加皮"是《中国药典》中收载的五加皮或者是香加皮？多年来存在争议。据王惠民对五加皮本草的考证，《神农本草经》中的五加皮在三品分类为下品，有毒，来源于萝藦科植物杠柳的根皮，即香加皮。

陶弘景在《本草经集注》中记载五加皮"味辛、苦，温、微寒，无毒。"功效"主治心腹疝气，腹痛，益气，治小儿不能行，疽疮阴蚀。男子阴痿，囊下湿，小便余沥，女人阴痒及腰脊痛，两脚疼痹风弱，五缓虚羸。补中益精，坚筋骨，强志意。久服轻身耐老。"此后历代本草均记载五加皮无毒。晋《名医别录》云："五加，味苦，微寒，无毒。主治男子阴痿，囊下湿，小便余沥。女人阴痒及腰脊痛。两脚疼风弱，五缓虚羸。补中益精，坚筋骨，强志意。久服轻身耐老。一名豺节，五叶者良。生汉中及宛朐。五月七月采茎，十月采根，阴干。"此时"五加皮"的性味、功效与《神农本草经》中有所区别，这些不同点反映了五加皮品种中可能逐渐出现了无毒的五加科植物。

及至唐宋元时期，《开宝本草》和《证类本草》对五加皮气味一致"味辛、苦，温、微寒，无毒。"功效记载与《本草经集注》相同。同时，《证类本草》补充"药性论云：五加皮有小毒。"《证类本草》将五加皮归为上品、无毒，同时又补充其有小毒，可推断"五加皮"包括两种不同的药材即五加皮和香加皮。《本草纲目》依据《证类本草》列五加皮无毒，而对《药性论》的有小毒"五加皮"未加详察。

由上可见，古代有关"五加皮"的本草记载有"有毒"、"无毒"之差异，推断可能因为五加皮和香加皮在临床上混淆使用的现象由来已久，而导致的记载差异。除上述药学著作，《吴普本草》《本草拾遗》《汤液本草》《本草蒙筌》《本草品汇精要》《本草经解》《药鉴》《本草纲目拾遗》《植物名实图考》《医学衷中参西录》等未见"五加皮"的相关记载。

2. 现代毒性相关研究

（1）毒性的反应　香加皮为药典记载的有毒药，误用、剂量过大以及长期服用皆可引起机体出现心率减慢、早搏、房室传导阻滞等心脏中毒症状以及肝肾毒性，甚至致死。临床不良反应主要有恶心、呕吐、腹泻等胃肠道症状，以及心率减慢，早搏，房室传导阻滞等心律失常表现，甚至有误服香加皮致死的报道[1]。

（2）毒性的物质基础　香加皮含杠柳苷A至O，其中G为杠柳毒苷，是强心苷的主要成分，同时其能抑制心肌细胞膜Na^+，K^+-ATP酶而产生心脏毒性，是香加皮毒性的主要来源[4-6]。药代动力学研究表明，杠柳毒苷在体内的生物利用度较低，在体内迅速代谢成杠柳次苷和杠柳苷元，杠柳毒苷及苷元在肝、血、肾、心、肺内有一定蓄积[7-9]，也说明香加皮心脏毒性的物质基础与杠柳毒苷相关。然而，香加皮是否还存在其他的毒性物质基础尚不明确。

（3）毒性的分子机制　香加皮用量过大或用时过长会造成中毒反应，主要是心脏毒性、胃肠道及肝肾毒性。香加皮不同组分对小鼠及大鼠毒性实验研究发现：香加皮水提组分和醇提组分样品均可导致大鼠丙氨酸转氨酶（alanine aminotransferase，ALT）、天冬氨酸转氨酶（aspartate aminotransferase，AST）增高，提示肝细胞膜通透性增加，表明香加皮水提物和醇提物多次给药后可导致肝毒性损伤，其损伤途径与引起机体氧化应激后诱导脂质过氧化有关，且醇提物的肝毒性损伤程度高于水提物[2, 3]。另有研究显示：大鼠经香加皮长期给药后血尿素氮及尿肌酐降低、肾脏重量和肾系数增大。这些结果提示香加皮主要毒性靶器官为肝脏、肾脏。此外，香加皮中强心苷类杠柳毒苷能抑制心肌细胞膜Na^+，K^+-ATP酶而产生心脏毒性，是香加皮毒性的主要来源[2]。

3. 毒性的临床对策和表现

因香加皮多用于风寒湿痹证等缠绵难愈之症，需长期用药，易导致药物蓄积中毒；除其成药品种有大量酒剂外，临床常用饮片酒浸泡服用，用量极难以确定或控制。临床使用时应注意密切监测患者心脏、肝肾功能。

此外，香加皮为临床常用中药材，除在中成药处方和临床汤剂调剂处方中使用外，由于品名（别名）、性状、功效、主治与五加皮相近，临床上常有与五加皮混用情况发生。而五加皮一般认为无毒可长期服用，这可能会长期使用香加皮剂量过大、时间过长，导致不良反应发生。

4. 毒性和药效评价

（1）毒性的特点及与药效的关系　香加皮药理活性广泛，包括强心、抗肿瘤、抗炎、免疫调节作用等[6]。香加皮引起毒性反应和发挥药理活性均与其所含的强心苷类成分密不可分。杠柳毒苷既是有效成分，也是毒性成分。现有资料提示，香加皮有较确切的药理作用，其关于毒的记载，应是其不良反应或使用过量的表现。

（2）药效学特点与毒性的防控　基于现代研究可知，香加皮发挥药效作用的主要成分，以及引起毒性反应的主要成分均为杠柳毒苷，长期大量使用会引起心脏及肝肾毒性。在临床使用时要考虑控制香加皮使用剂量；此外，由于临床不良反应的发生主要是由于香加皮与五加皮的混用所致，因此应注意二者的鉴别使用。

结论

药材"香加皮"始载于1977年版《中国药典》，此后各版《中国药典》均记载香加皮有毒性。现阶段国内外关于香加皮毒性研究均认为毒性成分结构清楚，临床表现主要为心脏和消化系统症状，实际是香加皮的临床不良反应。分析香加皮不良反应的原因，与功效主治是否准确，剂型用量是否恰当均有关系，但最主要的、也是最危险的原因是使用上香加皮与五加皮混淆。目前香加皮的功效、物质基础和毒性研究虽然取得了一系列的研究结果，但都局限在对香加皮强心苷类成分功效和毒性相关性研究，而对香加皮中是否还存在其他毒性物质基础未有研究，有必要进行深入研究。

参考文献

[1] 陈颖萍，李国信，张锡玮，等.香加皮临床应用情况及不良反应预防 [J].辽宁中医杂志，2005，32（6）：598-599.

[2] 黄伟，张勇，钱晓路，等.香加皮不同组分大鼠长期毒性研究 [J].中国药物警戒，2012，9（1）：9-15.

[3] 孙蓉，黄伟，鲍志烨，等.香加皮不同组分致小鼠肝毒性与氧化损伤相关性研究 [J].中国药物警戒，2012，9（1）：23-25.

[4] 王利萍，刘建利.香加皮的化学成分和药理作用研究进展 [J].中草药，2009，40（3）：493-196.

[5] 李天祥，张丽娟，刘虹潘，等.香加皮的研究进展 [J].北京中医药，2008，27（12）：960-963.

[6] 孙蓉，鲍志烨，黄伟.基于功效和物质基础的香加皮毒性研究进展 [J].中国药物警戒，2010，7（7）：432-434.

[7] 孙达，张静，陈金堂，等.杠柳毒苷单次给药的毒性研究 [J].毒理学杂志，2010，24（6）：461-463.

[8] Yi LX, Bi KS, Chen XY, et al. Determination and pharmacoki-netics of periplocin in rat plasma by LC- MS [J]. Biomed Chro-matogr, 2010, 24（10）: 1089-1093.

[9] He J, Bo F, Tu YR, et al. A validated LC-MS/MS assay for thesimultaneous determination of periplocin and its two metabo-lites, periplocymarin and periplogenin in rat plasma: applica-tion to a pharmacokinetic study [J]. J Pharm Biomed Anal, 2015, 114（10）: 292-295.

（张　雪　王　霖　杜冠华）

重楼
PARIDIS RHIZOMA

重楼，又名蚤休、紫河车，为百合科植物云南重楼 *Paris polyphylla* Smith var. *yunnanensis*（Franch.）Hand.–Mazz.或七叶一枝花 *Paris polyphylla* Smith var. *chinensis*（Franch.）Hara的干燥根茎。秋季采挖，除去须根，洗净，晒干。饮片炮制按《中

国药典》要求，需除去杂质，洗净，润透，切薄片，晒干。

《中国药典》（2015年版）记载：重楼味苦，性微寒；有小毒。归肝经。功能主治为清热解毒，消肿止痛，凉肝定惊。主要用于疔疮痈肿，咽喉肿痛，蛇虫咬伤，跌扑伤痛，惊风抽搐。常用量为3~9 g。外用适量，研末调敷。置阴凉干燥处，防蛀。

1. 历史文献关于重楼毒的记载

重楼作为中药名，始见于《新修本草》，在蚤休条下云："今谓重楼，金线者也，一名重台，南人名草甘遂，苗似王孙、鬼白等"。《本草图经》云："蚤休，即紫河车也，俗呼重楼金线。生山阳川谷及冤句，今河中、河阳、华、凤、文州及江淮间亦有之。苗叶似王孙、鬼白等，作二、三层；六月开黄紫花，蕊赤黄色，上有金丝垂下；秋结红子；根似肥姜，皮赤肉白。四月、五月采根。日干用"。其所附图，经现代研究认为可能是*Paris polyphylla* var. *chinensis*（华重楼、七叶一枝花）的一种，在《本草纲目》中记载："虫蛇之毒，得此治既休，故有蚤休、螫休诸名。重台三层因其叶状也，金线重楼，因其花状也，甘遂，因其根状也。紫河车，因其功用也"。对重楼是《神农本草经》所记载的蚤休别名之一进行了确认，并在书中对重楼原植物附图，现代研究者据此认为，李时珍所记载的重楼即为百合科植物云南重楼*Paris polyphylla* Smith var. *yunnanensis*（Franch.）Hand。在《滇南本草》中记载"重楼，一名紫河车，一名独脚莲。味辛、苦、微辣，性微寒。"与之前本草所记载的蚤休和重楼及其别名的描述基本一致，从历代本草的记载及现代研究来看，重楼应为《神农本草经》所记载的蚤休，或至少为传统所用蚤休品种之一[1, 2]。

在《神农本草经》中，将蚤休列为下品，为有毒能治病的药物。在《证类本草》中记载"蚤休，味苦，微寒，有毒"，在《古今医统大全》卷之九十四、《本草集要》（上）本草草部中记载"蚤休（即紫河车，俗呼重楼金线。）味苦，气微寒。有毒。五月采根，日干。主惊痫摇头弄舌，热气在腹中，癫疾痈疮阴蚀，下三虫，去蛇毒，解百毒痈毒。"在《医学入门》记载"又名重楼金线。初夏早采根，能吐泻人堕胎"。对重楼的毒性明确记载为消化道毒性，且可能通过胎盘屏障，对胎儿产生影响。在《医学衷中参西录》记载"金线重楼，一名蚤休，一名紫河车草。若皮不黄，而微带紫色者，其味必微辣而不甘，含毒性，即不可用。"认为重楼的毒性可能与植物种属可能有一定关系。

总之，在历史文献的记载中，中药重楼来源与《神农本草经》中蚤休的记载相同，其毒性和功用与蚤休接近，从唐《新修本草》中即有观点认为重楼为中药蚤休，其毒性在历代本草中大部分记载为有（小）毒，但只在《医学入门》中明确记载其毒性为"吐泻""堕胎"。

2. 现代毒性相关研究

（1）毒性的反应　在2015年版《中国药典》中，重楼来源包括百合科植物云南重楼和七叶一枝花，主要功效和毒性与传统中药蚤休一致。现代研究结果表明，重楼的主要药效成分为重楼皂苷、薯蓣皂苷、薯蓣皂苷元、蚤休苷、蚤休士宁苷及生物碱等[3]，超量应用可致中毒，表现为对消化系统、神经系统和心脏的毒性等[4]。

重楼的毒性主要包括由皂苷引起的肝毒性[5]，溶血作用[6, 7]和生殖毒性[8]，重楼皂苷给小鼠灌胃的LD_{50}为2.68 g/kg[9]。周永禄等通过研究重楼总皂苷对大鼠去纤血球悬液的作用，发现重楼总皂苷在0.01‰浓度下有溶血作用，在0.0025‰浓度下无溶血作用[10]。杨艳等应用重楼乙醇提取物对小鼠急性毒性进行研究，血常规检查结果提示随着重楼给药剂量的增加对于ICR小鼠可引起白细胞减少[11]。

（2）毒性的物质基础及分子机制　早期报道发现重楼提取物对肝线粒体细胞膜有破坏作用[12]，有研究对重楼皂苷的肝毒性进行了系统研究[13]，证明了重楼皂苷使大鼠的肝部产生大量的氧自由基，进一步检测氧化应激的产物发现DNA氧化应激损伤标记物和脂质氧化损伤产物都在重楼高剂量组显著升高，在低剂量组50 mg/kg和高剂量组350 mg/kg的重楼皂苷作用下，对谷胱甘肽巯基转移酶（GST）的mRNA表达有显著性抑制作用。同时，重楼皂苷高剂量组显著性的降低了GSTα和GSTπ的蛋白表达。在重楼皂苷高剂量组Nrf也显著性上调。DNA氧化应激损伤产物8-OHdG和脂质氧化损伤产物MDA在重楼皂苷高剂量组也显著性升高。经系统研究发现，重楼皂苷介导了氧自由基在肝部的过度产生，导致了氧化和抗氧化的不平衡使细胞产生DNA氧化损伤和脂质氧化损伤。

滇重楼和七叶一枝花总皂苷对Caco-2细胞增殖抑制作用的研究结果表明，七叶一枝花总皂苷对Caco-2细胞生长的抑制作用较弱；而滇重楼总皂苷对Caco-2细胞的生长抑制作用明显，且呈现一定的浓度和时间依赖效应。从细胞形态结构观察、细胞周期分析、Caspase-3活性检测、线粒体膜电位测定等一系列实验结果推测，滇重楼总皂苷可能通过线粒体途径诱导Caco-2细胞发生凋亡[14]。

重楼的药效成分与毒性成分通常认为是由其皂苷成分产生。重楼目前的抗肿瘤作用也被认为是皂苷类成分的作用。重楼的化学成分中薯蓣型皂苷和偏诺型皂苷为主。现有报道的重楼化学成分中甾体皂苷成分约占80%[15]。其肝毒性，胃肠道刺激性，溶血作用等均认为是由其皂苷成分引起的。

3. 毒性的临床对策和表现

重楼在《中国药典》（2015年版）中记载为小毒，其毒性通常由中药超量使用引发，因此临床上主要表现为恶心、呕吐、头晕、眼花、头痛、腹泻、面色苍白、烦躁不安、精神萎靡、唇绀，严重者痉挛、抽搐、脉速、心律不齐、心音迟钝。治疗早期以洗胃、导泻、补液、解毒、抗惊厥为主。在动物实验中，长期应用可导致肝功能异常，进而引发肝毒性，通过降低给药剂量可使肝功能逐渐恢复正常，而引发的白细胞异常可通过降低给药剂量或停止给药后采取升白治疗等方法[1, 13]。

结论

重楼传统用于痈疮治疗，惊风抽搐和蛇毒解毒治疗，其尽管性味苦寒，且有小毒，但药效显著。重楼及其提取物在抗肿瘤研究中发现效果显著[15~22]。尽管存在明显的毒性反应，但并不影响该中药的临床应用。研究报道[13, 23]发现通过配伍重楼与姜黄，可有效降低重楼引发的肝毒性，从而达到增效减毒的作用。重楼（提取物，制剂等）的抗肿瘤研究较多，而其抗肿瘤药效成分也主要是其毒性成分，因此其主要是通过将重楼与其他药物复方配伍，从而达到增效减毒的目的，其毒性问题，应属于剂量相关的不良反应或毒性作用。重楼的另一主要作用为治疗痈毒，此类制剂以外用居多，相应的毒性作用也较内服为小。

参考文献

［1］王绍龄.重楼的本草考证［J］.江西中医学院学报，2004，01：55.

［2］李恒.蚤休、重楼和王孙［J］.广西植物，1986，（3）：187-92.

［3］刘学敏，陈柏松.七叶一枝花中毒3例［J］.咸宁学院学报（医学版），2009，23（02）：124-125.

［4］蓝远明，刘仕英.七叶一枝花致新生儿中毒一例报告［J］.广西中医药，1989，（03）：9-39.

［5］高渌纹.有毒中药临床精要［M］.北京：学苑出版社，2004，299-303.

［6］杨仓良.毒药本草［M］.北京：中国中医药出版社，1993：73-77.

［7］周满红，李建国，王瑞烈，等.重楼总皂苷溶血作用实验研究［J］.中国药房，2007，18（21）：1611-1612.

［8］沈放，杨黎江，彭永芳，等.重楼皂苷类化合物体外抗生育功效研究［J］.中国现代应用药学，2010，27（11）：961-964.

［9］杜贵友，方文贤.有毒中药现代研究与合理应用［M］.北京：人民卫生出版社，2003.

［10］周永禄，彭龙玲，吴廷楷，等.重楼总皂甙的毒性研究［J］.四川生理科学杂志，1988：4.

［11］杨艳.重楼抗肿瘤活性及中药对氟尿嘧啶类药物疗效相关分子调节作用的初步研究［D］.南京中医药大学，2017：88-92.

［12］刘树民.中药药物性肝损害［M］.北京：中国中医药出版社，2007：99-102.

［13］李晶.重楼配伍姜黄抗肿瘤增效减毒机制研究［D］.天津科技大学，2016：53-54.

［14］李焘.滇重楼与七叶一枝花化学成分及生物活性的研究［D］.陕西师范大学，2011：34-35.

［15］张嫚，李彦文，李志勇，等.重楼属药用植物的研究进展［J］.中央民族大学学

报（自然科学版），2011，4（4）：145-148.

［16］满意，魏铭，王慧凯.中药重楼活性成分抗肿瘤的作用机制［J］.药学研究，2016，35（6）：355-356.

［17］王佳佳.中药重楼抗人肝癌细胞增殖、迁移作用及对HIF-1α、E-cad表达的影响［D］.湖南中医药大学，2016：32-33.

［18］柴红妍.重楼皂苷抗肿瘤肺转移机制研究［D］.天津科技大学，2016：12-15.

［19］王娟娟.重楼活性单体pp-10通过抑制PI3K/Akt通路诱导人胃癌细胞凋亡和自噬［D］.暨南大学，2015：11-15.

［20］李涛.重楼总皂苷抗肿瘤机制研究［D］.陕西师范大学，2013：73-74.

［21］徐海燕.重楼皂苷I抑制卵巢癌细胞增殖和转移、诱导其凋亡分子机制的初步探索［D］.浙江中医药大学，2012：46-50.

［22］王艳霞，李惠芬.重楼抗肿瘤作用研究［J］.中草药，2005，36（4）：628-30.

［23］李红法.中药楼黄复方抗肝癌作用研究［D］.天津大学，2015：47.

（生立嵩　宋俊科　杜冠华）

急性子
IMPATIENTIS SEMEN

急性子，又名金凤花子、凤仙子，为凤仙花科植物凤仙花 *Impatiens balsamina* L. 的干燥成熟种子。夏、秋季果实即将成熟时采收，晒干，除去果皮和杂质。呈椭圆形、扁圆形或卵圆形，长2~3 mm，宽1.5~2.5 mm。表面棕褐色或灰褐色，粗糙，有稀疏的白色或浅黄棕色小点，种脐位于狭端，稍突出。质坚实，种皮薄，子叶灰白色，半透明，油质。气微，味淡、微苦。

《中国药典》（2015年版）记载，急性子味微苦、辛，性温；有小毒。归肺、肝经。具有破血软坚，消积之效。用于癥瘕痞块，经闭，噎膈。常用量为3~4.5 g。

1. 历史文献关于急性子毒的记载

急性子在我国古代早期没有记载，如秦汉、魏晋时期的《神农本草经》《吴普本草》《名医别录》《本草经集注》，唐宋元时期的《新修本草》《本草拾遗》《证类本草》《开宝本草》《汤液本草》等均未有记载。

急性子最早记载于明代的《救荒本草》，在"小桃红"条下记载有："人家园圃多种，今处处有之。苗高尺许，叶似桃叶而旁边有细锯齿。开红花，结实形类桃样，极小，有子似萝卜子，取之易进散俗称急性子"，但并未说明急性子的药用功效等，也未记载其毒性。

急性子毒性的记载最早出现在李时珍的《本草纲目》"凤仙"中，李时珍描述了急性子的形态、颜色等生物特征，"其花头翘尾足，俱翘翘然如凤状，故以名之。女人采其花及叶包染指甲，其实状如小桃，老则迸裂，故有指甲、急性、小桃诸名。"也描述"但此药不生虫蠹，蜂、蝶亦不近，恐不能无毒也。"因此推断凤仙可能有毒。李时珍描述凤仙子，"微苦，温，有小毒"，这是凤仙子有毒的最早记载。凤仙子的功效和用途，李时珍认为可用于"产难，积块噎膈，下骨哽，透骨通窍"，并对其功用及毒性进行了说明，"凤仙子其性急速，故能透骨软坚。庖人烹鱼肉硬者，投数粒即易软烂，是其验也。"，"缘其透骨，最能损齿，与玉簪根同，凡服者不可着齿也，多用亦戟人咽"。明确说明急性子能透骨，使用时对牙齿有损伤作用，这可能就是李时珍所言急性子"小毒"的由来。

明代倪朱谟在《本草汇言》凤仙花中对急性子的记载与《本草纲目》类似，"落胞胎，化积块，下骨硬，通闭窍之药也。其性急速，善能透骨软坚，庖人烹鱼肉不腐，投数粒易软烂，可知其功用矣。"

自明代以后，多部古籍可见急性子的记载。清代的《本草再新》，近代的《本草用法研究》《本草正义》以及现代的《毒药本草》都将急性子归为毒草类，明确其有小毒，但都未对其毒性做进一步的说明。其它一些著作如《本草纲目拾遗》《本草品汇精要》《本草经解》《药鉴》《本草蒙筌》《本草新编》《神农本草经疏》等都未有急性子的相关记载。而《中国药典》自1963年版将急性子收录并标注有小毒后，历版药典均收录且未作修改。

2. 现代毒性相关研究

（1）毒性的反应　根据《本草纲目》及后续文献记载，推测急性子的毒性主要由其透骨作用引起的牙齿毒性，这种毒性在一些方剂的应用中也有记载。如《集简方》载："治难产催生。用凤仙子二钱，研末，白汤调服，勿沾牙。"[1]《普济方》载："治咽中骨硬欲死者。用凤仙子三钱，研末，白汤调，以竹筒灌入咽中，其骨即软，不可经牙，或为末吹之。"[2]本草纲目引自《摘玄方》中记载："牙齿欲取。金凤花子研末，入砒少许，点疼牙根，取之。"以上记载均指出急性子可能伤害牙齿，服用时不可沾牙。

（2）毒性的物质基础及分子机制　采用现代化学方法从急性子中获得的化学成分主要有甾醇类化合物：凤仙甾醇、α-菠菜甾醇、己烷甾醇、β-谷甾醇等；黄酮类化合物：山柰酚、槲皮素等；皂苷甾醇类化合物：凤仙萜四醇A、B、C、D等。脂肪油在急性子中的含量约为17.9%，包含α-亚麻酸、龙脑、硬脂酸等。此外，还有糖类、蛋白质等[3-7]。尽管这些化合物有些是从急性子中发现，但目前尚未证明这些化合物与急性子的毒性相关。

3. 毒性的临床对策和表现

目前急性子毒性表现的可见报道是对牙齿的损伤作用。尽管尚不能肯定这种损伤的具体表现，但在应用方面也提出了不要接触牙齿的方法。另有报道长期应用急性子，少数病例出现喉干、恶心、食欲不振等，但减量或停药后可消失[8]。另外急性子常以复方使用，可能减少其毒性。而炮制过程中，炒制也可降低其毒性，并利于粉碎和有效成分的煎出。

4. 毒性和药效评价

现代药理学研究发现，急性子提取物具有促透皮吸收[9,10]、抗氧化[11]、抗炎镇痛[12]、兴奋子宫平滑肌、抗生育、抗菌[13]和改善血液流变学[14]的作用。临床上用于抗肿瘤、骨质增生、前列腺增生、闭经的治疗[15]。毒理学研究发现，采用超临界流体萃取技术制备的急性子油类提取物72 g/kg（相当于生药360 g/kg）单次灌胃给予小鼠后，大量出汗，精神兴奋、狂躁。24小时内连续2次给予相同剂量（72 g/kg）的急性子油，给药初期可见小鼠出汗，躁动不安，饮食减少，第4天起，小鼠状态即有所好转，且日渐恢复，未引起小鼠死亡，长期用药可能造成伤津及精神异常等不良反应[16]。而急性子中其他化学成分的毒性研究尚未见报道。

传统记载认为，急性子有破血、软坚、消积等功能，中药复方常用于败毒抗癌、散瘀消肿、闭经等症的治疗。中药部颁标准中骨刺宁酒、舒筋止痛酊、消瘀定痛膏、中华跌打酒等均含有急性子，未见不良反应报道。

结论

自《本草纲目》首次记载急性子有小毒以来，其它记载有毒的文献多引自《本草纲目》，且对其毒性并未有进一步的说明和解释。而《中国药典》自1963年版收录急性子且标注为小毒以来，一直未作修改。这反映了我们对急性子毒性的研究不足、认识不够。

现代临床及实验研究中，并未在古籍记载的基础上对急性子进行系统的毒性研究，也未发现相关的临床毒性报道。《中国药典》将急性子作为药物并标示为有小毒，其依据可能是来自于文献。

急性子作为药物具有"破血软坚，消积"等功效，目前对其毒性的认识亦因缺少相关研究结果和临床资料的积累，尚不能确定其毒性特点。现有资料中记载的"小毒"，可能是大剂量使用时出现的一般不良反应。由于相关资料缺乏，应用尚需谨慎。

参考文献

［1］明·李时珍.李时珍频湖集简方［M］.武汉：湖北科技出版社，1986.

［2］明·朱棣等.普济方［M］.北京：人民卫生出版社，1959.

［3］谭丽娜.急性子皂苷类成分的研究［D］.吉林大学，2008.

［4］裴慧.急性子抗肿瘤活性成分与主要成分的含量测定［D］.南京中医药大学，2011.

［5］田利焕.急性子化学成分研究及甾体氯化的研究［D］.郑州大学，2007.

［6］孟磊.急性子化学成分及提取工艺研究［D］.吉林大学，2010.

［7］佟苗苗.急性子化学成分及品质评价研究［D］.辽宁中医药大学.2011.

［8］杨军宣,蒲晓东.常用有毒中药现代研究与应用［M］.北京:科学出版社,2014:235.

［9］郝勇,刘景东,张涛.急性子乙醇提取液对达克罗宁促透皮作用的实验研究［J］.白求恩军医学院学报,2006,4(2):71-72.

［10］郝勇,刘景东,宋国龙.急性子乙醇提取液促透皮实验研究［J］.现代中西医结合杂志,2005,14(7):856-857.

［11］徐艳,张立军.急性子提取物抗氧化活性的体外研究［J］.时珍国医国药,2009,20(10):2598-2599.

［12］丁玉峰,胡敦梅,彭金兰,等.急性子提取物抗炎镇痛作用的实验研究［J］.医药导报,2015,34(3):298-301.

［13］李琼阁,胡敦梅,丁玉峰.中药急性子化学成分及药理作用的研究进展［J］.中国药师,2012,15(2):262-264.

［14］赵琦,郭惠玲,张恩户.急性子水煎液对实验性血瘀证家兔血液流变学的影响［J］.陕西中医学院学报,2006,29(1):47-48.

［15］马有运.急性子临床应用举隅［J］.上海中医药杂志,2007,41(1):78.

［16］陈明霞,王相立,张玉杰.中药急性子油类成分分析及毒性考察［J］.中国中药杂志,2006,31(11):928-929.

(孔令雷　李　莉　杜冠华)

洋金花
DATURAE FLOS

洋金花,又名曼陀罗花、闹洋花、凤茄花、风茄花、酒醉花等,为茄科植物白花曼陀罗 *Datura metel* L.的干燥花。洋金花多皱缩成条状,完整者长9~15 cm。晒干品质脆,气微,味微苦。

《中国药典》(2015年版)记载,味辛性温,有毒。归肺、肝经。具有平喘止咳,解痉定痛功效。用于哮喘咳嗽,脘腹冷痛,风湿痹痛,小儿慢惊;外科麻醉。常用量0.3~0.6 g,宜入丸散,亦可作卷烟分次燃吸(一日量不超过1.5 g)。外用适量。

1. 历史文献关于洋金花毒的记载

根据现存历史文献,在我国古代没有洋金花作为药物使用的记载。秦汉时期的药学著作如《神农本草经》《吴普本草》《名医别录》《本草经集注》等均无洋金花的相关记载。《后汉书》等文献记载汉末华佗施行外科剖腹手术时使用的麻醉药物"麻沸散"中可能有洋金花成分[1,2],这是有关洋金花信息的最早文献。

洋金花药用的本草文献记录均始于宋朝。公元1220年，王介绘撰的《履巉岩本草》为最早记录洋金花的本草书籍，记录：曼陀罗性温，有毒；治寒湿脚，面上破生疮；晒干为末，用少许贴患处。此后，《圣济总录》《世医得效方》《普济方》等均收录了含有洋金花的药物复方，但无毒性记载。

随着洋金花广泛使用，其毒性在明代逐渐得到认识。《滇南本草》记载有：曼陀罗，气味辛，温，有毒。《本草纲目》载有"（花，子），辛、温，有毒"。主治"脸上生疮；小儿慢惊；大肠脱肛；作麻醉药"。

清朝《生草药性备要》记载：少服止痛；通关利窍，去头风，不过用三、四分[3]，注重中药用量以保证其安全可靠；并将古代治风湿证细化，更加具体。

由上可见，关于洋金花的毒性记载经历了从"无毒"到"有毒"的认识过程，历代医家经过长期的实践观察，确证了洋金花除了治疗作用之外的不良反应，但很多古代著作中并无记载，表明洋金花的应用并不广泛。

2. 现代毒性相关研究

（1）毒性的反应　20世纪70年代前后，曾对洋金花进行了大量的研究，证明洋金花全株有毒，临床上内服洋金花中毒的报道多由误服或用量过度所导致。误食中毒量：种子为2~30粒，果实为1/4~20枚，干花1~30 g，小儿内服3~8粒种子即可发生洋金花中毒[4]。植株地上部分对牛的致死量为150~300 g，马为150~200 g，绵羊为75~200 g，对鱼也有毒[5]。毒性试验报道，洋金花注射液对小鼠静脉注射的LD_{50}为8.2 mg/kg，洋金花总生物碱犬静脉注射MLD小于80 mg/kg。人肌内注射每日6 mg有致死的报道[6]。

洋金花口服后经小肠迅速吸收，分布于全身，急性中毒的病情发展急骤，变化快，一般约为半小时至1小时，快者可于10分钟后出现症状，也有于数小时甚至10多小时后迟发[7]。

洋金花中毒症状和体征可归纳为两大类：一为副交感神经功能阻断症状，包括口干、皮肤潮红、心率加快、呼吸增快、瞳孔散大、视物模糊等；二为中枢神经系统症状，主要有步态不稳、嗜睡、意识模糊、谵妄、大小便失禁、狂躁不安等。严重者血压下降，发绀，甚至抽搐，颈强直，并发呼吸、循环衰竭死亡。

动物实验表明，犬静脉注射洋金花总碱后，可发生强烈惊厥或角弓反张，以至呼吸衰竭而死亡。

（2）毒性的物质基础　目前已经从洋金花中分离出多种化学成分，主要分为生物碱类和醉茄内酯类、黄酮类、倍半萜类、木脂素类及酚酸类等非生物碱类化合物[8,9]。洋金花中生物碱类型包括莨菪烷类生物碱和酰胺类生物碱，其中莨菪烷类生物碱以东莨菪碱（天仙子碱）为主，莨菪碱（天仙子胺）次之[10]。前者约为85%，莨菪碱消旋化产生的阿托品约占15%。东莨菪碱、莨菪碱及阿托品既是洋金花的药用有效成分，也是其有毒成分[6, 11]。

（3）毒性的分子机制　洋金花的主要有毒成分为东莨菪碱、莨菪碱及阿托品等生物碱[12]，它们都是M型胆碱受体（毒蕈碱样受体）阻断剂，能与乙酰胆碱竞争M型胆碱受体，从而阻断副交感神经的节后纤维所支配效应器中的毒蕈碱型受体，使副交感神经兴奋时所释放的乙酰胆碱不能发挥作用，呈现对抗副交感神经兴奋时毒蕈碱样作用[13]。

3. 毒性的临床对策和表现

基于现代研究可知，洋金花发挥药效作用及引起毒性反应的主要成分是莨菪碱、阿托品及东莨菪碱等生物碱。鉴于该药材的药毒双重属性，洋金花临床应用时不仅要考虑控制使用剂量，采用适当方法"增效减毒"也十分必要。

炮制是降低中药毒性的主要手段和方法，能够有效降低中药毒性成分含量，最大程度地发挥中药的治疗效果。洋金花的炮制，《本草纲目》以阴干或晒干为用，《生草药性备要》有去心、蒂之说，做麻醉或止痛用时多以酒调下。《中国药典》载以晒干或低温干燥生用，未提及炮制。

由于氨基醇的脂类是莨菪烷类生物碱，是不良反应相关的物质，可作为炮制减毒的基础[14]。其具有易水解的特点，加热可造成部分莨菪烷结构破坏，从而向无毒性的消旋山莨菪碱、硫酸阿托品以及氢溴酸东莨菪碱等转化，具有较低的毒性。相关数据证明，清炒可以有效地减少山莨菪碱、阿托品以及东莨菪碱等指标性成分。生品对大鼠有短暂的兴奋表现，但随即活动功能减弱，呈体重减轻、食欲减退等表现，并且皮毛竖立、光泽消失，而炮制品组则无该类反应，也进一步印证了炮制的减毒作用[15]。

综上所述，洋金花减毒炮制方法应以加热为主，如炒制、水煎等。

4. 毒性和药效评价

（1）毒性的特点及与药效的关系　洋金花药用历史悠久，药理活性广泛，不仅对中枢神经系统、心血管系统、呼吸系统具有明显作用，而且还具有抗炎、抗过敏、抗瘙痒、散瞳、调节眼麻痹、麻醉等作用[16-18]。洋金花引起毒性反应和发挥药理活性均与其所含的生物碱类成分密不可分，东莨菪碱、莨菪碱及阿托品既是其主要有效成分，也是有毒成分[9]。

现代研究证明了洋金花有效成分东莨菪碱和阿托品对中枢神经系统作用很强，小剂量东莨菪碱就使大脑皮层和皮层下某些部位抑制，有显著的镇静作用，可使人感觉疲倦、进入无梦睡眠，它还能解除情绪激动，产生"健忘"。中毒剂量的东莨菪碱和阿托品主要是对中枢神经先兴奋后抑制，使患者产生谵妄、烦躁、幻觉，甚至发生抽搐、痉挛和昏迷等症状，严重中毒时延髓麻痹导致死亡[6]。

东莨菪碱能够解除迷走神经对心脏的抑制，使交感神经作用占据优势，心率加快，因此过量东莨菪碱将导致心动过速的毒性表现；大剂量东莨菪碱能拮抗去甲肾上腺素所引起的血管收缩，可使血管痉挛有所缓解，改善组织器官和微循环的血流灌注情况，发挥抗休克的作用，但中毒剂量的东莨菪碱可兴奋血管舒缩中枢致血管扩张，临床表现为皮肤潮红[9]。

洋金花所含的东莨菪碱能兴奋呼吸中枢，使呼吸加快，并能对抗冬眠灵药物的呼吸抑制作用，而洋金花患者可因呼吸极度增快而陷入昏迷甚至死亡。

由于洋金花所含东莨菪碱、阿托品均可作用于效应细胞的M胆碱受体，阻滞乙酰胆碱作用，因此具有抑制呼吸道腺体分泌、松弛支气管平滑肌、散瞳、调节眼麻痹等作用。但中毒剂量时可由于抑制腺体分泌致口干，皮肤干燥；以及使瞳孔括约肌的动眼神经末梢麻痹致瞳孔散大，睫状肌麻痹使光反应迟钝[19]。

综述所述，洋金花作用可随剂量的增加由发挥药理活性转变为引起毒性反应。

（2）药效学特点与毒性的防控　该药的主要药用成分为东莨菪碱、莨菪碱及阿托品等生物碱，M–胆碱受体阻滞剂是这类生物碱的特性，具有解痉镇痛、镇静、止咳平喘等功效。但大剂量有效成分的抗M–胆碱能反应也是其主要的中毒机制，会产生抑制副交感神经的作用。因此在洋金花临床应用时，既要考虑控制用量，又需采用炮制减毒等方法，还应对其适应证进行严格的限制[5, 13]。

预防：洋金花在使用过程中有明确禁忌，如眼压高或青光眼患者禁止使用此药物；心肝肾功能损害者、肺结核、孕妇、高血压及体质虚弱者应慎用此药。

中毒救治：洋金花中毒一般采用洗胃、吸氧、镇静、降温、利尿等对症治疗。救治原则主要是尽快明确诊断，维持生命体征，加速毒物排出，阻止毒物继续作用于人体及应用阿托品类的拮抗剂[6]。

结论

洋金花是具有一定毒性的传统药物，东莨菪碱、莨菪碱及阿托品既是其主要有效成分，也是其有毒成分。洋金花的毒性反应和药理活性与其使用剂量密切相关，中药炮制不仅能够降低其生物碱含量，而且能够降低其毒性。因此，在洋金花的临床应用中，既要考虑使用剂量，又需采用合理的炮制方法，还应严格控制其适应证的应用，以保证用药安全。

参考文献

[1] 唐璇. 中药麻醉史初考 [J]. 中医药文化, 2014,（5）: 23–25.

[2] 姜连堃. 洋金花药用简史及现代认知 [D]. 黑龙江中医药大学, 2011.

[3] 何克谏. 生草药性备要 [M]. 广州: 广东科技出版社, 2009.

[4] 蒋一帆, 高建超, 田春华, 等. 165例洋金花中毒不良事件的文献分析 [J]. 中国药物警戒, 2016, 13（4）: 233–235.

[5] 徐宁, 冉俊祥, 杨占臣, 等. 曼陀罗毒性的研究进展 [J]. 检验检疫学刊, 2009, 19（1）: 62–65.

[6] 唐芸, 吴永刚. 洋金花籽中毒21例临床分析 [J]. 岭南急诊医学杂志, 2008, 13 (4): 308–309.

[7] 崔正义. 中药洋金花的中毒表现及抢救 [J]. 医学信息旬刊, 2013, 26 (15): 115.

[8] 杨炳友, 唐玲, 太成梅, 等. 洋金花化学成分的研究 (Ⅰ) [J]. 中草药, 2006, 13 (8): 253–254.

[9] 井佳楠, 吕邵娃, 王秋红等. 洋金花化学成分和药理作用及临床应用研究进展 [J]. 中草药, 2016, 47 (19): 3513–3521.

[10] Ye N, Li J, Gao C, et al. Simultaneous determination of atropine, scopolamine, and anisodamine in Flos daturae by capillary electrophoresis using a capillary coated by graphene oxide [J]. Journal of Separation Science, 2013, 36 (16): 2698–2702.

[11] Ye N, Zhu R, Gu X, et al. Determination of scopolamine, atropine and anisodamine in Flos daturae by capillary electrophoresis [J]. Biomedical Chromatography, 2001, 15 (8): 509–512.

[12] Ye N, Zhu R, Gu X, et al. Determination of scopolamine, atropine and anisodamine in Flos daturae by capillary electrophoresis. [J]. Biomedical Chromatography, 2001, 15 (8): 509–512.

[13] 付晖, 单伟光, 粟晓黎, 等. 有毒中药洋金花研究近况及检测方法补充报道 [J]. 药物分析杂志, 2013, 33 (10): 1822–1834.

[14] 王一妃, 龚莹, 秦玲玲, 等. 藏药植物药内源性生物碱类毒性成分的代谢转化及减毒特征研究进展 [J]. 中国药理学与毒理学杂志, 2017, 31 (08): 849–858.

[15] 舒波, 李毅. 炮制减毒原理对中药白花曼陀罗毒性成分含量的影响分析 [J]. 四川中医, 2015, 33 (3): 85–87.

[16] 孙曼春. 洋金花的药理作用与临床应用 [J]. 医药导报, 2003, 22 (S1): 80–81.

[17] 周华春. 洋金花的药理作用及临床应用研究 [J]. 中医临床研究, 2017, 9 (9): 129–130.

[18] 李花. 洋金花的药理作用及临床应用 [J]. 现代医药卫生, 2012, 28 (19): 3001–3002.

[19] 姜文燕, 马小春. 洋金花研究进展 [J]. 现代医药卫生, 2012, 28 (16): 2500–2503.

（庞晓斌　孔令雷　杜冠华）

臭灵丹草
LaggeraeHerba

臭灵丹草, 又名臭灵丹、狮子草、臭叶子、大黑药 (昆明)、鱼富有 (曲靖)

归经草（玉溪）、山林丹（楚雄）、野腊烟（红河）、鹿耳林，为菊科植物翼齿六棱菊 *Laggerapterodonta*（DC.）Benth.的干燥地上部分。秋季茎叶茂盛时采割，干燥。

《中国药典》（2015年版）记载，臭灵丹草味辛、苦，性寒；有毒。归肺经。具有清热解毒，止咳祛痰之功效。用于风热感冒，咽喉肿痛，肺热咳嗽。常用量9～15 g，炮制后入丸散用。

1. 历史文献关于臭灵丹草毒的记载

根据现存历史文献，在我国古代早期没有臭灵丹草作为药物使用的记载。秦汉时期的药学著作如《神农本草经》《吴普本草》《名医别录》《本草经集注》等均无臭灵丹草的相关记载。及至唐宋元时期，在《新修本草》《证类本草》《本草拾遗》《汤液本草》《开宝本草》等药学著作中也未见臭灵丹草的相关记载。

臭灵丹草，是云南特色地方药和民族民间习用药，它的药用信息最早见于明代云南嵩明人兰茂所著的《滇南本草》（公元1436年）中，书中记载臭灵丹"苦、辛、性寒、有毒。"，主治"风热积毒，脏腑不和。通行十二经络，发散疮痈。五脏不和，积热成毒，生疽疖。"该描述既肯定了臭灵丹草对疾病的治疗作用，也提到了臭灵丹草有毒。在1945年经利彬所著的《滇南本草图谱》也对臭灵丹的药物作用进行了描述[1]。但除上述药学著作外，明清时期的《本草纲目》《本草品汇精要》《本草蒙筌》《药鉴》《本草新编》《本草汇言》《本草原始》《神农本草经疏》《本草经解》《本草纲目拾遗》《植物名实图考》《医学衷中参西录》等均未见臭灵丹草的相关记载。

臭灵丹草最初收载于1977年版《中国药典》，但并未记载有毒。同时期出版的药学著作如《昆明民间常用草药》（1970）[2]、《云南思茅中草药选》（1971）[3]、《云南中草药》（1971）[4]中，均收载了臭灵丹草，介绍了臭灵丹草在云南民间的使用经验，认为该药具有良好的抗菌消炎、清热解毒的作用，被广泛应用于治疗上呼吸道感染、感冒、咽喉炎、支气管炎、扁桃体炎、腮腺炎、口腔炎、疟疾等病症[5]的治疗。其中《昆明民间常用草药》中提到"叶和嫩枝有小毒"[2]。其后，2010年及2015年版《中国药典》均记载臭灵丹草为"有毒"。在近期出版的《抗病毒植物药臭灵丹》（2017）一书中，对臭灵丹草进行了比较系统详细的描述[6]。

2. 现代毒性相关研究

臭灵丹草含桉烷型倍半萜类化合物、黄酮类化合物、挥发油、氨基酸等化学成分[4]。虽然在草药书籍里有记载臭灵丹草有毒，但在目前的报道中未发现有关臭灵丹草毒性相关研究。

（1）毒性的表型反应　对臭灵丹的急性毒性研究中发现，200%臭灵丹浓缩煎剂对小鼠的半数致死量为（60.5±0.3）mg/kg，中毒症状表现为惊厥然后呼吸和心跳停止。治疗剂量的臭灵丹则未见明显不良反应。临床上少部分病人在服药2~3天，每日5 g的情况下，有腹泻或腹痛等消化道副作用[7]。臭灵丹草水提物的急性毒性研究发现，腹腔注射水提物可引起小鼠肌肉无力及嗜睡等表现，半数致死剂量为1.19 g/kg[8]。同时，在昆明的三家医院进行的一项双盲随机对照试验中，评估臭灵丹草对3~24个月急性细支气管炎住院儿童的疗效和安全性。结果发现对于患有急性细支气管炎的住院儿童，臭灵丹草混合物是有效且安全[9]。

（2）毒性的分子机制和物质基础　臭灵丹草含倍半萜类、黄酮类、挥发油、氨基酸等化学成分[10]。其中倍半萜类为桉烷型倍半萜，主要为多羟基桉烷醇、对映桉烷醇和11（13）-烯-12-桉烷酸。臭灵丹草中的的黄酮类成分中，洋艾素（0.975%）和金腰乙素（1.06%）是含量很高的黄酮类单体[11]。对臭灵丹草中的氨基酸含量分析发现，谷氨酸和天冬氨酸含量分别为2.945%和2.045%，是含量最高的两种氨基酸[12]。臭灵丹提取物的挥发油中以2，6-双（1，1-二甲基乙基）-4-乙基苯酚含量最高[13]。臭灵丹中发挥抑菌作用的物质主要为臭灵丹酸和臭灵丹二醇[14]。这些成分是其发挥药理毒理作用的可能物质基础。虽然在一些草药书籍里有记载臭灵丹草有毒，并在2010年及2015年版《中国药典》所收载的毒性饮片及相关成方制剂归属于"有毒"类别，但在目前的报道中缺乏有关臭灵丹草毒性相关的物质基础分子机制的认识。

3. 毒性的临床对策和表现

臭灵丹作为云南民间习用草药，具有广泛的应用基础，是天然抗病毒药物。近年来开发出了胶囊、片剂等多种剂型，在临床应用中取得了较好疗效。臭灵丹的临床及药理学研究进行较早，在报道中提及的多种临床药效中，抗流感及呼吸道感染、炎症的效果显著。1963年邓士贤等[15]研究发现，臭灵丹具有祛痰作用，但无退热作用。1965年康诚之[16]报道臭灵丹可治疗腮腺炎。在上呼吸道感染的高热患者治疗中，发现臭灵丹能缩短感染症状持续的时间，降低患者的热峰[17]。而将臭灵丹合剂治疗的感冒分成风寒和风热两组进行比较，结果表明臭灵丹合剂对于两种类型的感冒均有疗效[18]。使用臭灵丹合剂治疗腮腺炎临床研究显示，其消肿止痛、清热除烦及缩短病程效果明显，无明显毒副作用[19]。对于急性细支气管炎的儿童的临床研究也发现臭灵丹草混合物是有效且安全[9]。在现有对于臭灵丹制剂的抗呼吸道感染等应用中，未见显著的临床毒性表现。少部分病人服药后有腹泻或腹痛症状，可能由于肠蠕动加强所致，建议使用颠茄制剂解除[7]。现有研究结果显示，以臭灵丹为主要原料的抗感冒制剂在临床上的使用并没有发现明显的毒副作用。

4. 毒性与药效评价

臭灵丹草的现代研究主要关注于有效成分，以及开发以臭灵丹草为君药的多个组方和多种剂型，临床疗效明显。研究发现，臭灵丹草体外抗病毒作用不强，其作用可能是通过对宿主细胞的自身免疫作用调控实现[20]。对臭灵丹草的急性毒性研究中表明，臭灵丹草的毒性反应一般为过量的结果，治疗剂量的臭灵丹草不良反应则不明显[7~9]。《中国药典》中对其有毒记载应是在民间使用基础上，根据部分文献记载和临床表现给出的安全性提示。

结论

臭灵丹草是云南民间习用药，地方传统文献对臭灵丹草毒性的记载反映了其药理作用特点和治疗应用，提示臭灵丹草在应用中可以对机体产生一定的作用，这种作用可能与治疗作用相关。《中国药典》(1977年版)开始收载该药，这与20世纪六、七十年代我国大量应用草药治疗疾病有关。其现代毒性研究显示，治疗剂量下臭灵丹草未见明显的毒性作用[7, 9]。历史记载中对其"毒"的描述可能是在过量使用的情况下出现的，是对安全使用的提示性表述。目前对臭灵丹草的毒理研究报道匮乏，发挥治疗作用的深入机制研究也较少，为更好地应用于临床，有必要对臭灵丹草这一药材进行药理作用和安全性的深入探讨。

参考文献

[1] 经利彬.滇南本草图谱[M].昆明市石印本，1945，图7.

[2] 昆明市卫生局.昆明民间常用草药[M].昆明：云南人民出版社，1970：262.

[3] 云南省思茅地区革命委员会生产指挥组文卫组编.云南思茅中草药选[M].1971：448.

[4] 云南省卫生局革命委员会编.云南中草药[M].昆明：云南人民出版社，1971：656.

[5] 谢维友，姜晓楠，程先睿，等.臭灵丹的药理作用及临床应用研究进展[J].中国民族民间医药，2017，26（7），55-58.

[6] 张荣平，罗晓东，于浩飞，等.抗病毒植物药臭灵丹[M].北京：科学出版社，2017：240

[7] 臭灵丹的化学与药理作用[J].昆明医学院学报，1980，（04）：11-17+27.

[8] 赵永娜，Wantana R，Pisit B，等.臭灵丹水提取物的急性毒性及镇痛作用的实验研究[J].天然产物研究与开发，2005，17（4），457-459.

[9] Shang X, Liabsuetrakul T, Sangsupawanich P, et al. Efficacy and safety of Laggerapterodonta in children 3-24 months with acute bronchiolitis: a randomized controlled trial[J].ClinRespir J, 2017, 11（3）: 296-304.

[10] 罗琴.云南民族药臭灵丹的研究概况[J].中药与天然药物，2014，26（4），39-41.

[11] 李书华，张智锦，刘芳.中药臭灵丹中洋艾素和金腰乙素的含量测定[J].中国实验方剂学杂志，2013，19（16）：168-170.

[12] 杨芳，陈锦玉，王金香，等.臭灵丹草氨基酸成分分析[J].氨基酸和生物资源，

2011, 33（3）：72-73.

［13］魏均娴, 胡建林, 王传宝. 臭灵丹挥发油的化学成分研究［J］. 昆明医学院学报, 1992,（02）：21-24.

［14］李光富, 卞富永. 云南民族药臭灵丹临床应用研究进展［J］. 世界最新医学信息文摘, 2017, 17（18）：27-28.

［15］邓士贤, 王德成, 王懋德, 等. 臭灵丹的祛痰及退热作用［J］. 云南医学杂志, 1963,（02）：28-30.

［16］康诚之. 小单方介绍［J］. 云南医学杂志, 1965,（04）：50.

［17］何红, 蔡瑞锦, 庞永成, 等. 臭灵丹口服液治疗急性呼吸道感染高热95例［J］. 云南中医中药杂志, 2000,（6）：38-39.

［18］郑秀琴, 李洁, 陈昆昌, 等. 臭灵丹合剂治疗感冒临床疗效观察［J］. 中国民族民间医药, 2000,（6）：343-345.

［19］李波, 唐学兵. 以民间药物臭灵丹为主治疗流行性腮腺炎疗效观察［J］. 中国民族民间医药, 1998, 32（3）：15-16..

［20］Wang Y, Li J, Yan W, et al. An active component containing pterodontic acid and pterodondiol isolatedfrom Laggera pterodonta inhibits influenza A virus infection through the TLR7/MyD88/TRAF6/NF-κBsignaling pathway［J］. Mol Med Rep. 2018, 18（1）：523-531.

（周　勇　宋俊科　杨秀颖　杜冠华）

狼毒
LANG DU

狼毒, 又名续毒、断肠草、馒头花等, 为大戟科植物狼毒大戟 *Euphorbia fischeriana* Steud. 或月腺大戟 *Euphorbia ebracteolata* Hayata. 的干燥根。狼毒大戟外皮棕黄色, 切面纹理或环纹显黑褐色。月腺大戟外皮薄, 黄棕色或灰棕色, 切面黄白色, 有黄色不规则大理石样纹理或环纹。

《中国药典》（2015年版）记载, 狼毒味辛, 性平, 有毒。归肝、脾经, 具有散结、杀虫的功效。外用于淋巴结结核、皮癣, 灭蛆, 常熬膏外敷。狼毒不宜与密陀僧同用。

1. 历史文献关于狼毒毒的记载

狼毒作为传统中药, 具有非常悠久的应用历史。始载于《神农本草经》, 云："狼毒, 味辛, 平。主咳逆上气, 破积聚饮食, 寒热水气, 恶疮鼠瘘疽蚀、鬼精蛊毒, 杀飞鸟走兽, 肋下积癖……", 列为下品, 属于可用于治疗且有毒的药物。

陶弘景在《本草经集注》云："狼毒，一名续毒，二月、八月采根，阴干，陈而沉水者良。大豆为之使，恶麦句姜……云与防葵同根类，但置水中沉者是狼毒，浮者则是防葵，俗用稀，亦难得，是疗腹内要药"。

《药性论》云："狼毒味苦辛，有毒，治痰饮癥瘕，亦杀鼠"。

《名医别录》云："狼毒有大毒，主治肋下积癖，生秦亭及奉高"。

《本草纲目》云："狼毒叶似商陆及大黄茎叶，有毛，根皮黄，肉白，以实重者为良，轻者为劣"。提出"狼毒出秦晋地，今人往往以草蔺茹为之，误矣"。

清代《本经逢原》云："狼毒大毒，非恒用之品。本经治咳逆上气，惟质宝气壮暴咳者宜之。又能破积聚，饮食寒热，水气，以其迅利也，性能杀飞鸟走兽，其治恶疮痔蚀蛊毒所不待言"。

《中国药典》（2015年版）则将大戟科植物狼毒大戟和月腺大戟作为狼毒的正品药材。

2. 现代毒性相关研究

（1）毒性的反应　狼毒属于大戟科植物，含烈性刺激化学成分，外用或接触毒汁都可发生中毒，表现为瘙痒、起水泡，如果接触到眼睛有失明的可能。

狼毒口服可引起口腔、咽喉肿痛，并出现消化系统损害，如恶心、呕吐、腹部绞痛、腹泻，头晕、烦躁、血压下降、血小板减少性出血，严重时可出现神经症状如失眠、举步不稳、痉挛，重者出现休克甚至死亡。

同时，狼毒中毒严重者还可引起呼吸系统损害，如大量内服狼毒后会引起呼吸窘迫综合征[1]。

（2）毒性的物质基础　狼毒主要的化学成分为二萜、苯乙酮、三萜和酚酸类等[2]。其中，二萜类成分一直以来都被认为是其毒效成分[3]。例如，狼毒中含有的松香烷型二萜类成分包括基岩大戟内酯B、岩大戟内酯A、17-乙酰岩大戟内酯B和17-羟基岩大戟内酯B在狼毒大戟含量约为0.346%[4]，其中岩大戟内酯A和岩大戟内脂B为狼毒大戟和月腺大戟的共有化学成分，药理研究表明松香烷二萜对多种肿瘤细胞具有毒性作用[5]。

另外，狼毒中还有巴豆烷酯二萜prostrain，12-deoxyphorbaldehyde-13-acetate，12-deoxyphorbaldehyde-13-hexadecanoate，13-deoxyphorbaldehyde-13-hexadecanoate等，这类化学成分与狼毒产生刺激性、致炎、促发癌症有关，其毒性、刺激性可能与结构上的羟基、不饱和度存在构效关系[6]。

同时，狼毒乙素、狼毒丙素和双去甲基伪绵马素等苯乙酮成分也是狼毒大戟和月腺大戟的共有成分，一般被认为是狼毒抗结核的主要药效成分[7]。

3. 毒性的临床对策和表现

狼毒的毒性限制了它的临床应用，为了更好地利用狼毒的药物作用，除了降低剂量，狼毒的炮制方法比较多样，包括醋制法、牛奶煮法、诃子汤煮法、酒煮法、童子尿煮法及羊肉汤煮法等，主要作用是降低毒性，缓和其泻下作用[8]。

唐代《外台秘要》记载狼毒有"炙令极香"、"涂姜汁炙"等炮制方法，宋代《太平圣惠方》有"醋伴炒黄""醋煮半日""醋浸炙制""油麻同炒令黄色""猪血浸一宿炙干"等炮制方法，《圣济总录》记载用火炮、《济生方》用炒制等。明代《奇效良方》有同芫花以醋煮制或炒黄色，《普济方》"焙熟"，《证治准绳》酒浸。近代多用米醋煮制，亦有与姜片隔层蒸后再用白矾末腌制的方法。

《中国药典》（2015年版）规定了醋狼毒，醋制法为每100 kg狼毒片用醋30~50 kg。研究发现醋制狼毒中的有效成分狼毒乙素、狼毒丙素均有不同程度升高，而毒性成分二萜内酯含量下降，达到"减毒保效"的作用[9, 10]。

4. 毒性和药效评价

（1）毒性的特点及与药效的关系　狼毒的药理活性广泛，具有抗结核、抗肿瘤、抗白血病、抗炎、抗菌和抗病毒等[5, 7]。二萜化合物作为狼毒的毒性成分，同时也发挥着抗肿瘤和抗病毒作用。

有研究报道[11~13]，狼毒大戟水和醇提取液可以抑制小鼠B16恶性黑色素瘤细胞和P_{388}白血病细胞生长，对移植性HepG2肝癌、S180肉瘤、Lewis肺癌和荷H_{22}小鼠均具有抑制作用。同时，试验表明其毒性随剂量的增加有增加的趋势，但在低剂量时未见有毒性，而且醇提物比水提物毒性较大[14]。月腺大戟水提物对小鼠脾脏、肾脏和心脏均具有毒性作用，低剂量下未发现明显毒性，可能为蓄积毒性[15]。

（2）毒性在复方中的表现　由于狼毒的毒性强，目前关于狼毒复方在临床上的应用逐渐变少，2015年版《中国药典》基本没有涉及，仅在古籍中记载有狼毒的复方。

李时珍在《本草纲目》中总结了狼毒的"旧四新六"的复方，例如记载《肘后备急方》中有用于心腹连痛作胀，用狼毒二两，附子半两，倒筛，蜜丸梧子大。一日服一丸，二日二丸，三日三丸，止；又从一丸置三丸止，以瘥为度。还有腹中冷痛，水穀阴结，心下停痰，两肋痞满，按之鸣转逆害，饮食用。狼毒三两，附子一两，旋覆花三两，捣末，蜜丸梧子大，每服三丸，食前白汤下，日三服。阴疝欲死，丸缩入腹急大痛欲死，狼毒四两，防风二两，附子三两，烧以蜜丸梧子大，每服三丸，日夜之度白汤下。

《和剂局方》记载有九种心痛，一虫，二蛀，三虮，四悸，五食，六饮，七冷，八热，九气也。又治连年积冷，流注心胸，及落马堕车，淤血中恶等证。九痛丸，用狼毒（炙香），吴茱萸（泡汤）、巴豆（去心，炒取霜）、干姜（炮）、人参各一两，附子（炮去皮）三两，为末，炼蜜丸梧子大。每空腹温酒下一丸。

《集效方》有一切虫病，川狼毒杵末，服一钱，用饧一皂子大，沙糖少许，以水化开，卧时空腹服之，次早即下虫也。

《藺氏经验方》有干湿虫疥，狼毒不拘多少许，捣烂，以猪油马油调搽患处。方睡勿以被蒙头，恐药气伤面。

《永类方》有积年疥癞，狼毒一两，一半生研一半炒，研轻粉三合，水银三钱，以茶末少许于一丸。瓦器内，以津液擦化为末，同以清油浸药，高一寸，三日，待药沉油精，遇夜不见灯火，蘸油涂疮上，仍以口鼻在药盏上吸气，取效。

《圣惠方》积年干癣，生痂搔之黄水除，每逢一两即痒，用狼毒末涂之。

《千金方》有恶疾虿疮，狼毒秦艽等分为末，每服方寸七，温酒下，日一、二服。

除古籍所载复方以外，近年来还有复方狼毒注射液（由狼毒和苦参等中药组成，具有清热燥湿、解毒活血的功效，临床上用于治疗牛皮鲜、银屑病和疥疮等疾病）的研究报道[16]。

（3）药效学特点与毒性的防控　基于现代研究可知，狼毒发挥药效作用的主要成分为二萜和苯乙酮类化合物，引起毒性反应的主要成分为多种二萜化合物。虽然，狼毒属于有毒中药，但是在较小剂量下，其可以正常使用，不会对人体造成危害。在临床应用狼毒时不仅要考虑狼毒使用剂量，采用炮制、配伍、制剂等减毒的方法，而且加强对狼毒有效部位或天然活性成分的研究，将会更好地促进狼毒的临床应用。

结论

狼毒作为传统中药，应用历史悠久，传统文献对狼毒毒性的记载反映了其功效和应用特点。现代研究发现狼毒中具有毒性的二萜类化合物药理活性，表现出显著的抗肿瘤作用，苯乙酮类化合物具有抗结核的作用等。因此，挖掘出狼毒毒性之外的其他药理活性，使狼毒在临床上更加合理应用，值得进一步研究。

参考文献

[1] 吴世德. 狼毒抗癌作用研究 [J]. 医学研究杂志, 2000, 10: 30-31.

[2] Q. W. Shi, X. H. Su and H. Kiyota. Chemical and pharmacological research of the plants in genus Euphorbia [J]. Chemical Reviews, 2008, 108（10）: 4295-4327.

[3] 邱韵萦, 郁红礼, 吴皓. 大戟科大戟属根类中药的毒性研究进展 [J]. 中国实验方剂学杂志, 2011, 17（23）: 259-264.

[4] 王灿坚, 江英桥, 严小红. RP-HPLC法测定狼毒大戟中4种松香烷岩大戟二萜内酯 [J]. 中成药, 2013, 35（10）: 2196-2199.

[5] 么焕开, 张文婷, 郑雪晶. 狼毒大戟化学成分及药理作用研究进展 [J]. 中成药, 2010, 32（8）: 1404-1407.

[6] 宿树兰, 段金廒, 丁安伟. 大戟二萜醇酯类成分及其毒效关系研究进展 [J]. 世界科学技术: 中医药现代化, 2007, 9（4）: 67-73.

[7] 严小红，王灿坚，江英桥.狼毒的化学成分、药理作用及质量标准研究概况［J］. 现代中医药，2009，29（6）：67-70.

[8] 高永胜，徐青.狼毒的蒙医炮制法和应用［J］.中国民族民间医药，1999，41： 337-338.

[9] 庄果.狼毒（月腺大戟）不同炮制品的HPLC图谱及狼毒乙素、狼毒丙素、岩大 戟内酯B的含量变化研究［J］.中国中药杂志，2013，38（10）：1526-1530.

[10] 庄果，汪兰云，张永鑫，等.狼毒（月腺大戟）醋制前后化学成分变化规律的研 究［J］.中国中药杂志，2012，37（16）：2392.

[11] 杨柯.狼毒大戟对小鼠Lewis肺癌增殖与凋亡影响及其作用机制的研究［D］. 滨州医学院，2012.

[12] 胡蓉蓉.狼毒大戟提取液对荷H-22小鼠的抑瘤作用及抗氧化能力的影响［D］. 滨州医学院，2011.

[13] 王园园.狼毒大戟通过调控PI3K/Akt信号通路抑制恶性黑色素瘤生长及转移 的机制探讨［D］.滨州医学院，2013.

[14] 申屠瑾，魏品康，韦洁芬，等.狼毒对小鼠移植性肿瘤的影响［J］.中国中西 医结合杂志，1984，4（1）：46-47.

[15] 居学海，崔晞，陈鸣岳，等.月腺大戟水提物对小鼠的毒性作用［J］.山东大 学学报（医学版），2007，45（1）：62-64.

[16] 宋茹，袁继民.高效液相色谱法测定复方狼毒注射液中苦参碱的含量［J］.时 珍国医国药，2000，11（9）：789-790.

（张维库　王金华　杜冠华）

常山
DICHROAE RADIX

常山，又名白常山、黄常山、鸡骨常山、狗骨常山、南常山、土常山、大 常山、恒山等，为虎耳草科植物常山 *Dichroa febrifuga* Lour.的干燥根。秋季采 挖，除去须根，洗净，晒干。本品呈圆柱形，常弯曲扭转，或有分枝，长9~15 cm， 直径0.5~2 cm。表面棕黄色，具细纵纹，外皮易剥落，剥落处外露出淡黄色木部。 气微，味苦。

《中国药典》（2015年版）记载，常山味苦、辛，性寒；有毒。归肺、肝、心 经。功能主治涌吐痰涎，截疟。用于痰饮停聚，胸膈痞塞，疟疾的治疗。常用量为 5~9 g。同时提示常山具有催吐的副作用，用量不宜过大，且孕妇慎用。

1. 历史文献关于常山毒的记载

常山，原名恒山，以根茎入药，为中医传统治疗疟疾药物，始载于《神农本草经》，作为一个有毒中药，列为下品，记载为"常山，味苦，寒；主伤寒寒热；热发温疟；鬼毒；胸中痰结，吐逆。一名互草。生川谷"。

宋代《图经本草》曰："常山……为治疟之最要，不可多进，令人吐逆"。在这里首次明确提出了常山的呕吐毒副作用。在明清时代，多部医学著作提到了该副作用。明代李梴的《医学入门》，指出："常山生用令人大吐，酒浸一日蒸熟或炒，或醋浸煮熟，则善化痞而不吐"。可见酒制和醋制可以降低常山的呕吐副作用。清初的《医宗说约》："常山有毒令人吐，吐痰生用"，也再次提到了常山致呕吐不良反应。

2. 现代毒性相关研究

（1）毒性的反应　常山在20世纪50、60年代，作为抗疟疾药物，受到了很大的关注，其中常山碱是主要活性物质。但是常山提取物和常山碱都表现出明显的致呕吐毒副作用。动物实验显示过量常山碱可引起试验动物恶心、呕吐、腹泻及胃肠黏膜充血、出血[1]。临床观察发现，常山碱的疗效剂量与呕吐剂量甚为接近，即：剂量大，疗效高，呕吐发生率亦高；剂量小，疗效低，呕吐发生率亦较低。但是并未见常山的中毒事件报道，说明常山临床毒性相对较低。

（2）毒性的物质基础　常山主要含有生物碱、香豆素、甾体、多酚等化学成分。临床上主要用于治疗间日疟、三日疟及恶性疟疾；此外，常山还有抗阿米巴原虫、抗病毒、抗癌、解热及催吐等作用[2]。

常山碱为常山中的主要有效组分，也是引起毒性的主要成分，其包含常山碱和异常山碱，这两种成分占常山总碱的90%以上，两者为同分异构体。其中常山碱的抗疟疾活性较好，是奎宁的100倍，异常山碱的抗疟疾活性与奎宁相当。常山根中的生物碱的含量高于茎和叶中的含量。

（3）毒性的分子机制　常山中主要有效成分为生物碱类，根中总生物碱含量约为0.1%，主要有常山碱、异常山碱，它们抗疟原虫（*P. falciparum*）的EC_{50}值分别为2.0×10^{-7} mol/L、1.6×10^{-7} mol/L[3]。常山碱具有明显的催吐作用。鸽和犬静脉注射常山碱可以引起呕吐，对鸽子的催吐机制有外周反射性或直接作用于呕吐中枢，而对犬的催吐作用与刺激胃肠道的反射作用有关。犬和猫出现呕吐的剂量分别是0.04 mg/kg和0.15 mg/kg[4, 5]。

急性、亚急性毒性试验结果显示，常山总碱的毒性总体上很低，临床用药安全性相对较高。常山总碱高剂量组大鼠的体重有所减轻，肝脏、肾脏脏器系数明显增高，肺脏有一定程度的淤血和轻度的间质性肺炎，肾小管上皮细胞和肝细胞出现坏死，中剂量组和低剂量组无显著变化，常山总碱各剂量组大鼠精神状况、大小便、饮食、体温等指标无明显变化[6]。

叶定江等测定了常山饮片中的生物碱含量，比较了生、浸、酒浸炒、清炒后常山的生物碱含量、毒性和疗效。实验发现，炮制对常山碱含量影响较大，常山浸泡7天后，生物碱含量损失近1/3[7]。

3. 毒性的临床对策和表现

常山在临床上的毒副作用主要表现为呕吐，使用常山碱治疗疟疾时的呕吐副作用，不能为三溴片、莨菪酊所抑制，配伍槟榔碱氢溴酸盐亦无明显效果。口服常山挥发性物质水剂，从已观察的少数病例来看，对疟疾疗效良好，且无恶心呕吐等副作用；而常山挥发性物质片剂虽无恶心呕吐副作用，但疗效则甚低[8]。常山甜茶熬胶后呕吐现象减少。究竟是法夏、生姜的止呕作用或是熬制后成分的变化，需要作进一步的研究[9]。

4. 毒性和药效评价

（1）毒性的特点及与药效的关系　常山碱的抗疟活性约为奎宁的100倍，而异常山碱的抗疟活性则与奎宁相当。研究发现，常山碱对疟原虫代谢中的主要酶，即谷氨酸脱氢酶（GLDH）具有抑制作用。该酶是疟原虫代谢中的重要酶之一，其活性可以代表疟原虫的生长发育情况，该酶不存在于人的红细胞中。研究发现常山总生物碱对氯喹耐药的疟原虫仍具有明显的治疗作用[10]。常山碱会促进巨噬细胞释放NO，对常山碱抗疟原虫活性起着积极作用[2]。此外，最近研究发现常山碱另外一个作用靶点为tRNA合成酶，这是常山碱及其衍生物发挥抗疟疾作用的可能机制[11]。

然而，常山在取得较好抗疟疗效的同时，其催吐作用在一定程度上限制了临床上的使用。常山经浸泡、焖润、酒炒或清炒等处理后，虽能降低毒性，但也降低了疗效和生物碱含量；生品毒性虽较炮制品大5~7倍，但使用炮制品的1/5~1/7剂量，疗效却显著高于炮制品[12]。

（2）毒性在复方中的表现　常山若配以草果、槟榔、乌梅和半夏等，则能减少副作用。若配半夏、柴胡、藿香或者陈皮对控制疟疾症状和复发均有医疗疗效[13, 14]。《中国药典》（2015年版）中另收录含常山的复方1个，即心速宁胶囊。该处方中包含黄连、半夏、茯苓、枳实、常山、莲子心、苦参、青蒿、人参、麦冬、甘草，用于痰热扰心所致的心悸，胸闷，心烦，易惊，口干口苦，失眠多梦，眩晕，脉结代；冠心病、病毒性心肌炎引起的轻、中度室性过早搏动见上述证候者。由于常山有催吐作用，因而服药过程中出现恶心等反应时，可减量服用或者暂停用药。

（3）药效学特点与毒性的防控　中药常山是传统中医临床治疗疟疾的首选药物，但在发挥药效的同时，又常常伴随着毒性。其发挥有效的成分也是导致毒副作用的成分。致吐是其比较典型的毒性副作用，所以需要炮制后入药。常山炮制后，虽然能降低毒性，但其疗效也明显降低。常山生品的毒性虽然较炮制品强，但是其疗效却更好。因而也有学者提出常山用于治疗疟疾时，应将原药材直接切片或打成粗粉末入药配伍应用，这样可以降低常山生品的用量，从而降低其毒性反应[12]。

结论

常山用药历史悠久，用于治疗疟疾，其中常山碱和异常山碱是主要抗疟疾成分，同时也是产生呕吐毒副作用的主要成分。炮制虽然可以减少毒副作用，但在一定程度上也降低了治疗效果。总体来讲，常山的毒性作用程度较低，其"毒"相关记载应是其副作用。但由于治疗疟疾已有效果更突出的药物，常山的临床应用受到影响。

参考文献

[1] 雷宏东, 梁剑平, 郭志廷, 等.常山提取物急性毒性试验研究 [J].中国畜牧兽医, 2011, (6): 236–238.

[2] 李燕, 刘明川, 金林红, 等.常山化学成分及生物活性研究进展 [J].广州化工, 2011, 39 (9): 7–9.

[3] Kobayashi S, Ueno M, Suzuki R, et al. Catalytic asymmetric synthesis of antimalarial alkaloids febrifugine and isofebrifugine and their biological activity [J]. J Org Chem, 1999, 64 (18): 6833–6841.

[4] 江文德, 张昌绍, 杨藻宸.常山碱催吐作用的研究–I. 常山碱对鸽催吐作用的机制 [J].上海第一医学院学报, 1957, 3: 253–258.

[5] 江文德.常山碱对狗催吐作用的机制 [J].生理学报, 1961, 3–4: 180.

[6] 郭志廷, 韦旭斌, 梁剑平, 等.常山总碱的亚急性毒性试验 [J].中国兽医学报, 2012, 32 (8): 1207–1211.

[7] 叶定江, 丁安伟, 蔡宝昌, 等.常山炮制方法的研究 [J].中成药研究, 1981, 2: 19–21.

[8] 周月玲, 张敦佳.试用常山碱及常山挥发性物质治疗疟疾的临床观察 [J].成都中医学院学报, 1959, 3: 59–63.

[9] 中共湖北省委除害灭病办公室.使用中药常山抗疟的经验 [J].中医杂志, 1959, 4: 35–37.

[10] 赵灿熙.宿主和耐氯喹株疟原虫在常山治疗中的酶学变化 [J].同济医科大学学报, 1987, 16 (5): 334.

[11] Zhou HH, Sun LT, Yang XL, Schimmel P. ATP–directed capture of bioactive herbal–based medicine on human tRNA synthetase [J]. Nature, 2013, 494 (7435): 121–4.

[12] 孙红祥, 吴军.中药常山炮制历史沿革 [J].山东中医学院学报, 1993, 17 (6): 53–54.

[13] 郭晓庄.有毒中草药大辞典 [M].天津: 天津科技翻译出版公司, 1992: 186.

[14] 王本祥.现代中药药理学 [M].天津: 天津科技出版社, 1997: 764–765.

（竺晓鸣　袁天翊　杜冠华）

蛇床子
CNIDII FRUCTUS

蛇床子，又名野茴香、野胡萝卜子、蛇米、蛇栗等，为伞形科植物蛇床 *Cnidium monnieri*（L.）Cuss.的干燥成熟果实。夏、秋二季果实成熟时采收，除去杂质，晒干。呈双悬果，椭圆形，长2~4 mm，直径约2 mm。表面灰黄色或灰褐色。

《中国药典》（2015年版）记载，蛇床子味辛且苦，性温；有小毒。归肾经。具有燥湿祛风，杀虫止痒，温肾壮阳的作用。用于阴痒带下，湿疹瘙痒，湿痹腰痛，肾虚阳痿，宫冷不孕。常用量3~10 g，多煎汤熏洗，或研末调敷。

1. 历史文献关于蛇床子毒的记载

蛇床子最早记载于《神农本草经》，云"味苦平。主妇人阴中肿痛，男子阴痿，湿痒，除痹气，利关节，癫痫恶创。久服轻身。"列为上品，无毒，可久服。魏晋时期《本草经集注》以及《名医别录》记载蛇床子"味苦、辛、甘、平，无毒。"并认为其"令妇人子藏热，男子阴强，久服好颜色，令人有子"。

唐宋时期《千金翼方》《新修本草》也认为其"无毒"。明代《医学入门》解释由于"蛇常栖息此草上"，故名之蛇床子，并注明其"无毒"。明代《本草乘雅半偈》《本草蒙筌》《神农本草经疏》以及《本草纲目》对蛇床子的记载均为"无毒"。李时珍对蛇床子评价为"肾命、三焦气分之药"，并认为蛇床子"不独补助男子，而且有益妇人，世人舍此而求补药于远域，岂非贵耳贱目乎？"。

清代大多医学著作《本草备要》《冯氏锦囊秘录》《本草择要纲目》《本草备要》《本草新编》《本草崇原》也均记载蛇床子"无毒"。

有关蛇床子毒性的记载最早出现在唐代甄权编著的《药性论》中，曰"蛇床仁，君，有小毒"。宋代《证类本草》中，尽管记载蛇床子"无毒"，但在论述其药用方法时则强调"凡合药服食，即挪去皮壳，取仁微炒杀毒，即不辣。"可见通过炮制可降低蛇床子的毒性以减毒。这种对蛇床子"取仁微炒以杀毒"的炮制方法，在元代《增广和剂局方药性总论》以及明代《医学入门》、清代《本草备要》和《本草择要纲目》等古籍中都有记载。此外，明代《雷公炮制药性解》将其标记为"小毒"，而清代的《本草便读》认为其"微毒"。蛇床子收录于1963年版《中国药典》，并明确记载为"小毒"，此后历版《中国药典》均收录且未作修改。

2. 现代毒性相关研究

（1）毒性的反应　蛇床子的临床应用以外用为主，治疗阴痒带下、阴道滴虫及皮肤湿疹等病症，内服主要用于治疗阳痿，宫冷，不孕，寒痹腰痛。随着对蛇床子的药理活性研究的逐渐深入，20世纪初人们开始关注蛇床子的毒性作用。早在1986年有报道，小鼠口服蛇床子总香豆素LD_{50}为（2.44 ± 0.05）g/kg[1]。

小鼠口服蛇床子水煎液LD_{50}为83.379 g/kg，是人用量的556倍[2]。而蛇床子的醇提物灌胃KM小鼠LD_{50}为17.4454 g/kg原生药量，为临床使用剂量的116倍[3]。2016年，基于斑马鱼模型对蛇床子的毒性研究结果显示，其水煎液在1000 μg/ml浓度下给药后3天与空白培养基比较，斑马鱼脏器形态发生明显改变，毒性主要表现为卵黄囊肿大、变形、变黑，心包水肿、出血，消化道出血、变形，鱼鳔缺，色斑减少或缺失，其最低中毒浓度500 μg/ml；在以死亡率为指标考察其毒性的实验中，将受精后6天（6dpf）的健康斑马鱼胚胎与浓度为200 μg/ml蛇床子共孵育，其致死率< 20%，当浓度升高为500 μg/ml，致死率>100%，LD_{50}为259.4 μg/ml[4]。

此外，还有多项研究报道，蛇床子长期给药后有一定的肝毒性[3, 5]，但研究认为蛇床子的肝毒性不如四氯化碳，却具有较明显的肾毒性倾向[6]。

（2）毒性的物质基础及分子机制　蛇床子主要含具生物活性的香豆素类化合物。从蛇床子总香豆素中可分离得到6个单体，包括蛇床子素、佛手柑内酯、异虎耳草素、花椒毒酚、花椒毒素、欧芹属素乙。其中蛇床子素含量最高，约占总香豆素的60%[7]。香豆素类化合物在啮齿类动物中存在着明显的毒性作用，且具有种属和位点特异性，这与其代谢途径和CYP2A6酶的多态性有关[8]。代谢物指纹图谱分析结果显示蛇床子提取物改变了大鼠的体内代谢状况，分析筛选出1-11，14-反式-二十碳三烯酸、二十碳三烯酸、辅酶Q、氨基酸类物质、胞苷、磷酰胆碱共6个可能的生物标记物，这些标记物的发现为阐明蛇床子毒性的物质基础提供了可能[5]。

3. 毒性的临床对策和表现

《本草经集注》等多部本草著作中均注明蛇床子"恶牡丹、巴豆、贝母"，忌与其配伍，避免产生毒副作用。《本草纲目》描述蛇床子用法时，"凡服食，即去皮壳，取仁微炒杀毒，即不辣也，作汤洗浴，则生用之"。有文献报道，服用蛇床子的患者经常出现胃脘不适[9]。传统的炮制方法，包括文火微炒以及酒制蛇床子[10]来减低蛇床子可能带来的不适或不良反应。现代临床研究中，南京中医药大学附属医院国家药品临床研究基地曾报道复方蛇床子制剂（含蛇床子挥发油）Ⅱ期临床试验出现头晕，心悸，出汗，胸闷，口舌发麻，恶心等不良反应，发生率为11/20。减量后不良反应可相应减轻或消失，停止服药后不良反应消失[11]。目前对其剂量与临床效应和毒副作用的关系并不清楚，尚有待研究。

4. 毒性和药效评价

（1）毒性的特点及与药效的关系　蛇床子药理活性广泛，其主要成分为包括蛇床子素在内的香豆素类化合物，对心血管系统能产生抗心律失常[12]和松弛血管平滑肌[13]的作用；在中枢神经系统能产生镇静[14]，局麻[15]，改善学习记忆[16]的作用；有抗菌抗炎抗病毒等作用，还能够发挥调节内分泌系统包括调节性激素[17]，甲状腺激素[18]的作用。根据现有的毒性反应报道，蛇床子引起毒性反应和发挥药理活性均与其所含的香豆素类成分密不可分。

香豆素类化合物对其靶器官毒性具有种属特异性和非遗传毒性，毒性作用较低，且这与种属代谢和解毒的能力相关。香豆素及其衍生物的诱导肿瘤发生是由于高剂量用药引起靶器官毒性的继发性作用，与遗传因素无关，由于香豆素类化合物的作用方式并不通过与DNA相互作用，因此如蛇床子素等香豆素类化合物没有遗传毒性。但香豆素类与肝毒性关系较为密切，是因为香豆素类化合物主要在肝脏经羟基化或环氧化生成代谢产物，与在此过程中参与代谢的CYP2A6酶多态性有关。因此蛇床子可能产生的毒性主要与其在体内的代谢途径有关，而其发挥作用的主要是通过抗氧化，免疫调节，抗病毒逆转录酶活性等机制。因而蛇床子毒性作用具有明显的阈值范围，只有在高于临床剂量时才会产生毒性作用，日常摄入量不会对人体产生不良的肝脏效应和致癌作用。口服所产生的肝毒性可能只是由多种内外因子所引起的特异质反应[19]。此外蛇床子的其他成分如挥发油也可能对胃肠道有轻微刺激作用。作为一种久服的中药，蛇床子的使用安全剂量尤为重要。

（2）毒性在复方中的表现 蛇床子能温肾壮阳，祛风止痒，燥湿杀虫，常作为复方中的君药或臣药使用。现代的复方中，蛇床子可与山茱萸、白矾等配伍，治疗男子阳痿，阴囊湿痒，女子带下阴痒，子宫寒冷不孕，风湿痹痛，疥癣湿疮等症。复方的临床应用中少有毒副作用报道。

（3）药效学特点与毒性的防控 基于现代研究可知，蛇床子发挥药效作用的主要成分为包括蛇床子素在内的香豆素类化合物以及挥发油等成分。考虑到香豆素类化合物长期高剂量用药时可能产生肝肾毒害作用，以及诱导肝脏CYP2A6产生特异质反应，因此在蛇床子临床应用时应考虑其剂量问题，并密切监控可能出现的特异质反应。同时在蛇床子的炮制和制剂过程中严格控制有机溶剂的残留量防止有其他因素造成的毒副作用。

结论

蛇床子在魏晋唐宋时期被列为补虚之药，到了明清以后这种补益的功用逐渐被淡化，而作为外用药广泛应用。历代本草著作大多认为其"无毒"，只有《药性论》记载"小毒"；尽管在历版的《中国药典》都记载蛇床子"小毒"，但现代药理学研究对其毒性、不良反应仅有少数报道，目前尚未有系统性毒理学研究。现有的蛇床子毒性报道主要体现在肝毒性和肾毒性两方面，而这种毒性与其主要成分香豆素类化合物容易产生肝毒性并影响肝脏CYP2A酶代谢的特点相吻合。蛇床子及其提取物的毒性作用具有明显的阈值范围，只有在高于临床剂量时才会产生毒性作用，这也可能是古人认为无毒的原因。现有研究表明，蛇床子毒性作用与剂量有关，属于药物不良反应。

参考文献

［1］陈志春，王凤翔，姜红，等.蛇床子总香豆素的药理研究［J］.中药通报，1986，11（2）：50.

［2］张智，闫增郁，向丽华，等.15味有毒中药小鼠半数致死量的实验研究［J］.中国中医基础医学杂志，2005，11（6）：435-436.

［3］华桦，赵军宁，鄢良春，等.蛇床子毒性效应谱及剂量-反应关系研究［J］.中药药理与临床，2012，28（5）：134-137.

［4］陈颖，汪晶，陈书芹，等.基于斑马鱼模型的26种常见骨伤科中药材的毒性筛选［J］.南京中医药大学学报，2016，32（5）：465-469.

［5］王亮，江涛，冯毅凡，等.代谢组学评价蛇床子提取物对大鼠毒理作用的初步研究［J］.亚太传统医药，2010，6（10）：20-22.

［6］韩亮，冯毅凡，江涛，等.蛇床子超临界提取物肝肾毒性及代谢组学的初步研究［J］.中药新药与临床药理，2012，23（2）：131-135.

［7］张春梅，冯霞，钟艺，等.蛇床子的药理研究进展［J］.实用药物与临床，2006，9（1）：55-57.

［8］S.L. Born, A.M. Api, R.A. Ford, et al. Comparative metabolism and kinetics of coumarin in mice and rats, Food & Chemical Toxicology［J］. An International Journal Published for the British Industrial Biological Research Association，2003，247-258.

［9］王广见，孟纪元.蛇床子炮制新法［J］.中国实用医刊，1989，（6）：27-28.

［10］田茂军，彭敬东，张晶.酒制蛇床子炮制工艺的正交试验法优选［J］.时珍国医国药，2015，（8）：1898-1899.

［11］刘沈林，熊宁宁，刘芳，等.复方蛇床子制剂临床试验不良反应的伦理审查［J］.中国临床药理学与治疗学，2004，9（2）：238-240.

［12］连其深，上官珠，周俐，等.蛇床子素抗心律失常作用实验研究［J］.赣南医学院学报，1996，16（1）：11-13.

［13］李乐，庄斐尔.蛇床子素对豚鼠心房肌生理特性的影响［J］.西安交通大学学报（医学版），1992，13（3）：227-230.

［14］周青，周俐，胡晓，等.蛇床子素对中枢神经系统的抑制作用［J］.赣南医学院学报，1998，（2）：99-102.

［15］李乐，邱瑜.蛇床子素的局部麻醉作用［J］.实验动物科学，1997，17（1）：133-136.

［16］沈丽霞，金乐群，张丹参，等.蛇床子素对AlCl$_3$致急性衰老模型小鼠记忆障碍的保护作用［J］.药学学报，2002，37（3）：178-180.

［17］秦路平，张家庆.蛇床子香豆素对肾阳虚模型大鼠腺垂体——肾上腺皮质轴功能的影响［J］.中国中西医结合杂志，1997，17（4）：227-229.

［18］秦路平，石汉平，郑水庆，等.Osthol和Icariin对甲减小鼠血清甲状腺激素的影响［J］.第二军医大学学报，1998，19（1）：48-50.

［19］孔令雷，胡金凤，陈乃宏.香豆素类化合物药理和毒理作用的研究进展［J］.中国药理学通报，2012，（2）：165-168.

（侯碧玉　张　莉　杜冠华）

猪牙皂
GLEDITSIAE FRUCTUS ABNORMALIS

猪牙皂，又名猪牙皂角、牙皂、皂荚、皂角、小皂、眉皂、小皂荚、鸡栖子、乌犀，为豆科植物皂荚 *Gleditsia sinensis* Lam. 的干燥不育果实。呈圆柱形，略扁而弯曲，长5~11 cm，宽0.7~1.5 cm。表面紫棕色或紫褐色，被灰白色蜡质粉霜，擦去后有光泽，并有细小的疣状突起和线状或网状的裂纹。

《中国药典》（2015年版）记载，猪牙皂味辛、咸，性温；有小毒。归肺、大肠经。具祛痰开窍，散结消肿功效。用于中风口噤，昏迷不醒，癫痫痰盛，关窍不通，喉痹痰阻，顽痰喘咳，咯痰不爽，大便燥结；外治痈肿。常用量为1~1.5 g，多入丸散用。外用适量，研末吹鼻取嚏或研末调敷患处。

1. 历史文献关于猪牙皂毒的记载

关于猪牙皂的相关描述最早见于南朝梁代陶弘景所著《名医别录》"皂荚"词条，曰："有小毒。主治腹胀满，消谷，破咳嗽囊结，妇人胞下落，明目，益精。可为沐药，不汤。生雍州及鲁邹县。如猪牙者良。""如猪牙者"如果即是现在所说的猪牙皂，那么可推测陶弘景认为猪牙皂与皂荚为同一药材。陶弘景在所著的《本草经集注》"皂荚"词条下也有类似记载，称："生雍州川谷、及鲁鄹县。如猪牙者良。"说明猪牙皂最早来源于陶弘景的描述，认为猪牙皂与皂荚为同一药材，并且有小毒。

唐宋元时期，猪牙皂依然归于皂荚词条下，但对于猪牙皂的记载却发生了实质性的飞跃。唐代《新修本草》延续上述记载，曰："生雍州川谷及鲁邹县，如猪牙者良。"但在皂荚词条［谨案］中却称："此物有三种，猪牙皂荚最下，其形曲戾薄恶，全无滋润，洗垢亦不去。其尺二寸者，粗大长虚而无润，若长六七寸，圆厚节促直者，皮薄多肉，味浓，大好。"说明该书并未将"如猪牙者"与"猪牙皂荚"相等同，或者作者本人对此并未进行严格考证，记载有混乱不清之处，且推测在此书之前已有"猪牙皂荚"的相关记载，出于何处仍有待考证。《证类本草》除收录上述两种外，对猪牙皂的功效用法进行了较全面的收录整理，记载曰："《本经》云：形如猪牙者良。陶注云：长尺二者良；唐注云：长六寸，圆浓节促直者，皮薄多肉味浓，大好；今医家作疏风气丸、煎多用长皂荚、治齿及取积药多用猪牙皂荚，所用虽殊，大抵性味不相远。""崔元亮《海上方》记载：疗腹胀满欲瘦病者。又治热劳。核中白肉亦入治肺药。又，炮复选中黄心嚼饵之，治膈痰，吞酸。又，米醋熬嫩刺针作浓煎，以敷疮癣，有奇效。""《十全方》记载：治牙疼。用猪牙皂角、盐等分烧为末，揩疼处良。""孙尚药：治卒中风。"

至明清时期，《本草纲目》《本草蒙筌》《本草原始》《神农本草经疏》都收录了猪牙皂相关记载，并对其功效有了更深入的认识，但毒性研究并未发展。其中《本草原始》记载皂荚"实有三种，一种如猪牙，一种长而肥厚，多脂而粘，一种长而瘦薄，枯燥不粘。"并评述称："《本经》以形如猪牙者为良，故俗皆用猪牙皂荚，每呼为牙皂""猪牙皂荚，《本经》下品。"此为所收录古籍中第一次明确提出猪牙皂荚名称由来。

除上述古籍外，《开宝本草》和《本草品汇精要》对猪牙皂仅有简单记载。《汤液本草》和《本草新编》皂荚词条下无猪牙皂相关记载。

而《中国药典》自1963年版将猪牙皂收录并标注有小毒后，之后历版药典均将其收录且未对其毒性进行修改。

2. 现代毒性相关研究

（1）毒性的表型反应　猪牙皂所含的皂苷有毒，大量使用对胃黏膜有强烈的刺激作用，胃黏膜被破坏而吸收中毒，故猪牙皂误食或提取物过量内服以及注射给药均会引起中毒，最初表现为咽干，胃部饱胀灼热，继而出现恶心，呕吐，腹泻，大便多呈水样，带泡沫，头晕，乏力，四肢酸软麻木，面色苍白，黄疸，血红蛋白尿以及缺氧症状等，严重者可出现脱水，呼吸急促，心悸，心慌，最后可因呼吸中枢障碍及红细胞溶解引起窒息而危及生命[1]。

（2）毒性的分子机制及物质基础　猪牙皂的主要成分为三萜皂苷，其中多数为齐墩果烷型，少数为刺囊酸型。此外，还含有鞣质、蜡醇、廿九烷、豆甾醇、谷甾醇、黄酮、木脂素、微量元素等[2, 3]。皂苷具有溶血作用，其通过与红细胞壁上的胆甾醇结合生成不溶性分子复合物，导致红细胞不能正常渗透，使得红细胞内渗透压增加，发生崩解，从而出现溶血现象。急性毒性实验，运用斑马鱼模型，对猪牙皂中的7种三萜皂苷的毒性进行研究，并比较它们的毒性与结构之间的关系。研究结果显示，猪牙皂皂苷结构中单萜结构单元的存在是猪牙皂皂苷产生毒性的关键。在具有单萜结构的前提下，半乳糖结构的引入也能增加猪牙皂皂苷的毒性。而单萜结构单元中酯键 α 位的取代基差异、16位碳上的羟基以及16位羟基的取代与否都对猪牙皂皂苷毒性影响不大[4, 5]。除此以外，猪牙皂提取物灌胃给药急性毒性试验发现，小鼠中毒时出现毛发竖立、食欲不振、肌肉无力、四肢瘫软的症状，重者死亡，经计算LD_{50}为（1.26 ± 0.54）g/kg[6]。但此剂量仅为试验中猪牙皂提取物的中毒剂量，不足以为临床用药提供依据。

3. 毒性的临床对策和表现

猪牙皂皂苷有溶血作用，对胃肠道有刺激性，对中枢神经系统的作用为先兴奋后麻痹，可致呼吸中枢麻痹而死亡，因此应控制使用剂量，药典推荐用量为1~1.5 g，不可过量使用，亦不可注射用药。孕妇及咯血、吐血患者忌服。当中毒发生时，早期应该立即催吐，洗胃，导泻，并口服牛乳、蛋清等保护胃黏膜。5%葡萄糖氯化钠注射液静脉滴注，维持水、电解质平衡，并促进毒素排泄。出现溶血现象者，应使用碳酸氢钠碱化尿液，严重者吸氧、输血，并酌情给予肾上腺皮质激素，如氢化可的松或地塞米松等。不同中毒程度的病人应进行对症处理[1]。

4. 毒性和药效评价

现代药理学研究发现，猪牙皂总皂苷具有镇痛、抗炎、免疫调节[7, 8]、抗过敏[9]、抗白血病细胞[10]及抗肿瘤等活性[11]，猪牙皂多糖具有抗氧化活性[12, 13]。临床上，猪牙皂单味药可用于治疗急性肠梗阻及蛔虫性肠梗阻[14, 15]、过敏性鼻炎[16]，复方可用于癫痫[17, 18]、甲癣[19]、皮肤瘙痒[20]、急慢性支气管炎[21]等的治疗。总皂苷是猪牙皂的主要成分，含量约为36.3%[22]，它既是猪牙皂发挥药理作用的有效成分，也是猪牙皂产生毒性的关键因素。因此控制总皂苷的合理使用剂量，对其进行单体结构及性能解析是今后研究的重中之重。

传统记载显示，猪牙皂具有祛痰开窍，散结消肿等功能，中药复方常用于中风口噤、诸窍不通、咽喉肿痛、阳邪积滞、吹乳等症的治疗。现代药理学研究表明，猪牙皂能够透过血脑屏障而深达脑部，改善血液循环，起到醒神之效。临床应用发现，将其用于脑中风后遗症的恢复，无论是缺血性中风还是出血性中风，在处方中以猪牙皂配伍冰片、石菖蒲为使药，均能提高疗效[23]。猪牙皂角亦可在全虫方中与全虫、皂刺共同作为主药，治疗风毒凝聚所致的皮肤瘙痒[24, 25]。此外，猪牙皂因为具有行气止痛、破瘀化滞的功效，用于开胸顺气丸中，适用于有饮食内停、痞积、胃痛等症状的患者服用[26]。

结论

猪牙皂是豆科植物皂荚干燥不育的果实。纵观历代古籍，都将猪牙皂列于皂荚项下，说明猪牙皂与大皂荚虽然外形不同，用法也不尽相同，但由于二者生长于同一植物上，故认为二者皆为皂荚，并未对其进行单独区分。及至建国后，猪牙皂的使用逐渐受到重视，并在1963年版《中国药典》及其后的历版中进行单独收录。

猪牙皂的毒性始载于《名医别录》，而皂荚的毒性最早记载于《神农本草经》，但这两本古籍都未解释毒性由来，其后的典籍皆采用该毒性说法，并未对其进行进一步的解释与说明。现代药理学研究显示，总皂苷是猪牙皂的主要成分，同时也是猪牙皂发挥药理作用和产生毒性反应的物质基础。口服使用猪牙皂的临床价值和毒性仍需进一步评价。

参考文献

［1］吴康衡. 猪牙皂、葛上亭长、蓖麻子的中毒解救方［J］. 东方药膳, 2016 (9): 62-63.

［2］高峥贞, 夏玉凤, 王强, 等. 猪牙皂的化学成分和药理活性研究进展［J］. 中国野生植物资源, 2008, 21 (1): 1-4.

［3］马林, 张荣飞, 余舒乐, 等. 猪牙皂的化学成分［J］. 中国药科大学学报, 2015, 46 (2) 188-193.

［4］陈丽晓, 何明芳, 高晓平, 等. 基于斑马鱼模型探讨猪牙皂皂苷类药物急性毒性与结构的关系［J］. 药学服务与研究, 2015, 15 (6): 466-468.

［5］L. Zhong, P. Li, J. Han, et al. Structure-activity Velationship of Saponins from Gleditsia Sinensis in cytotoxility and Induction of apoptosis［J］. Plate Med, 2004, 70 (9): 797-802.

［6］贾元印, 姜齐, 李成韶, 等. 猪牙皂抗肿瘤作用的实验研究［J］. 山东中医学院学报, 1990 (6), 65-66.

［7］焦晓兰, 朱文龙, 殷志琦, 等. 猪牙皂总皂苷的镇痛抗炎作用和免疫抑制活性, 中药药理与临床［J］. 2011, 27 (3): 59-62.

［8］焦晓兰, 周海强, 张晁昉, 等.［J］. 皂苷免疫调节作用研究进展, 中国民族民间医药, 2011, 20 (12): 10-11.

［9］L.F. Hou, Y. Dai, Y.F. Xia, et al. Alleviation of picryl chloride-induced delayed type hypersensitivity reaction by saponin fraction of Gleditsia sinensis［J］. Biol Pharm Bull, 2006, 29 (5): 1056-1059.

［10］杨青, 贾斌, 张新军, 等. 猪牙皂体外抗白血病活性部位筛选［J］. 时珍国医国药, 2016 (1): 53-55.

［11］冯英, 贾元印, 李贵海, 等. 猪牙皂抗肿瘤有效部位的研究［J］. 时珍国医国药, 2006, 17 (3) 319-320.

［12］赵声兰, 陈进伟, 刘芳, 等. 猪牙皂多糖提取工艺及体外抗氧化活性的研究［J］. 云南中医学院学报, 2010, 33 (4): 15-18.

［13］李时琪, 陈朝银, 赵声兰, 等. 不同相对分子质量猪牙皂多糖的体外抗氧化活性［J］. 中国实验方剂学杂志, 2012, 18 (5): 145-148.

［14］江苏省灌云县图河公社医院. 猪牙皂治疗急性肠梗阻［J］. 新医学, 1973, (2): 119.

［15］吴汉星. 猪牙皂烟熏治疗蛔虫性肠梗阻［J］. 江西中医药, 1985 (2): 62.

［16］夏玉凤, 戴岳, 符麟军. 猪牙皂正丁醇部分对过敏性鼻炎的影响［J］. 中国临床药理学与治疗学, 2005, 10 (8): 925-928.

［17］姜致康. 五痫神应丸治疗癫痫初步报告［J］. 中医杂志, 1960 (2): 34-36.

［18］王伯岳. 中医儿科临床浅解——小儿癫痫［J］. 赤脚医生杂志, 1974 (6): 15-16.

［19］谢新剑. 中药浸泡、削甲整形术治甲癣［J］. 新中医, 1989 (6): 5.

［20］徐惠祥.全虫方治疗皮肤瘙痒62例疗效观察［J］.甘肃中医，1993（2）：27-28.

［21］治急、慢性支气管炎验方［J］.农村百事通，1997（2）：57.

［22］韩秀文.猪牙皂皂苷类成份的提取分离与鉴定［J］.内蒙古中医药，2011，30（16）：55-56.

［23］王凤兰，张奇伟.猪牙皂临床应用举隅［J］.山西中医学院学报，2009，10（1）36.

［24］徐宜厚.略论赵炳南教授的用药之道［J］.北京中医药，2009，28（5）：341-342.

［25］张苍，李伯华，周冬梅.全虫方浅解.2017全国中西医结合皮肤性病学术年会［C］.中西医皮肤性病专业委员会，2017，2.

［26］祝建材."名相近用不同"的几对中成药［N］.中国中医药报，2013-02-04，005.

（何　萍　王　霖　杜冠华）

商陆
PHYTOLACCAE RADIX

商陆，为商陆科植物商陆*Phytolacca acinosa* Roxb.或垂序商陆*Phytolacca americana* L.的干燥根，质硬。

《中国药典》（2015年版）记载，商陆质硬，气微，味稍甜，久嚼麻舌。经炮制后所得商陆饮片，味苦，性寒；有毒。归肺、脾、肾、大肠经。具有逐水消肿，通利二便和外用解毒散结之功效。用于水肿胀满，二便不通；外治痈肿疮毒。常用量3~9 g。外用适量，煎汤熏洗。

1. 历史文献关于商陆毒的记载

商陆属于中医传统的峻下逐水药，《神农本草经》中将其列为下品，属于可治病有毒的药物。书中描述商陆功效为"主水胀疝瘕痹，熨除痈肿，杀鬼精物"。此外还指出了商陆在当时的两个别称，"一名荡根，一名夜呼"。陶弘景（梁）在《名医别录》中称其"味酸，有毒。主治胸中邪气，水肿，痿痹，腹满洪直，舒五脏，散水气"，与《神农本草经》中描述一致。《本草经集注》中也有类似的记载，"商陆，味辛、酸，有毒。主治肠疝瘕痹，熨除痈肿，杀鬼精物"。

相较秦汉时期的著作，唐代著作中对商陆的描述要更为详细。《新修本草》中除了直言其有毒，并对其药效和地域分布进行了阐述外，书中还描述"此有赤白两种：白者入药用，赤者见鬼神……"，说明唐代时人们已经认识到商陆存在红、白两种，其中白根可入药用，但红根毒性甚巨，只能外用。

宋代著作《开宝本草》和《证类本草》均沿袭了《新修本草》对商陆的描

述。不过宋代著作中对白、红两种商陆进行了命名上清晰的界定，"商陆，一名白昌，一名当陆"。唐慎微还在《证类本草》画出了并州商陆和凤翔府商陆的图像，展示了二者在根、茎、叶、花等方面存在的差异。

元朝王好古在《汤液本草》中谈及商陆根时亦直言其"有毒"，他对该部分的描述其实是将秦汉时期对商陆的描述进行了总结，并无新加内容。

随着时代的发展和人们认识的不断深入，明清时期相关书籍中对商陆的描述越发详尽，代表性著作包括李时珍的《本草纲目》，陈嘉谟的《本草蒙筌》，刘文泰的《本草品汇精要》和倪朱谟的《本草汇言》，四位均对商陆如何药用进行了相对细致的叙述。

李时珍在《本草纲目》中明确了商陆的药用功效，并且还在书中将商陆药用时的用法用量进行了详细的介绍。陈嘉谟在《本草蒙筌》中也总结了商陆药用的多个药方，但用量方面，陈嘉谟并未给出建议。

《本草品汇精要》和《本草汇言》两部著作主要是将多家之言进行了汇总叙述。刘文泰在《本草品汇精要》中主要引用了《神农本经》《名医》《图经》《尔雅》《广雅》《易》《药性论》和《日华子》中关于商陆的描述，分项目对商陆进行了多方位的概括性介绍。倪朱谟在《本草汇言》中则主要以《别录》《尔雅》《周易》《外台秘要》《图解本草》《摘玄方》等著作作为文献来源，重点引用了各出处中有关商陆药效及用法的描述。

纵观历朝历代的药学著作，古人对商陆认知的深入主要集中在药效应用方面，就其毒性方面自古至今皆记载"有毒"。除上述药学著作，《吴普本草》《本草拾遗》《药鉴》《本草新编》《本草原始》《神农本草经疏》《本草经解》《本草纲目拾遗》《植物名实图考》《医学衷中参西录》等未见商陆的相关记载。

2. 现在毒性相关研究

（1）毒性的反应　动物研究发现，商陆水浸剂、煎剂和酊剂小鼠灌胃给药后，LD_{50} 分别为 26.0 g/kg、28.0 g/kg 和 46.5 g/kg；小鼠腹腔注射三种制剂后，LD_{50} 分别为 1.05 g/kg、1.3 g/kg 和 5.3 g/kg。给予较大剂量时，小鼠出现活动降低，闭眼伏下不动，呼吸变快，逐渐变慢变弱，时有全身抽搐现象，中毒死亡多在给药后 3 小时内。不同动物对商陆的敏感性不同。猫、狗较敏感。一定剂量的商陆水煎液对小鼠具有潜在的致突变性，且具有剂量依赖性。小鼠胚胎肝嗜多染红细胞明显比骨髓的细胞对药物敏感[1]。

商陆过量服用易中毒，临床不良反应主要在消化系统和神经系统。轻者可有头晕、头痛、恶心呕吐、腹胀腹泻、多尿等症状；重者呕血、便血、四肢抽搐、血压下降、呼吸减弱、神志不清、二便失禁，甚者中枢麻痹、呼吸障碍、心肌麻痹而亡；孕妇可导致流产[2]。在临床已有关于商陆出现急性中毒的报道，患者会出现不同程度交感神经兴奋和胃肠道刺激症状，常见烦躁、乏力、头晕头痛、恶心呕吐、视物模糊、膝反射亢进、精神恍惚、言语不清，心电图显示窦性心动过速。严重者可血压下降、抽搐、昏迷、瞳孔散大、休克、心跳或呼吸停止而死亡。

（2）毒性的物质基础　商陆的主要化学成分为商陆碱、商陆皂苷、加利果酸、甾族化合物、硝酸钾和生物碱及多糖类等[3~5]。皂苷类成分的结构、效应、作用机制已得到较为清楚的阐释，但也有报道，其亦是商陆的主要毒性成分，如何降低商陆皂苷的毒性值得注意。周倩等[6]研究表明，大于100 mg/ml商陆皂苷甲对HK-2细胞（人肾小管上皮细胞）有明显的毒性作用，提示商陆皂苷甲可能是中药商陆致肾毒性的物质基础之一；张程超等[7]在分离的多种商陆皂苷化合物中发现，商陆皂苷B（Esculentoside B，EsB）和商陆皂苷C（Esculentoside C，EsC）能够显著降低HT-29细胞中AQP3 mRNA和蛋白的表达，且EsC毒性强于EsB，表明EsB和EsC是商陆导致腹泻的主要毒性成分。商陆根部所含的硝酸钾，在肠道内硝酸盐菌作用下可还原为亚硝酸钾，两者均可使血红蛋白氧化为高铁血红蛋白，使血红蛋白失去携氧能力，造成机体缺氧，出现头晕、心悸、紫绀等缺氧症状和体征[8]。其他成分报道甚少，尚无相关毒性研究。

（3）毒性的分子机制　商陆皂苷甲在商陆中的含量约为0.4%，其既是商陆的主要活性成分，又是其毒性成分之一。研究表明，大剂量的商陆皂苷甲对肾细胞具有一定的毒性作用，25~100 mg/ml的商陆皂苷甲能损伤HEK-293肾细胞的细胞器并使细胞的超微结构发生改变；剂量增大至150~300 mg/ml时，会导致Hek-293肾细胞内不同程度产生大量空泡、出现融和分裂自噬现象或有自噬体产生；300 mg/ml和350 mg/ml的商陆皂苷甲能使HEK-293细胞不同程度的出现凋亡和坏死的现象，且存在剂量依赖性[6]。研究者指出，商陆皂苷甲对肾细胞的毒性机制与致细胞氧化应激、凋亡及自噬相关。除此之外，研究还发现，商陆中的酸性三萜皂苷即商陆皂苷对交感神经、消化道黏膜有较强的刺激性，使用不当可导致组织损伤、黏膜溃疡，甚至引起延脑运动中枢神经麻痹中毒[9]。另有动物实验研究表明，商陆正丁醇部位是商陆致泄的主要成分，其能够导致小鼠肠道明显水肿，十二指肠和空肠含水量明显升高，粪便含水量上升，进而导致小鼠产生明显腹泻。研究人员以结肠及肠上皮细胞内的水通道蛋白（AQPs）表达水平为指标，研究商陆致泄的可能机制，结果发现商陆正丁醇部位可致小鼠肠道AQP1、AQP3低表达，进而引起肠腔水液吸收减少，最终导致小鼠腹泻[7]。

3. 毒性的临床对策和表现

商陆中毒以胃肠道症状为主，伴有头晕、头痛，体温、血压升高，脉搏、呼吸加快，严重者口唇发绀、四肢抽搐或震颤，甚至产生躁动、谵妄、昏迷，直至血压、心率下降，呼吸、循环衰竭而死亡。

临床治疗中，采取催吐、洗胃、导泻等措施，常规给予鼻导管或面罩吸氧治疗，同时大量补液调整体内酸碱平衡、电解质紊乱，给予静脉滴注维生素C、维生素B$_6$及保护心脏、肝脏的药物。对于紫绀者，可静脉推注或静脉滴注亚甲蓝注射液，用量以1~2 mg/kg为宜。常规静脉滴注奥美拉唑或泮托拉唑，抑酸、保护胃黏膜及防治消化道出血，呕血者加服云南白药。其他症状可进行对症治疗[8, 10]。

对于商陆中毒者，应密切观察其生命体征及呕吐物、排泄物，进行血常规、尿常规、粪常规及电解质、肝肾功能、心肌酶化验检测，常规心电图检查，病重者行动脉血气分析，评估病情，指导治疗。危重症患者入住ICU[8]。商陆中毒经及时治疗，绝大部分患者住院2~5天可痊愈[11]。

4. 毒性和药效评价

（1）毒性的特点和药效的关系　现代药理研究发现，商陆药理活性非常广泛，具有抗菌、杀螨、抗病毒、抗炎、抗肿瘤、增强免疫、祛痰平喘等多种功效[12~16]，主要用于治疗血小板减少性紫癜、急慢性肾炎、肾水肿、银屑病、慢性气管炎等。如前文所述，商陆的成分比较复杂，主要化学成分为商陆碱、三萜皂苷、加利果酸、甾族化合物、硝酸钾、生物碱及多糖类等。虽然商陆碱含量最多，但对其研究却非常少，只有少量报道称其具有镇咳功能；另有部分文献认为商陆抗肿瘤活性的研究主要集中在商陆多糖[4, 15]。目前大部分文献报道认为，商陆发挥药效和产生毒性均以商陆皂苷为主。

（2）毒性在复方中的表现　商陆内服有峻下逐水、外用有解毒散结的功效，在古今多种类型的处方中均有使用，包括用于肾炎和腹水治疗的复方，如"牡蛎泽泻散"，"商陆猪肤汤"；用于辅助治疗老年慢性肾功能衰竭的复方，如"肾康汤"[17]；用于乳腺增生病治疗的复方，如"秦都化瘀片"[18]；用于滋养美容的复方，如"麝香面膏方"等[19]。笔者查阅《中国药典》（2015年版），未见商陆复方相关记载。尽管以复方使用大大降低了商陆毒性所带来的潜在风险，但因炮制不严格、用法用量及病人体制等问题，部分患者在使用复方过程中也会发生不同程度的中毒反应，包括恶心、呕吐、腹泻、发烧、血压升高等[20]。因此，在复方使用时也应认真总结前人的用药经验，研究和改进炮制工艺，控制用法用量，确保安全有效。

（3）药效学特点和与毒性防控　基于现代药理学研究表明，商陆发挥药效的主要成分是商陆皂苷，研究较为明确的引起毒性反应的主要成分亦为商陆皂苷。商陆临床应用中，剂量偏大或煎煮时间短可导致心肌麻痹。一般采用小剂量和久煎（2小时左右）的用药原则，以微泻为度，减少其毒副反应。商陆生品苦寒有毒，长于消肿解毒。醋炙后，其商陆皂苷甲的含量低于生品，毒性降低，泻下作用缓和，用于水肿胀痛。研究证实，炮制方法对商陆药效和毒性有很大影响[5]。近百年来，临床已普遍使用醋商陆。研究表明，商陆经醋煮比醋炒的质量稳定。醋解商陆比生商陆的祛痰指数提高17.20%、利尿指数下降21.70%，较之醋炒商陆，祛痰指数升高4.46%、利尿指数下降30.19%，提示醋解工艺优于醋炒，安全性也较高[9]。故在商陆的临床使用中，既要充分考虑控制商陆的剂量，避免大剂量起因的毒性，又要采用更加合理的炮制方法，在保证药效的情况下降低毒性，促进商陆的临床应用。

结论

商陆用药历史悠久，用于治疗多种疑难病症。到目前为止，对商陆的研究并不全面，除商陆皂苷较为明确外，其他成分研究较少，有效部位和作用机制均不明确。商陆的药效及毒性反应是客观存在的，传统记载的"毒"，主要应为其使用的不良反应，也可能存在毒性成分的作用，因此对商陆进行更加系统的药理、毒理及相关机制的研究是必要的。

参考文献

[1] 贺永文，潘延凤，王萍，等．商陆抗病毒蛋白体外对HepG2.2.15细胞HBV复制的影响[J]．实用肝脏病杂志，2004，(02)：80-82．

[2] 冯堃，杜正浩，李成文．峻下逐水药商陆药用价值商榷[J]．河南中医，2008，28(08)：90-91．

[3] 王鹏程，王秋红，赵珊，等．商陆化学成分及药理作用和临床应用研究进展[J]．中草药，2014，45(18)：2722-2731．

[4] 李一飞，姚广涛．商陆药理作用及毒性研究进展[J]．中国实验方剂学杂志，2011，17(13)：248-251．

[5] 田普永．商陆的药理作用及临床应用[J]．西北药学杂志，1989，(01)：33-35．

[6] 周倩，姚广涛，金若敏，等．商陆皂苷甲致肾细胞毒性的研究[J]．世界中医药，2014，9(02)：151-154．

[7] 张程超．商陆肠道毒性及炮制解毒机理的研究[D]．南京中医药大学，2016．

[8] 张金华．急性商陆中毒12例临床治疗观察[J]．吉林医学，2011，32(04)：734-735．

[9] 张家继，李革，李德君．商陆的临床应用[J]．中国中医急症，2011，20(06)：1002．

[10] 贾丽君，郭燕，侯云生．商陆中毒二例分析[J]．临床误诊误治，2016，29(04)：115-116．

[11] 胡莹，曾聪彦，梅全喜．急性商陆中毒反应82例文献分析[J]．时珍国医国药，2011，22(12)：3041．

[12] Ma XP, Zhang WF, Yi P, et al. Novel Flavones from the Root of Phytolacca acinosa Roxb[J]. Chem Biodivers, 2017, 14(12).

[13] 国家中医药管理局《中华本草》编委会．中华本草精选本(上册)[M]．上海：上海科学技术出版社，1998：372-381．

[14] Yan ZC, Chen D, Wu XZ, et al. Effects of aqueous extracts of Aconitum carmichaeli, Rhizoma bolbostemmatis, Phytolacca acinosa, Panax notoginseng

and Gekko swinhonis Guenther on Bel-7402 cells [J]. World J Gastroenterol, 2007, 13 (19): 2743-2746.

[15] 王洪斌, 郑钦岳, 沈有安, 等. 商陆多糖 I 对荷 S180 小鼠的抑癌、增强免疫和造血保护作用 [J]. 中国药理学与毒理学杂志, 1993, 7 (01): 52-55.

[16] Koul S, Razdan TK, Andotra CS. Acinospesigenin-A, -B, and -C: three new triterpenoids from Phytolacca acinosa [J]. J Nat Prod, 2003, 66 (8): 1121-1123.

[17] 曹文富, 刘莉, 彭纪临. 肾康汤辅助治疗老年慢性肾功能衰竭效果观察 [J]. 山东医药, 2018, (02): 70-72.

[18] 田普永, 刘锡昌. 秦都化瘀片治疗乳腺增生病 253 例 [J]. 陕西中医, 1985 (11): 494-495.

[19] 欧阳军. 古代对护肤美容中药的应用 [J]. 成都中医学院学报, 1990, 13 (04): 18-21.

[20] 原思通, 王祝举, 程明. 中药商陆的研究进展 (Ⅱ) [J]. 中药材, 1991, 14 (03): 46-48.

(孙加琳　宋俊科　杜冠华)

绵马贯众

DRYOPTERIDIS CRASSIRHIZOMATIS RHIZOMA

绵马贯众, 又名贯众、绵马、东北贯众等, 为鳞毛蕨科植物粗茎鳞毛蕨 *Dryopteris crassirhizoma* Nakai 的干燥根茎和叶柄残基。呈长倒卵形, 略弯曲, 上端钝圆或截形, 下端较尖, 有的纵剖为两半。表面黄棕色至黑褐色, 密被排列整齐的叶柄残基及鳞片, 并有弯曲的须根。

《中国药典》(2015 年版)记载, 绵马贯众味苦, 性微寒; 有小毒。归肝、胃经。具有清热解毒、驱虫之功效, 可用于虫积腹痛、疮疡等症。常用量 4.5~9 g。

1. 历史文献关于绵马贯众毒的记载

贯众最早记载于《神农本草经》, 列为下药, 属于具有治病功效且有毒的药物。此后历代主要本草著作均有记载, 包括《名医别录》《吴普本草》《新修本草》《开宝本草》《本草纲目》等, 表明贯众是一味应用历史十分悠久的传统中药。

明代李时珍在《本草纲目》中记载贯众为 "(根)苦、微寒、无毒", 这是唯一对贯众做 "无毒" 描述的本草。同时书中记载贯众内服主治多种出血不止, 外敷用于治疗毒疮。前者为危重病症, 与药物治疗作用相比, 小的毒性几乎可以忽视; 后者为小剂量的局部用药, 毒性反应较少发生, 推测因此李时珍将贯众记载为 "无毒"。

明代《本草汇言》载"（贯众）性气寒躁有毒，如病人营虚血槁，肝肾有火，并阴虚咳嗽人，不可加用。"《神农本草经疏》指出，贯众以其苦寒之性泄热散结，因此对于消化道寄生虫感染，腹中结块，经久难愈的头痛，刀剑伤等有治疗和辅助作用。由此看来，贯众有清热解毒，杀虫疗疮，止血凉血，祛瘀软坚等功效，多用于重症治疗，其性味苦寒，本身具有小毒，如果病人体质虚寒没有实热症状，不可以使用。

贯众别名甚多，包括：贯节，贯渠，贯来，百头，扁符，伯萍，虎卷，药藻，渠母，伯芹等。《本草经集注》中记载，贯众"叶如大蕨，其根形色毛芒似老鸱头，故曰草鸱头也"，推测贯众应该为蕨类植物；而《吴普本草》称其"叶青黄，两两相对，茎黑毛聚生，冬夏不死，四月华白，七月实黑，聚相连卷旁行生"，根据对花和果实（种子）的描写，又推测贯众可能为种子植物[1]。后世多部古籍同样对其记载不一。

当前，全国各地的贯众药源植物构成仍旧极为复杂。有研究人员发现，历史上曾作贯众的原植物有11科18属58种之多[2]；即使经过长期的科研考证和市场规范，截止到2009年，仍然有7种植物被作为贯众的药源植物使用[3, 4]。《中国药典》对贯众药源植物的收录也有过多次变动，1977年版收载绵马贯众（鳞毛蕨科植物粗茎鳞毛蕨 *Dryopteris crassirhizoma* Nakai）和紫萁贯众（紫萁科植物紫萁 *Osmundaja ponica* Thunb.）两种，1995年版、2000年版、2005年版仅收录绵马贯众一种，而2010年版和2015年版又恢复了对紫萁贯众的收载。

绵马贯众和紫萁贯众的原植物分属于薄囊蕨纲和原始薄囊蕨纲[5]，即便二者药效相近，其药性必然存在差异，因此《中国药典》对其分开收载的做法是合理的。而两者之间的异同之处及其科学原理，有待进一步研究证实。

2. 现代毒性相关研究

（1）毒性的反应　明清至近代多部典籍中记载，贯众为"苦寒之品，非实热者勿用"。现代研究证实，绵马贯众的轻度中毒症状包括绵马素引起的头痛、头晕、恶心、呕吐、腹泻。超剂量服用可能会导致永久性的肝肾损伤、昏迷，甚至因为呼吸和心脏衰竭而死亡。脂肪能促进有毒成分（绵马素等）的吸收，严重时可引起谵妄、抽搐、惊厥、昏迷、黄疸和视力损害等中毒性症状[6~8]。

绵马贯众注射液给麻醉兔静注2 ml，对呼吸、血压无明显影响，其对小鼠LD_{50}为（1.7 ± 0.021）g/kg，较大剂量连续多日注射于兔，也未见对主要脏器有明显影响。绵马贯众抗肿瘤有效部分贯众B小鼠灌胃的LD_{50}为853 mg/kg，绵马酸灌胃的LD_{50}为298 mg/kg。绵马贯众提取物小鼠皮下给药和口服给药的LD_{50}分别为420 mg/kg和670 mg/kg。狗急性毒性表明，该提取物对周围血象无任何影响，除个别狗的肝肾功能稍有损伤外，大多数实验狗均正常[9]。对绵马贯众进行小鼠急性毒性实验，用绵马贯众水煎剂给小鼠灌胃，连续观察7天，其LD_{50}为

170.65 g/kg[10]。

（2）毒性的物质基础及分子机制　绵马贯众所含成分非常复杂，主要包括绵马素类化合物，如白绵马素、黄绵马素、绵马素等；绵马酸类化合物，如绵马酸BBB、绵马酸PBB、绵马酸PBP、绵马酸ABP、绵马酸ABB等；绵马贯众地上部分分离得到三萜类化合物。此外还有异槲皮苷、紫云英苷、冷蕨苷、贯众苷、杜鹃素、绵马酚、绵马次酸，茶烯–b、铁线蕨酮等鞣质、挥发油类化学成分[11]。

其中黄酮类成分去甲氧基荚果蕨素有抗HIV和抗疟活性[3, 12]；绵马素类物质对于绦虫有强烈毒性[13]。有研究表明，绵马素的不当用量会引起头痛、头晕、恶心、呕吐、腹泻等症状[6]，具体机制尚不明确。

3. 毒性和药效评价

现代研究表明，绵马贯众具有抗菌[14]、抗病毒[15]、抗肿瘤[16]、引起子宫平滑肌收缩[17]、止血[18]、驱虫[19~21]、抗炎镇痛[22~23]、雌激素样作用[24]、保肝[25]等药理活性。临床上用于治疗风热感冒，各种出血症，虫疾，抑制蛋白核小球藻[26]以及灭蚊[27]等。

使用绵马贯众时要根据患者年龄和身体状况确定用药具体剂量。孕期妇女应谨慎使用，以防流产[6, 28]。脾胃虚弱的患者和儿童的用量应酌情减少，肝肾功能不全的患者也应该减少用量，以免加重肝肾功能损害。服用含有绵马贯众的药物须忌食脂肪类食物，在解救绵马贯众中毒时也要禁用含油脂类成分的药物。[7, 8]

结论

贯众自古记载有毒，但对毒性的详细说明和解释较少。长期以来，贯众药源植物混乱复杂的现象未能得到改善，而《中国药典》以其中两种使用较多的药源植物收载为"绵马贯众"和"紫萁贯众"两项。现代对绵马贯众的研究多集中在其药效学方面，尚未能明确其毒性反应的具体表现、分子机制和物质基础。

绵马贯众作为具有清热解毒、驱虫等功效的药物，临床上可用于虫积腹痛，疮疡等症。目前对绵马贯众的毒性认识尚浅，多以减轻剂量作为其不良反应的应对之法，尚需更多研究并需谨慎使用。

参考文献

［1］王家葵，刘克海，唐思文，等. 贯众的本草考证［J］. 中药材，2004，27（01）：52–54.

［2］楼之岑，秦波. 常用中药材品种整理和质量研究. 第2册［M］. 北京：北京医科大学协和医科大学联合出版社，1995：55.

［3］高增平，王宝华，江海龙，等. 商品贯众的品种调查［J］. 中医药学刊，2003，21（5）：824.

［4］高增平，苏雨雷，武继红，等. 商品贯众的品种研究［J］. 北京中医药大学学

报, 2009, 2 (8): 568.

[5] 汪敏, 赵凯, 汪瑞. 中药材贯众原植物的考证 [J]. 中国中药杂志, 2012, 37 (09): 1337-1340.

[6] Chen Kai, Angela Berscheid. Safely Using TCM Herbs: Adverse Reaction and Precautions [J]. Chin J Integr Med, 2004, 10 (1): 66-67.

[7] 崔月曦, 刘合刚. 贯众的研究进展 [J]. 中国现代中药, 2014, 16 (12): 1043-1048.

[8] 雷波, 王惠梅. 谨防贯众不良反应 [N]. 健康报, 2003-05-22.

[9] 刘金成, 张娟. 贯众的药理研究 [J]. 黑龙江医药, 2008, 21 (04): 78-79.

[10] 张智, 闪增郁, 向丽华, 等. 15味有毒中药小鼠半数致死量的实验研究 [J]. 中国中医基础医学杂志, 2005, (06): 435-436.

[11] 高增平. 绵马贯众有效成分的研究 [D]. 北京中医药大学, 2003.

[12] 柳芳, 戴闻韬, 高增平. HPLC法测定不同地区商品贯众中去甲氧基荚果蕨素的含量 [J]. 中国实验方剂学杂志, 2012, 18 (10): 130-132.

[13] 肖培根. 新编中药志 [M]. 北京: 化学工业出版社, 2002.

[14] 蒋亚生, 杨宁. 贯众的药理研究进展 [J]. 药学实践杂志, 2000, 18 (1): 17-18.

[15] 孙科峰, 于艳, 张哲, 等. 绵马贯众水和乙醇提取物抗病毒的实验研究 [J]. 中国中西医结合儿科学, 2010, 2 (04): 319-321.

[16] 肖正明, 宋景贵, 徐朝晖, 等. 贯众水提物对体外培养人肝癌细胞增殖及代谢的影响 [J]. 医学研究通讯, 2000, (05): 5-7.

[17] 朴梅子, 朴锦玉. 东北贯众对子宫平滑肌的作用 [J]. 吉林中医药, 1996, (5): 36.

[18] 胡昌江, 叶茂, 邓世蓉, 等. 绵马贯众、紫萁和单芽狗脊贯众饮片抗菌及凝血试验对比研究 [J]. 中国药物应用与监测, 2004, (4): 52-54.

[19] 许正敏, 李智山, 温茂兴, 等. 贯众对犬钩蚴作用的体外实验观察 [J]. 中国病理生物学杂志, 2009, 4 (5): 403, 407.

[20] 高增平, 陆蕴如, 李国福. 绵马贯众抗疟活性筛选 [J]. 北京中医药大学学报, 2002, 25 (4): 45-46.

[21] 高增平, 陆蕴如, 江佩芬, 等. 绵马贯众部位Ⅱ的抗疟作用和急性毒性实验研究 [J]. 北京中医药大学学报, 2002, 25 (2): 52-53.

[22] 付海燕, 张丽霞, 曾伟民, 等. 东北贯众抗炎镇痛作用有效部位研究 [J]. 黑龙江医药, 2011, 24 (3): 365-367.

[23] 李玉洁, 杨庆, 杨岚, 等. 内毒素致小鼠SIRS模型建立及两种贯众醇提物对其保护作用的初步观察 [J]. 中国实验方剂学杂志, 2011, 17 (8): 187-189.

[24] 田雪松, 闫君宝, 罗蓉, 等. 绵马贯众对去卵巢肥胖大鼠的影响 [J]. 陕西中医, 2004, (5): 471-473.

[25] 韦四煌, 方鉴, 詹皓, 等. 贯众提取物的保肝降酶作用 [J]. 航空军医, 2004, 32 (30): 109-111.

［26］柴民伟，石福臣，马妍，等．药用植物浸提液抑制蛋白核小球藻生长的化感效应［J］．生态学报，2010，30（18）：4960-4966．

［27］潘实清，王玲，罗海华，等．甘遂和贯众不同提取液对蚊幼虫的杀伤作用［J］．热带医学杂志，2002，2（3）：252-254．

［28］Guo XZ. General dictionary of toxicity herbology［M］. Tianjin：Tianjin Science & Technology Translation Press，1992，531．

（赵晓悦　张　莉　杜冠华）

绵马贯众炭
DRYOPTERIDIS CRASSIRHIZOMATIS RHIZOMA CARBONISATUM

　　绵马贯众炭是绵马贯众临床常用的炮制加工品。取绵马贯众块，大小分开，分别用武火炒至表面焦黑色，内部焦褐色，喷淋少许清水，熄灭火星，取出晾干即得。其味苦、涩、微寒，有小毒。归肝、胃经。有收涩止血之功效，可用于崩漏下血。常用量为5~10 g。

　　贯众制炭、烧炭的记载首见于宋代《太平圣惠方》[1]，明代《本草原始》记载了贯众的炮制方法："或火烧存性，或生用，各随方法"。《中国药典》（1977年版）在"炮制"项中既已明确绵马贯众炭为绵马贯众的炒炭法制品。自《中国药典》（2005年版）开始将绵马贯众炭作为单独的中药材品种收载，并记载其"苦、涩、微寒；有小毒。归肝、胃经"，此后《中国药典》（2010年版）和《中国药典》（2010年版）删去了"检查"项，并对"鉴别"项中细节条件加以修正。

　　绵马贯众生用于清热解毒、杀虫，炒炭之后除原有药效外，更能增强止血作用，出血时间和凝血时间比生品明显缩短，且疏导不留瘀，但使用剂量应该慎之又慎。炒制之后寒性减轻，除热性血崩之外使用范围也更加宽泛[2，3]。但对于炮制后的绵马贯众炭的毒性，依然沿绵马贯众的表述，认为有小毒，对其毒性的研究也非常有限，提示可能临床应用有一定局限性。

参考文献

［1］刘克海，吴纯洁，韩萍，等．贯众炮制的历史沿革［J］．时珍国医国药，2004（08）：545-546．

［2］邢霓，曾倩，王田平．浅析《傅青主女科》巧用贯众炭治血崩［J］．湖南中医杂志，2015，31（06）：127-128．

［3］刘金成，张娟．贯众的药理研究［J］．黑龙江医药，2008（04）：78-79．

（赵晓悦　张　莉　杜冠华）

紫萁贯众
OSMUNDA JA PONICA THUNB

紫萁贯众，为紫萁科植物紫萁 *Osmunda japonica* Thunb 的干燥根茎和叶柄残基。呈圆锥形或圆柱形，下侧着生黑色而硬的细根，上侧密生叶柄残基，表面棕色或棕黑色。气微，味甘、微涩。

《中国药典》（2015年版）记载，紫萁贯众味苦、性微寒；有小毒。归肺、胃、肝经。具有清热解毒、止血、杀虫的功效，可用于疫毒感冒、热毒泻痢、痈疮肿毒、吐血、衄血、便血、崩漏、虫积腹痛等症。常用量5~9 g。

1. 历史文献关于紫萁贯众毒的记载

历代古籍中均有"贯众"一药收载，但其药源植物混乱的现象同样由来已久。历史文献中对于贯众毒性的记载已于本书"绵马贯众"条目中详细记述。

《中国药典》对贯众药源植物的收录历经多次变动。1977年版收载绵马贯众（鳞毛蕨科植物粗茎鳞毛蕨 *Dryopteris crassirhizoma* Nakai）和紫萁贯众（紫萁科植物紫萁 *Osmunda japonica* Thunb.），但1995年版、2000年版、2005年版三版仅收录绵马贯众一种，2010年版和最新的2015年版则又恢复了对紫萁贯众的收载。

根据生物学分类方法，绵马贯众和紫萁贯众的原植物分属于薄囊蕨纲和原始薄囊蕨纲[1]，所以即使二者药效相似，其作用机制必然存在差异，因此《中国药典》对其分开收载的做法是合理的。但两者之间的异同之处及其科学原理，目前认识还不充分，有待进一步研究证实。

2. 现代毒性相关研究

研究分析表明，紫萁根状茎含紫萁甾酮A、蜕皮酮、蜕皮甾酮、紫萁内酯、棕榈甲酯、棕榈乙酯、紫萁苷、β-谷甾醇、紫萁多糖等多种物质[2]，尚含有约5%的鞣质[3]。毒性试验研究表明：紫萁贯众水煎剂小鼠LD_{50}大于166.7 g/kg[3]，为实际无毒级，因此紫萁贯众的毒性尚不明确。但自古以来对于贯众的记载都多为"有毒"，当代一些植物分类学工具书中同样有关于紫萁有毒的记载[4]。

一方面，紫萁的幼叶可制作为野菜，俗称蕨菜。蕨菜的制作过程中却必须要用开水煮几分钟，或者清水浸泡数天，以去除其新鲜叶片中难以下咽的苦涩味道[1]。若古人将这种苦涩的口感记述为"有毒"，也可勉强理解。另一方面，由于传统中药贯众的药源植物混杂，其历史毒性记载可能源于其他药源植物制品，实不可考。

现代药理研究显示，紫萁贯众具有驱虫、止血、抗病毒[5, 6]等功效，其中富含的多糖具有抗菌消炎护肤[7, 8]，促进损伤细胞修复，抗溃疡等生物活性；营养丰富，具有保健功能[9, 10]。紫萁贯众中所含的蜕皮甾酮类化合物具有抗动脉粥样硬化及脂质过氧化作用[11]。

结论

结合现有研究分析,《中国药典》将紫萁贯众记载为 "小毒" 是源于历代本草中对贯众毒性的记载。而贯众药材来源复杂,二者并不完全对应。因此,紫萁贯众的毒性有待进一步的研究考证。同时,其药理学价值的开发和应用具有良好的前景,值得更多科学研究的跟进。

参考文献

[1] 汪敏,赵凯,汪瑞.中药材贯众原植物的考证 [J].中国中药杂志,2012,37 (09): 1337-1340.

[2] Koyama K, et al. Active proteoglycan containing 3–O–methylrhamnose(acofriose)from young plants of Osmunda japonica [J]. Carbohydrate Research, 1978, 32(2): 126.

[3] 楼之岑.常用中药材品种整理和质量研究 [M].北京:北京医科大学、中国协和医科大学联合出版社,1995.

[4]《安徽植物志》编纂委员会.安徽植物志.第1卷 [M].合肥:安徽科学技术出版社,1985:43.

[5] 全国中草药汇编编写组.全国中草药汇编(上册)[M].北京:人民卫生出版社,1983:847.

[6] Atsushi N, et al. Plant constituents biologically active to insects. VI. Antifeedants for larvae of the yellow butterfly, Eurema hecabe mandarina, in Osmunda japonica[J]. Chem Pharm Bull, 1990, 38(10): 2862-2865.

[7] 周仁超.蕨类植物抗菌作用的初步研究 [J].天然产物研究与开发,1999,11 (4): 53-56.

[8] 陶海南.紫萁多糖抗菌活性初步研究 [J].南昌大学学报,1996,20(4): 306-308.

[9] 袁艺.紫萁快速繁殖技术的研究 [J].园艺学报,2002,29(3): 247-250.

[10] 马玉心,等.分株紫萁的生物学特性及组织培养技术 [J].中国林副特产,2004,(1): 16-17.

[11] 刘金成,张娟.贯众的药理研究 [J].黑龙江医药,2008,(04): 78-79.

(赵晓悦　张　莉　杜冠华)

蓖麻子
RICINI SEMEN

蓖麻子,为大戟科植物蓖麻 *Ricinus communis* L.的干燥成熟种子。秋季采摘成熟果实,晒干,除去果壳,收集种子。本品呈椭圆形或卵形,稍扁,长0.9~1.8 cm,宽0.5~1 cm。表面光滑,有灰白色与黑褐色或黄棕色与红棕色相间的花斑纹。胚乳肥厚，白色，富油性，子叶2，菲薄。气微，味微苦辛。

《中国药典》（2015年版）记载，蓖麻子味甘、辛，性平；有毒。归大肠、肺经。具有泻下通滞，消肿拔毒功效。用于治疗大便燥结，痈疽肿毒，喉痹，瘰疬等症。常用量为2~5 g，炮制后入饮片。外用适量。

1. 历史文献关于蓖麻子毒的记载

根据现存历史文献，我国古代药学著作如《神农本草经》《吴普本草》《名医别录》《本草经集注》等均无蓖麻子的相关记载。

蓖麻子的药用信息最早记载于唐宋时期的《新修本草》，作者唐朝苏敬在本书中草部下品之下卷第十一描述，蓖麻子味甘、辛，平，有小毒。主水症，水研二十枚服之，吐恶沫，加至三十枚，三日一服，瘥则止。又主风虚寒热，身体疮痒浮肿，尸疰恶气，榨取油涂之。叶主香港脚，风肿不仁，捣蒸敷之。此人间所种者，叶似大麻叶而甚大，其子如蜱，又名萆麻。今胡中来者，茎赤，树高丈余，子大如皂荚核，用之益良。油涂叶炙热熨囟上，止衄尤验也。

宋代《开宝本草》《证类本草》等均记载蓖麻子味甘、辛，平，有小毒。主水症，其功用与《新修本草》记载相似。

明代李时珍将蓖麻子收入《本草纲目》草部第十七卷–草之六。描述为气味甘、辛，平，有小毒。主治水症。并提出蓖麻子新的用途，即主偏风不遂，口眼㖞斜，失音口噤，头风耳聋，舌胀喉痹，喘脚气，毒肿丹瘤，汤火伤，针刺入肉，毒。李时珍同时描述了蓖麻仁甘辛有毒热，气味颇近巴豆，亦能利人，故下水气。其性善走，能开通诸窍经络，故能治偏风、失音口噤、口目㖞斜、头风七窍诸病，蓖麻油能拔病气出外，故诸膏多用之，并载多个有效病例。

明代刘文泰等编撰的《本草品汇精要》、陈嘉谟所作《本草蒙筌》、李中立的《本草原始》、倪朱谟的《本草汇言》以及缪希雍编撰的《神农本草经疏》等著作中均记载蓖麻子气味甘、辛，平，有小毒。

清代叶桂编撰的《本草经解》、赵学敏编撰的《本草纲目拾遗》均无蓖麻子收录。

由上可见，唐朝开始有蓖麻子的药用信息记载，并同时言明其具有小毒。宋代《开宝本草》和《证类本草》袭唐代记载，蓖麻子有小毒。而至明代李时珍《本草纲目》亦沿袭唐代记载言蓖麻子有小毒，但同时言蓖麻仁甘辛有毒热，此药外用屡奏奇勋，但内服不可轻率。同时提出凡服蓖麻者，一生不得食炒豆，犯之必胀死。明代的药学著作均言蓖麻子有小毒，与唐代记载一致。而《本草汇言》言蓖麻子体质多油，而又有毒，如脾胃薄弱，大肠不固之人慎勿轻用。清代叶桂编撰的《本草经解》和《本草纲目拾遗》均未见蓖麻子的相关记载。

2. 现代毒性相关研究

（1）毒性的反应　蓖麻子中毒以儿童误食多见，潜伏期较长，一般为1~3天，多在食后18~24小时发病，病情重[1]。蓖麻子中毒临床表现多为非特异性，包括患者可出现恶心、呕吐、腹痛、腹泻、低血压等[2]，可能出现肝肾功能损害，重症病例可出现多脏器功能损害或心血管功能衰竭而死亡。文献报道有以出血性肠炎为突出表现的蓖麻子中毒儿童[3]。

蓖麻子中毒者首先感到喉头有强烈刺痒、灼热感，继而出现胃肠症状，如恶心、呕吐、腹痛、腹泻等，可能引发脱水、酸中毒，蛋白尿、血尿或无尿、血压下降，严重者可便血、休克、昏迷、抽搐、黄疸[4]，如救治不及时，可因呼吸麻痹、心力衰竭而死亡。故早期胃肠道症状为主时易误诊为急性胃肠炎、痢疾等。

（2）毒性的物质基础　　蓖麻子含蓖麻毒素、蓖麻碱和蓖麻血凝素3种毒素，是目前认识到的蓖麻子毒性的主要成分。以蓖麻毒素毒性最强，1 mg蓖麻毒素或160 mg蓖麻碱可致成人死亡，儿童生食3~5粒蓖麻籽可致死，成人生食3~12粒可导致严重中毒或死亡。蓖麻子的毒性作用在于蓖麻毒素是细胞原浆毒，可损害肝、肾等实质细胞，使之发生浑浊、出血及坏死，并有凝集、溶解红细胞作用，可引起急性中毒性肝病、中毒性肾病、出血性肠炎、小血管栓塞，也可引起呼吸及血管运动中枢的麻痹，另外可引起胃肠血管中的红细胞淤血变性等。

毒物代谢动力学研究显示，蓖麻子的脱脂和消化对于蓖麻毒素从豆基（Bean matrix）的释放是必须的。如果蓖麻子不经过咀嚼而被吞入胃里，蓖麻毒素中毒的风险降低，因为蓖麻子含有坚固的壳状涂层。经过咀嚼或破碎的种子和非成熟的蓖麻子比成熟完整的蓖麻子具有更强的毒性[5]。经过消化的蓖麻毒素通过血液和淋巴管在2小时内吸收。蓖麻毒素在肝脏和脾脏聚集。动物研究显示，蓖麻毒素被消化2小时后在动物粪便中可检测到蓖麻毒素存在，大约45%以原型的形式排泄。蓖麻毒素经过肌内注射或皮下给药后，24小时内可以从尿液内排泄，此时小于2%的蓖麻毒素由粪便排泄[1]。放射碘[125]标记的蓖麻毒素分布研究显示，大约46%的蓖麻毒素分布在小鼠的肝脏。脾脏和肌肉各包含9.9%和13%。但是，如果以组织重量计算蓖麻毒素含量，那么蓖麻毒素在脾脏含量最高，每克组织含有33%注射剂量的蓖麻毒素，而肝脏和骨髓每克组织分别含有7.4%和5.5%注射剂量的蓖麻毒素。注射24小时后，小于5%注射剂量的蓖麻毒素通过胆汁分泌进入小肠。

（3）毒性的分子机制　　蓖麻毒素是一种细胞原浆毒，属于一种异二聚体Ⅱ型核糖体失活蛋白（Type Ⅱ ribosome-inactivating protein，RIP），由A链（RNA N-glycosidase）和B链（Lectin）通过二硫键相连组成[6, 7]。B链通过细胞表面的低聚糖残基与细胞膜结合，使得蓖麻毒素通过网格蛋白（Clathrin）依赖或非依赖的途径内吞作用进入细胞[8-13]，进入细胞的蓖麻毒素到达早期内涵体（Early endosomal compartment），在此处大部分蓖麻毒素被循环利用或经过溶酶体降解，只有小部分到达顺式高尔基网状系统（Trans-Golgi network）[10, 14-19]。到达高尔基体后，蓖麻毒素通过逆向转运方式运输到内质网（Endoplasmic

reticulum，ER）[20~22]。到达ER时蓖麻毒素仍由异二聚体A链和B链组成，在ER
内蓖麻毒素在二硫键异构酶作用下分离为单独的A链和B链[23]。在ER的蓖麻毒
素A链启动所谓的ER相关的降解途径，从而A链转运到细胞质内，在胞质内，
A链与核糖体柄结合[24]。在核糖体，A链使28S rRNA Sarcin-Ricin环（SRL）的
一个腺嘌呤缺失，从而阻滞转录延伸因子（Elongation factors）的结合，阻止蛋白
的合成[25]。除了干扰细胞的功能，抑制蛋白合成外，蓖麻毒素还可诱导细胞因
子表达和引起脂质过氧化导致细胞损伤，诱导细胞凋亡的发生，但具体机制还
不清晰[26, 27]。因此，蓖麻子中毒易使肝、肾等实质细胞发生损害而致混浊、肿
胀、出血及坏死等，同时，还有凝集和溶解红细胞及麻痹呼吸中枢、血管运动
中枢的作用。

3. 毒性的临床对策和表现

为了更好的将蓖麻子应用于临床，历代医家都很重视蓖麻子的毒性控制。
采取的方法除了用量控制外，还包括特定的炮制方法，蓖麻子中所含毒物质受
热后即破坏。所以凡使用蓖麻子，先须和皮用盐汤煮半日，去皮取子研过用。
并认为炮制忌铁。

4. 毒性和药效评价

（1）毒性的特点及与药效的关系　现代研究显示蓖麻子药理活性广泛，包括
抗肿瘤作用、抗生育作用、引产作用、抗病毒作用、泻下通滞作用、兴奋中枢
神经等[28]。

蓖麻中的蓖麻毒素具有广谱抗癌活性，但蓖麻毒素在杀伤肿瘤细胞的同时，
对正常细胞也有破坏作用。有研究考察了炮制前后蓖麻子的LD_{50}和对人肺癌裸
小鼠移植瘤模型的抑瘤效果，证实炮制后蓖麻子毒性减低，保留抗癌作用，为
临床口服蓖麻子抗癌治疗提供了实验依据[29]。对大肠癌细胞具有较强杀伤作
用，而对正常人淋巴细胞杀伤作用较小。蓖麻毒蛋白对肝癌的治疗作用明显。
研究显示修饰后的蓖麻毒素作用于肝癌细胞，结果肝癌细胞大量溶解、坏死，
说明修饰后的蓖麻毒素毒性减小且对癌组织有一定的亲和作用[30~33]。以免疫细
胞组织化学方法，考察小鼠蓖麻毒素中毒后体内的肝、肾、心、肺等组织出现
广泛性的细胞变性、细胞坏死、血管破裂和组织出血等病理现象，结果说明蓖
麻毒素中毒引起的病理损伤与蓖麻毒素诱导肿瘤坏死因子（TNF）有关，但两者
之间的作用机制还有待深入探讨。研究显示蓖麻毒蛋白在低浓度下对肿瘤细胞
的杀伤有选择性，对白血病细胞K562和大肠癌细胞SW480的杀伤作用在各种
浓度下无选择性[34~36]。说明蓖麻毒蛋白不同浓度下作用效果和不良反应均有明
显差异。虽然蓖麻毒蛋白具有特异性的抗肿瘤细胞能力，但蓖麻毒蛋白对正常
细胞的杀伤力是非特异性的，因此，在杀伤肿瘤细胞的同时常伴随有体重增加、
水肿、血中蛋白质减少等毛细血管渗漏综合征及神经毒性反应，而且蓖麻毒蛋

白对免疫功能有强抑制性，因而限制了它在肿瘤治疗中的应用。

蓖麻子中的蓖麻碱具有中枢神经兴奋作用，低剂量具有一定的改善记忆效果，较大剂量时致惊厥。可用作制备动物癫痫模型工具药，也有可能成为改善记忆的药物。

（2）药效学特点与毒性的防控　基于现代药理研究可知，蓖麻子发挥药效作用的主要成分为蓖麻毒素、蓖麻碱和蓖麻血凝素，引起毒性反应的主要成分也是药理作用成分。在蓖麻子临床应用时不仅要考虑控制蓖麻子使用剂量，采用炮制等减毒的方法，而且加强对蓖麻子有效部位或天然活性成分的研究，将为蓖麻子更好的临床应用起到促进作用。

结论

结合现代药理学研究，明确提示了蓖麻子在应用中既可以产生有效的治疗作用，也可以产生对机体有害的作用。尤其在生食后易发生中毒。现代研究进一步提示，蓖麻子有效成分也是蓖麻子产生毒性反应的物质基础，所以蓖麻子的临床合理应用尤为重要。

参考文献

[1] Audi J, Belson M, Patel M, et al. Ricin poisoning: a comprehensive review. JAMA, 2005, 294（18）: 2342–51.

[2] Thornton SL, Darracq M, Lo J, et al. Castor bean seed ingestions: a state–wide poison control system's experience. Clin Toxicol（Phila）, 2014, 52（4）: 265–8.

[3] 陈光明，余自华. 血浆置换救治以出血性肠炎为突出表现蓖麻子中毒1例. 中国实用儿科杂志, 2014, 29（07）: 559–560.

[4] 张帅，菅向东，吴强，等. 蓖麻子中毒致休克一例. 中华卫生应急电子杂志, 2016, 2（03）: 194.

[5] Moshiri M, Hamid F, Etemad L. Ricin Toxicity: Clinical and Molecular Aspects. Rep Biochem Mol Biol, 2016, 4（2）: 60–5.

[6] Doan LG. Ricin: mechanism of toxicity, clinical manifestations, and vaccine development. A review. J Toxicol Clin Toxicol, 2004, 42（2）: 201–8.

[7] Lappi DA, Kapmeyer W, Beglau JM, et al. The disulfide bond connecting the chains of ricin. Proc Natl Acad Sci U S A, 1978, 75（3）: 1096–100.

[8] Moya M, Dautry–Varsat A, Goud B, et al. Inhibition of coated pit formation in Hep2 cells blocks the cytotoxicity of diphtheria toxin but not that of ricin toxin. J Cell Biol, 1985, 101（2）: 548–59.

[9] Shurety W, Bright NA, Luzio JP. The effects of cytochalasin D and phorbol myristate acetate on the apical endocytosis of ricin in polarised Caco–2 cells. J Cell Sci, 1996, 109（Pt 12）: 2927–35.

[10] Iversen TG, Skretting G, Llorente A, et al. Endosome to Golgi transport of ricin

is independent of clathrin and of the Rab9- and Rab11-GTPases. Mol Biol Cell, 2001, 12 (7): 2099-107.

[11] Llorente A, Rapak A, Schmid SL, et al. Expression of mutant dynamin inhibits toxicity and transport of endocytosed ricin to the Golgi apparatus. J Cell Biol, 1998, 140 (3): 553-63.

[12] Jackman MR, Shurety W, Ellis JA, et al. Inhibition of apical but not basolateral endocytosis of ricin and folate in Caco-2 cells by cytochalasin D. J Cell Sci, 1994, 107 (Pt 9): 2547-56.

[13] Jackman MR, Ellis JA, Gray SR, et al. Cell polarization is required for ricin sensitivity in a Caco-2 cell line selected for ricin resistance. Biochem J, 1999, 341 (Pt 2): 323-7.

[14] van Deurs B, Sandvig K, Petersen OW, et al. Estimation of the amount of internalized ricin that reaches the trans-Golgi network. J Cell Biol, 1988, 106 (2): 253-67.

[15] van Deurs B, Tønnessen TI, Petersen OW, et al. Routing of internalized ricin and ricin conjugates to the Golgi complex. J Cell Biol, 1986, 102 (1): 37-47.

[16] Grimmer S, Iversen TG, van Deurs B, et al. Endosome to Golgi transport of ricin is regulated by cholesterol. Mol Biol Cell, 2000, 11 (12): 4205-16.

[17] Lauvrak SU, Llorente A, Iversen TG, et al. Selective regulation of the Rab9-independent transport of ricin to the Golgi apparatus by calcium. J Cell Sci, 2002, 115 (Pt 17): 3449-56.

[18] Tjelle TE, Brech A, Juvet LK, et al. Isolation and characterization of early endosomes, late endosomes and terminal lysosomes: their role in protein degradation. J Cell Sci, 1996, 109 (Pt 12): 2905-14.

[19] Dang H, Klokk TI, Schaheen B, et al. Derlin-dependent retrograde transport from endosomes to the Golgi apparatus. Traffic, 2011, 12 (10): 1417-31.

[20] Llorente A, Lauvrak SU, van Deurs B, et al. Induction of direct endosome to endoplasmic reticulum transport in Chinese hamster ovary (CHO) cells (LdlF) with a temperature-sensitive defect in epsilon-coatomer protein (epsilon-COP). J Biol Chem, 2003, 278 (37): 35850-5.

[21] Rapak A, Falnes PO, Olsnes S. Retrograde transport of mutant ricin to the endoplasmic reticulum with subsequent translocation to cytosol. Proc Natl Acad Sci U S A, 1997, 94 (8): 3783-8.

[22] Majoul I, Sohn K, Wieland FT, et al. KDEL receptor (Erd2p) -mediated retrograde transport of the cholera toxin A subunit from the Golgi involves COPI, p23, and the COOH terminus of Erd2p [J]. J Cell Biol, 1998, 143 (3): 601-12.

[23] Spooner RA, Watson PD, Marsden CJ, et al. Protein disulphide-isomerase reduces ricin to its A and B chains in the endoplasmic reticulum [J]. Biochem J,

2004, 383（Pt 2）: 285-93.

[24] Chiou JC, Li XP, Remacha M, et al. The ribosomal stalk is required for ribosome binding, depurination of the rRNA and cytotoxicity of ricin A chain in Saccharomyces cerevisiae. Mol Microbiol, 2008, 70（6）: 1441-52.

[25] Lord MJ, Jolliffe NA, Marsden CJ, et al. Ricin. Mechanisms of cytotoxicity. Toxicol Rev, 2003, 22（1）: 53-64.

[26] Jetzt AE, Cheng JS, Tumer NE, et al. Ricin A-chain requires c-Jun N-terminal kinase to induce apoptosis in nontransformed epithelial cells. Int J Biochem Cell Biol, 2009, 41（12）: 2503-10.

[27] Worbs S, Köhler K, Pauly D, et al. Ricinus communis intoxications in human and veterinary medicine-a summary of real cases. Toxins（Basel）, 2011, 3（10）: 1332-72.

[28] 杨光义, 叶方, 王刚, 等. 蓖麻子药效成分分离纯化和药理作用研究概述 [J]. 中国药师, 2011, 14（04）: 552-554.

[29] 陈百先, 丁元生, 陈陵际. 蓖麻子炮制品抗肺癌作用的实验研究 [J]. 中国中药杂志, 1994, 12: 726-727+762.

[30] 董巨莹, 彭宣宪, 药立波, 等. 蓖麻毒素对肝癌细胞有丝分裂原激活蛋白激酶的影响 [J]. 中国生物化学与分子生物学报, 2000, 16（6）: 798-802.

[31] 董巨莹, 药立波, 彭宣宪. 蓖麻毒素对肝癌细胞核转录因子NF-κB的激活作用 [J]. 癌症, 2000, 19（12）: 1109-1111.

[32] 董巨莹, 彭宣宪. 蓖麻毒素诱导肝癌细胞生成一氧化氮合酶——免疫组织化学研究 [J]. 中国组织化学与细胞化学杂志, 2001, 10（1）: 64-65.

[33] 董巨莹, 曹云新, 张晓光, 等. 蓖麻毒素及其修饰物在肝癌细胞膜上的分布 [J]. 第四军医大学学报, 1999, 20（10）: 849-850.

[34] 邹立波. 蓖麻毒素的提取及其抗肿瘤作用研究 [J]. 浙江大学学报（医学版）, 2005, 3: 217-219.

[35] 邹立波. 蓖麻毒素与肿瘤治疗 [J]. 国外医学. 临床生物化学与检验学分册, 2001, 6: 290-292.

[36] 邹立波. 蓖麻毒素的提取和纯化及其抗肿瘤作用的研究 [D]. 浙江大学, 2002.

（王洪权　宋俊科　杜冠华）

蒺藜
TRIBULI FRUCTUS

蒺藜, 又名刺蒺藜, 蒺藜子、旁通、屈人、止行等[1], 为蒺藜科植物蒺藜

Tribulus terrestris L.的干燥成熟果实。秋季果实成熟时采割植株，晒干。

《中国药典》（2015年版）记载，蒺藜味辛、苦，性微温；有小毒。归肝经。照清法炒至微黄，有平肝解郁、活血祛风、明目、止痒等功效。主治头痛眩晕，胸胁胀痛，乳闭乳痈，目赤翳障，风疹瘙痒等症。炒蒺藜用量6~10 g。

1. 历史文献关于蒺藜毒的记载

蒺藜是古老的草本植物，远在《周易》中就做了记载："困于石，据于蒺藜"[2]。我国现存本草文献《神农本草经》记载，蒺藜作为中品："蒺藜子，味苦温。主恶务血，破积聚，喉痹乳难；久服长肌肉，明目轻身。"属无毒类。后魏晋时期的《本草经集注》提到蒺藜："乌头为之使"。《得配本草》写禁忌："肝虚，受孕，二者禁用"。《本草汇言》记载："阴虚不足，精髓血津枯燥至疾者，俱禁用之"。都未进行蒺藜毒性记载。陶弘景的《名医别录》有："蒺藜子，无毒"的记载。明代李时珍著书《本草纲目》，在草部第十六卷中，记载："气味（子）苦、温、无毒。"。明清时期《神农本草经疏》也提到蒺藜子无毒。可见历史记载中蒺藜属安全性较高药物，并无毒性。

直到现代，很多关于蒺藜的介绍中，并不常提到蒺藜的毒性。如《全国中草药汇编》（第二版），和《中药大辞典》等书目中，关于蒺藜的记载中，并没有毒性的记录和提示。在《毒药本草》中记载了蒺藜有一定毒性，属小毒，用时应慎，但其毒的出处亦没有记载[3]。

2. 现代毒性相关研究

（1）毒性的反应　蒺藜在临床中除了在皮肤科应用可以治疗变态反应性、神经精神障碍、丘疹鳞屑性、皮肤附属器、色素障碍性等肌肤失养、气血不合的诸多皮肤疾病[4]，还在保护心肌、抗血栓、抗动脉硬化、调节血脂，降血压血糖，脑保护等方面发挥作用[5]。

蒺藜的应用广泛。在中东地区，蒺藜叶和果实被用来作为利尿和抗高血压的茶饮[6]；在印度作为治疗阳痿、食欲不振、黄疸、泌尿生殖系统疾病和心血管疾病等多种症状的治疗选择之一。而在欧美国家，有一些运动员和健美运动员会选用含有蒺藜皂苷的制剂作为营养补剂用来提高血睾酮，因为不含任何兴奋剂成分而受到很多人欢迎[7]。

蒺藜的毒性也有多篇文献报道。认为蒺藜具有一定的肝、肾毒性，其中包括从体外细胞模型[8~10]、动物实验[11~13]和临床应用[14, 15]等结果。

（2）毒性的物质基础及分子机制　现代对于蒺藜化学成分的研究始于20世纪60年代，蒺藜甾体皂苷是白蒺藜的主要有效成分，共80种，其中52种为螺甾烷型皂苷，28种为呋甾烷型皂苷[16]。蒺藜中除了含有皂苷类、黄酮类、生物碱、多糖类等化合物，其他尚含甾醇类、氨基酸类、萜类、脂肪酸、无机盐等成分[17]。蒺藜的毒性作用主要是由于植物中含有毒性剂量的硝酸盐。但对于蒺藜中硝酸盐含量的记载较少，需要进一步研究发现。硝酸盐进入人体内后被体内物质还原成亚硝酸盐，可引起血红蛋白变成高铁血红蛋白，失去运输氧气能力而产生窒息。亚硝酸盐亦可作用于血管平滑肌使血管扩张、血压下降，发生休克甚至死亡[3]。

3. 毒性的临床对策和表现

（1）毒性表现和研究中的应用　蒺藜中毒的症状表现为：思睡、乏力、头昏、恶心、呕吐，心悸、气急、脉数，口唇、指甲、皮肤黏膜呈青紫色。严重者可出现肺水肿、呼吸衰竭[3]。但其临床应用剂量范围很大，从几克到三十几克[18-20]。蒺藜在动物实验中，用临床剂量100倍或1/4 LD_{50}的高剂量组，可观察到蒺藜对于小鼠肝肾以及睾丸的脏器指数有所影响[11]。对于常用的制何首乌与蒺藜共同治疗白癜风研究中，可观察到按照临床剂量给小鼠连续使用蒺藜两周，在肝脏组织学中并未发现蒺藜对肝脏组织造成影响。实验继续测定得出，小鼠对蒺藜的最大耐受量为人常用剂量40倍[21]。上述实验可以看出，蒺藜依临床剂量使用，基本安全。实验中蒺藜对于肝肾产生影响的，多为大剂量长期用药的结果。

（2）减毒处理　在动物实验中，生蒺藜使用100倍常用剂量，会对小鼠肝肾产生影响。对比经过炮制的炒蒺藜粉，对肝肾影响明显减轻。故临床应用中可通过炮制对于蒺藜减毒[22]。但炒制后蒺藜的疗效和毒性物质变化并不明确，如何应用仍需根据临床实际需求决定。

（3）不良反应处理　一般无明显不良反应，大剂量时，若发生严重，出现高铁血红蛋白血症时，需要给氧，静注细胞色素C等[3]。

结论

蒺藜属于古老的草本植物，已有较长时间的临床应用经验，并在逐渐的进一步的深入研究。历史文献的记载中，从秦汉到明清时期，对于蒺藜表述均为无毒。直到现代才逐渐认识到蒺藜的应用可能出现一定毒性作用，《中国药典》（2015年版）定义为：有小毒。这种"小毒"提示蒺藜在临床应用时可出现不良反应，可能与应用剂量相关。在应用中，若按常规剂量应用，蒺藜可属于较安全药物。

参考文献

［1］孙建峰.白蒺藜名实演变小考［J］.中医药临床杂志，2005，17（4）：346.

［2］李毓群.蒺藜考辨［J］.中草药，39（4），2008：4

［3］杨仓良.毒药本草［M］.第2版.北京：中国中医药出版社，2004：736-738

［4］李光宗 张广中 王倩，蒺藜在皮肤科的应用［J］.北京中医药，2008，27（1）：48-50

［5］王倩，刘子豪.白蒺藜的临床应用研究进展［J］.中西医结合心脑血管病杂志，

2016, 14（16）: 1877-1879

［6］Al-Ali M, Wahbis, Twaij H, Al-Badr A, et al. Tribulus terrestris: preliminary study of its diuretic and contractile effects and comparison with zea mays［J］. J Ethnopharmacol, 2003, 85（2）: 257-260.

［7］Neychev V, Mitev V. Saponins in Tribulus terrestris-Chemistry and Bioactivity［J］. Phytochemistry Reviews, 2005, 4（2/3）: 111-137.

［8］Abudayyak M, Jannuzzi AT, Zhan G, et al. Investigation on the toxic potential of tribulus terrestris in vitro［J］. Pharm Biol , 2014, 53（4）: 469-476.

［9］Kim HJ, Kim JC, Min JS, et al. Aqueous extract of tribulus terrestris linn induces cell growth arrest and apoptosis by down-regulating nf-κb signaling in liver cancer cells ［J］. J Ethnopharmacol, 2011, 136（1）: 197-203.

［10］Dastagir G, Hussain F. Cytotoxic activity of plants of family zygophyllaceae and euphorbiaceae［J］. Pak J Pharm Sci, 2014, 27（4）: 801-805.

［11］向丽华, 陈燕萍, 张智, 等. 24味有毒中药长期毒性实验对大鼠脏器指数的影响［J］. 中国中医基础医学杂志, 2006, 12（1）: 35-37.

［12］Gandhi S, Srinivasan B P, Akarte A S. Potential nephrotoxic effects produced by steroidal saponins from hydro alcoholic extract of tribulus terrestris in stz-induced diabetic rats［J］. Toxicol Mech Methods, 2013, 23（7）: 548-557.

［13］Hagiwara A, Asakawa E, Kurata Y, et al. Dose-dependent renal tubular toxicity of harman and norharman in male f344 rats［J］. Toxicol Pathol, 1992, 20（2）: 197-204.

［14］Talasaz AH, Abbasi MR, Abkhiz S, et al. Tribulus terrestris-induced severe nephrotoxicity in a young healthy male［J］. Nephrology Dialysis Transplantation, 2010, 25（11）: 3792-3793.

［15］Ryan M, Lazar I, Nadasdy G M, et al. Acute kidney injury and hyperbilirubinemia in a young male after ingestion of Tribulus terrestris［J］. Clin Nephrol, 2015, 83（3）: 177-183.

［16］褚书地, 瞿伟菁, 李穆, 等. 蒺藜化学成分及其药理作用研究进展［J］. 中国野生植物资源, 2003,（4）: 4/7.

［17］苏卫东, 徐雅娟. 蒺藜的研究进展［A］. 长春中医药大学学报, 2006, 22（3）: 72-74.

［18］毛常亮. 刺蒺藜治疗色素陷皮肤病验案举隅［J］. 北京中医药, 2010, 29（2）: 132-133.

［19］高山. 蒺藜首乌汤治疗白癜风的临床疗效观察［J］. 临床合理用药, 2016, 9（7）: 49-50.

［20］桑晓文, 蒺藜防风汤结合推拿手法治疗急性发作期颈性眩晕48例［N］. 陕西中医学院学报, 2010, 33（2）: 51-52.

［21］夏蕾, 王丽霞, 牟稷征. 制何首乌和白蒺藜对小鼠毒性作用的实验研究［J］.

中国医院用药评价与分析, 2010, 10（1）: 34-35.

[22] 曲福舟, 李欢欢, 王运浩, 等. 蒺藜炒制对长期给药大鼠肝肾毒性的影响 [J]. 山东中医杂志.2016, 35（4）: 347-349.

（刘文斌　杨秀颖　杜冠华）

榼藤子
ENTADAE SEMEN

榼藤子，又名象豆、合子、榼子、眼镜豆等，为豆科植物榼藤子 *Entada phaseoloides*（Linn.）Merr.的干燥成熟种子。秋、冬二季采收成熟果实，取出种子，干燥。主要产于我国台湾、福建、广东、广西、云南、西藏等省区。

《中国药典》（2015年版）记载，榼藤子味微苦，性凉；有小毒。入肝、脾、胃、肾经。其功能与主治为补气补血，健胃消食，祛风止痛，强筋硬骨。用于水血不足，面色苍白，四肢无力，脘腹疼痛，纳呆食少；风湿肢体关节痿软疼痛，性冷淡。用量10~15 g，不宜生用。

1. 历史文献关于榼藤子毒的记载

根据现存历史文献，在我国古代早期没有榼藤子作为药物使用的记载。秦汉、魏晋时期的药学著作如《神农本草经》《吴普本草》《名医别录》《本草经集注》等均无榼藤子的相关记载。这可能与传统中医药尚未使用榼藤子作为治疗药物，或因来源有限应用还不广泛有关。

及至唐宋元时期，在《新修本草》《证类本草》《汤液本草》等药学著作中亦未见榼藤子相关记载。榼藤子最早记载于唐代陈藏器编撰的《本草拾遗》。陈藏器以"合子草"为正名将其收入《本草拾遗》草部，记载其"有小毒。子及叶，主蛊毒，螫咬，㨃傅瘡上。蔓生岸旁，叶尖，花白，子中有两片，如合子。"

明代李时珍所著《本草纲目》以"榼藤子"为正名将其收入卷十八草部，释名象豆、榼子、合子。并在"气味"项中记载榼藤子"（仁）涩、甘、平、无毒"，主治"喉痹肿痛，五痔下血，肠风下血"。

唐《本草拾遗》记载榼藤子有小毒，明《本草纲目》记载其无毒，而《本草纲目拾遗》《植物名实图考》《本草品汇精要》《本草经解》《药鉴》《本草蒙筌》《本草新编》《神农本草经疏》等均未见榼藤子的相关记载，表明其毒的认识并不一致。

2. 现代毒性相关研究

（1）毒性的反应　现代对榼藤子的毒性有了比较详尽的研究报道。在对榼藤子及其炮制品急性毒性的研究中发现，楤藤子生品的LD_{50}为27.17 g/kg、炒黄炮制品的LD_{50}为35.13 g/kg，炒焦炮制品的LD_{50}为42.18 g/kg。生品及炮制品楤藤子以39.17 g/kg剂量组给药后，昆明小鼠3分钟内出现伏地、眯眼的症状，并无立即死亡，1~3小时内有小鼠死亡，且小鼠死亡前出现四肢及全身发抖、抽搐的症状；35.13 g/kg剂量组亦出现以上症状，但死亡多发生在24小时之后；27.17 g/kg剂量组小鼠较少死亡。研究发现炮制前后中毒小鼠均出现上述症状，但炮制后LD_{50}增加，表明楤藤子经炮制后毒性减小，且炒焦炮制品相对于炒黄炮制品的毒性降低[1, 2]。

昆明小鼠口服楤藤水提液后出现活动减少、蜷曲、呼吸减慢的症状，且多在24小时内中毒死亡，计算得LD_{50}为85.4 g/kg，但肉眼未见心、肝、肺、肾、脾等重要器官出血、坏死等现象。按小鼠与人体（60 kg）间的等效剂量换算，得人LD_{50}相当于435.5 g。根据上述数据及化学物质的急性毒性分级标准，其属于低毒物质，25~50 g的推荐用量是比较安全的[3]。

单次给予ICR小鼠1000 mg/kg楤藤子苷或1000 mg/kg楤藤酰胺A-β-D-吡喃葡萄糖苷，小鼠无明显中毒反应。随后，其分别一次性给药2000 mg/kg楤藤子苷以及2000 mg/kg楤藤酰胺A-β-D-吡喃葡萄糖苷，给药后连续14天观察各组小鼠的反应情况，结果给药小鼠在14天内100%存活，且体重有所增加。根据单次口服固定剂量试验法评定标准，推测楤藤子苷和楤藤酰胺A-β-D-吡喃葡萄糖苷无严重急性中毒的危险性[4]。

在研究楤藤子提取物最大耐受量时发现，楤藤子75%乙醇提取物给药量为25 g（生药）/kg时，小鼠死亡率为9.9%，在20 g（生药）/kg时未出现死亡，得出小鼠对楤藤子75%乙醇提取物的最大耐量相当于人用剂量的100倍；楤藤子水提取物给药量为45 g（生药）/kg时，小鼠死亡率为14.5%，40 g（生药）/kg未出现死亡，得出小鼠对楤藤子水提取物最大耐受量相当于人用量的200倍；楤藤子炮制品水提取物给药量为50 g（生药）/kg时，小鼠死亡率为4.5%，45 g（生药）/kg未出现死亡，得出小鼠对楤藤子炮制品水提取物最大耐受量相当于人用量的250倍[4]。

（2）毒性的物质基础　楤藤子生品及炮制品主要成分均为三萜皂苷类和楤藤酰胺糖苷类化合物[5]。楤藤子的传统炮制加工方法为炒黄或炒焦，药物炮制之后物质基础发生量变或质变，产生性味功能的变化。炮制品中的皂苷类及楤藤酰胺类化合物的含量均有所下降，由于加热炮制导致了楤藤子的内在成分分解，使毒性下降，预测这是楤藤子炮制品毒性降低的主要原因[1, 2]。因此，皂苷类和楤藤酰胺糖苷类化合物可能为楤藤子毒性的物质基础。

（3）毒性的分子机制　在对楤藤子药理活性的研究中发现，楤藤子生品及炮制品均能促进正常及抑制状态小鼠的小肠推进功能，但不能对抗新斯的明所致的小肠推进亢进状态，且对正常小鼠的胃排空有显著的抑制作用，其推测楤藤子可能对胆碱能系统有一定的调节作用[1]。但楤藤子对胆碱能系统的调节作用

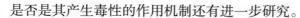
是否是其产生毒性的作用机制还有进一步研究。

3. 毒性的临床对策和表现

为了更好的将樗藤子应用于临床，除了对其进行用量控制外，还需要采取特定的炮制方法，从而达到"减毒增效"或"减毒存效"的目的。比较研究发现，樗藤子炮制品水提物的毒性较小，生品水提物的毒性增加，而生品醇提物的毒性最大[4]。并且，樗藤子炒焦炮制品相对于炒黄炮制品的毒性降低，是其减毒的有效手段。

4. 毒性和药效评价

（1）毒性的特点及与药效的关系　樗藤子药理活性广泛，包括抗炎、镇痛、抗肿瘤、抗糖尿病等[3, 6~9]。有报道樗藤子中的樗藤酰胺 A-β-D-吡喃葡萄糖苷具有明显的抗炎作用[10]。同时，研究发现樗藤子总皂苷具有抗糖尿病的作用[7, 11, 12]。樗藤子引起毒性反应和发挥药理活性可能均与其所含的皂苷类和樗藤酰胺糖苷类化合物有关。

（2）毒性在复方中的表现　《中国药典》（2015年版）中收录的七味樗藤子丸，其功能主治为祛暑，和中，解痉止痛。用于吐泻腹痛，胸闷，胁痛，头痛发热。七味樗藤子丸中所用的樗藤子仁，需经过炒制后使用，这与现代研究中的炮制减毒原理相一致。

（3）药效学特点与毒性的防控　基于现代研究可知，樗藤子发挥药效作用的主要成分为樗藤子苷、樗藤酰胺 A-β-D-吡喃葡萄糖苷、樗藤酰胺 A 等，虽然这些含量较高的成分本身毒性较小，但引起毒性反应的主要成分仍可能为皂苷类和樗藤酰胺糖苷类化合物。由于不同地域的樗藤子毒性成分含量可能不同，在使用时要特别注意其产地的差异。在樗藤子临床应用中要考虑控制樗藤子使用剂量，同时需要采用炮制、配伍、制剂等减毒的方法，并且加强对樗藤子有效部位或天然活性成分的研究，为樗藤子更好的临床应用起到促进作用。

结论

古代文献资料对樗藤子毒性的记载和描述有限，而现代文献报道表明樗藤子在应用中既可以产生有效的治疗作用，也可以产生与治疗无关的其他作用，甚至对机体有害的作用，皂苷类和樗藤酰胺糖苷类化合物可能是樗藤子发挥药效的物质基础，也与毒性有关。其毒性反应与药效有一定相关性，是该药的不良反应，因此临床应用须加以注意。充分认识其药效与毒性，采用合适的"减毒增效"或"减毒存效"的方法，有利于樗藤子的临床合理应用。

参考文献

［1］肖二，熊慧，赵应红，等.樗藤子及其炮制品的急性毒性及对胃肠运动的影响

[J].中药材,2010,33(11):1704-1707.

[2]肖二.傣药榼藤子炮制前后质量分析及其毒理与药效研究[D].中南民族大学,2011.

[3]韦健全,罗莹,黄健,等.榼藤的镇痛抗炎及急性毒性的实验研究[J].华西药学杂志,2012,27(4):461-463.

[4]董玉琼.榼藤化学成分与药理活性研究[D].上海交通大学,2011.

[5]沈惠萍,王梦月,李晓波.榼藤子药材质量标准研究[J].中国中药杂志,2015,40(10):1860-1864.

[6]邓悟红,肖二,熊慧,等.榼藤子生品和炮制品总皂苷体内抗肿瘤作用[J].中国实验方剂学杂志,2012,18(6):148-150.

[7]王剑侠,郑涛,舒广文,等.榼藤子总皂苷改善胰岛素抵抗机制的初步研究[J].中国实验方剂学杂志,2012,18(20):157-161.

[8]许腾,薛存宽,何学斌,等.榼藤子水溶性提取物对小鼠移植瘤S-80的抑制作用[J].中国药师,2006,9(5):397-399.

[9]赵应红,林艳芳,赵远.傣药榼藤子仁及榼藤子总皂苷的镇痛作用研究[J].中国民族医药杂志,2011,17(2):53-55.

[10]丁昕.榼藤酰胺A-β-D-吡喃葡萄糖苷抗炎活性及分子机理研究[D].中南民族大学,2014.

[11]郑涛.榼藤子总皂苷抗糖尿病作用及其机制研究[D].中南民族大学,2012.

[12]郑涛,舒广文,杨詹詹,等.榼藤子总皂苷抗糖尿病作用机制的初步研究[J].中国中药杂志,2012,37(5):615-619.

（宋俊科　李　莉　杜冠华）

罂粟壳
PAPAVERIS PERICARPIUM

罂粟壳,又名米壳、御米壳、粟壳、烟斗斗、鸦片、烟果果、罂子粟壳,为罂粟科植物罂粟*Papaveris somniferum* L.的干燥成熟果壳。呈卵圆形,表面淡棕色,骨滑,略有光泽。现代收集的罂粟壳有纵向或横向割取阿片的刀痕,顶端有一圆盘状的残留柱头,下端有短柄,形似花瓶颈,体轻质脆。

《中国药典》(2015年版)记载,罂粟壳味酸、涩,性平;有毒。归肺、大肠、肾经。敛肺,涩肠,止痛。用于久咳,久泻,脱肛,脘腹疼痛。常用量3~6 g。

1. 历史文献关于罂粟壳毒的记载

根据现存历史文献,在我国古代早期没有罂粟壳作为药物使用的记载。秦汉时期的药学著作如《神农本草经》《吴普本草》《名医别录》《本草经集注》等均无罂粟壳的相关记载。

唐代，陈藏器在《本草拾遗》果菜米部卷第七中记载"嵩阳子曰：其花四叶，有浅红晕子也"，此时的罂粟作为观赏植物，深受人们的喜爱。而作为西方古代和中世纪早期的万应药底野迦[1]，以诸胆及鸦片为主要原料制成，在隋唐时期作为贡药传入我国，用于治疗各种动物咬伤所引起的中毒症[2]。其入药部位主要为种子、罂粟壳以及罂粟壳中割取的生鸦片和经再加工的熟鸦片。

随着罂粟在我国被引种，宋金元时期的医家们逐渐认识到罂粟子、罂粟壳的药用价值。如宋代的刘翰、马志《开宝本草》和唐慎微的《证类本草》均记载"罂子粟，味甘，平，无毒。主丹石发动，不下台，和竹沥煮作粥食之，极美"。此处需指出的是古人食用的是罂粟种子，因含有极少量罂粟碱和吗啡，因此没有明显的毒副作用。

罂粟壳药用信息最早记载于明代太医院判刘文泰撰辑的《本草品汇精要》卷之三十七，米壳部提及罂粟壳"味甘，性平、缓，无毒"。之后明代李时珍的《本草纲目》谷部第二十三卷描述罂粟壳的性状和生态学特征，"罂在花中，须药裹之。花开三日即谢，而罂在茎头，长一二寸，大如马兜铃，上有盖，下有蒂，宛然则如酒罂。中有白米极细"。在"性味"项中记载罂粟壳"酸、涩、微寒，无毒"。主治："止泻痢，固脱肛，治遗精久咳，敛肺涩肠，止心腹筋骨诸痛。"虽然李时珍描述罂粟壳无毒，但记载了该药"酸主收涩，故初病不可用之"。另外，记载了阿芙蓉"酸，涩，温，微毒"，根据集解可知，阿芙蓉是由罂粟果内乳汁经干燥而成，俗称鸦片。并提及"忌醋，犯之令人断肠"。如此禁忌，说明毒性不小。

明代李中立撰《本草原始》卷之三谷部下品中提及罂粟壳气味"酸涩、微寒，无毒"，但在主治提及"湿热泻痢禁服，误用杀人如刃"，提示罂粟壳误用有毒。另外还提到阿芙蓉是"红罂粟花之津液也"，气味"酸涩，温，有小毒"。

明代缪希雍编撰的《神农本草经疏》补遗米谷部也同样对罂粟表述"无毒"，但提及阿芙蓉，也并无毒性描述。到了明末清初，医药学家倪朱谟编纂的《本草汇言》卷之谷部麻、麦、稷、粟类，依然认为罂粟壳："味酸涩，气寒，无毒。敛气涩肠，禁泻痢之药也"。对于罂粟壳，除了后来人们认识的长期大量应用可能导致成瘾性外，确实没有明显的对机体损伤的毒性作用，传统药学对罂粟壳的认识由"微毒"到"小毒"，表现出在临床应用中细致的观察和合理进行的理论归纳。

到了清代，随着罂粟壳和鸦片的出现，医药学家敏锐的发现了其毒性，特别是其产生的成瘾性。著名医家张璐《本经逢原》卷三谷部，记载"涩温微毒"[3]，首次指出罂粟壳有"微毒"。之后赵学敏编著《本草纲目拾遗》中记载"迨服久偶辍，则困惫欲死，卒至破家丧身。凡吸者，面黑肩耸，两眼泪流，肠脱不收而死。"并引用巡台御史黄叔璥的《台海使槎录》："士人服此为导淫具，肢体萎缩，脏腑溃出，不杀身不止。常有身被逮系，犹求缓须臾，再吸一筒者。"此处所指为吸食熟鸦片。对于用鸦片来纵欲，古人早有指出其害处。清代的杨时泰著《本草述钩元》载罂粟壳"此乃治嗽止痢收后药。凡虚劳咳嗽及湿热泻痢。疗用粟壳止报。杀人如剑宜深戒之"[4]。明确罂粟壳的毒性可致人死亡。

清代的张锡纯在其所著《医学衷中参西录》中对罂粟壳有了更详尽和准确的记载："罂粟壳，以其犹含鸦片之余气，放其性能敛肺、涩肠、固肾、治久咳、久痢、遗精、脱肛、女子崩带。嗽、痢初起及咳嗽兼外感者，忌用。罂粟壳，治久嗽、久痢、诚有效验，加虚劳咳嗽证，但用山药、地黄、枸杞子、玄参诸药以滋阴养肺，其咳嗽不止者，加罂粟壳二三钱，则其咳立见减轻，或又稍佐以通利之品，若牛蒡、射干诸药尤为稳妥。"依然是将罂粟壳作为治疗疾病的药物使用，因而仍是安全的。

鸦片的滥用改变了人们对罂粟壳的认识，根据药效表现，许多人认为鸦片的性味是寒的。许多吸食鸦片者因此不敢服用寒凉药物治病。如《王孟英医案》载：一患者喘嗽，孟英欲以纯阴壮水药治之。患者却曰："我辈向吸鸦片烟，岂敢服此凉药？"，孟英痛斥其非曰："此齐东之野语也，误尽天下苍生。"[5]王孟英认为罂粟性味温涩，而鸦片更是"炽热毒烈，不亚于砒"。王孟英是清代名医大家，处于鸦片泛滥的年代，其医案中多有记载吸鸦片的患者前来就诊并治愈的医案，因此他对罂粟和鸦片的认识也是比较准确的。

除上述药学著作关于罂粟壳的记载，其他一些重要本草如《新修本草》《汤液本草》《本草蒙筌》《药鉴》《本草新编》《本草经解》《植物名实图考》等药学著作中未见罂粟壳相关药用记载。这也表明罂粟壳在我国应用是有限的，而且在药用过程中剂量合理，并不会产生毒性的。

2. 现代毒性相关研究

（1）毒性的表型反应　罂粟壳作为传统中药饮片，既是麻醉药品，又是毒性药品，还具有成瘾性。早在清代，本草书籍中就有吸食鸦片成瘾并致死的记载。现代大量临床案例表明，罂粟壳中含有吗啡、可待因、罂粟碱等三十多种生物碱，多服能抑制呼吸中枢而引起呼吸衰竭，甚至死亡，长期应用易于成瘾，成瘾后经常便秘，瞳孔缩小，甚至出现戒断症状：精神萎靡，哈欠频作，涕泪交流，冷汗，振颤，呕吐，腹痛腹泻，血压升高，心跳加快，身痛失眠，甚至哭泣叫喊，严重者还会出现虚脱和意识丧失[6]。因此，应严格按照《中国药典》规定量3~6 g（每日）使用。

（2）毒性的分子机制　研究证实，罂粟壳的毒性主要是由吗啡和可待因引起。有研究表明，吗啡通过慢性处理可增加转基因小鼠中融合在TH基因5末端调节序列中的报告基因氯霉素酰基转移酶的表达。耐受性产生后会导致脑内蓝斑核神经细胞去极化[7]，钙离子通道开放并使得钙离子外流，这一变化导致阿片类μ受体敏感度下降，并使其内化和磷酸化，影响其表达水平及自身功能的发挥[8, 9]。钙离子/钙调素依赖的蛋白激酶中的亚型CaMKIIα在吗啡耐受发生后有较大的变化，其苏氨酸286位发生自身磷酸化[10, 11]，进一步增加NMDA受体的表达[12]。吗啡急性和慢性处理可减少cAMP反应元件结合蛋白（CREB）的磷酸化，戒断时CREB的磷酸化增加。吗啡对转录因子及基因表达的调节在阿片成瘾及戒断反应中起重要作用[13]。由于可待因进入人体约有10%经代谢转化成吗啡，因此其毒性机制与吗啡相似，但呼吸抑制作用较轻，成瘾性也较弱[14]。

而罂粟碱也作为罂粟壳中生物碱的主要成分，其结构和药理作用均与阿片作用成分不同，没有麻醉性，而且不成瘾，是国家规定的基本药物，并未如吗啡、可待因一样被列入国际毒品管制的范围，有关部门已不再将罂粟碱列入麻醉药品管制品种。

（3）毒性的物质基础　罂粟壳含生物碱类、糖类及其衍生物等化学成分[6]，生物碱约占0.279%~1.133%[15]，包括吗啡、可待因、那可汀、罂粟碱、蒂巴因等[16]，吗啡和可待因占总生物碱的20%左右，主要为吗啡，占7%~15%，其次为可待因，约占0.3%~4%[17]。研究证明，吗啡和可待因是罂粟壳的毒性成分。吗啡治疗量5~15 mg，成人一次服用60 mg可致中毒，250 mg可致死亡。可待因的安全范围则较吗啡大[18]。

毒代动力学研究显示吗啡及其他生物碱易在消化道吸收，但皮下注射吗啡，其毒性较口服强2~4倍。吗啡注射后1小时，血药浓度到达高峰。吸收后很快分布于实质性脏器，如脑、肺、肝、肾、脾及骨骼肌。吗啡对中枢神经系统具有兴奋和抑制双重作用。抑制以大脑皮质、脑干为主，对脊髓及延髓呕吐中枢有兴奋作用，对呼吸中枢的麻痹作用为致死的直接原因[18, 19]。说明罂粟壳引起的毒性反应的物质基础与吗啡等阿片类生物碱有关。

3. 毒性的临床对策和表现

罂粟壳在历代古籍中仅记载有"微毒"，但罂粟壳味酸涩，"须加甘补"，因此通常采用炮制、组方配伍等办法。现代为了更好的将罂粟壳应用于临床，除了炮制、组方配伍，还采用新制剂等。罂粟壳经炮制或配伍之后，生物碱的含量和成分发生变化，毒性反应也随之发生变化，从而达到减轻毒副作用的目的。

罂粟壳的炮制方法有制炭、姜制、蜜制、醋炒[20]、醋蜜炒、饴糖制、蜜酒炒或清炒等10余种。不同的炮制方法，医治目的不同。如"蜜制止咳，醋制止痢"[3]，姜制和盐豉制可增强祛痰作用[21]。《中国药典》（2015年版）则规定罂粟壳采用蜜炙法炒罂粟壳丝，不仅可以精确用量，而且蜜炙后降低了毒性。

组方配伍是常见的减毒增效方法，罂粟壳与沙参、麦冬、西洋参、川贝母、山药等同用可增强敛肺止咳之效；与炒白芍、炮姜等同用可用于涩肠止泻；与黄连、木香、生姜等同用，治疗久痢、血痢[22]。

罂粟壳制剂主要为片剂、胶囊剂、颗粒剂、丸剂等，而宣肺止嗽合剂等用3蜜罂粟壳，目的同样是为了降低毒性提高药效。

4. 毒性和药效评价

（1）毒性的特点及与药效的关系 罂粟壳药理作用广泛，包括镇痛、镇咳作用，能使胃肠道及其括约肌的张力提高、消化液分泌减少、便意迟钝而起止泻作用[23, 24]等。罂粟壳作为一种特殊的中药饮片，虽然在我国有悠久的应用历史，但其毕竟属于麻醉药品和毒性药品，是麻醉药品管理品种中唯一的中药饮片[25, 26]。对于这类特殊饮片，如果用之得当，可以治病救人；反之，不但使治疗作用大打折扣，还会增加药品不良反应甚至毒性反应。罂粟壳引起毒性反应和发挥药理活性均与其所含的生物碱类成分有关，吗啡和可待因既是有效成分也是毒性成分。

吗啡在小于镇痛的剂量时即有明显的抑制呼吸作用，表现呼吸频率减少，初期由呼吸加深而得到代偿。故可用来治疗心源性哮喘。中毒时由于呼吸频率过小，虽加深呼吸也不能代偿，即出现缺氧。故呼吸衰竭是吗啡中毒死亡的主要原因。特别是新生儿、婴幼儿与小儿，因发育阶段不同，对药物更加敏感，剂量过大时可引起呼吸中枢受抑制而引起呼吸衰竭、体温下降、血压下降、肌肉松弛、肺水肿等，最后可因呼吸中枢麻痹而死亡。如长期服用，可产生身体依赖而成瘾，还可致突变[6]。

（2）毒性在复方中的表现 罂粟壳清肺化痰，止嗽定喘功效较好，常作为复方中的君药或臣药用于虚劳久嗽，咳嗽痰喘；大便不调、五更泄泻、时带黏液等症，起效快，疗效确切。《中国药典》（2015年版）中收录含罂粟壳的复方共16个，其中二母安嗽丸、止咳化痰丸、克咳片、枇杷止咳胶囊、枇杷止咳颗粒、枇杷止咳软胶囊、洋参保肺丸、强力枇杷膏（蜜炼）等复方中罂粟壳为君药；止咳宝片、肠胃宁片、京万红软膏、咳喘宁口服液、复方满山红糖浆、宣肺止嗽合剂、消炎止咳片、橘红化痰丸等复方中罂粟壳为臣药。其中克咳片，用药禁忌为心动过速者慎用。高血压及冠心病患者忌服。儿童、孕妇及哺乳期妇女禁用。不宜常服。其余大部分复方的用药禁忌均为儿童、孕妇及哺乳期妇女禁用。说明因罂粟壳的毒副作用而在临床使用中具有局限性。

（3）药效学特点与毒性的防控 基于现代研究可知，罂粟壳发挥药效作用的主要成分为吗啡、可待因和罂粟碱，引起毒性反应的主要成分为吗啡。尽管可待因相对吗啡的安全范围大，但过量使用依然可以产生中枢神经毒性。在罂粟壳临床应用时要考虑控制罂粟壳使用剂量，采用炮制、配伍、制剂等减毒的方法，为其更好的临床应用起到促进作用。

结论

传统文献对罂粟壳毒性的记载合理的反映了其药理作用特点和应用的要求，明确提示了罂粟壳在应用中具有双重作用。这些记载如同现代药品说明书中标示的不良反应一样，有效地指导了罂粟壳的临床应用。现代研究进一步提示，罂粟壳中的生物碱是其发挥药效和产生毒性反应的物质基础，其中吗啡和可待因虽然有毒性反应，但在治疗剂量仍可用于镇痛、止咳、久痢等。在有效成分和不良反应明确的情况下，尽管罂粟壳所含有效成分较少、作用较弱，但进行严格的管理仍是必要的。

参考文献

［1］Josepil Needham. Seience and Civilisation in China［M］. Cambridge at the University Press, 1954: 204-205.

［2］郑金生.从唐代底野迦到宋代人工牛黄［J］.中成药研究, 1982, 5（2）: 34-35.

［3］张璐（清）.赵小青, 裴晓峰校注.本经逢原［M］.北京: 中国中医药出版社, 1996: 140.

［4］杨时泰（清）.本草述钩元［M］.北京: 人民卫生出版社, 1958: 382.

［5］王孟英.达美君, 周金根校注.王孟英医案［M］.北京: 中国中医药出版社, 2008: 123-124.

［6］郭晓庄.有毒中草药大辞典［M］.天津: 天津科技翻译出版社, 1992: 604-606.

［7］Kong JQ, Meng J, Biser PS, Fleming WW, Taylor DA. Cellular depolarization of neurons in the locus ceruleus region of the guinea pig associated with the development of tolerance to opioids［J］. J Pharmacol Exp Ther, 2001, 298: 909-916.

［8］Williams JT, Ingrain SL, Henderson G, et al. Regulation of μ-opioid receptors: desensitization, phosphorylation, internalization, and tolerance［J］. Pharmacol Rev, 2013, 65: 223-254.

［9］Hamdy MM, Noda Y, Miyazaki M, et al. Molecular mechanisms in dizocilpine-induced attenuation of development of morphine dependence: an association with cortical Ca^{2+}/calmodulin-dependent signal cascade［J］. Behav Brain Res, 2004, 152: 263-270.

［10］Yang C, Chen Y, Tang L, et al. Haloperidol disrupts opioid-antinociceptive tolerance and physical dependence［J］. J Pharmacol Exp Ther, 2011, 338: 164-172.

［11］Hu X, Huang F, Szymusiak M, et al. Curcumin attenuates opioid tolerance and dependence by inhibiting Ca^{2+}/calmodulin-dependent protein kinase II α activity［J］. J Pharmacol Exp Ther, 2015, 352: 420-428.

［12］Sánchez-Blázquez P, Rodríguez-Muñoz M, Berrocoso E, et al. The plasticity of the association between mu-opioid receptor and glutamate ionotropic receptor N in opioid analgesic tolerance and neuropathic pain［J］. Eur J Pharmacol, 2013, 716: 94-105.

［13］Ikemoto M, Osugi T, Wang binding activity by chronic XB, et al. Decrease in CRE morphine administration in mouse brain［J］. Neuroreport, 1995, 6（2）: 262-264.

［14］赵凡.可待因致不良反应的研究进展［J］.中国药业, 2014, 23（21）: 117-118.

［15］张忠会, 王惠达, 杨威.罂粟壳生物碱的可见分光光度法测定［J］.中成药, 2002, 24（07）: 51-52.

［16］高宏，陈鲁军，李吉雷.薄层扫描法测定罂粟壳、籽中各生物碱的含量［A］.
公安部物证鉴定中心、中国法医学会法医毒物专业委员会.首届全国毒品检
验技术交流会论文集［C］.公安部物证鉴定中心、中国法医学会法医毒物专
业委员会，1997：2.

［17］吴代全.预防罂粟类中药中毒之我见［J］.四川中医，1996，14（08）：18.

［18］王保捷，吴法尧，孙慧宽.法医学［M］.长春：吉林科学技术出版社，1998：
100-101.

［19］郭景元.法医学（第二版）［M］.北京：人民卫生出版社，1987：114-115

［20］汪昂.本草备要［M］.北京：人民卫生出版社，1965：199.

［21］张元素.医学启源［M］.北京：人民卫生出版社，1978：98.

［22］陈京荔，赵京春.医疗机构中药麻醉药品（罂粟壳）的使用与管理［J］.世界
中医药，2014，9（10）：1370-1372.

［23］南京中医药大学.中药大辞典：下册（2版）［M］.上海：上海科学技术出版社，
2006：601.

［24］国家药典委员会.中华人民共和国药典临床用药须知：中药饮片卷（2010年版）
［S］.北京：中国医药科技出版社，2010：182.

［25］魏其才.对罂粟壳应加强监督管理［J］.中国药房，1992，3（3）：31.

［26］国家食品药品监督管理总局，中华人民共和国公安部，中华人民共和国国家卫
生和计划生育委员会.关于公布麻醉药品和精神药品品种目录的通知［S］.
2013：11.

（谭　为　张　莉　杜冠华）

鹤虱
CARPESII FRUCTUS

鹤虱，又名北鹤虱，鸪虱、鬼虱，为菊科植物天名精 *Carpesium abrotanoides* L. 的干燥成熟果实。呈圆柱状，细小。表面黄褐色或暗褐色，具多数纵棱。分布于我国大部分地区。秋季果实成熟时采摘，生用或炒用[1]。

《中国药典》（2015年版）记载，鹤虱味苦、辛，性平；有小毒。归脾、胃经。具有杀虫消积功效。用于蛔虫病，蛲虫病，绦虫病，虫积腹痛，小儿疳积。常用量3~9 g[1]。

1. 历史文献关于鹤虱毒的记载

鹤虱是目前常用的杀虫中药，但是在市场上，作为药用品种的商品比较混乱。全国药用鹤虱主要有四大类：北鹤虱为菊科植物天名精 *Carpesium abrotanoides* L. 或其同属植物的瘦果，为鹤虱之正品。南鹤虱为伞形科植物野胡

萝 Daucus carota L. 的果实，《本草求真》认为其是鹤虱之充代品。此外，还有东北鹤虱和华南鹤虱[2]。

鹤虱始载于唐代《新修本草》，其原植物为菊科植物山道年蒿 Seriphidium cinum[2-4]。后期采用菊科天名精的果实。天名精为紫菀家族。目前在种属分类上，存在将其与紫草家族（Lappula）植物混淆的现象。本文的现代研究主要针对药典规定的天名精 Carpesium abrotanoides L. 植物进行论述。

根据现存历史文献，秦汉时期的药学著作如《神农本草经》《吴普本草》《名医别录》《本草经集注》等均无鹤虱的相关记载。

鹤虱始载于唐代《新修本草》，并且在当时人们就已经意识到鹤虱具有毒性。在其草部下品之下卷第十一中记载为：鹤虱味苦，平，有大毒。主蛔、蛲虫，用之为散，以肥肉臛汁，服方寸匕，亦丸散中用，生西戎。子似蓬蒿子而细，合叶、茎用之，胡名鹖虱。有多名研究者考证《新修本草》中的鹤虱的原植物为菊科植物山道年蒿 Seriphidium cinum[2-4]。

自宋代始，鹤虱采用菊科天名精的果实，毒性减少，后继的多数典籍均认为有小毒。宋代的《开宝本草》记载为味苦，平，有小毒。出波斯者为胜，今上党亦有。心痛，以淡醋和半匕服。

《图经本草》记载：鹤虱生西戎，今江淮衡皆有之。春生苗，叶皱似紫苏。不论从产地，还是对原植物形态描述及附图来看，此时的鹤虱已非唐代外来鹤虱。

《证类本草》记载有小毒。除收载以前本草所述及附图外，并引："沈存中笔谈：地落，即天名精，鹤虱是实"。所记载的鹤虱与天名精两药的原植物图，更进一步证明，宋代用的鹤虱为天名精的果实而不是山道年蒿花了[2]。

到了明代李时珍《本草纲目》中将鹤虱附于天名精之下，在草部第十五卷中关于鹤虱的记载中，曰：源于《唐本草》，"苦、平，有小毒"。主治蛔虫、蛲虫。用鹤虱研为细末，每服一匙，肥肉汤送下。同时也记载"大明曰：凉，无毒"。

明清时期均沿用记载鹤虱为有小毒，主杀虫。如《本草品汇精要》《本草蒙筌》《本草原始》等。

现代中药书籍也认为其主要的功效为治疗寄生虫，如《现代实用中药》记载该药治腹痛，为绦虫、蛲虫、蛔虫之驱除剂。另外《药材资料汇编》增加了该药能治久痢的功效。

除上述药学著作，《神农本草经》《吴普本草》《名医别录》《本草经集注》《汤液本草》《药鉴》《本草新编》《本草汇言》《神农本草经疏》《本草经解》《本草纲目拾遗》《植物名实图考》《医学衷中参西录》均未见有关该药记载。

需要提及的是天名精始载于《神农本草经》，列为上品，此书未记载鹤虱。鹤虱始载于《新修本草》列于草部下品第十一卷，本书同时收载天名精列于草部上品下第七卷，可见二者并非一物。

2. 现代毒性相关研究

（1）毒性的反应　目前，在现代医学研究里关于鹤虱的毒性报道较少。少数病人口服鹤虱煎剂有恶心呕吐，食欲不振，头晕，头痛，四肢软弱无力，行走语言不利，严重时能引起阵发性痉挛、抽搐[5]。

实验研究显示，鹤虱的主要有效成分天名精内酯，给小鼠腹腔注射天名精内酯的LD_{50}为100 mg/kg，对实验动物有中枢麻痹作用，大剂量能引起阵发性痉挛而死亡。能够引起人皮肤过敏性皮炎、疱疹[5]。

（2）毒性的物质基础　鹤虱主要含有挥发油，挥发油中的主要成分为半萜内酯天名精内酯、格瑞尼林、天名精素、天名精酮、正己酸，还含有缬草酸、油酸、亚麻酸、三十一烷、豆甾醇等[5~7]。目前专门针对北鹤虱化学成分研究报道的只有一篇文献，其中报道的主要成分为：特勒内酯，3-表-isotelekin，11β，13-氢-1-表-inuviscolide，天名精内酯酮，天名精内酯醇[6]。天名精全草中分离出的各种化学成分则多达143种之多[8]，但天名精全草的毒性作用及机制也仍不清楚[8]。

（3）毒性的分子机制　目前有关鹤虱的毒性作用尚没有系统研究报道，其毒性的分子机制也尚不清楚，可能和其主要成分天名精内酯酮的细胞毒等作用相关[9]。天名精内酯酮对多种肿瘤细胞具有细胞毒作用，其$EC_{50}<20$ μMr/L[9]。对白血病细胞（CCRF-CEM）的生长抑制的IC_{50}可达0.14 μMr/L[10]。天名精内酯酮对多种植物病原真菌具有杀菌活性[11]。其中对小麦全蚀病菌的抑制作用最强，EC_{50}为4.89 mg/L[11]。萜类化合物也具有细胞毒作用[12]。

3. 毒性的临床对策和表现

中医药应用中分析鹤虱中毒原因主要是用药过量或配伍不当。服用鹤虱中毒后可采用对症治疗。在一些中医书籍中推荐用甘草、绿豆各30 g，煎汤当茶饮；天麻、天南星各9 g，甘草6 g，水煎服等[5]。但是否有效仍有待验证。

4. 毒性和药效评价

（1）毒性的特点及与药效的关系　鹤虱在临床上主要作为抗寄生虫药物，单用效果不佳，在临床上主要与其他药物合用。其毒性反应与其药物剂量相关。鹤虱为杀虫方剂中要药，制为煎剂，专供驱除绦虫及蛔虫之用，对除水蛭尤有特效。天名精煎剂在体内外均有杀死蛲虫的作用，取有蛔虫的豚鼠，灌胃给予鹤虱的流浸膏，发现鹤虱有驱虫的效力，证明其中的正己酸及内酯的衍生物有驱蛔虫作用[13]。中医典籍中记载的鹤虱小毒是否是其发挥驱虫抑菌作用的原因，尚待进一步研究。

（2）毒性在复方中的表现　《中国药典》（2015年版）中收录含鹤虱的复方1个，为化积口服液。含茯苓（去皮），海螵蛸，炒鸡内金，醋三棱，醋莪术，红花，槟榔，雷丸，鹤虱，使君子仁。用于健脾导滞，化积除疳。脾胃虚弱所致的疳积，症见面黄肌瘦、腹胀腹痛、厌食或食欲不振、大便失调。其中鹤虱杀虫消积，为辅药。配伍使用并非因为该药毒性的原因。

（3）药效学特点与毒性的防控　　鹤虱主要用于驱虫，包括蛲虫、蛔虫。但单用效力不大，需配伍使用。目前关于鹤虱的毒性作用强度、特点、机制等均尚不清楚，所以临床上出现药物过量导致的毒性，一般均采用对症治疗。

结论

鹤虱在临床上的应用历史悠久，尤其是用于寄生虫的治疗。到目前为止，虽然多本中医古籍都谈及鹤虱有"小毒"，但因为其植物考证仍存疑，尚未见鹤虱的临床研究及毒性研究报道。历代本草中提到的鹤虱的毒性可能为该药在大剂量使用过程中的不良反应。鹤虱中的主要成分天名精内酯可能是导致鹤虱不良反应的物质基础。目前有关鹤虱"毒性"研究中存在的重要问题是对其作用评价、物质基础和机制研究不够深入；且临床研究的病例数太少，多为验方，又未建立统一的诊疗标准。因此应进一步研究其机理，观察其疗效，以便更好地指导临床用药。

参考文献

［1］国家药典委员会.中华人民共和国药典［M］.一部.北京：中国医药科技出版社，2015：375-376.

［2］李家实，魏璐雪，陈玉婷.鹤虱的本草考证［J］.中药材，1993，（09）：41-42.

［3］朱元龙，徐择邻，刘宝善，等.着鹤虱的初步化学成分研究［J］.药学学报，1957，（02）：155-156.

［4］陈建国，陈重明.天名精的本草考证［J］.中国中药杂志，1991，（02）：67-69.

［5］于智敏，李海玉.常用有毒中药的毒性分析与配伍宜忌［M］.北京：科学技术文献出版社，2005.

［6］刘翠周，许婧，桂丽萍，等.北鹤虱的化学成分研究［J］.药物评价研究，2010，（03）：220-221.

［7］秦付林，何雪莲，张洁，等.中药鹤虱的研究进展［J］.亚太传统医药，2008，（11）：136-137.

［8］Zhang JP，Wang GW，Tian XH，et al. The genus Carpesium：A review of its ethnopharmacology，phytochemistry and pharmacology［J］. J Ethnopharmacol. ：Volume 163，2 April 2015，Pages 173-191.

［9］Lee J，Min B，Lee S，et al. Cytotoxic sesquiterpene lactones from Carpesium abrotanoides［J］. Planta Med. 2002. 68（8）：745-747.

［10］Yang YX，Shan L，Liu QX，et al. Carpedilactones A-D，four new isomeric sesquiterpene lactone dimers with potent cytotoxicity from Carpesium faberi［J］. Org Lett. 2014，16（16）：4216-4219.

［11］韩兴帅，许丹，冯俊涛，等.天名精内酯酮的抑菌活性［J］.西北农林科技大学

学报（自然科学版），2014，42（08）：178–184.

［12］汪蕾，田丽，程凡，等.天名精菇类化学成分及其细胞毒活性研究［J］.中草药，2018，49（03）：530–535.

［13］冯俊涛，张亚梅，王俊儒，等.天名精内酯酮衍生物合成及其抑菌活性［J］.农药学学报，2007，（02）：185–188.

（杨秀颖　袁天翊　杜冠华）

南鹤虱
CAROTAE FRUCTUS

南鹤虱，为伞形科植物野胡萝卜 *Daucus carota* L. 的干燥成熟果实。本品为双悬果，呈椭圆形，多裂为分果，分果长 3~4 mm，宽 1.5~2.5 mm[1]。

《中国药典》（2015年版）记载，南鹤虱味微辛、苦，性平；有小毒。归脾、胃经。具有杀虫消积之功效。用于蛔虫病，蛲虫病，绦虫病，虫积腹痛，小儿疳积。常用量 3~9 g。

1. 历史文献关于南鹤虱毒的记载

南鹤虱的药用记载始见于清代的《本草求真》。认为南鹤虱是常用杀虫中药鹤虱的充代品。在鹤虱项下辨伪曰"但药肆每以胡萝卜子代充，不可不辨"。《植物名实图考》提出"天名精，子极臭而刺人衣，诸家皆云子名鹤虱。湘中土匦有用鹤虱者，命取视之，乃野胡萝卜子"。可见古代本草已关注胡萝卜子视为鹤虱的现象。

在现代药材市场，南鹤虱常作为鹤虱的药用来源之一。《中药鉴别真传》将鹤虱作为"中药同名异物和同物异名品种"进行收载，其记载鹤虱来源有南鹤虱、北鹤虱二种：南鹤虱为伞形科植物野胡萝卜的果实；北鹤虱为菊科植物天名精的果实[1]。《中药鉴定学》收载的鹤虱也是南北鹤虱两个品种[2]。《中药鉴别手册》收载鹤虱有四类：一为伞形科植物胡萝卜的果实，药材名为南鹤虱；二为窃衣的果实，药材名华南鹤虱；三为菊科植物天名精的果实，药材名北鹤虱；四为紫草科植物鹤虱及蒙古鹤虱的果实，药材名东北鹤虱[3]。从应用之初，南鹤虱的记载即为小毒。直至1963年版《中国药典》将南鹤虱进行正式收载并标注有小毒，之后每版药典均收录且未作修改。

2. 现代毒性相关研究

（1）毒性的反应　南鹤虱虽记载为小毒，但并无详细毒性反应记载，现代临床应用方面也无严重毒性反应的报道，少数病人可能会有轻微头晕、恶心、耳鸣、腹痛等副反应，可自行消失。

（2）毒性的分子机制及物质基础 目前关于南鹤虱是否存在毒性尚无系统评价，所以目前毒性的分子机制也尚不清楚。南鹤虱主要成分包括挥发油：β-红没药烯、罗汉柏二烯、香柠檬醇乙酸酯、乙酸柏木酯、α-芹子烯、α-蒎烯、β-蒎烯、细辛脑、γ-榄香烯[4, 5]；倍半萜类：胡萝卜烷-1，4-β-氧、2α-乙酰氧基-4β-羟基-6α-对羟基苯甲酰氧基-10β-苯甲酰氧基胡萝卜烷-8-甲基、2α-乙酰氧基-4β-羟基-6α-当归酰氧基-10β-苯甲酰氧基胡萝卜烷-8-甲基、2α-乙酰氧基-4β-羟基-6α-当归酰氧基-10β-桂皮酰氧基胡萝卜烷-8-甲基等[6]；黄酮类：芹菜素-4′-O-β-D-葡萄糖、木犀草素-7-O-葡萄糖、山奈酚-3-O-β-D-葡萄糖、白杨黄素、芹菜素、木犀草素、槲皮素、山奈酚等[7~9]。尽管这些化合物是从南鹤虱中发现，但目前尚未证明这些化合物与南鹤虱的毒性相关。

3. 毒性的临床对策和表现

南鹤虱被认为是常用杀虫中药鹤虱的充代品，无详细毒性记载。现代临床应用中，有关南鹤虱口服导致中毒反应的事件尚未见报道。少数患者在服用南鹤虱（相当于生药45 g）后出现轻微的头晕、恶心、耳鸣、腹痛等不良反应，一般数小时后即可自行消失[10]。

4. 毒性和药效评价

南鹤虱的小毒可能是其发挥驱虫抑菌作用的原因，对人体的毒性并不显著，产生不良反应可能与用药剂量过大有关。南鹤虱主要含有挥发油、倍半萜类和黄酮等化学成分。现代药理学活性研究表明，南鹤虱具有较好的驱虫、抗菌、抗生育和改善认知功能障碍等药理活性。

对从南鹤虱中提取出的挥发油做抗菌实验表明，其对金黄色葡萄球菌、大肠杆菌、蜡样芽胞杆菌、疥疮链霉菌、枯草芽胞杆菌、尖孢镰刀菌、曲霉菌和空肠弯曲杆菌均有抑制作用[11~14]。南鹤虱能够抑制瑞士成年雌性小鼠正常的发情周期，显著地减少了卵巢重量，抗生育[15]。野胡萝卜种子醇提取物，对离体豚鼠和大鼠小肠、大鼠子宫、猫支气管等平滑肌均显示舒张作用。种子中的苷性成分能松弛大鼠和兔小肠及未孕子宫，叶提取物对已孕或未孕猫和豚鼠子宫有收缩作用[16, 17]。南鹤虱的乙醇提取物通过其改善记忆、降低胆固醇和抗胆碱酯酶活性等多种作用，改善认知功能障碍[18]。

南鹤虱含挥发油0.38%，对小鼠的LD_{50}为（0.63 ± 0.07）ml/kg[10]。对南鹤虱挥发油碳氢部位的毒理学研究发现，单次皮下注射给予小鼠南鹤虱挥发油碳氢部位5000 mg/kg后，10天内，无小鼠死亡，也未见任何中毒症状，各脏器也无明显病理变化。采用Ames试验、微核试验、染色体畸变实验和致畸变试验，未显示南鹤虱挥发油对原核生物有致突变作用，对哺乳动物体细胞在体内和体外均无染色体损伤效应，对大鼠胚胎细胞也无致畸变作用[19]。而南鹤虱中其他化学成分的毒性研究尚未见报道。

结论

南鹤虱作为药物具有杀虫消积之功效，在临床用于蛔虫病，蛲虫病，绦虫病，虫积腹痛，小儿疳积。南鹤虱始见于清代记载时即标记为小毒，而且1963年版《中国药典》将南鹤虱进行正式收载并标注有小毒后，直到2015年版每版药典一直未作修改。但目前在现代临床及实验研究中，并未见南鹤虱系统毒性研究报道，在临床应用中也未发现明显的毒性作用。目前对其毒性的认识亦因缺少相关研究结果和临床资料的积累，尚不能确定其毒性特点。现有资料中记载的"小毒"，可能是大剂量使用时出现的不良反应。

参考文献

［1］吕侠卿.中药鉴别真传［M］.长沙：湖南科学技术出版社，1995：298.

［2］阎玉凝.中药鉴定学［M］.北京：中国医药科技出版社，2000，118.

［3］中国药品生物制品检定所，中国科学院植物研究所.中药鉴别手册［M］.北京：科学出版社，1993：533.

［4］Ahmed AA, Bishr MM, Elshanawany MA, *et al*. Rare trisubstituted sesquiterpenes daucanes from the wild Daucus carota［J］. Phytochemistry, 2005, 66（14）：1680-1684.

［5］王锡宁，孙玉泉.南鹤虱挥发油化学成分的分析［J］.光谱实验室，2003，20（4）：530-532.

［6］Dhillon RS, Gautam VK, Kalsi PS, *et al*. Carota-1, 4-β-oxide, a sesquiterpene from Daucus carota［J］. Phytochemistry, 1989, 28（2）：639-640.

［7］Gupta KR, Niranjan GS. A new flavone glycoside from seeds of Daucus carota［J］. Planta Medica, 1982, 46（4）：240-241.

［8］Elmoghazi AM, Ross SA, Halim AF, *et al*. Flavonoids of Daucus carota［J］. Planta Medica, 1980, 40（12）：382-383.

［9］Michael S, Victor WA, Peter W. Isolation and Identification of Novel Pyranoanthocyanins from Black Carrot（Daucus carota L.）Juice［J］. Journal of Agricultural & Food Chemistry, 2004, 52（16）：5095-5101.

［10］于智敏，李海玉.常用有毒中药的毒性分析与配伍宜忌［M］.北京：科学技术文献出版社，2005：248.

［11］Kilibarda V, Nanusević N, Dogović N, *et al*. Content of the essential oil of carrot and its antibacterial activity［J］. Die Pharmazie, 1996, 51（10）：777-778.

［12］Kumarasamy Y, Cox PJ, Jaspars M, *et al*. Screening seeds of Scottish plants for antibacterial activity［J］. Journal of Ethnopharmacology, 2002, 83（1）：73-77.

［13］Tavares A, Goncalves MC, Cruz M, *et al*. Essential oil of Daucus carota subsp. halophilus：composition, antifungal activity and cytotoxicity［J］. Journal of

Ethnopharmacology, 2008, 119（1）: 129–134.

［14］Rossi PG, Bao L, Luciani A, *et al.*（E）–Methylisoeugenol and elemicin: antibacterial components of Daucus carota L. essential oil against Campylobacter jejuni［J］. J Agric Food Chem, 2007, 55（18）: 7332–7336.

［15］Majumder PK, Dasgupta S, Mukhopadhaya RK, *et al.* Anti–steroidogenic activity of the petroleum ether extract and fraction 5（fatty acids）of carrot（Daucus carota, L.）seeds in mouse ovary［J］. Journal of Ethnopharmacology, 1997, 57（3）: 209–212.

［16］Bishayee A, Sarkar A, Chatterjee M. Hepatoprotective activity of carrot（Daucus carota L.）against carbon tetrachloride intoxication in mouse liver［J］. J Ethnopharmacol. 1995 , 47（2）: 69–74.

［17］褚云鸿，周美华. 胡萝卜籽挥发油的抗生育作用［J］.生殖与避孕, 1985, 5（1）: 37–40.

［18］俞发荣.野胡萝卜改善认知功能障碍作用的药理学证据［J］.现代药物与临床, 2007,（5）: 216.

［19］蔡东联，印木泉，毕洁，等.野胡萝卜籽挥发油碳氢部位的毒理学评价［J］.癌变畸变突变, 1990, 02（4）: 54–57.

（张　雯　杜冠华）

翼首草
PTEROCEPHALI HERBA

　　翼首草，为川续断科植物匙叶翼首草 *Pterocephalus hookeri*（C. B. Clarke）Hoeck 的干燥全草。藏语名又名那古穷、归其杰布、赤迪新、培多、布娃国、其都嘎布、阿盖贝尔钧、弟仁国、江母德集、鲁孜多乌、榜孜加巴，在南派藏医药中，被喻为地上 "七种仙草" 之一。《中华本草·藏药卷》亦以裂叶翼首花 *Pterocephalus bretschneideri*（Batal.）Pretz 的全草作药用，部分地区以根入药，为藏医常用药材。

　　《中国药典》（2015年版）记载，翼首草味苦，性寒；有小毒。具有解毒除瘟，清热止痢，祛风通痹等功效。用于治疗瘟毒、痹证、痢疾、关节炎等症。常用量1~3 g，炮制后入丸散用。

1. 历史文献关于翼首草毒的记载

　　根据现存历史文献，关于翼首草的最早记载是公元7世纪前的敦煌本吐蕃医学文献《长卷》（该书原件现存在于英国大英博物馆印度事务部图书馆），其上记载："地衣，翼首草，功能清瘟疫热毒、治新旧热毒、关节痛风、血分疾病、小肠疾病、小肠疼痛、止热泻等"。此外，在《渡母本草》《四部医典》《医学千万舍利》《晶珠本草》等也记载了翼首草的应用，但均无其毒性记载。

翼首草为藏药，除上述著作，《神农本草经》《吴普本草》《名医别录》《本草经集注》《新修本草》《证类本草》《本草拾遗》《汤液本草》《本草纲目拾遗》《植物名实图考》《本草品汇精要》《本草经解》《药鉴》《本草蒙筌》《本草新编》《神农本草经疏》等均未见翼首草的相关记载。

2. 现代毒性相关研究

（1）毒性的反应　以上记录翼首草的藏医著作均未记录翼首草的毒性作用。

现代研究显示，以翼首草正丁醇提取物对小鼠进行急性毒性试验，结果显示：小鼠给予翼首草一次灌胃 26.68 g/kg 后小鼠的体重在 2 天内急剧下降，饮食量也有所减少，特别是由根的水煎液引起的此种现象更为明显。

（2）毒性的物质基础与分子机制　现代化学方法研究发现，翼首草主要含皂苷、环烯醚萜等化学成分。五环三萜母核的皂苷化合物具有抗炎、护肝、抗肿瘤以及机体免疫调节等药理作用和生物活性。环烯醚萜类化合物如马钱素具有抗病毒、抗氧化、增强免疫力等作用。但目前尚未证明这些化合物与翼首草的毒性相关。

3. 毒性的临床对策和表现

该药无明显毒性，口服最大耐受量为 450 g/kg，是临床用量的 3000 倍。对急性毒性的研究发现，小鼠的急性毒性主要表现为食欲下降，体重减轻。暂无临床应用出现毒性反应的报道。

4. 毒性和药效评价

（1）毒性的特点及与药效的关系　翼首草具有抗炎镇痛、抗肿瘤和抗菌等药理活性，其研究主要是针对提取物或活性部位，对单体成分的药理活性研究相对较少。关于其药效、毒性及其关系，需要进一步深入研究。

（2）毒性在复方中的表现　翼首草应用于很多藏医复方，如十二味翼首散、二十五味余甘子丸、二十五味驴血丸、九味青鹏散、石榴普安散、清肺止咳丸等。但是均无毒性报道。

（3）药效学特点与毒性的防控　基于现代研究发现，翼首草发挥其作用的主要成分是齐墩果酸和熊果酸，暂无引起毒性反应的报道。

结论

结合现代研究，分析认为传统文献没有记载翼首草的毒性，只是记载了其有效的治疗作用。实验研究发现翼首草最大耐受量灌胃会产生消化道毒性反应，但未知其具体机制及是否存在其他毒性反应。对其毒性需要进一步研究，以利于翼首草的合理应用。

参考文献

［1］张艺.藏药翼首草及其复方然降多吉胶囊的品质评价研究［D］.成都中医药大学，2003.

［2］何正友，张艺，张旭，等.分光光度法测定藏药翼首草中总皂苷的含量［J］.华西药学杂志，2002，17（1）：43.

［3］张艺，李文军，孟宪丽，等.藏药翼首草化学成分的研究［J］.成都中医药大学学报，2005，25（3）：41.

［4］张雪梅，杨丰庆，夏之宁.藏药翼首草的药理作用及其质量评价研究进展［J］.中国药房，2012，23（35）：3356–3358.

［5］庞伟.藏药翼首草的研究与应用［J］.中国民族医药杂志，2007，（5）：63–65.

［6］关昕璐，阎玉凝，魏太明，等.翼首草的抗炎作用与急毒实验研究［J］.北京中医药大学学报，2004，（2）：71–73.

［7］谭德，古锐，张艺，等.HPLC测定藏药翼首草中马钱苷的含量［J］.中国中药杂志，2011，35（24）：3472–3474.

［8］甄梓娟，徐元江，廖志华，等.藏药匙叶翼首草及其同属植物的研究进展［J］.中药材，2016，39（1）：223–228.

［9］王丽娟.藏药甘松及翼首草生药学鉴定［J］.中国民族医药杂志，2013，（7）：19–20.

［10］李文捷，高燕，陈一龙，等.UFLC–PDA同时快速测定藏药翼首草中5种化学成分的含量［J］.世界科学技术–中药现代化，2014，16（1）：161–166.

（亢泽春　孔令雷　杜冠华）

第九章　动物类有毒记载的中药材

在《中国药典》（2015年版）中共收载有毒的动物类中药8种。其中，斑蝥记载为有"大毒"，全蝎、金钱白花蛇、蜈蚣、蕲蛇和蟾酥均记载为"有毒"，土鳖虫和水蛭记载为有"小毒"。

土鳖虫（䗪虫）
EUPOLYPHAGA STELEOPHAGA

土鳖虫，又名（䗪）虫、地鳖虫、土元、地乌龟等，为鳖蠊科昆虫地鳖 *Eupolyphaga sinensis* Walker或冀地鳖 *Steleophaga plancyi*（Boleny）的雌虫干燥体。地鳖呈扁平卵形，前端较窄，后端较宽，背部紫褐色，具光泽，无翅；冀地鳖体型更长，背部黑棕色，通常在边缘带有淡黄褐色斑块及黑色小点。

《中国药典》（2015年版）记载，土鳖虫味咸，性寒；有小毒。归肝经。具有破血逐瘀，续筋接骨之功效。用于跌打损伤，筋伤骨折，血瘀经闭，产后瘀阻腹痛，癥瘕痞块。常用量3~10 g，炮制晒干使用，孕妇禁用。

1. 历史文献关于土鳖虫的毒记载

土鳖虫是一种传统的具有广泛药理作用的中药，药材名为"䗪虫"，最早记载于秦汉著作《神农本草经》，之后东汉张仲景的《金匮要略》、明代李时珍的《本草纲目》，及后来的《本草通玄》《分类草药性》等著作中均有记载。

《神农本草经》将"土鳖虫"列为中品，属于有毒或无毒类，后世多数本草记载土鳖虫有毒。如《名医别录》《新修本草》《本草经集注》《千金翼方》《蜀本草》《大观本草》《绍兴本草》《汤液本草》《本草纲目》《本草经疏》《本草乘雅半偈》《本草集要》《本草汇言》《雷公炮制药性解》《本草品汇精要》《本经疏证》《本草崇原》《本草分经》《本经逢原》《本草从新》《本草撮要》及《本草述》等。记载土鳖虫"小毒"的本草著作有5部，如《本草便读》《冯氏锦囊秘录杂症痘疹药性主治合参》《中国药典》（2010年版）、《中华本草》及《中药学》教材。秦汉时期的著作《吴普本草》，唐宋元时期的《证类本草》《本草拾遗》等则无土鳖虫的相关记载[1]。

2. 现代毒性相关研究

（1）毒性的反应　历代本草大多记载土鳖虫有毒，但是没有对土鳖虫毒进行深入论述，也没有记载土鳖虫毒性的具体表现，考虑可能与其药物偏性的强弱有关，土鳖虫性寒，破血逐瘀之力强，应用不当会引起中毒反应。有文献报道[2]，土鳖虫治疗量能使人窦性心率减慢；出现腹痛、全身乏力、恶心、眩晕等症状；也有报道，服用土鳖虫引起全身密集丘疹，伴全身瘙痒，停药后 1~2 日消失，但是近年来这方面的临床报道鲜有涉及。

（2）毒性的物质基础及分子机制　现代药理学研究有报道认为土鳖虫的毒性可能来源于所含的生物碱，土鳖虫的主要活性成分包括蛋白（酶）、氨基酸、不饱和脂肪酸、微量元素、生物碱和脂溶性维生素等，蛋白质含量高达 60% 以上。急性毒性实验表明[3]，土鳖虫生物碱提取物对小鼠半数致死剂量 LD_{50} 为 294.26 mg/kg，95% 可信限 231.63~373.77 mg/kg，但提取物与全虫的药理和毒性作用有很大区别，土鳖虫的毒性是否完全来源于生物碱仍需进一步研究。

3. 毒性的临床对策和表现

土鳖虫有小毒，有关土鳖虫中毒的报道较少。近年来有报道[4]，通过口服或外敷的方式给患者使用土鳖虫造成皮肤过敏反应，表现为全身出现密集的小丘疹，伴全身瘙痒，停药后 1~2 日皮疹消失，推测可能的原因是土鳖虫中含异体蛋白进入人体与机体的蛋白质结合成全抗原，引起过敏反应。亦有表现为内服土鳖虫制剂后全身乏力、恶心、眩晕、腹痛等症状。

另有报道指出，土鳖虫生物碱腹腔注射 LD_{50} 为（136.45 ± 7.98）mg/kg，关于土鳖虫总生物碱急性毒性报道结果不尽相同，这与土鳖虫产地不同，以及总生物碱的提取方法和试验方法存在差异有关，由此导致土鳖虫总生物碱中有效生物碱含量存在差别[3]。

为防止发生土鳖虫导致的不良反应，首先应询问患者过敏史，其次注意掌握剂量。用于心脏疾病时应注意监测心率、血压及心电图异常改变等。孕妇忌服。合理配伍，注意炮制，以减轻对胃肠道的刺激性。

对于土鳖虫毒的认识，目前的资料尚不能明确其毒性的表现，需要今后更多系统性的实验和临床数据的积累。临床应用中，做到药证相符，配伍得当，不仅能取得好的疗效，也可避免产生明显毒副作用。

4. 毒性和药效评价

土鳖虫药理活性广泛，其具有抗肿瘤、抗突变、抗血栓、抗缺血缺氧、调节血脂、保肝和增强免疫功能等，但是除纤溶活性成分及其药理作用的研究取得进展外，多数药理活性的研究还仅限于提取物。家兔静注土鳖虫总生物碱 20 mg/kg，心电图出现明显的 ST 段缺血改变，房室传导阻滞，并有室性早搏，如不抢救，即刻死亡，死亡家兔解剖发现，心脏处于舒张期[5]，这也说明土鳖虫引起毒性反应的物质基础与生物碱相关。

通过大鼠急性毒性和大鼠30日喂养试验对中华地鳖的安全性毒理学进行评价，发现中华地鳖对雌、雄大鼠经口给药后LD_{50}均大于10.0 g/kg，属实际无毒级；3个剂量组对大鼠生长发育、血象、血生化及脏体比、大体解剖、组织学观察结果等指标均未见明显不良反应，尚有能促进大鼠体重增长，提高其食物利用率的作用[6]。一次性灌胃给予土鳖虫生物碱提取物引起小鼠中毒致死反应的起始剂量（220.16 mg/kg）很高，约为成人日常最大服药量的528倍，按照《中国药典》（2005年版）推荐范围使用是比较安全的。

研究表明，土鳖虫提取液在体外和体内对内源性和外源性凝血途径都具有抑制作用，其作用机制可能是抗凝血酶的活性；研究还发现土鳖虫有改善血管内皮功能、抑制血小板聚集、降低血黏度和降血脂等作用[7]，在冠心病等心脑血管病的防治中具有重要的价值。一些中药复方制剂，如通心络胶囊等就采用其作为主要效用成分，而广泛应用于临床心脑血管疾病的防治。

结论

土鳖虫作为一味传统的虫类中药，资源丰富，疗效较为明确。土鳖虫具有广泛的药理活性，以其作为复方制剂的临床适应症涉及心脑血管疾病、肿瘤、外伤疼痛、妇科及糖尿病等，但相对其广泛的药理活性而言，对其可能产生的毒性作用认识尚不充分。现有研究结果提示，除异源蛋白可能产生的过敏反应外，直接的毒性反应并不显著，正确使用无明显不良反应。中药文献中记载有小毒是对其应用的一种安全性提示。

参考文献

[1] 江寒沁.水蛭、水鳖虫的文献研究［D］.上海中医药大学，2013.

[2] 杨仓良，齐英杰.动物本草［M］.中医古籍出版社，2001：902，897.

[3] 田军鹏.地鳖虫生物碱的提取分离、结构鉴定及急性毒理研究［D］.华中农业大学，2006.

[4] 马月光，李进.常用中药的皮肤过敏反应［J］.中医药学报，2003，31（6）：25-26.

[5] 龙子江，董宏超，盛炎炎.土鳖虫总生物碱对家兔心泵功能的影响［J］.安徽中医药大学学报，1989，8（3）：84-85.

[6] 陈建国，来伟旗，王茵.中华地鳖的安全性毒理学评价［J］.中国卫生检验杂志，2007，17（3）：523-525.

[7] 张凌鹏.小小土鳖虫药用显奇功［J］.家庭中医药，2005（10）：55.

（李旭光　强桂芬　杜冠华）

水蛭
HIRUDO

水蛭，又名蚂蟥、马鳖、马蛭等，为水蛭科动物蚂蟥 *Whitmania pigra* Whitman、水蛭 *Hirudo nipponica* Whitman、柳叶蚂蟥 *Whitmania acranulata* Whitman 的干燥全体。夏、秋两季捕捉，用沸水烫死，晒干或者低温干燥。

《中国药典》（2015年版）记载，水蛭味咸、苦，性平；有小毒，归肝经。具有破血通经，逐瘀消癥的功效。用于血瘀经闭，癥瘕痞块，中风偏瘫，跌扑损伤。常用量1~3 g。

1. 历史文献关于水蛭毒的记载

水蛭作为药物使用的历史悠久，《神农本草经》记载：水蛭 "味咸平，生池泽。治恶血淤血月闭，破血瘕积聚，无子，利水道。" 首次说明水蛭的药用功效，虽未专门记载其毒性，但将水蛭列为下品，属于 "主治病以应地，多毒，不可久服" 的药物。同时期的《名医别录》记载："味苦，微寒，有毒。主堕胎"。《本草经集注》则汇总了前两部著作中水蛭的功效和主治，并明确标明其毒性，"味酸苦平，微寒有毒。主逐恶血淤血月闭，破血瘕积聚，无子，利水道，又堕胎。一名蚑，一名至掌。生雷泽池泽，五月六月采暴干"。可见远在秦汉、魏晋时期，人们已经对水蛭的药用价值及毒性有初步的了解。

唐宋时期的药学著作中，水蛭的功能主治仍延续了《本草经集注》的记载，而对其毒性做了更具体的说明。《新修本草》中就水蛭的使用种类有明确的记载："蚑，今复有数种，此用马蜞，得啮人腹中有血者，仍干为佳。山蚑及诸小毒，皆不用"。《开宝本草》《证类本草》中关于水蛭与《新修本草》的记载相同。《本草拾遗》中记载了水蛭的生物学特性，但对毒性没有更多记载，仅提出应该使用 "干蛭" 并舍弃 "腹中有子者"。

元代的《汤液本草》中记载水蛭 "有毒"，而未作详细解释。明清时期的《本草纲目》中引用《新修本草》的记载，又增添误食石蛭、泥蛭的记录："别有石蛭生石上，泥蛭生泥中，二蛭头尖腰粗色赤。误食之，令人眼中如生烟，渐致枯损"。《本草品汇精要》的毒性记载同《本草纲目》，是对其毒性的具体描述。

在这一时期，关于水蛭可能产生的危害记载，主要是描述水蛭处理不当，可以再生，尤其是可以在体内繁殖，这与古人对水蛭生物学特性的认识有关。如《本草蒙筌》则记载："倘若制非精细，入腹生子为殃，故凡用之极宜谨慎"，强调要谨慎防止水蛭在人体内繁殖。在《本草新编》中就水蛭的制法做了细致的说明，并介绍了一旦产生危害后的处理方法。这些记载与水蛭的毒性没有直接关系。在《本草汇言》《本草原始》和《本草经集疏》等著作中也有类似记载。起始这种表述并不准确，也并不是使用产生的毒性。所以，在《医学衷中参西录》中仅记录了水蛭有毒，而没有再描述其体内复活之类的危害了。

综上所述，自秦汉时期，人们就认识到水蛭可以作为药用，并有毒，但对其使用后的毒性表现并没有详细描述，表明在使用中并没有观察到严重的毒性反应。在后续的文献中大多增加了若制备不够精细，可能会引起水蛭在体内复活并生子等描述，这些描述应该主要出自于对水蛭生物学特性的初步认识，因为当时人们还没有认识到水蛭为雌雄同体、异体交配的卵生动物。此外，在《吴普本草》《药鉴》《本草经解》《本草纲目拾遗》《植物名实图考》等药学专著中均无水蛭的记载。

2. 现代毒性相关研究

（1）毒性的表型反应　在多部古代药学著作中，水蛭的毒性记载较为一致，均为"有毒"，而并未记载中毒后的症状。另一方面，古人认为"此物难死……"，"又善变化……"，是对水蛭特殊的生物学特性的初步认识。《中国药典》规定，水蛭常用量1~3 g。现代药理学实验中，未明确本品有毒，长期临床应用中，水蛭入煎剂一日量10 g左右，入丸或胶囊吞服用量3~5 g，长期应用未见毒性[1]。

现代研究表明，水蛭的主要活血化瘀成分为水蛭素，小鼠腹腔注射水蛭素8500 ATU/kg，对小鼠无明显反应[2]；小鼠皮下注射，水蛭素的$LD_{50}>500000$ ATU/kg[3]，而重组水蛭素的$LD_{50}> 250$ mg/kg[4, 5]。给予水蛭素后存活动物在后续8天中无显著异常，且各个器官的显微结构也无改变。水蛭素冻干粉（50 ATU/g）口服给药$LD_{50}>10.0$ g/kg，对小鼠骨髓细胞微核率和精子畸形率无显著影响[6]。在大鼠的静脉血栓诱导模型上，水蛭素静脉滴注［2.6 μg/（kg·min），15000 ATU/mg］对出血时间无显著延长，推测可能不会引起出血性疾病[7]。

（2）毒性的分子机制和物质基础　现代研究表明，水蛭含有蛋白多肽类，如肝素、水蛭素、组织胺等。此外还含有17种氨基酸，包括8种必需氨基酸；小分子类物质，如糖脂类、蝶啶类、甾体类、羧酸酯类等[8~10]。目前尚未发现这些物质与水蛭的毒性相关。

3. 毒性的临床对策和表现

目前，临床上水蛭毒副反应常见于用药不当，过敏体质及消化系统重症等特例。皮肤红疹瘙痒等多见于过敏体质患者，水蛭水煎剂气味恶劣难服，易引起恶心、呕吐等副反应。实践表明，临床中掌握好适应症，注意剂量用法配伍，水蛭的毒副反应是可以避免或者减轻的[11]。

4. 毒性和药效评价

《本草纲目》记载水蛭："咸、苦，平，有毒"，主治："逐恶血淤血月闭，破血癥积聚，无子，利水道。堕胎。治女子月闭，欲成血劳。喉赤白游疹，及痈肿毒肿。治折伤坠扑蓄血有功"。中医认为，水蛭是一种传统破血药，有逐淤、通经脉、利水道的功效，主要用于治疗血瘀闭经、中风瘫痪、跌打损伤等疾病。

现代药理学表明，水蛭有抗凝血[12, 13]、抗血栓[14, 15]、抗肿瘤[16, 17]、抗炎[18]、抗纤维化[19]等功效，水蛭中的水蛭素是迄今发现的最强的凝血酶特异性抑制剂，通过和凝血酶的直接结合而发挥抗凝作用。

结论

水蛭的药用价值早在《神农本草经》中被记载，同时其毒性也被认识到，只是在秦汉、魏晋时期的著作中未对其毒性做详细的记录。唐宋时期以后，《本草经集注》等多部著作描述水蛭为 "水蛭至难死……"，可能是古人对水蛭顽强生命力的恐惧，而将水蛭记载为 "有毒"。现代药理学实验中，未明确本品有毒，长期临床应用也未见其毒性。《中国药典》2015年版收载水蛭为有小毒，可能是沿用了古代文献对毒性记载的结果。

随着科学技术的日益进步，人们对水蛭的研究日趋深入，研究领域日趋扩大，其药理作用正在被更多的挖掘出来并为人们所利用，水蛭具多种药理活性，被广泛用于临床，其传统有毒记载应该是比较少见的不良反应，该药物口服给药，目前尚未发现明显的毒性。

参考文献

［1］郦永平,唐德才,吕春英.关于水蛭的毒性与用量［J］.中医杂志,1997,10:635.

［2］Markwardt F. VersuchezurpharmakologischenCharakterisierungdes Hirudins［J］. NaunynSchmiedebergs Arch Pharmacol, 1958, 234: 516–529.

［3］Markwardt F, Hauptmann J, Nowak G, et al. Pharmacological studies on the antithrombotic action of hirudin inexperimental animals［J］.ThrombHaemost, 1982, 47: 226–229.

［4］Klöcking HP, Güttner J, Fink F. Toxicological studies withrecombinant hirudin［J］. Folia Haematol（Leipz）, 1988, 115: 75–82.

［5］Klöcking HP, Güttner J, Fink E. Toxicological studies withrecombinant hirudin［J］. Thromb Res, 1987, Suppl VII: 39.

［6］黄超培,赵鹏,李彬,等.水蛭素冻干粉急性毒性和致突变性研究［J］.癌变·畸变·突变,2010,22（4）:312–314.

［7］Kaiser B, Markwardt F. Antithrombotic and haemorrhagic effectsof synthetic and naturally occurring thrombin inhibitors［J］.ThrombRes, 1986, 43: 613–620.

［8］郭晓庆,孙佳明,张辉.水蛭的化学成分与药理作用［J］.吉林中药,2015,35（01）:47–50.

［9］刘玉梅,章军,匙峰,等.水蛭化学成分研究进展［J］.中国中医药信息杂志, 2011,18（12）:108–110.

［10］荆文光,符江,刘玉梅,等.水蛭的化学成分［J］.中国实验方剂学杂志, 2014,（20）:120–123.

［11］吕文海，王琦.中药水蛭现代研究进展［J］.中国中药杂志，1994，（12）：755-759.

［12］苏斌，王志斌，宋程程，等.水蛭抗凝血作用实验研究［J］.山东中医杂志，2014，33（11）：920-923.

［13］王敏，崔连群，张承俊，等.凝血酶诱导血管内皮细胞生长因子的表达及水蛭素的抑制作用［J］.中国新药杂志，2004，（03）：226-230.

［14］沙建慧，杨中万，夏文春.水蛭注射液对小鼠血栓形成及血浆纤溶酶原激活物及抑制物的影响［J］.中成药，2002，（03）：40-41.

［15］谭毓治，徐彭，张孝友，等.去头水蛭醇提物抗血栓作用的研究［J］.中国中药杂志，1999，（10）：46-47.

［16］刘京生，苗智慧，董力，等.水蛭抗肿瘤作用的实验研究［J］.时珍国医国药，2001，（10）：884-885.

［17］李小菊，卢宏达，陈卫群，等.水蛭抑制肿瘤血管生成的作用及其机制［J］.肿瘤防治研究，2013，40（01）：46-50.

［18］谢艳华，王四旺，郭倩.中药水蛭抗炎作用的实验研究［J］.第四军医大学学报，1996，（06）：36-38.

［19］李晓娟，张骞云，马洪霞，等.水蛭对肺纤维化大鼠的影响及机制探讨［J］.中药药理与临床，2015，31（02）：155-156.

（连雯雯　刘艾林　杜冠华）

全蝎
SCORPIO

全蝎，又名全虫、蝎子，为钳蝎科动物东亚钳蝎 *Buthus martensii* Karsch 的干燥体。主产于河南、山东、河北、辽宁等地，山东青州产区全蝎为传统地道药材。春末至秋初捕捉，除去泥沙，置沸水或沸盐水中，煮至全身僵硬，捞出，置通风处，阴干。

《中国药典》（2015年版）记载，全蝎味辛，性平；有毒。归肝经。具有息风镇痉，通络止痛，攻毒散结之功效。用于肝风内动，痉挛抽搐，小儿惊风，中风口喎，半身不遂，破伤风，风湿顽痹，偏正头痛，疮疡，瘰疬。常用量为3~6 g，孕妇禁用。

1. 历史文献关于全蝎毒的记载

追溯我国现存的历史医药文献，在秦汉、魏晋时期未见全蝎入药的应用记载。如药学著作《神农本草经》《吴普本草》《名医别录》《本草经集注》等均无全蝎的相关记载。至唐代，在《新修本草》《本草拾遗》等药学著作中也未见全蝎的相关记载。

本草中有关蝎的药用信息记载，最早见于五代后蜀《蜀本草》，云："蠍，紧小者名蝟虫祁。"当前通用的全蝎之称始见于宋代《开宝本草》。书中十六卷鱼虫部记载"蝎，味甘、辛，有毒。疗诸风瘾疹，及中风半身不遂，口眼㖞斜语涩，手足抽掣。形紧小者良。出青州者良。"

北宋寇宗奭《本草衍义》特别指出了蝎梢功用："大人小儿通用，治小儿惊风不可阙也。有用全者，有只用梢者，梢力尤功。"表明使用的应是含蝎毒的部位。

明代，陈嘉谟所著《本草蒙筌》记载"蝎，味甘、辛。有毒。陕西江北俱多，青州出者独胜。蝎前谓螫，蝎后谓虿。"明代唯一的官修本草《本草品汇精要》在蝎之项下引《本草图经》记载："其身似鰕篓，八足二螯，尾如蜻蜓，尾端有毒，如刺螫人，痛不可忍。然有雌雄二种，雄者螫人痛在一处，雌者痛牵诸处，盖毒有轻重故也。"杜文燮著《药鉴》记载"全蝎，气温，味甘辛，有毒。主小儿风痫手足抽掣，驱大人中风口眼㖞斜。"由文献记载可见，全蝎有毒，其毒性主要来源于其尾部的毒腺毒针。

李时珍《本草纲目》记载"蝎，释名主簿虫、杜白、虿尾虫。甘、辛、平、有毒。……其毒在尾，今入药有全用者，谓之全蝎；有用尾者，谓之蝎梢，其力尤紧。……蝎乃治风要药，俱宜加而用之。"李时珍指出，全蝎的功效以蝎尾为强，并与蝎尾的毒性密切相关。

清时期，陈士铎著《本草新编》曰：全蝎"有毒，……不可多服，以其辛而散气也。少少用之，以治㖞斜之症，正相宜耳。"陈士铎强调，全蝎使用要注意剂量及控制疗程，不宜过量久服，应中病即止。

不仅如此，在清代，诸医家也因全蝎毒性提出症候禁忌，即血虚生风者及昏迷者忌用全蝎。如在《本草求真》，著者黄宫绣指出，全蝎"带下非风非热不用，并一切内虚似风等证切忌"。倪朱谟在《本草汇言》中强调，全蝎"气血两虚似中风证，及小儿慢惊、慢脾风病，咸忌之"。凌奂在《本草害利》亦言，全蝎"有毒，此乃风药……病属于虚者，法咸禁之"。

总之，历经各代医家遣方用药的实践积累，全蝎从唐末五代时期的初步尝试应用，到明清时期广泛应用于各类风证，全蝎善走窜四肢，搜尽一身之风邪，并能引诸药达病所的"治风要药"地位逐渐形成。而全蝎"有毒"，也是各代医家对全蝎的共识。这种共识是依据历代医家实践经验积累达成的，体现了古人在中药使用过程中对于药物安全性的认识和重视。经过历代医家不断积累，总结出全蝎功效显著，尤以蝎尾为强，并与蝎尾的毒性密切相关。采用合理炮制、控制剂量、注重疗程、症候禁忌、考量用药部位效力等多种方式，可以实现全蝎的"控毒应用"。

2. 现代毒性相关研究

（1）毒性的反应　实验动物的急性毒性表型反应：采用序贯法测得小鼠静脉注射蝎身煎剂的LD_{50}为6.148 g/kg，蝎尾煎剂为0.884 g/kg，结果表明蝎尾的毒性约为蝎身的6倍[1]。腹腔注射蝎毒对兔最小致死量为0.07 mg/kg，小鼠为0.5 mg/kg，蛙为0.7 mg/kg。注射用蝎毒多肽临床给药途径为肌内注射，其小鼠静脉给药LD_{50}为0.88 mg/kg，肌内注射给药LD_{50}为1.53 mg/kg[2]。给予麻醉家兔静脉注射蝎毒0.5 mg/kg，家兔出现动脉血压升高，心率减慢，心律不齐，呼吸频率逐渐减慢，最终因呼吸停止而死亡。

特殊毒性：蝎毒可加强宫缩，导致早期流产。蝎毒可对细胞色素氧化酶和琥珀酸氧化酶系统产生影响。可使胎儿骨化中心延迟或消失，致使胎儿骨骼异常，并能阻碍组氨酸脱羧酶而抑制组胺形成，造成胚胎的吸收，以及降低血钠、提高血钾，影响母体的电解质代谢，对胎儿有致畸作用[3]。蝎毒对人血淋巴细胞不具备诱变作用，但可产生明显的细胞毒性作用[4]。

临床毒性表型反应：人内服全蝎的中毒量约为30~60 g[5]，中毒潜伏期约1~4小时。中毒症状为头痛、头昏、血压升高、心悸、心慌；严重时患者可出现血压骤降、四肢强直性痉挛、呼吸困难、瞳孔缩小、发绀、惊厥、流涎、昏迷，最后死于呼吸麻痹。

全蝎的毒性可有如下临床表现[6]：① 过敏反应：服用全蝎后出现以皮疹为症状的过敏反应，在全蝎引起不良反应的报道中占首位。严重者出现过敏性休克、全身剥脱性皮炎、大疱性表皮坏死松解症等，但大多属于超量、超疗程服用所致。② 肝肾功能异常：肝脏转氨酶升高，皮肤、巩膜黄染；尿量减少，尿色加深，血尿素氮及肌酐升高。③ 心血管系统反应：心悸、心动过缓，血压升高，继之血压下降，也可有室上性心动过速等心律失常发生。④ 胃肠道反应：腹痛，肠痉挛等。⑤ 呼吸抑制。⑥ 神经毒性反应：腿部挛急抽搐，阵发性角弓反张，耳听力下降，眼开合障碍等。蝎毒也可导致骨骼肌出现自发性抽动和强直性痉挛，甚至不可逆性麻痹。

（2）毒性的物质基础　全蝎的毒性物质基础为蝎毒，它是存在于蝎尾部毒囊内的含天然毒性蛋白的复杂混合物，主要由蛋白质和非蛋白质两部分组成。活性蛋白质按照作用不同又可分为毒性蛋白（蝎毒素）和酶[7]。

其中，蝎毒素是全蝎的主要活性成分。按其作用机制可分为神经毒素和细胞毒素，按作用对象又可分为昆虫毒素和哺乳动物毒素。迄今已从东亚钳蝎中分离并鉴定了20多种蝎毒素，这些活性多肽具有较强的哺乳动物毒性。神经毒素是蝎毒引起死亡和麻痹的主要成分，按分子大小可分为长链神经毒素和短链神经毒素两大类。长链毒素主要作用于可兴奋细胞的Na^+通道；而短链毒素则作用于K^+通道或Cl^-通道。神经毒素仅作用于神经细胞，具有高度专一性。

蝎毒中含的酶主要有透明质酸酶、磷脂酶A_2、明胶酶及乙酰胆碱酯酶。透明质酸酶本身是无毒的，但它可使细胞之间的透明质酸发生水解，细胞间出现空隙，使蝎毒中的其他组份易于进入机体组织。磷脂酶A_2可使卵磷脂分解成溶血磷脂酰胆碱，后者可导致细胞溶解，因此具有间接溶血作用，且蝎毒中的细胞毒素可增强此酶的活性[8]。

（3）毒性的分子机制　蝎毒主要刺激机体交感神经和副交感神经，释放儿茶酚胺和乙酰胆碱。前者可引起血压升高、外周血管收缩、心动过速、肺水肿等，后者则使肌肉痉挛、抽搐、心动过缓、出现暂时性传导阻滞。蝎毒素还减慢心肌中Na^+传导率，促进Ca^{2+}通透性，使心肌收缩的强直组份增大，导致心脏衰竭[9]。此外，细胞毒素有直接溶血作用，但相关机制尚不清晰。

蝎毒中的轴突神经毒素可使Na^+通道失活，同时使持续状态的K^+电流减少，它虽不影响离子通道的动力学特征，却明显而可逆地减少膜对Na^+、K^+的通透性，对神经功能产生抑制作用。另一些蝎神经毒素的作用与上述相反，主要引起副交感神经和脑组织的乙酰胆碱和儿茶酚胺的释放，其机制可能是蝎毒改变了神经细胞膜的通透性，使突触小体对Ca^{2+}的通透性增加，Ca^{2+}内流，神经递质释放，导致神经细胞反复放电，去极化放电是由于Na^+通透性增加，动作电位时程延长，呈现出高度的电压依赖性[10~12]。

3. 毒性的临床对策和表现

自古至今，历代医家都很重视全蝎的毒性控制，均有全蝎有毒、需炮制后入药的记载。全蝎最初的炮制记载见于唐代，至宋代出现的炮制方法最多。如清炒、焙制、火炮、制炭、酒制、醋制、药汁制、盐水炙、土炒等。古代全蝎以炒制和去毒二法最为常见，现代则以盐全蝎、淡全蝎较为普遍。炮制的目的是去毒。现代研究认为，全蝎中的蝎毒能使呼吸麻痹，而经炮制后，可使毒蛋白凝固变性，从而达到降低毒性的目的[13]。

历代医家在控制全蝎用药剂量、使用疗程和注重证候禁忌的同时，还重视其在复方中的应用。常与解表药、平肝息风药、祛风湿药、补虚药、活血化瘀药等配伍使用[14]，既可相须为用，又可补益气血，避免全蝎攻伐伤正，从而达到"减毒增效"或"减毒存效"的目的。

现代临床上，全蝎的应用也受到严格的关注。凡过敏体质者，肝、肾功能不全者，凝血功能障碍者，习惯性流产者，使用全蝎均应谨慎。孕妇禁用。对体虚老人及婴幼儿用药需严格控制剂量。体虚气弱、血虚生风者不能单独使用本品。对于连续用药者，应加强监护，以防发生体内蓄积中毒。

4. 毒性和药效评价

（1）毒性的特点及与药效的关系　全蝎具有广泛的药理活性，如镇痛、抗惊厥、抗癫痫、抗肿瘤、抗血栓、抗哮喘等作用[15]。从东亚钳蝎中分离并鉴定的多种蝎毒素，如镇痛活性肽、抗惊厥肽、抗血栓组份等药理活性显著。

现代药理学研究表明，全蝎引起毒性反应和发挥药理活性均与其所含的蝎毒素成分密不可分，即蝎毒素既是有效成分，又是毒性成分。蝎毒素分子结构中的某些氨基酸或二硫桥化学官能团对其毒力起重要作用；蝎毒中还存在着某些细胞毒素是直接溶血因子；此外，蝎毒中的酶类也存在毒性或促毒作用。如蝎毒中含有的磷脂酶A_2，又称溶血素，具有溶血作用；而透明质酸酶能促进毒素快速进入机体，加快毒素吸收。

分离纯化的抗癫痫肽对小鼠静脉注射最大安全剂量为5.6 mg/kg。小鼠对全蝎的灌胃耐受量至少为24 g/kg，约相当于成人临床用量的240倍[16]。将全蝎胶囊以最大浓度、最大容积灌胃给予小鼠，连续观察14日，小鼠未有明显行为异常，亦无死亡。测得小鼠最大耐受量为19.2 g生药/kg，相当于临床用量的448倍（临床日用量为3 g生药，以70 kg体重计算）[17]。由此可见，全蝎及其制剂毒性较低，具有一定的安全性。

（2）毒性在复方中的表现 全蝎经适当的配伍用药，可增强疗效，减少毒副作用。全蝎在古代方剂中最常与解表药、平肝息风药、祛风湿药相配伍，在现代方剂中则与活血化瘀药、祛风湿药、平肝息风药相须配伍较多[14]，既可相须为用，又可补益气血，避免全蝎攻伐伤正。含有全蝎的复方中，常多用虫类药物，充分体现了以息风镇痉、搜风通络、活血止痛为常法治疗各种顽风的主流思想。

（3）药效学特点与毒性的防控 全蝎发挥药效的成分既是有效成分又是其毒性成分，毒性不良反应可能伴随药物效应而发生。但通过研究其毒性特点，可以通过严格控制剂量和疗程、合理炮制、证候禁忌、不适宜人群慎用、合理配伍、加强监护、制剂分离纯化等多方面防控措施，实现全蝎的临床安全应用。

结论

对全蝎"治风要药"和"有毒"的一致共识是历经各代医家遣方用药的不断实践积累形成的。这一共识体现了古人在中药使用过程中对于药物安全性的认识和重视。古代医家总结出全蝎功效显著，尤以蝎尾为强，并与蝎尾的毒性密切相关。现代研究也证实这一点，蝎尾的毒性约为蝎身的6倍。全蝎引起毒性反应和发挥药理活性均与其所含的蝎毒素成分密不可分。即蝎毒素既是有效成分，又是毒性成分。除去尾部或去蝎毒的全蝎是无毒的。医药古籍的记载与现代毒理学研究揭示的不良反应一致，有效地指导了全蝎的临床合理应用。

参考文献

［1］刘崇铭，马素红.全蝎镇痛作用的研究［J］.沈阳药学院学报，1993，10（2）：55.

［2］孙涛，高航，孟祥军.注射用蝎毒多肽一般药理与毒理学研究［D］.吉林大学，硕士学位论文，23.

［3］刘念祖.蝎毒的临床应用［J］.安徽医学，1986，7（4）：36.

［4］董伟华，孔天翰，郑智敏，等.蝎毒对人血淋巴细胞诱变性及细胞毒性的研究

［J］. 河南医科大学学报, 1991, 26（2）: 101.

［5］高渌汶. 有毒中药临床精要［M］. 北京: 学苑出版社, 2006: 503.

［6］邱赛红, 丁雯雯. 全蝎内服所致不良反应及原因分析［J］. 湖南中医杂志, 2013, 29（1）: 141-143.

［7］周新华. 蝎毒的生化研究及临床应用［J］. 辽宁大学学报（自然科学版）, 1982, 1: 75-85.

［8］余茂耘, 韦传宝. 蝎毒的生理活性成分及临床应用［J］. 中国临床康复, 2004, 9: 1754-1755.

［9］周新华. 蝎毒的免疫学和毒理学进展［J］. 沈阳药学院学报, 1986, 8（4）: 297-302.

［10］孙涛, 高航, 孟祥军. 注射用蝎毒多肽一般药理与毒理学研究［D］. 吉林大学, 硕士学位论文, 19-23.

［11］He H, Liu Z, Dong B, et al. Molecular determination of selectivity of the site 3 modulator（BmK I）to sodium channels in the CNS: a clue to the importance of Nav1.6 in BmK I-induced neuronal hyperexcitability［J］. Biochem J, 2010, 431（2）: 289-298.

［12］Ye P, Jiao Y, Li Z, et al. Scorpion toxin BmK I directly activates Nav1.8 in primary sensory neurons to induce neuronal hyperexcitability in rats［J］. Protein Cell, 2015, 6（6）: 443-452.

［13］吕俊秀, 杨文华. 全蝎的不良反应研究及防治［J］. 中国民族民间医药, 2010, 1: 45-46.

［14］唐海滨, 孙素平. 全蝎临床应用的理论研究［D］. 山东中医药大学硕士学位论文, 2013, 6-31.

［15］史磊, 张天锡, 杜聪颖, 等. 中药全蝎活性成分、药理作用及临床应用研究进展［J］. 辽宁中医药大学学报, 2015, 17（4）: 89-91.

［16］吴敏, 张欣. 祛风止动方及全蝎急性毒性反应的实验研究［J］. 上海中医药杂志, 2008, 42（1）: 77-78.

［17］陈晓蕾. 蜈蚣胶囊、全蝎胶囊急性毒性［J］. 实验中药材, 2008, 31（6）: 898-899.

（杨志宏　强桂芬　杜冠华）

金钱白花蛇
BUNGARUS PARVUS

金钱白花蛇, 又名金钱蛇、小白花蛇、寸白蛇等, 为眼镜蛇科动物银环蛇 *Bungarus multicinctus* Blyth 的幼蛇干燥体。本品呈圆盘状, 盘径3~6 cm, 蛇体直径0.2~0.4 cm。

《中国药典》（2015年版）记载，金钱白花蛇味甘、咸，性温；有毒。归肝经。具有祛风，通络，止痉之功效。用于风湿顽痹，麻木拘挛，中风口眼㖞斜，半身不遂，抽搐痉挛，破伤风，麻风，疥癣。常用量2~5 g；研末吞服1~1.5 g。

1. 历史文献关于金钱白花蛇毒的记载

根据现存历史文献考证，金钱白花蛇在古代本草中未见收载。宋代的《开宝本草》中记录的"白花蛇"实为蕲蛇，为蝰科动物五步蛇的加工品，习称大白花蛇。而金钱白花蛇习称小白花蛇，1963年版《中国药典》即已收载，并明确指出其为眼镜蛇科动物银环蛇的幼蛇干燥体。关于金钱白花蛇，现代文献一般认为其始载于1936年王一仁所著的《饮片新参》[1, 2]，仅在附录中简单记载"色花白，身长细，盘如钱大。治麻风瘫痪疥癞"[3]，与现今药材形态描述一致，但并未介绍其毒性，因此有关毒性记载历史仍需进一步考证。

金钱白花蛇在我国历版药典中均有记载，皆记录其"有毒"。其中《中国药典》（1963年版）开始收录金钱白花蛇，明确指出其味甘、咸，性温；有毒，规定用量为一钱至一钱五分。《中国药典》（1977年版）进一步明确了功能主治和用法用量，具有祛风、活络、镇痉、攻毒之功效，用于治疗半身不遂、抽搐痉挛、破伤风、关节酸痛、类风湿性关节痛、麻风等疾病，用法用量细化为3~4.5 g，研粉吞服1~1.5 g。《中国药典》（1985年版）首次提出其归肝经。《中国药典》（2010年版）对用量再次进行修改，改为常用量2~5 g，研末吞服1~1.5 g，并沿用至今。

2. 现代毒性相关研究

（1）毒性的表型反应　金钱白花蛇炮制后非大毒之品，内服、外用一般比较安全，仅个别过敏体质患者，尤其是患有磺胺过敏史的患者出现过敏反应[4]。但是金钱白花蛇属于银环蛇，是我国主要的剧毒性蛇类之一，其蛇毒为剧烈的神经毒素，银环蛇一次排毒量为4.6 mg，但人致死量为1 mg[5]。当被银环蛇咬伤时，伤口局部仅有麻木感，一旦神经毒症状发作，数小时后患者出现神志不清、四肢无力、流涎、呕吐、呼吸困难，最后呼吸麻痹、心力衰竭而致死[5, 6]。

（2）毒性的物质基础　金钱白花蛇药材的化学成分研究极少，一般认为主要有蛋白质、甾体类、氨基酸类、磷脂类和多种微量元素等[7, 8]，其有效成分尚不明确。但关于银环蛇毒的研究在国内外已经相当广泛，蛇头毒腺分泌的蛇毒主要为蛋白质和多肽，包括α－银环蛇毒素（α–BGT）、β－银环蛇毒素（β–BGT）、κ－银环蛇毒素（κ–BGT）、γ－银环蛇毒素（γ–BGT）和一些磷脂酶A、凝血酶因子等酶类[9, 10]，其中α–BGT和β–BGT为蛇毒素的主要成分，其研究非常深入。

（3）毒性的分子机制　目前关于金钱白花蛇的研究还不够系统，基于文献调研发现，大部分研究者集中在金钱白花蛇药材及其伪品的鉴定上，或者以银环蛇毒为研究对象，开展其毒性分子机制的研究。α-银环蛇毒素为长链突触后神经毒素，竞争性地与神经肌肉接头处的N-型乙酰胆碱受体结合，阻断神经递质的传导，引起横纹肌松弛[9, 10]。β-银环蛇毒素为突触前碱性多肽神经毒素，是目前研究最为深入的一个具有药理特征的蛇神经毒素[9]，其直接作用于运动神经突触前膜，阻断乙酰胆碱的释放，使骨骼肌失去收缩功能而转入持续性麻痹，其毒性比突触后毒素高得多[9, 10]。此外，β-银环蛇毒素还具有磷脂酶A_2的双重作用，可以间接溶血。但是金钱白花蛇传统饮片经加工炮制后蛇毒的含量，以及其具体药效成分仍不清楚。因此，从入药的蛇体本身来看，金钱白花蛇药效作用机制及其毒性的分子机制目前仍不十分明确。

结论

金钱白花蛇作为常用中药，在我国广泛使用，历版药典在肯定其药用功效的同时，并认为其有毒。金钱白花蛇属于银环蛇的幼蛇，其毒性研究主要围绕银环蛇蛇毒展开，银环蛇毒分子量小，活性强，其毒性物质基础及分子机制研究非常深入，已取得显著进展，有重要的参考价值。但是金钱白花蛇全蛇作为药用，其毒性与其所含蛇毒有关；而对于蛇毒作用的分子机制或者毒性标志物还需要进行深入的研究。除去蛇毒后的蛇体应无毒性，使用时可能因异体蛋白的存在对过敏体质者引起过敏反应，是应该值得注意的。

参考文献

[1] 王义权，周开亚.蛇类药材的本草考证[J].基层中药杂志，1995，9（3）：3-6.

[2] 江苏新医学院.中药大辞典[M].上海：上海人民出版社，1977：466，713.

[3] 王一仁.饮片新参[M].上海千顷堂书局，1936，252.

[4] 闫山林，张晓跃，张笑云.金钱白花蛇过敏反应2例报告[J].天津药学，2002，14（5）：80.

[5] 包水明，周亚平.我国主要毒蛇及其毒性、排毒量和蛇伤救治[J].江西教育学院学报（自然科学），1997，18（6）：51-52.

[6] 王燕华，张迎春.金钱白花蛇应用与鉴别[J].辽宁中医药大学学报，2012，14（4）：229-231.

[7] 平忠明.乌梢蛇、蕲蛇、金钱白花蛇的薄层鉴别[J].中药材，1987，1：31-32.

[8] 徐雅娟，高士贤，张艳秋，等.几种药用蛇不同部位微量元素的分析[J].中药材，1990，13（3）：11-13.

[9] 邓海霞，李其斌.银环蛇咬伤中毒发病机制和治疗的研究进展[J].蛇志，2008，20（1）：35-46.

[10] 邵敏贞，郑颖，叶锋平，等.α-银环蛇毒素和β-银环蛇毒素的研究进展[J].蛇志，2010，22（2）：132-136.

（贺晓丽　强桂芬　杜冠华）

斑蝥

MYLABRIS

斑蝥，又名龙尾（《神农本草经》），斑猫、斑蚝、龙蚝、斑菌、腾发、晏青（《吴普本草》）、盤蝥虫（《本草拾遗》）、龙蚝（音刺），为芫菁科昆虫南方大斑蝥 *Mylabris phalerata* Pallas 或黄黑小斑蝥 *Mylabris cichorii* Linnaeus 的干燥体。

《中国药典》（2015年版）记载，斑蝥味辛，性热；有大毒。归肝、胃、肾经。具有破血，散结消癥，功毒蚀疮的功效。用于癥瘕，经闭，顽癣，瘰疬，赘疣，痈疽不溃，恶疮死肌。常用量0.03~0.06 g，炮制后多入丸散用；外用适量，研末或浸酒醋，或制油膏涂敷患处，不宜大面积用。

1. 历史文献关于斑蝥毒的记载

《神农本草经》中有斑蝥治疗痈疽、溃疡、癣疮等病症的记载，又名龙尾，被列为下品，属于有毒治病的药物。味辛酸，生川谷。治寒热，鬼注，蛊毒，鼠瘘，恶疮，疽蚀，死肌，破石癃。

魏晋时期的《吴普本草》记载斑蝥有大毒。《名医别录》《本草经集注》也记载斑蝥的毒性，均描述为有毒。

唐宋元时期，《新修本草》《开宝本草》《证类本草》和《汤液本草》记载斑蝥味辛，寒，有毒。《开宝本草》首次记载斑蝥畏巴豆、丹参、空青，恶肤青的配伍禁忌。《本草拾遗》记载有盘蝥虫，有小毒。

明朝著名药物学家李时珍在《本草纲目》中，详细记述了斑蝥的释名、气味、主治及附方等。在"气味"项中记载斑蝥"辛，寒，有毒"，并补充和增加了斑蝥的功能主治"治疝瘕，解疔毒、猘犬毒、沙虱毒、蛊毒、轻粉毒"。曰"斑蝥、芫青、亭长、地胆之毒，靛汁、黄连、黑豆、葱、茶，皆能解之。"，记载了斑蝥中毒的解救方法。在附方中描述斑蝥可以口服用药，并采用"一法用麸炒过，醋煮用之"、"以苦酒浸半日，晒干，铜器炒熟为末"、"入药须去头、翅、足，糯米炒黄"的斑蝥炮制方法，降低其临床应用中的不良反应。

明清时期的《本草蒙筌》记载斑蝥有大毒，《本草品汇精要》《本草汇言》《本草原始》和《神农本草经疏》记载斑蝥有毒。《本草品汇精要》详细汇总了斑蝥的各种特征、应用，并提出了斑蝥的炮制方法和禁忌证。

由上可见，历代医药学家从秦汉、魏晋时期就开始用斑蝥治疗疾病并认识了其毒性。斑蝥的炮制始见于晋代，此后随着历史的发展，炮制方法不断改进提高，沿用至今。斑蝥的净制见于晋代，记载为"去足翅""去头足"；到了宋代有了"去两翅足并头"[1]；明代采用去头、翅、足，糯米炒黄，醋煮用之，铜器炒熟为末等炮制方法，并记载可口服用药。由于古代医药学家对中药毒性进行大毒、有毒、小毒和微毒的大致分类缺乏客观依据，因此同一药物在不同书籍中的毒性分类并不相同[2]，如斑蝥，有的记为有大毒、有的则记为有毒，对其毒性的认识是一致的。除上述药学著作,《药鉴》《本草新编》《本草经解》《本草纲目拾遗》《植物名实图考》和《医学衷中参西录》等未见斑蝥的相关记载。

2. 现代毒性相关研究

(1)毒性的反应 现代大量临床案例表明,斑蝥为剧毒药,其中毒量和治疗量相近,安全范围窄,常用量小,稍有不慎即可导致中毒反应。中毒表现多在服药后10分钟至2小时之间,最短时间为即刻,最长时间为4日。其特点是起病急、病情重、发展快,抢救不及时即可使人死亡[3]。其具体表现则因药物毒性作用部位的不同而异。主要表现为强烈的局部刺激症状,中毒严重者可引起多脏器损害。内服斑蝥中毒的病例表现为消化系统和泌尿系统的毒性反应症状,外用则表现为皮肤红肿充血、水疱、糜烂等皮肤损害和泌尿系统的毒性反应,部分病例兼见心血管系统、呼吸系统、神经系统症状;亦偶见生殖系统、造血系统的损害,如输精管堵塞、阴道出血或引起流产、血小板减少等[4, 5]。

(2)毒性的物质基础 研究证明,斑蝥中毒主要是由斑蝥的有毒成分斑蝥素引起。斑蝥素为无色无味发亮结晶,是斑蝥酸的内酐,其化学成分为单萜烯类,约含1%~1.2%[6]。

斑蝥素主要存在于斑蝥的生殖腺、血液、内脏中。其虫体内还含有脂肪、蜡质、蚁酸、色素和多种微量元素等物质[7, 8]。斑蝥虫体内含有17种微量元素,总量为10.53 mg/g。其中与抗癌作用有关的元素Mn和Mg的含量均较高,分别为0.41和27.7 μg/g,与此相反,致癌元素Ni、Cr、As、Cd和Be等极低,其他有害元素Hg、Pb、Sn含量也很低[9]。

(3)毒性的分子机制 研究证实,斑蝥中毒主要是由斑蝥素引起,每100 g斑蝥含斑蝥素1 g,人体口服的致死量为10~60 mg。斑蝥素对小鼠腹腔注射的LD_{50}为1.71 mg/kg。一般情况下斑蝥的内服用量不得超过30 mg。该药易从胃肠道吸收,皮肤也能小量吸收,因此孕妇及肾功能不全者禁用。若中毒后抢救不及时,可危及生命,导致死亡[10, 11]。

目前,斑蝥素导致人体中毒的机制尚不明确,给其临床有效预防、治疗带来较大的困难。有研究发现,斑蝥素能抑制人树突状细胞周期及诱导凋亡,影响人体免疫功能[12];亦能诱导人红细胞凋亡,降低人体携氧能力[13];能通过抑制类固醇激素合成急性调节蛋白(StAR)、P450家族中的胆固醇侧链裂解酶(P450scc)和3β-类固醇脱氢酶((3β-HSD)的表达,扰乱生殖功能[14],也可能通过抑制小鼠肝脏P450酶家族中的CYP2D6和CYP3A4表达,从而抑制药物在肝脏中代谢,引起肝脏损害[15],也可能通过内质网应激途径诱导肝细胞凋亡从而导致肝脏的慢性损伤[16]。斑蝥急性中毒对淋巴组织具有免疫抑制作用,其中毒性靶器官为淋巴器官、肾和肝[17]。

3. 毒性的临床对策和表现

斑蝥属剧毒药，内服宜慎，不能滥用乱用，注意其禁忌症。其中毒的原因主要有滥用，超量应用，与酒、蒜同用，生用或炮制不当，外用面积太大，蓄积中毒，原有肝肾功能不全，冲、吞服斑蝥中毒，药物的配伍、个体差异和误服等其他原因[3,5,8]。因此，在预防斑蝥中毒的同时，一旦出现中毒症状应采取积极的治疗措施，包括减少药物的吸收，加快药物排泄和对症支持治疗等。

4. 毒性和药效评价

（1）毒性的特点及与药效的关系　传统的医家均对斑蝥存有三分畏惧，极少内服斑蝥，多将其外用以治疗痈疽疮肿、瘰疬、癥瘕、顽癣等。现代药理研究发现，斑蝥具有抗肿瘤、抗真菌、抗病毒、抗炎、升高白细胞和促雌性激素样作用[18]。斑蝥及其制剂可以用于治疗急慢性乙型肝炎、肝纤维化、中晚期肝癌、卵巢癌、泌尿系恶性肿瘤、慢性咽炎、神经性皮炎、银屑病、荨麻疹、过敏性紫癜、角化过度性手足癣、湿疹、扁平疣、尖锐湿疣、肱骨外上髁炎等多种疾病[19]。其中毒表现轻重与应用斑蝥量的多少有关，中毒量为1.0 g，致死量为3.0 g，斑蝥素的人体致死量为30 mg。如超剂量使用或斑蝥内服以个数来计算剂量导致剂量的不确定都是引发斑蝥中毒甚至死亡的常见原因[20,21]。

（2）毒性在复方中的表现　目前市场上使用较广泛的含有该成分的成药有艾迪注射液、康赛迪胶囊；含斑蝥衍生物制剂有奇灵注射液、班宁注射液（主治肝癌、肺癌、食管癌、白细胞减少、肝炎）：外用制剂有鹅掌风药水（主治手、足癣）、尤斯洛（主治尖锐湿疣）。以上均为正规厂家生产的斑蝥制剂，疗效确切，但须按规定用量使用。肝肾功能不全者慎用、孕妇禁用[18]。有临床病例报道，服用复方斑蝥胶囊后血肌酐升高，停用该药未进行特殊处理2个月后血肌酐指标恢复正常，认为血肌酐升高与复方斑蝥胶囊有因果关系，考虑为该药造成的肾损害。因此，在斑蝥复方制剂用药过程中应仔细观察，注意监测尿常规与肾功能，必要时采取防治措施[22]。

（3）药效学特点与毒性的防控　基于现代研究可知，斑蝥发挥药效作用和毒性反应的主要成分均为斑蝥素。由于斑蝥是一种常用的剧毒中药材，如果使用剂量适量、方法得当，疗效显著，可治疗多种疾病；如果使用不当，可致中毒甚至中毒致死。在斑蝥临床应用时，要考虑控制斑蝥使用剂量，采用不同的炮制方法、合成斑蝥素衍生物等减毒的方法，为斑蝥临床应用起到促进作用。

研究发现，斑蝥素可干扰癌细胞核酸及蛋白质代谢，能明显抑制多种动物移植性肿瘤，具有抗癌作用。同时对骨髓造血系统也有刺激作用，可降低抗肿瘤药物减少白细胞的作用。基础和临床应用证明，斑蝥素对肝癌、食管癌、肺癌和胃癌等恶性肿瘤有良好的疗效[23]。斑蝥素在110℃时会升华破坏。纵观斑蝥的炮制发展史可以看出，斑蝥的炮制均经过加热处理，说明古人已初步认识到通过加热进行解毒，这与现代科学相吻合。用碱处理炮制斑蝥法，即用低浓度的氢氧化钠溶液炮制，斑蝥素与氢氧化钠溶液共热时，可使斑蝥素生成斑蝥素钠，从而达到降低毒性、增强疗效的目的[24, 25]。

为降低斑蝥素毒性，达到 "减毒增效" 或 "减毒存效" 的目的，近年相继合成了多种斑蝥素衍生物在临床应用。去甲斑蝥素临床可治疗肝癌、食管癌、胃癌等，同时还具有升高白细胞、保护肝细胞、调节免疫等作用[26, 27]；斑蝥酸钠临床单药或联合化疗对肝癌、胃癌、大肠癌等恶性肿瘤均有一定疗效，具有较显著的抗癌、抑癌和免疫调节的双重作用[28]；甲基斑蝥胺对原发性肝癌有一定疗效，能使患者症状减轻，体征改善，24小时就大部分从尿中排出，无积蓄作用，对消化道、泌尿道无明显的毒副作用[29]；羟基斑蝥胺用于治疗原发性肝癌，对贲门癌、胃癌及结肠癌也有一定疗效。这些化合物较斑蝥素毒性明显降低，药理作用更加明确。其中斑蝥素的毒性最大，斑蝥酸钠次之，去甲基斑蝥素又次之，而羟基斑蝥胺和甲基斑蝥胺的毒性很小。

结论

历代文献对斑蝥的记载合理地反映了其药理作用特点和临床应用的特点，明确提示了斑蝥在临床应用中既可以产生有效的治疗作用，也可以产生与治疗无关的副作用，甚至对机体有害的不良反应。这些记载如同现代药物说明书中标示的不良反应一样，指导了斑蝥的临床应用。斑蝥的现代研究进一步提示，斑蝥素是斑蝥发挥药效和产生不良反应的物质基础，现代临床用斑蝥及其制剂治疗原发性肝癌、神经性皮炎、风湿痛、乳腺增生、斑秃等具有独特的疗效，尤其是对恶性肿瘤特别是晚期癌症有明显的疗效。因此，有必要对斑蝥科学、合理、谨慎地加以利用，发挥更大的治疗作用。

参考文献

[1] 程吉民. 中药斑蝥的炮制沿革探讨 [J]. 基层中药杂志, 1999, 13（4）: 45.

[2] 俞超芹. 中药毒性的再认识 [J]. 中西医结合学报, 2003, 1（4）: 252-254.

[3] 刘天四, 刘天郊. 斑蝥中毒探析 [J]. 中国药学杂志, 1992, 27（12）: 741-742.

[4] 卢国珍, 杜顺英, 杜中文. 中西医结合治疗斑蝥中毒56例 [J]. 中国中西医结合杂志, 1994, 14（1）: 60.

[5] 梁进权, 王宁生. 斑蝥的毒性反应及原因分析 [J]. 新中医, 2003, 35（7）: 76-77.

[6] 金甦. 五种常用有毒虫类中药的毒性及解救方法 [J]. 甘肃中医, 2003, 16（8）: 39-42.

[7] Walter WG, Cole JF. Isolation of cantharidin from Epicauta pestifera [J]. J Pharm Sci, 1967, 56（2）: 174-176.

[8] 白璐, 王玉瑾, 颜有仪. 斑蝥的滥用及检测 [J]. 中国司法鉴定, 2012, 2: 72-74.

[9] 赵丽娜, 张振凌. 中药斑蝥的现代研究进展 [J]. 中国民族民间医药, 2010, 9: 33-34.

［10］廖林川.法医毒物分析［J］.北京：人民卫生出版社，2009：148.

［11］陈方焘，陈方基，张文伦，等.滥用斑蝥中毒42例分析［J］.中国临床医生，2002，30（2）：53.

［12］Hsieh CH，Huang YC，Tsai TH，et al. Cantharidin modulates development of human monocyte-derived dendritic cells［J］. Toxicol In Vitro. 2011，25（8）：1740-1747.

［13］Alzoubi K，Egler J，Briglia M，et al. Induction of Suicidal Erythrocyte Death by Cantharidin［J］. Toxins（Basel）. 2015，7（8）：2822-2834.

［14］Twu NF，Srinivasan R，Chou CH，et al. Cantharidin and norcantharidin inhibit caprine luteal cell steroidogenesis in vitro［J］. Exp Toxicol Pathol. 2012，64（1-2）：37-44.

［15］Zhou CJ，Qiao LM，Zhao LH，et al. Evaluation of the impact of cantharidin on rat CYP enzymes by using a cocktail of probe drugs［J］. Fitoterapia. 2015，107：49-53.

［16］肖翾，李永国，马若翔，等.斑蝥素致肝脏慢性损伤的研究［J］.中药药理与临床，2016，32（6）：65-69.

［17］刘良，张益鹄，邓伟年，等.急性斑蝥中毒的实验病理学研究［J］.中国法医学杂志，1993，8（3）：133-136.

［18］龙桂泉，范富文，邓永胜.斑蝥的毒副作用（附4例报告并文献复习）［J］.中国实用乡村医生杂志，2005，12（8）：56-57.

［19］中国医学科学院医学信息研究所.中国生物医学数据库（1979-2001）［DB/CD］，2001

［20］常吉梅，张元秋.影响斑蝥疗效和毒性的因素分析［J］.中医临床研究，2012，4（4）：67-68.

［21］张文霞，钟希文.142例斑蝥中毒反应文献分析［J］.时珍国医国药，2011，22（12）：3042-3043.

［22］张儒云.复方斑蝥胶囊致肾损害1例［J］.人民军医，2014，57（10）：1052.

［23］张卫东，赵惠儒，阎影，等.斑蝥素诱导人肺癌A549细胞凋亡及其分子机制的研究［J］.中华肿瘤杂志，2005，27（6）：330-334.

［24］李仁众.斑蝥新猷［J］.山东中医学院学报，1989，13（1）：37-38.

［25］冀爱云，白蓉.毒性中药的传统炮制机理探析［J］.延安大学学报（医学科学版），2009，7（1）：84-85.

［26］邓恺文，封艳艳，金琳，等.去甲斑蝥素对12类主要人类癌症细胞株生长状态的影响［J］.中国实验方剂学作者，2017，23（15）：103-111.

［27］戎煜，梁福佑，陈莉，等.去甲斑蝥素对人乳腺癌细胞系的凋亡诱导作用及bcl-2基因的表达（英文）［J］.癌症，2000，19（12）：1077-1081.

［28］梁枫，王明艳，许冬青.斑蝥酸钠对人胃癌细胞BGC823中Bcl-2、p53基因表达的影响［J］.中国中医急症，2007，16（10）：1236-1237.

［29］陆建伟，吴罕莉，潘良喜.甲基斑蝥胺治疗原发性肝癌21例［J］.南京中医学院学报，1992，8（2）：120-121.

（方莲花　强桂芬　杜冠华）

蜈蚣
SCOLOPENDRA

蜈蚣，为蜈蚣科动物少棘巨蜈蚣 *Scolopendra subspinipes mutilans* L.Koch 的干燥体。呈扁平长条形，长9~15 cm，宽0.5~1 cm。由头部和躯干部组成，全体共22个环节。质脆，断面有裂隙。

《中国药典》（2015年版）记载，蜈蚣味辛，性温；有毒。归肝经。具有息风镇痉、通络止痛、攻毒散结的功能。用于肝风内动，痉挛抽搐，小儿惊风，中风口㖞，半身不遂，破伤风，风湿顽痹，偏正头痛，疮疡，瘰疬，蛇虫咬伤。常用量3~5 g，炮制后剪段入药。

1. 历史文献关于蜈蚣毒的记载

根据现存历史文献，蜈蚣的药用信息最早记载于秦汉时期的药学著作《神农本草经》，其列为下品，属于治病且有毒的药物，"性温辛，生川谷。治鬼注蛊毒，噉诸蛇虫鱼毒，杀鬼物老精，温虐，去三虫"。《吴普本草》虽有蜈蚣记载，但未见有关毒性的记载。自《名医别录》《本草经集注》即有蜈蚣"有毒"的记载，及至唐宋元时期的《新修本草》《证类本草》《开宝本草》及明清时期的《本草纲目》《本草品汇精要》《本草蒙筌》《本草汇言》《本草原始》《神农本草经疏》等诸多药学著作均有蜈蚣"有毒"的记载，仅明清时代的《医学衷中参西录》一书中对蜈蚣的毒性记载为"微毒"，"蜈蚣味微辛，性微温，走窜之力最速，内而脏腑，外而经络，凡气血凝聚之处皆能开之。性有微毒，而转善解毒，凡一切疮疡，诸毒皆能消之"。

由上可见，蜈蚣的毒性记载非常明确，该药不仅具有治疗疾病的作用，也同时产生毒性。除上述药学著作外，《本草拾遗》《汤液本草》《药鉴》《本草新编》《本草经解》《本草纲目拾遗》《植物名实图考》等均未见蜈蚣的相关记载。

2. 现代毒性相关研究

（1）毒性的反应　早在公元752年《外台秘要》卷三十一中就有蜈蚣中毒的记载，"受蜈蚣螫咬而致中毒者，宜从速处治"。临床上应用蜈蚣制剂常量治疗时，部分患者可出现灼热感、头胀、头昏、面孔潮红。剂量过大可引起中毒，中毒潜伏期约30分钟至4小时，主要表现为恶心、呕吐、腹痛、腹泻、全身无力、不省人事、心跳及脉搏缓慢、呼吸困难、体温及血压下降等。出现溶血反应者，尿呈酱油色，排黑便，并伴溶血性贫血症状。出现过敏反应者表现为全身出现过敏性皮疹，奇痒难忍，甚者可出现过敏性休克[1, 2]；服用蜈蚣粉致肝功能损害及急性肾功能衰竭[3, 4]；长期服用出现心悸、胸闷、气短、心电图呈ST-T改变，并有频发室性期前收缩及引发急性心肌梗死的可能[5, 6]。

（2）毒性的物质基础　蜈蚣的化学成分主要有蛋白质、脂肪酸、氨基酸、酶和胆甾醇等，其中活性物质绝大部分为蛋白多肽类，少数为小分子环肽或多糖类[7]。蜈蚣的毒性成分也主要由蛋白质组成，高达86%，为组织胺样物质、溶血性蛋白质及多肽毒素等；尚含脂肪油、胆固醇、蚁酸等，亦曾分离出 δ-羟基赖氨酸；氨基酸有组氨酸、精氨酸、鸟氨酸、赖氨酸、甘氨酸、丙氨酸、缬氨酸、亮氨酸、苯丙氨酸、丝氨酸、牛磺酸、谷氨酸等[8~10]。有研究用电刺激法鉴定出少棘蜈蚣毒液中有透明质酸酶、纤维素酶、乙酰胆碱酯酶、类凝血酶、α-淀粉酶、碱性磷酸单酯酶和酸性磷酸单酯酶等多种酶活性[11]。

（3）毒性的分子机制　研究表明，蜈蚣的毒性主要是由组胺样物质、溶血性蛋白质及多肽毒素等引起，它们可引起过敏反应、溶血反应、神经毒、肝肾毒性、过敏性休克和心肌麻痹，并可抑制呼吸中枢[1~6]。首先，组胺是机体自身的一种传导物质，与系统性炎症、变态反应有关。长期大量服用蜈蚣药材可能导致过量摄入组胺，引发过敏性中毒[12]。其次，蜈蚣毒液中含有蛋白水解酶、磷酸酯酶等溶血性物质，具有多种水解酶活性，如酪蛋白水解活性、纤维蛋白原水解活性、明胶水解活性、透明质酸酶活性、磷脂酶A_2活性等。这些水解酶均能不同程度破坏内脏组织和血液循环系统，迅速造成组织损伤和溶血，溶血特性与蛇毒类似，其中透明质酸酶能够加速伤口的扩大和毒液的扩散，磷脂酶A_2能水解外源性的卵磷脂，其产物可导致溶血[8, 13, 14]。除水解酶之外，毒液中的溶血肽也是直接的溶血因子[15]。另外，蜈蚣毒液中的多肽毒素，多具有离子通道激活或抑制活性，可通过干扰外周或中枢神经系统功能，引起神经毒副作用[16]；另一方面还可通过阻断心肌细胞钾离子通道，阻碍心肌电信号传导，引发心肌损伤，严重时造成缺血性心肌梗死，心脏骤停[17, 18]。

3. 毒性的临床对策和表现

鉴于对蜈蚣有毒的认识由来已久，历代医家采取各种方法试图降低或减少其毒性。首先要严格掌握剂量，切勿随意加大用量。蜈蚣临床应用中常以条数来计量，蜈蚣的重量与市场商品规格直接相关，规格越大，相对越重；相同规格的蜈蚣，有一定的重量差异，蜈蚣大小不一，易造成超量服用。去除非药用部分，加用特定的辅料及采用不同的炮制方法等可矫味去腥，缓和药性，毒性反应也随之发生变化，从而达到"减毒增效"或"减毒存效"的目的[19, 20]。

蜈蚣在加工时一般先用沸水将其烫死，并除去非药用部分。据本草记载蜈蚣的非药用部分有头、尾针、屎等。自宋代的《圣济总论》到《中国药典》，蜈蚣的加工方法分别有去头足、去足、去尾针、去屎。令药材纯净的同时也起到了减毒的作用[19]。

采用炙焙的方法可降低蜈蚣的毒性，其目的是使蜈蚣充分干燥，便于粉碎和贮存，经烘焙后毒性降低的同时矫臭矫味。由于蜈蚣的毒性主要存在于活体中，有的患者用生蜈蚣粉后出现过敏反应，而将蜈蚣烘焙后再服则不再过敏，说明炮制可减少毒性[21]。历代本草文献记载的炮制方法颇多，南北朝刘宋时期的《雷公炮炙论》有与木末或柳蛀末同炒；晋代有烧灰；唐代有炙法；宋代有酒浸、姜制、焙法、薄荷制及酥制等炮制方法的记载[19, 20]。

蜈蚣的加工炮制可分为加辅料和不加辅料两种，不加辅料包括：生用、炒炙、焙、煨和烧存性等。加辅料包括：①酒炙、姜炙、醋炙、葱汁炙、荷叶炙、薄荷叶煨等，其不但可以改善药性，更好地发挥药效，且高温下辅料的挥发性可杀菌去腥，起到矫臭矫味解毒的作用；②香油、羊油炙等，提高了炙的温度，有灭菌的作用[19, 20]。

目前关于蜈蚣加工炮制方面的研究不多，对炮制过程中温度的选择、辅料的选择、炮制时间以及炮制后蜈蚣化学成分的含量及变化等都有待进一步深入研究，从而制定出蜈蚣的炮制标准。开水烫或烘焙等简单的加工工艺并不能完全消除毒性物质，需要研发新的加工工艺，在保持蜈蚣药效的前提下，尽量去除其中的毒性[22]。

4. 毒性和药效评价

（1）毒性的特点及与药效的关系　蜈蚣的药理活性广泛，包括抗血栓、抗凝、抗菌、抗肿瘤、镇痛镇静、免疫调节等。蜈蚣药材中的药效活性物质和致毒活性物质均为生物大分子，包括蛋白质、肽类、多糖类，以多肽为主，其中组织胺样物质、溶血性蛋白质及多肽毒素是引起过敏反应、溶血反应、神经毒、肝肾毒性、过敏性休克、心肌麻痹、甚至抑制呼吸中枢的致毒活性物质。在药典规定剂量下口服药材蜈蚣毒性很低，过敏反应与服药个体的身体素质和基础病情有关，因人而异；而毒性反应的轻重则与超剂量使用蜈蚣有关[21]。

（2）毒性在复方中的表现　蜈蚣息风止痉、解毒散结、通络止痛功效非常强，常作为复方中的君药或臣药用于肝风内动、痉挛抽搐、小儿惊风、中风口歪、半身不遂、破伤风、风湿顽痹、偏正头痛、疮疡、瘰疬、蛇虫咬伤等症，起效快，疗效确切。《中国药典》（2015年版）中收录含蜈蚣的复方共有17个，包括九味肝泰胶囊、天河追风膏、止痛化癥片、止痛化癥胶囊、中风回春丸、中风回春片、庆余辟瘟丹、医痫丸、拔毒膏、季德胜蛇药片、金水宝片、金蒲胶囊、复方黄柏液涂剂（复方黄柏液）、狼疮丸、通心络胶囊、通痹胶囊、癫痫平片。由于蜈蚣毒性大，即使是复方，也易发生毒副作用使临床应用受到限制。

（3）药效学特点与毒性的防控　蜈蚣发挥药效的活性物质和致毒活性物质均为生物大分子，包括蛋白质、肽类、多糖类，其中以多肽为主[7, 8]。蜈蚣药材经过加工、储藏、酶解后产生大量结构新颖的多肽，活性广泛，包含了抗血栓、抗凝、抗菌、抗肿瘤、镇痛镇静、免疫调节等各方面，但仍需要进行系统的蛋白质组学分析以及高通量的活性筛选，进一步明确具体的活性与多肽结构之间的对应关系。同样地，蜈蚣毒液中也既有药效活性物质又有致毒活性物质，其中的肽类结构新颖多样、活性强，有待于进一步挖掘。在此基础上，进行蜈蚣加工工艺优化研究、剂型研究、个体用药研究，通过将不同功用的多肽进行拆分或将毒性肽类转化为低毒肽类，在保留药效相关活性肽发挥蜈蚣药效的同时，尽量去除其中的毒性肽，减弱甚至避免毒性反应[22]。

结论

传统文献对蜈蚣毒性的记载合理地反映了其药理作用特点和应用的要求，明确提示了蜈蚣在应用中既可以产生有效的治疗作用，也可以产生与治疗无关的其他作用，甚至对机体有害的作用。这些记载如同现代药物说明书中标示的不良反应一样，有效地指导了蜈蚣的临床应用。蜈蚣现代研究进一步提示，生物大分子尤其多肽类是蜈蚣发挥药效和产生毒性反应的物质基础，采用科学的方法明确多肽结构与具体活性之间的对应关系，通过将不同功用的多肽进行拆分或将毒性肽类转化为低毒肽类实现"减毒增效"或"减毒存效"，将有利于蜈蚣的临床合理应用。

参考文献

［1］李福兵，杨晓东．浅议蜈蚣的用法用量［J］．中国民族民间医药，2010，19（10）：61.

［2］曾广友．蜈蚣咬伤致过敏性休克1例［J］．实用医学杂志，2001，17（10）：986.

［3］伍玉元．蜈蚣粉致急性肝功能损害2例［J］．中国中药杂志，1994，19（1）：50.

［4］赵鹏俊，邹永祥．口服蜈蚣粉致急性肾功能衰竭死亡1例［J］．中国中药杂志，1998，23（2）：117.

［5］郭志达．过量蜈蚣引起不良反应1例报告［J］．中西医结合杂志，1991，8：485.

［6］周晓华．以被蜈蚣咬伤为主诉的急性心肌梗死1例［J］．广东医学，2005，26（1）：133.

［7］肖培根．新编中药志［M］．北京：化学工业出版社，2002：330.

［8］Malta MB，Lira MS，Soares SL，et a1. Toxic activities of Brazihan centipede venoms［J］．Toxicon，2008，52（2）：255-263.

［9］Mohamed AH，Abu-Sinna G，EI-Shabaka HA，et al. Proteins, lipids, lipoproteins and some enzyme characterizations of the venom extract from the centipede Scolopendra morsitans［J］．Toxicon，1983，21（3）：371-377.

［10］Rates B，Bemquerer MP，Richardson M，et a1. Venomic analyses of Scolopendra viridicomis nigra and Scolopendra angulata（Centipede, Scolopendromorpha）: Shedding light on venoms from a neglected group［J］．Toxicon，2007，49（6）：810-826.

[11] 吴刚, 冉永禄, 凌沛深, 等. 蜈蚣毒的化学组成和生物活性 [J]. 生物化学杂志, 1993, 8 (2): 144-148.

[12] 方红, 邓芳. 蜈蚣药材中毒性成分组织胺的含量测定 [J]. 中草药, 1997, 28 (8): 472-473.

[13] 汪猷, 陈耀全, 韩友娣, 等. 蜈蚣粗毒的生物活性 [J]. 科学通报, 1985, 30 (3): 218-220.

[14] González-Morales L, Diego-García E, Segovia L, et al. Venom from the centipede Scolopendra viridis Say: purification, gene cloning and phylogenetic analysis of a phospholipase A2 [J]. Toxicon, 2009, 54 (1): 8-15.

[15] 任文华, 张双全, 宋大祥, 等. 少棘蜈蚣毒液溶血肽的分离纯化 [J]. 动物学报, 2007, 53 (3): 519-523.

[16] Chen M, Li J, Zhang F, et al. Isolation and characterization of SsmTx-1, a Specific Kv2.1 blocker from the venom of the centipede Scolopendra Subspinipes Mutilans L. Koch [J]. J Pept Sci, 2014, 20 (3): 159-164.

[17] Üreyen ÇM, Arslan Ş, BaŞ CY. Cardiovascular collapse after myocardial infarction due to centipede bite [J]. Wien Klin Wochenschr, 2015, 127 (13-14): 577-579.

[18] Sun P, Wu F, Wen M, el a1. A distinct three-helix centipede toxin SSD609 inhibits Iks channels by interacting with the KCNEl auxiliary subunit [J]. Sci Rep, 2015, 5: 13399.

[19] 佟冬. 浅析古今蜈蚣的炮制方法探讨 [J]. 中外女性健康 (下半月), 2014, 6: 16, 9.

[20] 季存蕊, 孙佳明, 张辉. 蜈蚣加工炮制的研究进展 [J]. 吉林中医药, 2015, 35 (4): 390-392.

[21] 车景超. 中药蜈蚣药用历史沿革及其安全性探讨 [J]. 中药临床研究, 2013, 5 (12): 118-122.

[22] 于金高, 刘培, 段金廒. 药用蜈蚣生物活性物质与毒性物质研究进展 [J]. 中国现代中药, 2016, 18 (11): 1521-1536.

（强桂芬　方莲花　杜冠华）

蕲蛇

AGKISTRODON

蕲蛇, 又名白花蛇、大白花蛇、褰鼻蛇、五步蛇、百步蛇、棋盘蛇等, 为蝰科动物五步蛇 *Agkistrodon acutus* (Güenther) 的干燥体。本品体长可达 2 m。

《中国药典》(2015 年版) 记载, 蕲蛇味甘、咸, 性温; 有毒。归肝经。具有祛风, 通络, 止痉之功效。用于风湿顽痹, 麻木拘挛, 中风口眼㖞斜, 半身不遂，抽搐痉挛，破伤风，麻风，疥癣。常用量3~9 g；研末吞服，一次1~1.5 g，一日2~3次。

1. 历史文献关于蕲蛇毒的记载

根据现存历史文献考证，蕲蛇在古代本草中称为白花蛇，在我国古代早期没有其作为药物使用的记载。秦汉时期的药学著作如《神农本草经》《吴普本草》《名医别录》《本草经集注》等均无蕲蛇的相关记载。唐代《新修本草》和《本草拾遗》中也未见蕲蛇的相关记载。

关于蕲蛇药用信息的最早记载，目前尚存在分歧。现代文献多认为其首载于宋代的《开宝本草》中[1~3]，以"白花蛇"为正名收入《开宝本草》虫鱼部卷第十六，注明"味甘、咸，温，有毒"，"一名褰鼻蛇，白花者良"。"主中风，湿痹不仁，筋脉拘急，口面㖞斜，半身不遂，骨节疼痛，大风疥癫，及暴风瘙痒，脚弱不能久立。"并以"今附"表示其为《开宝本草》新增药。

随后唐慎微在《证类本草》中对白花蛇进行了较为详尽的描述，冠以"蕲州"二字，但仍称之为"蕲州白花蛇"，条目下有："白花蛇，君。主治肺风鼻塞，身生白癜风，疬疡斑点及浮风瘾疹。"而白花蛇在明代李时珍所著《本草纲目》鳞部第四十三卷白花蛇条目下，"发明"中也有类似的描述，"曰：蛇性窜，能引药至于有风疾处，故能治风。"两者均称引自《雷公炮炙论》。因此，有学者认为白花蛇作为药物使用并非始载于《开宝本草》，而是首载于南北朝时期的《雷公炮炙论》[4, 5]。此外，《证类本草》还引用《本草图经》中关于用药部位的论述，"然有大毒，头、尾各一尺尤甚，不可用，只用中断。"这与今日《中国药典》中蕲蛇炮制时"去头"的制法相似，只因蕲蛇头部有毒腺，去除头部能消除大毒。《本草衍义》则记载了白花蛇和褰鼻蛇名称之来历，"诸蛇鼻向下，独此蛇鼻向上，背有方胜花纹，以此得名。"并指出，"此物毒甚，不可不防也"。

随着白花蛇的广泛使用和古人认识的不断深入，明清时期记载蕲蛇的本草学著作数量繁多，内容愈加丰富。《本草品汇精要》卷三十一鱼虫部亦记载了白花蛇"有毒"，内容基本引用了前人所述。《本草蒙筌》指出白花蛇"有毒"，并进一步论述了其治疗各种顽风，"止风痛甚速，性窜而然；去风毒弥佳，力倍故尔。（功力倍于诸蛇。）癞麻风、白癜风、髭眉脱落、鼻柱坏者急求，鹤膝风、鸡距风、筋爪拘挛、肌肉消蚀者速觅。诸药力莫及者，悉能引达成功。"

蕲蛇作为白花蛇的释名之一，最早出现于《本草纲目》中。李时珍在"气味"项中记载蕲蛇"甘，咸，温，有毒。"并指出："然今蕲蛇亦不甚毒，则黔蜀之蛇，虽同有白花，而类性不同，故入药独取蕲产者也"，突出蕲州产的白花蛇毒性适中。

李中立所撰写《本草原始》（公元1612年）记载到白花蛇"甘、咸，气温，有毒"，并对其功能主治进行了详细介绍。倪朱谟《本草汇言》卷之十八鳞部龙

类中写到白花蛇 "有毒"，更指出其 "能透骨搜风，散疮消疹，舒筋利脉，为风痹要药。如风痹系阴虚血少内热而发，非关风湿者，非所宜也。" 说明倪朱谟认识到白花蛇 "有毒"，并对用于治疗疾病提出合理用法。缪希雍编著《神农本草经疏》（公元1625年）卷二十二虫鱼部下品中记载白花蛇 "有毒"，在疏中写道，"白花蛇，生于土穴阴霾之处，禀幽暗毒厉之气，故其味虽甘咸，性则有大毒也"。更提出用药禁忌，"白花蛇，性走窜有毒，疠风、疥癣、顽痹等证，诚为要药。然而中风口面㖞斜，半身不遂，定缘阴虚血少内热而发，与得之风湿者殊异，非所宜也，医师宜辨之"。清代陈士铎《本草新编》第五卷中记载白花蛇 "有毒"，并指出其适应症和禁忌症，"止风痛，如癞麻风，至须发脱落，鼻柱将塌者，必须服之。其余如鹤膝鸡距，筋爪拘挛，肌肉皮毛诸风，断不可服。" 同时对其毒性做了考量，"或问：白花蛇虽异于凡蛇，然蛇终是毒物，以毒攻毒，不畏损伤肠胃乎？曰诚哉是言。风症尽有祛风之药，何必食蛇以去风。" 指出不能滥用蕲蛇，应以辨证论治为要。

由上可见，古代本草多以白花蛇为正名，关于其毒性基本认为是 "有毒"，并对毒性部位做了描述。除上述药学著作，《汤液本草》《药鉴》《本草经解》《本草纲目拾遗》《植物名实图考》《医学衷中参西录》等未见蕲蛇的相关记载。1963年版《中国药典》仍以白花蛇为正名，蕲蛇以括号注在白花蛇名后，1977年版《中国药典》以蕲蛇作为正名，沿用至今。经查阅，蕲蛇在我国历版药典中关于其毒性记载皆为 "有毒"。

2. 现代毒性相关研究

（1）毒性的反应　蕲蛇炮制后非大毒之品，内服外用一般比较安全，仅个别过敏体质患者出现过敏反应[6]。误服过量本品可致中毒，主要为头部毒腺中所含蛇毒所致，中毒潜伏期约1~3小时[7]。中毒后可有头痛、头昏、血压升高、心悸。严重时患者血压下降、呼吸困难、昏迷，最后多因呼吸中枢麻痹而死亡[7]。

小鼠腹腔注射蕲蛇蛇毒LD_{50}为9.58 mg/kg，中毒时呼吸困难、活动减弱，但无共济失调，死前无惊厥[8]。蕲蛇酶静脉注射，其LD_{50}为101.6 mg/kg，皮下注射及肌内注射均未见毒性反应。动物长期毒性实验未见有严重的长期毒性反应[9]。

（2）毒性的物质基础　蛇类药材的化学成分研究极少，一般仅知主要有蛋白质、氨基酸类、磷脂类、核苷类成分和无机元素等[10]，其有效成分和有毒成分尚不明确。蕲蛇中氨基酸含量较高，其中人工饲养蕲蛇和野生蕲蛇中氨基酸质量分数分别达到67.12%和67.65%，其中必需氨基酸含量分别占总氨基酸含量的32.58%和32.41%[11]。

（3）毒性的分子机制　蕲蛇属名贵中药材，目前对蕲蛇的研究还不够系统，大部分研究者以蛇毒为研究对象，大多集中在蕲蛇蛇毒免疫调节，抗肿瘤和心脑血管保护方面[12~14]，忽视了传统入药的蛇体。而蕲蛇传统饮片经加工炮制后含蕲蛇蛇毒少之又少，药效成分也不清楚，因此蕲蛇作用机制及其毒性的分子机制目前仍不明确。

3. 蕲蛇的毒性防控

中药材经炮制或配伍后，其成分发生变化，毒性反应也随之发生变化，从而达到"减毒增效"或"减毒存效"的目的。目前《中国药典》（2015年版）关于蕲蛇的炮制方法仍沿用古代的三种制法，分为蕲蛇、蕲蛇肉和酒蕲蛇。蕲蛇的炮制方法为去头、鳞，切成寸段；蕲蛇肉制法为去头，用黄酒润湿后，除去鳞、骨，干燥；酒蕲蛇制法为，取净蕲蛇段，照酒炙法（通则0213）炒干。每100 kg蕲蛇，用黄酒20 kg。这三种制法中，皆去除头部。因为蕲蛇头部有毒腺，炮制一般去掉毒性较大的头部，消除毒性，并用酒制入药。

此外，蕲蛇的服用方法分为研磨吞服、煮散剂、水煎服和酒剂。普遍认为蕲蛇研磨吞服具有用量更小，更加节省药材，疗效更加明显的优势。但有的研究认为蕲蛇研磨吞服更易出现不良反应，可使蛋白类成分直接进入消化道，易引起人体的过敏反应[15]。而煮散剂、水煎服和酒剂则可能使引起过敏反应的异体蛋白变性，从而降低中药发生过敏反应和毒性反应的概率，即达到减毒的目的[10]。但蕲蛇终是有毒之品，用药安全方面是一个比较薄弱的环节。应该加强其系统研究，在各种剂型中做比较，并研究不同剂型在不同疾病中的疗效差异，为临床用药提供依据。

结论

蕲蛇作为传统药物已应用一千多年，传统文献的分析在肯定蕲蛇药用功效的同时，皆认为蕲蛇有毒。但是迄今为止，蕲蛇饮片毒性作用的分子机制或者毒性标志物尚不清楚，蕲蛇的药理作用和药效物质基础还需要进行深入的研究，分析出其有效成分，明确其药理作用和毒理作用，将更有利于蕲蛇的临床合理应用。一般认为，其毒性主要来自于蛇毒，去除蛇毒后的毒性研究甚少。而现代对蛇毒的研究取得显著进展，有重要参考价值。

参考文献

［1］中国医学科学院药物研究所等.中药志Ⅳ［M］.北京：人民卫生出版社，1961：27，58.

［2］李经纬等主编.中医大词典［M］.第2版.北京：人民卫生出版社，2004：497.

［3］江苏新医学院.中药大词典［M］.上海：上海人民出版社，1977：466-472，713-715，2609.

［4］颜正华.中药学［M］.北京：人民卫生出版社，1991：295.

［5］王义权，周开亚.蛇类药材的本草考证［J］.基层中药杂志，1995，9（3）：3-6.

［6］陈治水.白花蛇酒剂外用致接触性皮炎［J］.中国中药杂志，1989，14（8）：52.

［7］张彧.急性中毒［M］.西安：第四军医大学出版社，2008：273.

［8］陈家树，孙家钧，梁陆光.五步蛇蛇毒纤溶组分Ⅱ的分离和若干药效学特征［J］.

中国药理学通报，1993，9（1）：22-25.

［9］刘广芬，王晴川，陈清澄，等.尖吻蝮蛇毒凝血酶样酶的长期毒性及连续给药后药理效应的研究［J］.福建医科大学学报，1987，21（4）：270-274.

［10］张冬璇，瞿晶田.中药蕲蛇的化学成分和药理作用研究进展［J］.吉林老中医，2016，36（8）：862-864.

［11］丁兴红，丁志山，范永升.人工饲养蕲蛇与野生蕲蛇中重金属元素及氨基酸含量的比较研究［J］.氨基酸和生物资源，2012，34（1）：51-53.

［12］梅丽君.蕲蛇效用古今比对及机理初探［J］.新中医，2014，46（4）：208-210.

［13］王晴川，刘广芬，许云禄.蕲蛇酶抗栓作用机理的初步分析［J］.蛇志，1997，9（3）：9-11

［14］翁维权，于竹英，杨颉.中国蕲蛇毒的临床应用［J］.青岛医学院学报，1988，24（4）：290-292.

［15］沈艳，周端，曹敏.虫类药治疗心血管疾病临床应用［J］.吉林中医药，2014，34（7）：681-684.

（贺晓丽　强桂芬　杜冠华）

蟾酥
BUFONIS VENENUM

蟾酥，为蟾蜍科动物中华大蟾蜍 *Bufo bufo gargarizans* Cantor 或黑眶蟾蜍 *Bufo melanostictus* Schneider 的干燥分泌物。多于夏、秋二季捕捉蟾蜍，洗净，挤取耳后腺和皮肤腺的白色浆液，加工，干燥。蟾酥是我国传统名贵动物药品种，是牛黄消炎片、通窍散、六神丸等31种中成药的主要原料。同时也是国务院颁布的需要特殊管理的28种毒麻中药品种之一。

《中国药典》（2015年版）记载，蟾酥味辛，性温；有毒。归心经。具有解毒，止痛，开窍醒神之功效。用于痈疽疔疮，咽喉肿痛，中暑神昏，痧胀腹痛吐泻。常用量0.015~0.03 g，炮制后入丸散用。

1. 历史文献关于蟾酥毒的记载

根据现存历史文献，在我国古代早期没有蟾酥作为药物使用的记载。秦汉时期的药学著作如《神农本草经》《吴普本草》《名医别录》《本草经集注》等均无蟾酥的相关记载。及至唐宋元时期，在《新修本草》《本草拾遗》《开宝本草》《证类本草》《汤液本草》等药学著作中也未见蟾酥的相关记载。

蟾酥的药用信息最早记载于明代李时珍的《本草纲目》中，李时珍将蟾蜍收入《本草纲目》虫部第四十二卷，释名促秋、秋施、菊促、苦龙、何皮、癞蛤蟆。李时珍在"气味"项中记载蟾酥甘辛、性温、微毒。同时详细记载了蟾酥主治"拔取疔毒"、"疔疮恶肿"、"一切疮毒"、"喉痹乳蛾"、"一切齿痛"、"破伤风"6种疾病的用法与用量。

明代李中立在《本草原始》卷之十一中记载蟾酥有毒，"其汁不可入目，令人赤肿盲，以紫草汁洗点即消。"表明当时对蟾酥的毒性认识更进一步，不仅认识到蟾酥有毒，还记载了如何解毒。除了对毒性认识增加以外，在功效认识方面也有突破，除记载了主治"齿痛"及"疔疮"外，还主治"小儿疳疾，脑疳"。

明代倪朱谟在《本草汇言》卷之十七虫部湿生类中记载蟾酥"然味辛辣而麻，入口舌即疠水，有毒之物耳，不可多用。"明代杜文燮在《药鉴》卷之二描述蟾酥"有毒"，但其毒性表现在哪些方面并未记载。

对蟾酥毒性认识最为深刻、描述最为详细的当属明代名医缪希雍，其编著的《神农本草经疏》卷之二十二虫鱼部下品记载"第性有毒，不宜多用。入发汗散毒药中服者，尤不可多。蟾虽有毒，与病无害。其眉酥有大毒，不宜多服。""诸家咸云治小儿疳瘦，恐非正治，不宜漫尝也。即用亦煅过者。"表明缪希雍对蟾酥治疗"小儿疳瘦"提出质疑。"予亲见一人，因齿痛，以蟾酥纳牙根，误吞入，头目俱胀大而毙。陶注云：其皮汁甚有毒，犬啮之，口皆肿之验也。"这是古典书籍中第一次用所见之事实记载蟾酥对人及狗的毒性表现。"惟疗肿服之者，取其以毒攻毒之义。然其剂亦甚小，不能为害耳。外治殊有神效，若欲内服，勿过三厘。"该记载指出小剂量口服蟾酥治疗疔肿可以起到以毒攻毒的疗效，大剂量口服蟾酥不可取。"慎毋单使，必与牛黄、明矾、乳香、没药之类同用乃可。"该描述表明缪希雍不仅认识到蟾酥有毒，还认识到与其他药物联合应用可降低蟾酥的毒性。"如疮已溃，欲其生肌长肉之际得之，作痛异常，不可不知也。"缪希雍意识到"作痛异常"也可能是蟾酥的副作用之一。

除上述药学著作，《本草纲目拾遗》《植物名实图考》《本草品汇精要》《本草经解》《本草蒙筌》《医学衷中参西录》等均未见蟾酥的相关记载。

综上，归因于明清时期医学家对蟾酥疗效及毒性的细致观察，蟾酥毒性的记载经历了从"有毒"到"毒性与剂量的关系"再到"解毒"逐渐深入的认识过程，为后人临床应用蟾酥具有重要参考价值，为现代蟾酥毒理研究提供了宝贵的资料。

2. 现代毒性相关研究

（1）毒性的反应 蟾酥作为动物蛋白具有较强的致敏性，过敏体质者服用会引发免疫反应和过敏性皮炎等变态反应[1-4]。此外，蟾酥安全范围小，容易出现毒性反应。研究表明，人体应用蟾酥发生急性中毒的症状表现为口唇发麻、恶心呕吐、呼吸急促、惊厥、心律不齐并伴有抽搐等。人服用蟾酥一般内服量为3~5 mg/d，最大不能超过135 mg/d[5-9]。小鼠静脉或腹腔注射蟾酥注射液，急性中毒表现为呼吸急促、肌肉痉挛、心律不齐，最后麻痹而死。蟾酥各种成分对小鼠半数致死量（LD_{50}）如下：蟾酥为41.0 mg/kg（静脉），96.6 mg/kg（皮下），36.24 mg/kg（腹腔）；蟾毒灵为2.2 mg/kg（腹腔）；华蟾毒精为 4.38 mg/kg（腹腔）；脂蟾毒配基为4.25 mg/kg（快速静脉注射），15 mg/kg（慢速静脉注射），14 mg/kg（腹腔），124.5 mg/kg（皮下），64 mg/kg（灌胃）；蟾蜍它灵对狗的LD_{50}约为0.36 mg/kg（静脉），口服最小致死量约为0.98 mg/kg[5, 10]。

蟾酥中所含的蟾毒配基类和蟾蜍毒素类化合物既是蟾酥的有效成分，又是其毒性成分，主要作用于心脏迷走神经中枢或末梢，并可直接作用于心肌，引起心率缓慢等缓慢性心律失常。长期或过量服用蟾酥也会出现消化及神经系统中毒症状；蟾毒色胺类化合物有致幻作用；儿茶酚类化合物可引起各器官组织的微小血管剧烈收缩，导致组织缺血缺氧[8]。

（2）毒性的物质基础 蟾酥的化学成分研究最早可追溯到20世纪60年代[11]。近年来，应用现代提纯及分析技术对蟾酥活性成分的研究发现，蟾酥的活性成分主要包括：蟾蜍内酯类、蟾毒色胺类、甾醇及其他类化合物[12, 13]。①蟾蜍内酯类：此类化合物为强心甾体类化合物，如华蟾毒精、脂蟾毒配基和蟾毒灵、蟾毒它灵等，所含蟾蜍内酯量最高，约占其干重的10%，也是目前研究最多的蟾酥单体活性成分[14, 15]。②蟾毒色胺类：此类化合物含有吲哚环，是具有一定生物活性的水溶性吲哚生物碱，包括5-羟色胺、N-甲基-5-羟色胺、蟾毒色胺等。③甾醇类：包括胆甾醇、7α-羟基胆甾醇、β-谷甾醇、7β-羟基胆甾醇、菜油甾醇及麦角甾醇等。④其他：包含氨基酸、有机酸、肾上腺素、吗啡、多肽及多糖等[16]。

蟾酥的心血管不良反应发生率高，主要由于其药理活性成分蟾蜍甾烯类物质化学结构与地高辛类似，具有强心苷样作用，即在小剂量时具有强心作用，大剂量时却对心血管系统有明显毒性，表现为胸部不适、烦躁不安、心律不齐并伴有抽搐等症状。据报道，蟾酥及其蟾蜍甾烯类单体化合物蟾毒灵的强心作用分别是人体内源性强心苷物质哇巴因的60~500倍和1000倍，因此蟾蜍甾烯类物质是蟾酥心血管毒副作用的物质基础[17, 18]。蟾蜍甾烯类物质中蟾毒灵、华蟾酥毒基和脂蟾毒配基3种活性单体化合物占较大比重，三者含量合计为5%~10%。目前，与蟾酥心脏毒性相关的研究均集中于蟾酥或上述3个中药单体。现有研究结果很好地揭示了蟾酥心脏毒性的物质基础，但是缺乏应用人源性细胞的研究，与人体的相关性仍然欠缺。此外，蟾蜍二烯内酯类化合物还对胃肠道有强烈刺激作用，容易出现严重呕吐、腹泻、脱水、酸中毒等不良反应[16]。

（3）毒性的分子机制 蟾酥毒性的分子机制研究主要集中在心脏毒性。研究表明，蟾酥可通过激活Rnd1基因破坏肌动蛋白的结构，影响心脏收缩功能。高剂量蟾酥可使Cp基因表达降低，引起心肌细胞中Fe^{2+}蓄积，产生心脏毒性，最终导致心肌细胞凋亡，心脏收缩功能下降[19]。低剂量蟾酥通过干扰离子稳态和肌动蛋白构建影响心脏的收缩，同时还会导致心肌细胞的抗凋亡和脂类代谢等应激反应；其毒性对体内代谢的干扰主要集中于脂质代谢的相关途径[20]。

在炎症反应方面，有研究发现，蟾酥通过激活TXNIP/TRX/NF-κB及MAPK/NF-κB信号通路诱导心脏炎症反应的发生[21]，通过激活NF-κB信号通路及抑制BDNF蛋白的表达引发大鼠神经炎症[22]。

3. 毒性的临床对策和表现

（1）炮制　对绝大多数有毒中药而言，炮制是减弱毒性的有效方法。蟾酥传统炮制方法包括焙法、酒制、乳制、滑石粉制和醋制等，而现代应用最多的是酒制。2015年版《中国药典》规定用白酒浸渍并搅拌即得蟾酥饮片。

华蟾酥毒基和脂蟾毒配基是《中国药典》评价蟾酥质量的标准品，它们是蟾酥的活性成分，但同时也是蟾酥的毒性成分。赵旅龙等[23]通过对比酒制、乳制、滑石粉制蟾酥及未经炮制的蟾酥发现，与未经炮制的蟾酥相比，酒蟾酥中的华蟾酥毒基和脂蟾毒配基含量下降最明显。袁旭江等[24]通过优化蟾酥酒炮制工艺，发现炮制后华蟾酥毒基、脂蟾毒配基含量呈现降低趋势，推测可能与蟾酥炮制减毒机制有关。然而，目前有关蟾酥炮制前后有毒成分含量变化研究的文献较少，并且可能由于采取的炮制标准不同、检测方法不同等因素，这些文献所得结论也不一致。例如，王盈[25]发现炮制后蟾毒灵、华蟾酥毒基、脂蟾毒配基、华蟾毒它灵等成分与未经炮制的蟾酥含量相近，炮制并未起到减毒作用。因此，炮制对于蟾酥能否起到减毒作用还有待进一步的实验确证。

（2）配伍　研究发现，复方麝香保心丸能够消除或减弱蟾酥的毒性作用，长期服用可耐受[8]。李兴平等[12]通过小鼠实验发现，丹羚心舒组方对蟾酥组分起到了明显的配伍减毒作用。上述两种中药复方制剂中均含有蟾酥，然而其心脏毒性并不明显，可能与牛黄或人参配伍有关。牛黄可通过直接或间接调节Ca^{2+}、Na^+通道来减轻蟾酥的心脏毒性[26, 27]。人参中的人参总皂苷可通过改善心肌Na^+，K^+-ATP酶活性和降低细胞Ca^{2+}浓度降低蟾酥的毒性[28]。

（3）联合使用解毒剂　联合使用解毒剂可达到"减毒存效"的目的。研究发现，哇巴因可通过改善Na^+，K^+-ATP酶活性，降低细胞内Na^+和Ca^{2+}浓度以减轻蟾毒灵的心脏毒性[29]；普萘洛尔通过拮抗β肾上腺素受体、苯妥英钠和利多卡因可通过阻断Na^+通道对抗蟾酥引起的心律失常作用[30]；而维拉帕米作为Ca^{2+}通道阻滞药虽然在早期能抑制蟾酥所致心律失常，但是会加重晚期的心脏传导阻滞[30, 31]；胺碘酮对减轻蟾酥所致心脏毒性无效[30]。阿托品对蟾酥有一定的解毒作用，肾上腺素则无[10]。

（4）采用新型制剂　近年来随着对新型制剂研究，发现脂质体、微球、β-环糊精包合物、固体脂质纳米粒、气雾剂、巴布剂、自微乳等新型制剂有助于降低蟾酥毒性而提高药效[5]。

4. 毒性和药效评价

（1）毒性的特点及与药效的关系　蟾酥具有强心、升压、麻醉、镇痛、抗菌以及抗肿瘤等多种药理活性,因此被广泛用于强心、麻醉止痛和抗肿瘤等方面[12]。但不可否认的是,蟾酥的毒性在一定程度上限制了其在临床上的应用。

蟾酥引起心脏毒性反应和发挥强心作用均与其所含的甾烯类成分密不可分,主要是由于其化学结构与地高辛类似,具有强心苷样作用,即在小剂量时具有强心作用,大剂量时却对心血管系统有明显毒性。蟾酥的强心作用体现在增强心肌收缩力。蟾毒配基通过抑制心肌细胞膜上的 Na^+、K^+-ATP 酶,使心肌细胞内 Na^+ 浓度增高,Ca^{2+} 通过 Na^+-Ca^{2+} 交换进入心肌细胞,使心肌收缩力增强[32]。然而高剂量的蟾酥则会引发心脏毒性,导致猫、犬、兔、蛙心跳变慢[33]。临床大剂量应用蟾酥时患者表现出胸部不适、烦躁不安、心律不齐并伴有抽搐等症状[21]。因此蟾酥对心脏的作用可随剂量的增加由发挥药理活性转变为引起毒性反应。

目前研究认为蟾毒灵、脂蟾毒配基和华蟾酥毒基是蟾酥抗肿瘤作用的主要活性成分,可抑制肿瘤细胞增殖、诱导肿瘤细胞凋亡和分化、抑制肿瘤血管生成、逆转肿瘤细胞多药耐药性、调节机体免疫功能等作用[34]。

(2)蟾酥毒性在复方中的表现 由于蟾酥药理活性强且广泛,常作为复方中的君药或臣药用于治疗恶性肿瘤、心脏疾病、各类疼痛、感染性疾病等。《部颁标准》和《中国药典》(2015年版)88个成方制剂中含有蟾酥,最著名的有六神丸、麝香保心丸、牙痛一粒丸、蟾酥注射液等[35]。齐卫红等[7]通过Beagle犬研究发现,六神丸配方对蟾酥组分未见明显减毒影响。丹羚心舒组方对蟾酥组分起到了明显的配伍减毒作用[12]。钟舒红等[36]给予Wistar大鼠腹腔注射蟾酥注射液发现,其急性毒性较大,大剂量长期使用可导致大鼠肝肾损伤。

(3)药效学特点与毒性的防控 现代研究表明,蟾酥发挥药效的主要成分是甾烯类物质,它们同时也是蟾酥产生毒性的物质基础。在小剂量应用蟾酥时具有强心作用,大剂量却对心血管系统有明显毒性。因此在临床应用蟾酥时,要高度重视蟾酥的使用剂量。此外,也可采用配伍、新型制剂、联合应用解毒剂等方法实现临床应用蟾酥 "减毒存效" 的目的。

结论

传统文献记载了蟾酥药效及毒性在人体的整体表现,虽然没有涉及机制研究,但为后人临床应用蟾酥及现代毒理研究提供了重要的参考价值。蟾酥的毒性属于其治疗作用的不良反应,可通过控制剂量达到安全应用的目的。

参考文献

[1] 段广瑾. 蟾酥注射液致过敏反应1例 [J]. 药物流行病学杂志, 2011, 20 (3): 151.

[2] 张建刚, 武月萍. 蟾酥注射液致过敏反应1例 [J]. 实用中医内科杂志, 1999, 13 (3): 18.

[3] 胡军, 张海东. 蟾酥注射液致过敏反应1例 [J]. 中国误诊学杂志, 2006, 6 (16):

3219.

［4］王晓梅，焦丽强．蟾酥注射液致过敏反应1例［J］．中国中医急症，2009，18（2）：469.

［5］张慧卿，殷子斐，盛佳钰，等．蟾酥的临床应用与研究现状［J］．临床军医杂志，2012，40（2）：477-480.

［6］辛秀兰，张宝璟，苏东海，等．中药蟾酥的药理作用研究进展［J］．现代生物医学进展，2012，12（3）：588-600.

［7］齐卫红，李欣，沈连忠，等．Beagle犬经口给予六神丸急性毒性研究［J］．毒理学杂志，2007，21（4）：303-304.

［8］梁晓萍，张政，胡坪，等．蟾酥急性毒性的代谢组学研究［J］．高等学校化学学报，2011，32（1）：38-43.

［9］孙海辰，张献月．蟾蜍中毒一例报告［J］．实用儿科临床杂志，1987，3：168.

［10］国家中医药管理局《中华本草》编委会．中华本草［M］．上海：上海科学技术出版社，1999：8362-8363.

［11］Chen KK, Kovarikova A. Pharmacology and toxicology of toad venom［J］．J Pharm Sci, 1967, 56（12）：1535.

［12］Ma XC, Zhang BJ, Xin XL, et al. Simultaneous quantification of seven major bufadienolides in three traditional Chinese medicinal preparations of chansu by HPLC-DAD［J］．Nat Prod Commun, 2009, 4（2）：179-184.

［13］吴喜燕，高慧敏，王智民．蟾蜍类药材化学成分研究进展［J］．中国实验方剂学杂志，2010，16（14）：207.

［14］苏永华，牛欣．蟾酥制剂的药效作用研究评述［J］．北京中医药大学学报，2001，24（2）：51-54.

［15］Gowda RM, Cohen RA, Khan IA. Toad venom poisoning: resemblance to digoxin toxicity and therapeutic implications［J］．Heart, 2003, 89（4）：e14.

［16］殷佩浩．中药蟾酥的研究进展［J］．上海医药，2015，36（10）：3-6.

［17］Bick RJ, Poindexter BJ, Sweney RR, et al. Effects of Chan Su, a traditional Chinese medicine, on the Calcium transients of isolated cardiomyocytes: cardiotoxicity due to more than Na^+, K^+-ATPase blocking［J］．Life Sci, 2002, 72（6）：699-709.

［18］杨爱文，范雪梅，李雪，等．基因芯片研究蟾酥急性毒性及配伍减毒机制［J］．高等学校化学学报，2011，32（5）：1058-1064.

［19］李兴平，雷玲，胡竟一，等．蟾酥的急性毒性和丹羚心舒胶囊急性毒性研究［J］．中药药理与临床，2012，28（6）：128-129.

［20］Bi QR, Hou JJ, Qi P, et al. TXNIP/TRX/NF-κB and MAPK/NF-κB pathways involved in the cardiotoxicity induced by Venenum Bufonis in rats［J］．Sci Rep, 2016, 6: 22759.

［21］Bi QR, Hou JJ, Qi P, et al. Venenum Bufonis induces rat neuroinflammation by activiating NF-κB pathway and attenuation of BDNF［J］. J Ethnopharmacol, 2016, 186：103-110.

［22］蒋洁君，周婧，马宏跃，等. 蟾酥对豚鼠离体心脏的毒性作用和物质基础研究［J］. 中国实验方剂学杂志，2011，17（17）：233-237.

［23］赵旅龙，曹阳，罗国安，等. 炮制对蟾酥中四种二烯内酯成分的影响研究［J］. 中成药，2009，31（5）：759-760.

［24］袁旭江，袁梦泓，沈嘉茵，等. 正交法优化蟾酥酒炮制工艺［J］. 中国实验方剂学杂志，2010，16（6）：46-49.

［25］王盈. 有毒中药饮片的炮制——以蟾酥为例［J］. 中医临床研究，2016，8（10）：35-36.

［26］Ma H, Zhou J, Jiang J, et al. The novel antidote Bezoar Bovis prevents the cardiotoxicity of Toad（Bufo bufo gargarizans Canto）Venom in mice［J］. Exp Toxicol Pathol, 2012, 64（5）：417-423.

［27］Ma H, Jiang J, Zhang J, et al. Protective effect of taurine on cardiotoxicity of the bufadienolides derived from Toad（Bufo bufo gargarizans Canto）venom in guinea-pigs in vivo and in vitro［J］. Toxicol Mech Methods, 2012, 22（1）：1-8.

［28］陆文娟，周婧，马宏跃，等. 黄芪甲苷、人参总皂苷和西洋参总皂苷对蟾酥致小鼠心律失常的影响［J］. 南京中医药大学学报，2012，28（1）：61-64.

［29］Nesher M, Shpolansky U, Viola N, et al. Ouabain attenuates cardiotoxicity induced by other cardiac steroids［J］. Br J Pharmacol, 2010, 160（2）：346-354.

［30］陆文娟，周婧，马宏跃，等. 抗心律失常药物对蟾酥致小鼠心律失常的影响［J］. 药学学报，2011，46（10）：1187-1192.

［31］Ma H, Zhou J, Shang E, et al. Interactions between bufadienolides derived from Toad venom and verapamil in langendorff perfused guinea-pig hearts［J］. Toxicol In Vitro, 2013, 27（1）：396-401.

［32］巩丽丽，李景香，张会敏. 蟾酥药理作用及制剂工艺的研究进展［J］. 食品与药品，2007，9（10）：51-53.

［33］钱伟平. 蟾酥对实验动物循环系统毒副作用的研究［J］. 浙江中医药大学学报，2001，25（12）：46-47.

［34］朱大诚，肖威. 蟾酥抗肿瘤作用及其机制研究进展［J］. 时珍国医国药，2017，06（28）：1441-1444.

［35］李宗云，曲婷，王鹏飞，等. 毒性中药蟾酥质量研究现状及关键影响因素分析［J］. 中国中药杂志，2017，42（5）：863-869.

［36］钟舒红，胡庭俊，郝利华，等. 蟾酥注射液的急性和亚慢性毒性研究［J］. 中国兽医杂志，2013，49（03）：68-71.

（杨然耀　强桂芬　杜冠华）

后　记

　　中药"毒"的问题是中国医药学者都关心的问题，特别是最近几年，关于中药毒的议论甚嚣尘上，让医药工作者和病人都感到困惑，好像使用了数千年的中药突然一夜之间成了有毒的物质，这种现象总是让人无法理解。

　　总结一下近年来对中药毒的议论，除了发现一些化学成分可以产生某种毒性，有些药物在临床上有了不良反应报道之外，却很少有关于中药的实质性内容。而化学成分产生毒性这是认识的进步，不良反应的报道是所有药物应用中都会出现的，这些并不是中药所独有的问题。

　　那么，对中药的毒到底应该如何认识呢？我们组织药学研究人员进行讨论和研究，决定从历史的脉络进行总结，从现代的认识进行理解，从继承的角度进行分析，从创新的理念进行研究，开始了对《中国药典》（2015年版）中有"毒"记载的中药进行研究和总结，完成了《中药材"毒"古今研究概评》书稿。

　　《中药材"毒"古今研究概评》一书的全部稿件于2018年6月底完成，有近80位专家学者参与文稿的撰写，更多的学者给予了评价和支持，提供了大量有益的建议和资料。完稿之后，有不少朋友看到了初稿，纷纷打电话和发信息提出建议，使这本书的内容不断完善。仅书稿名称就变更了多次，如《中药毒之概览》《中药毒的认识与评价》《中药材"毒"之古今研究》等，充分体现了广大学者对这本书的关注和重视。

　　《中药材"毒"古今研究概评》一书对中药的毒进行了系统评价，明确提出中药的毒与现代毒性的区别和关系；指出"中药有毒"是片面的认识，而"有毒中药"这是错误的概念；也指出中药作为天然的物质，其中含有有效成分是治疗疾病的分子基础，而从中发现有毒的成分也是自然现象。合理用药是医药科学研究的重要内容，而中医药的科学内涵包含了大量这方面的知识，是我们应该珍惜的。

　　2018年是中国医药学先贤李时珍诞辰500周年，谨以此书纪念医药学界的先贤们为中华民族的健康做出的伟大贡献，祝愿我们的人民更多的受益于中医药，保持健康的身心，幸福生活。

杜冠华

2018年10月1日于北京先农坛

附录：主要参考书目

主要古代书目

1. 佚名（东汉）．柳长华编．神农本草经［M］．北京：北京科学技术出版社，2016.

2. 吴普（魏）．尚志钧辑校．吴氏本草经［M］．北京：中医古籍出版社，2007.

3. 陶弘景（梁）．尚志钧辑校．名医别录（辑校本）［M］．北京：中国中医药出版社，2013.

4. 陶弘景（梁）．尚志钧辑校．本草经集注［M］．叶湖医学专科学校印，1963.

5. 苏敬（唐）．何清湖编．新修本草［M］．太原：山西科学技术出版社，2013.

6. 陈藏器（唐）．尚志钧辑校．《本草拾遗》辑释［M］．合肥：安徽科学技术出版社，2002.

7. 赵佶（宋）．郑金生．圣济总录校点本［M］．北京：人民卫生出版社，2013.

8. 太平惠民和剂局（宋）．刘景源（整理）．太平惠民和剂局方［M］．北京：人民卫生出版社，2007.

9. 卢多逊（宋）．尚志钧辑校．开宝本草辑复本［M］．合肥：安徽科学技术出版社，1998.

10. 唐慎微（宋）．曹孝忠校．证类本草［M］．上海：上海古籍出版社，1991.

11. 王好古（元）．汤液本草［M］．北京：中国中医药出版社，2013.

12. 李时珍（明）．本草纲目［M］．北京：人民卫生出版社，2004..

13. 缪希雍（明）．神农本草经疏［M］．太原：山西科学技术出版社，2012.

14. 刘文泰（明）陆拯．本草品汇精要［M］．北京：中国中医药出版社，2013.

15. 陈嘉谟（明）．张印生编．本草蒙筌［M］．北京：中医古籍出版社，2009.

16. 杜文燮（明）．陈仁寿编．药鉴．北京：中国中医药出版社［M］.2016.

17. 倪朱谟（明）．本草汇言［M］．上海：上海科学技术出版社，2005.

18. 李中立（明）. 本草原始［M］. 北京：人民卫生出版社，2007.

19. 陈士铎（清）王体校注. 本草新编［M］. 北京：中国医药科技出版社，2011.

20. 姚球（清）. 卞雅莉编. 本草经解要［M］. 北京：中国中医药出版社，2016.

21. 张锡纯（清）. 医学衷中参西录［M］. 太原：山西科学技术出版社，2009.

22. 赵学敏（清）. 本草纲目拾遗［M］. 北京：中国中医药出版社，2007.

23. 吴其濬（清）. 植物名实图考［M］. 杭州：浙江人民美术出版社，2014.

现代部分书目

1. 杨军宣，蒲晓东. 常用有毒中药现代研究与应用［M］. 北京：科学出版社，2014.

2. 高渌汶. 有毒中药临床精要［M］. 北京：学苑出版社，2012.

3. 于智敏，王克林，李海玉，于素敏. 常用有毒中药的毒性分析与配伍宜忌［M］. 北京：科学技术文献出版社，2005.

4. 彭成. 有毒中药附子川乌草乌的安全性评价与应用［M］. 成都：四川科学技术出版社，2004.

5. 杜贵友. 有毒中药现代研究与合理应用［M］. 北京：人民卫生出版社，2006.

6. 宋之江. 有毒中药药理与临床应用［M］. 北京：人民军医出版社，2008.

7. 杜冠华. 天然小分子药物［M］. 北京：人民卫生出版社，2018.